U0226809

《性与生殖健康教育》编委会

主　编　李芝兰　薛红丽
编　者(以姓氏首字母为序)

党瑜慧（兰州大学）

李芝兰（兰州大学）

刘兰玲（兰州市第十四中学）

汪燕妮（兰州大学）

薛红丽（兰州大学）

臧　蓓（兰州女子中等专业学校）

秘　书　常锐霞

本书由"兰州大学教材建设基金"资助出版

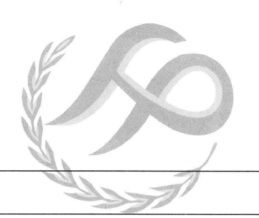

性与生殖健康教育

主编 李芝兰 薛红丽

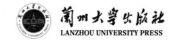

兰州大学出版社

LANZHOU UNIVERSITY PRESS

图书在版编目（CIP）数据

性与生殖健康教育 / 李芝兰，薛红丽主编. -- 兰州：
兰州大学出版社，2015.12
ISBN 978-7-311-04847-1

Ⅰ．①性… Ⅱ．①李… ②薛… Ⅲ．①性教育②健康
教育 Ⅳ．①R167②G479

中国版本图书馆CIP数据核字(2015)第310997号

策划编辑　陈红升
责任编辑　郝可伟　陈红升
封面设计　周晓萍

书　　名　性与生殖健康教育
作　　者　李芝兰　薛红丽　主编
出版发行　兰州大学出版社　（地址：兰州市天水南路222号　730000）
电　　话　0931-8912613(总编办公室)　0931-8617156(营销中心)
　　　　　0931-8914298(读者服务部)
网　　址　http://www.onbook.com.cn
电子信箱　press@lzu.edu.cn
印　　刷　兰州人民印刷厂
开　　本　787 mm×1092 mm　1/16
印　　张　21.25
字　　数　504千
版　　次　2015年12月第1版
印　　次　2015年12月第1次印刷
书　　号　ISBN 978-7-311-04847-1
定　　价　32.00元

（图书若有破损、缺页、掉页可随时与本社联系）

前 言

　　随着社会经济的发展，人类对健康尤其是生殖健康的需求在不断地提高。目前，不仅与妇女有关的妊娠、分娩、避孕等健康问题仍普遍存在，而且由不安全性行为引发的非意愿妊娠、青少年性行为的提前和未婚性行为的增加、人工流产、不孕症以及生殖道感染、性传播疾病，特别是艾滋病在全球范围内的肆意蔓延等，都使得人类特别是妇女和青少年的生殖健康面临着前所未有的严重威胁。

　　随着人们生活水平的提高，青少年的性成熟年龄明显提前，性观念和性相关知识结构也发生了很大的变化，他们面临着更多的生殖健康问题。在我国，受传统观念的影响，性教育常常被人们视为"禁区"；青少年生殖健康教育缺少专门、系统的教育方法、教材及师资；性科学教育无现成的经验可借鉴。因此，青春期保健是一个全新的教育领域。

　　生殖健康是针对人类生殖功能与过程中所涉及的所有问题而逐渐发展起来新型学科。本书所涉及生殖健康内容涵盖了计划生育、性健康与性传播疾病预防、性心理等多个方面，涉及生殖医学、妇女保健、儿童保健、流行病学，以及社会学、心理学、伦理学等许多学科。主要内容包括：性与生殖健康教育概论、生殖系统结构与功能、怀孕与分娩、优生检查与咨询、生殖损伤的表现和预防、避孕节育、青少年性与生殖健康、性心理、性伦理道德、管理与调节性的相关法律、性侵犯与性自我保护、性传播疾病、生殖系统感染和肿瘤等。

本书的编写，力求结合当前工作实际，注重科学性、系统性、知识性和实用性。本书不仅可作为普及读物，也适合从事妇幼保健、计划生育以及关心下一代健康的有关部门的工作者参阅，亦可作为大中专院校学生健康教育学课程的参考教材。由于我们学识水平所限，编写时间又较短，书中难免存在不妥和疏漏之处，诚恳期望同仁和广大读者指正。

编　者

2015年7月

目　录

第一章　性与生殖健康教育概论

健康是一个国家经济发展和社会进步的根本目标，也是实现经济社会发展的基本条件。国民健康水平是一个国家经济社会发展水平的综合反映，已经成为国际社会的共识，同时，公民的健康权利是社会公平和生存权的重要组成部分。健康作为基本人权，1946年写入了《世界卫生组织宪章》，1966年写入了《经济、社会、文化权国际公约》，健康权利成为全球范围内最重要的政治问题和社会问题之一。当前，我国国民经济持续发展，社会建设加快推进，以人为本的施政理念、和谐社会的建设目标，都使人民健康倍受关注。提高公民健康素养，已成为当务之急。

随着科技的进步和生活水平的提高，人们越来越关心自身的健康问题。无论是人类自身的发展、自我价值的实现，还是社会发展的参与，以及社会成果的享有，都必须以自我健康为前提，没有健康的身心，一切无从谈起，也无法实现。健康不仅是个人的财富，也是家庭和社会的财富；健康是人全面发展的基础，关系千家万户的幸福。

人民对身心健康的重视，标志着社会的进步。国富民强是众望所归，而健康奔小康是通往国富民强的必经之路。

生殖与发育健康是人类生存与繁衍的重要基石，也是人类发展的基础与根本。生殖健康是人类健康的核心。性与生殖健康是个体健康不可或缺的重要内容。没有性与生殖健康，就等于丧失了最基本、最基础的健康，也就根本谈不上个体的健康。性与生殖健康不仅关系着当代人的健康，同时也影响着下一代人的健康，这种承接关系足以显示性与生殖健康的重要性。

第一节　健康的概念及影响因素

健康是伴随人类发展的永恒主题，也是每一个人的追求目标。随着人类社会的快速发展，人类的健康问题越来越受到关注。从艾滋病到肆虐的非典型肺炎（SARS），从吸毒的泛滥、自杀率的增加到日益恶化的生态环境，说明威胁人类健康的因素是复杂的、多样的。促进人类健康并不是单纯的生物科学所能完成的，而是由多学科共同协作才能完成的。

一、健康的概念

世界卫生组织（WHO）的定义：健康（health）是生理、心理、精神和社会适应方面的一种动态的完满状态，而不仅仅是没有疾病和不虚弱。

世界卫生组织提出了"健康"应具备的十条标准，它们包括：

1. 有足够充沛的精力，能从容不迫地应付日常生活和工作压力，而不感到过分紧张。

2. 处世乐观，态度积极，乐于承担责任，不挑剔事物的巨细。

3. 善于休息，睡眠良好。

4. 应变力强，能适应环境的变化。

5. 能抵抗一般性感冒和传染病。

6. 体重得当，身材匀称，站立时，头、肩、臀位置协调。

7. 眼睛明亮，反应敏锐，眼睑不发炎。

8. 牙齿清洁，无空洞，无痛感，齿龈颜色正常，无出血现象。

9. 头发有光泽，无头屑。

10. 肌肉、皮肤富有弹性，走路轻松。

（一）健康概念的起源与发展

1948 年世界卫生组织（WHO）在其宪章中给健康下了一个定义："健康不仅仅是没有疾病和不虚弱，而是一种在身体上、精神上和社会适应上的完好状态。"这个定义将人类几千年对疾病、自身和生存环境的认识高度概括起来，具有划时代的意义，是至今为止应用最普遍的、认可度最高的健康概念。1968 年世界卫生组织进一步明确健康即是"身体精神良好，具有社会幸福感"，更加强调了人的社会属性。1978 年世界卫生组织在《阿拉木图宣言》中提出"健康是基本人权，达到尽可能的健康是全世界一项重要的社会性指标"。从这一点可以看出，健康是人发展的基本目标。1989 年，世界卫生组织进一步定义了四维健康新概念，即"一个人在身体健康、心理健康、社会适应健康和道德健康四个方面皆健全"。健康不仅涉及人的体能方面也涉及人的精神方面。将道德修养作为精神健康的内涵，其内容包括：健康者不以损害他人的利益来满足自己的需要，具有辨别真与伪、善与恶、美与丑、荣与辱等是非观念，能按社会行为的规范准则来约束自己及支配自己的思想行为。

（二）健康新标准

世界卫生组织提出了人类新的健康标准。这一标准包括机体健康和精神健康两部分，具体可用"五快"（机体健康）和"三良好"（精神健康）来衡量。

"五快"是指：

1. 吃得快。进餐时，有良好的食欲，不挑剔食物，并能很快吃完一顿饭。

2. 便得快。一旦有便意，能很快排泄完大小便，而且感觉良好。

3. 睡得快。有睡意，上床后能很快入睡，且睡得好，醒后头脑清醒，精神饱满。

4. 说得快。思维敏捷，口齿伶俐。

5. 走得快。行走自如，步履轻盈。

"三良好"是指：

1. 良好的个性人格。情绪稳定，性格温和；意志坚强，感情丰富；胸怀坦荡，豁达乐观。

2. 良好的处世能力。观察问题客观、现实，具有较好的自控能力，能适应复杂的社会环境。

3. 良好的人际关系。助人为乐，与人为善，对人际关系充满热情。

二、健康的影响因素

1974年，加拿大政府发表了《加拿大人民健康的新前景》一文。其中将影响健康的众多因素归为4类：①不健康的行为因素和生活方式。包括嗜好（吸烟、饮酒等）、性行为、营养、风俗习惯、体育锻炼、生活节奏以及心理压力等。②环境因素。包括自然环境、社会环境和心理环境，即除了生物学因素外，同时有物理、化学、社会、经济、文化等因素。③生物遗传因素。包括生物、遗传、生理、免疫等。④医疗卫生服务因素。文中阐明了环境和个人生活方式的改善是降低死亡率及患病率的最有效途径。随后，加拿大政府制订了改善生活方式的行动计划，即把卫生工作的侧重点由疾病的治疗转移到疾病的预防。此观点已经得到国际社会的认同。

世界卫生组织已经明确指出，人的健康和寿命：7%取决于气候影响，8%取决于医疗条件，10%取决于社会因素，15%取决于先天遗传，60%取决于自我保健。显然，每个人的行为生活方式与自身的健康息息相关，养成良好的行为生活方式对保持、维护、促进健康至关重要。

第二节　生殖健康

在20世纪70年代和80年代国际实践经验的基础上，1994年在开罗召开的国际人口与发展大会上把生殖健康写入《行动纲领》，获得了参会各国的共同认可，赋予了生殖健康概念普遍的政策法律效力，从而把生殖健康的概念从医学领域提升到了社会、经济政策等层面，并从法律、人权方面给予关注。联合国人口基金前执行主任纳菲斯·萨迪克博士认为，生殖健康概念的提出是20世纪社会历史上的一个里程碑。生殖健康概念的提出，为人口和计划生育方案提供了一个全新的视角：人口方案不仅可以降低出生率，而且可以保护和促进人们的生殖健康，促进人的全面发展。

一、生殖健康概念的起源与发展

20世纪初一些国际妇女运动组织首先提出了生殖健康的问题，但是，真正形成生殖健康这一概念并受到国际社会重视和广泛关注，还是在20世纪80年代后期。世界卫生组织人类生殖特别规划署主任巴塞拉多首先提出生殖健康的概念。1988年他建议生殖健康和有关政策及项目应包含以下四个方面：①生育调节；②孕产妇保健；③婴幼儿保健；④控制性传播疾病。1988年在第七届世界人类生殖会议上，巴塞拉多的继任人法塞拉进一步阐述了生殖健康的概念，首次给出了生殖健康的定义。1994年4月，世界卫生组织全球政策理事会正式通过了生殖健康的定义，并将其写入1994年9月在埃及开罗召开的国际人口与发展会议的《行动纲领》中，还为1995年第四次世界妇女大会和一些国际会议所接受，从此生殖健康概念得到了国际社会的广泛关注和认同。

《行动纲领》给生殖健康所做的定义是，生殖健康（reproductive health）是指生殖系统及其功能和过程所涉及一切事宜上身体、精神和社会等方面的健康状态，而不仅仅指没有疾病和不虚弱。因此，生殖健康表示人们能够有满意而且安全的性生活，有生育能力，可以自由决定是否生育、何时生育以及生育多少。即男女均有权获知并能实际获取他们所选定的安全、有效、负担得起的计划生育方法，以及他们所选定的不违反法律的调节生育方法；有权获得适当的保健服务，使妇女能够安全地怀孕和生育，给夫妇提供生育健康婴儿的最佳机会。

二、生殖健康的内涵

根据生殖健康的定义，生殖健康的内涵应包括以下五个方面：

（一）满意、安全的性生活

满意、安全的性生活有三方面的含义：第一，满意、安全的性生活意味着人们可以过正常的性生活，没有生理或心理上的缺陷，在精神、社会适应上处于完好状态。如没有生殖器官发育不全、性功能障碍，不存在性变态、性暴力和性骚扰等现象，人们可以享受性生活的乐趣，也为对方带来快乐，同时符合社会道德伦理规范，也不给他人带来损害。第二，满意、安全的性生活意味着人们不受性传播疾病（例如艾滋病）的威胁，人们知道如何保护自己。第三，满意、安全的性生活意味着双方在不想生育时不受意外妊娠的潜在威胁，可以自由地采取有效的避孕节育方法来避免怀孕。

（二）有生育能力

生育能力是指人们具有生育、繁衍后代的能力。主要是指人的生殖系统没有疾病，不受不孕不育的威胁。

（三）自主决定生育的权利

自主决定生育的权利包括决定是否生育、生育子女的数量、生育的时间及间隔，但不包括人们有选择性别的权利。

（四）安全有效的避孕方法

安全有效的避孕方法包括两层含义：第一，育龄夫妇能够掌握避孕方法，了解避孕方法的详细知识，也就是要知情，社会也要通过各种渠道、媒介向他（她）们介绍这方面的知识，包括使用方法、有效性、副作用及注意事项等。第二，必须是不违反法律的生育调节方法（生育调节是节育或促进生育的方法），也就是说法律和社会禁止的方法不应当使用。这主要涉及意外怀孕后的流产方法，应当是安全流产，而不能把可能造成严重并发症、危及母亲健康的方法作为常规避孕方法。

（五）享受安全的妊娠分娩服务

一方面向育龄夫妇提供生育健康婴儿的最佳机会，另一方面使她们有权获得适当的保健服务，如能够安全地怀孕和生育。前者主要通过向育龄夫妇提供优生优育咨询服务，提供孕期保健知识，避免近亲结婚、感染、药物、环境等可能对孩子和孕妇的健康造成影响的因素。后者主要是社会向孕产妇提供孕产期卫生保健服务，建立常规孕妇体检制度，及时检测胎儿发育，正确处理妊娠期间发生的疾病及妊娠合并症，做好住院分娩，保证产程及产后安全等。

三、生殖健康的现状

目前，生殖健康在整个健康促进领域受到了特别关注，从世界范围来看，生殖健康的问题主要表现在与妊娠、分娩有关的各种死亡和疾病、与避孕节育有关的权利和健康问题，以及与性行为有关的疾病等几个方面。

（一）全球生殖健康问题

1. 生产和怀孕过程导致的健康问题

孕产妇死亡是威胁妇女生殖健康的主要问题。世界卫生组织报告，1990—2013年，全球孕产妇死亡率（即每10万活产的孕产妇死亡人数）每年仅下降2.6%，这远远低于实现"千年发展目标5（改善孕产妇健康，1990—2015年将孕产妇死亡率降低四分之三）"所需的5.5%的年降低率。孕产妇死亡率之高令人无法接受。据估计，全世界每天约有800名妇女死于与妊娠或分娩有关的并发症；2013年，28.9万名妇女在妊娠和分娩期间及分娩后死亡，几乎所有这些死亡都发生在低资源地区，而且大多数死亡本来是可以避免的。

2014年世界卫生组织报告，占孕产妇死亡原因80%的并发症是：大出血（大都是产后出血）；感染（通常是在分娩后）；妊娠高血压（子痫前兆和子痫）；不安全的人工流产。

2. 避孕状态

世界卫生组织报告，避孕措施的使用在全世界众多地区均有增长，特别是在亚洲和拉丁美洲，但在撒哈拉以南非洲仍处于低位。全球范围内，1990—2012年间，先进避孕措施（如复方口服避孕药、皮下埋植法、宫内节育器、避孕套等）的使用率从54%略升至57%。从各区域来看，2008—2012年间，15～49岁妇女报告使用一种先进避孕方法的比例稍有升高或原地踏步：在非洲从23%上升至24%，在亚洲仍为62%，在拉丁美洲和加勒比从64%略升至67%。但同一区域内，各国的比例相差很大。据估计，在发展中国家，约有2.22亿对夫妻希望推迟或终止妊娠，但并未采取任何避孕方法。在非洲，53%的育龄妇女对先进避孕措施的需求未获满足。

3. 少女妊娠

2014年世界卫生组织报告每年有约1600万名15～19岁少女和约100万名15岁以下少女分娩。全世界每五名少女中就有一人在18岁之前分娩。在世界上最贫穷的地区，这一数字则升至不到每三人中就有一人。几乎所有（约95%）的青少年分娩均发生在低收入和中等收入国家。在这些国家中，青少年分娩发生在贫穷、受教育程度较低和农村人群中的可能性更高。尽管在减少青少年生育率方面已经取得了进展，但是全世界1.35亿活产中仍有逾1500万属于15～19岁的少女所生育。与成年人相比，青少年怀孕更容易发生不安全堕胎。据估计，全球每年有300万次不安全堕胎发生在15～19岁的少女中。不安全堕胎会在很大程度上导致长期健康问题和孕产妇死亡。妊娠和分娩引起的并发症在低收入和中等收入国家是导致15～19岁少女死亡的重要原因之一。

4. 女性生殖器切割

女性生殖器切割包括出于非医疗目的故意对女性生殖器官造成伤害或改变的所有操作程序。世界卫生组织报告，女性生殖器切割程序大部分是在婴儿期到15岁期间的某个时间对女童加以实施的，有时也发生在成年妇女身上。在非洲，每年预计有超过300万女孩处于女性生殖器切割的危险中。目前在女性生殖器切割比较集中的29个非洲和中东国家中，有超过1.25亿名女童和妇女遭到切割。该程序可能引起严重的出血和泌尿问题，以后出现的囊肿、感染、不孕症和分娩并发症会加重新生儿死亡危险。女性生殖器切割的原因是家庭和社区内文化、宗教和社会因素的综合体。

5. 不安全流产

根据2008年数据，世界卫生组织估计每年发生近2200万起不安全流产，导致4.7万例死亡，以及500多万例并发症，如：不完全流产（未能从子宫中取出所有妊娠组织）、大量出血、感染、子宫穿孔（子宫被利器刺穿所导致）。在全球，不安全流产引起的死亡估计占所有妊娠相关死亡的13%。在发达国家，估计每10万例不安全流产中有30例死亡。在发展中国家该数字升至每10万例不安全流产中有220例死亡，而在撒哈拉以南非洲地区则每10万例不安全流产中有520例死亡。不安全流产导致的死亡严重影响到非洲妇女，该地区虽然仅占不安全流产总数的29%，但却占流产相关总死亡的62%。

6. 儿童性侵害

儿童性侵害是指加害者以权威、暴力、金钱或甜言蜜语，引诱、胁迫18岁以下的儿童及少年，与其发生性活动。这些性活动包括：猥亵、乱伦、强暴、性交易、媒介卖淫等。儿童性侵害定义大致也可以这样描述：一切通过武力、欺骗、讨好、物质诱惑或其他方式，把儿童引向性接触，以求达到侵犯者满足的行为。世界卫生组织的统计数字显示，2002年有1.5亿女孩和7300万男孩（均在18岁以下）经历了强迫性行为和其他形式的性暴力。约20%的妇女和5%～10%的男子自述儿时受过性虐待。

（二）我国生殖健康问题

1. 孕产妇死亡情况

《中国卫生统计年鉴》2013年数据显示，我国孕产妇死亡率持续下降，由2012年的24.5/10万，下降到2013年的23.2/10万，但是近年孕产妇死亡率出现上下波动、下降缓慢的趋势。2013年城市和农村孕产妇死亡率分别为22.4/10万和23.6/10万。我国孕产妇死亡的前三位死因分别是：产科出血，羊水栓塞，妊娠高血压病。

2. 人工流产及避孕

我国每年有1300万人次以上人工流产和50%重复流产。有资料显示，我国人工流产人群呈年轻化趋势，未育妇女比例高，人工流产次数多，间隔时间短。我国人工流产率高的主要原因是未避孕和避孕失败，因此，提高避孕有效率是降低非意愿妊娠及人工流产发生的关键。

3. 生殖道感染

生殖道感染是妇科疾病中最常见的一种，可以影响到性生活、生育能力、安全孕产等多方面，不仅会给妇女身体及心理造成极大的损害，还会给家庭和社会带来很大的负担。有资料显示，流动育龄妇女、城市低保已婚妇女、农村已婚育龄妇女及城市女职工的生殖道感染患病率分别为81.20%、56.34%、53.40%、35.57%。排在前3位的生殖道感染疾病分别为慢性宫颈炎（66.6%）、滴虫性阴道炎（13.6%）、细菌性阴道炎（8.8%）。

4. 不安全性行为

不安全性行为是一个社会问题，同时也是生殖健康领域的一个重要问题，与意外妊娠、不安全人工流产和性传播疾病发生率的不断增加都有密切的关系。广州、上海的研究发现，未婚人工流产女青年中，最早经历性行为的年龄为11岁，而且避孕措施使用率非常低，多个性伴侣所占比例相对较大。

5. 不孕不育

不孕症已受到全世界的广泛关注。据世界卫生组织预测，21世纪不孕症将成为仅次于肿瘤和心脑血管疾病的第三大疾病。"2012中国不孕不育医学大会"报道，近年来我国不孕不育患者的人数在逐年上升，25～35岁人数最多，女性多于男性。其发生率约占育龄妇女的15%～20%。引起不孕不育的主要因素是：环境污染、生殖系统损伤、感染、女性推迟生育年龄等。

6. 儿童性侵害

近年来，我国儿童性侵害案件频繁发生。受害者以8～14岁青少年居多，侵害人多为孩子身边"熟悉的陌生人"。据统计，性侵儿童案件多发生在夏秋季，即暑假7—9月份，约占全部案件的50%。对儿童来说，性侵这种伤害一生都是无法抹掉的，如果处理不好，孩子可能会行为退缩、噩梦不断、性格孤僻或变得"逆反"，孩子的家人也会陷入巨大的痛苦之中而倍感无助。因此，"预防儿童性侵害，应从0岁开始"。

四、生殖健康教育的迫切性和必要性

由于传统观念的原因，生殖健康教育在我国各个年龄的人群中都很缺乏，因此，不同人群的生殖健康相关知识和信息普遍缺乏或不正确。

（一）未婚青少年

有资料显示（2004年），农村中学生中约有50%的女生和70%的男生不知道男女第二性征及月经和遗精的概念，相当比例的学生认为手淫是病、是犯罪行为。也有调查显示，农村女性青少年不了解艾滋病知识，也不了解避孕知识和安全套的防病作用。城市中学生对艾滋病的预防知识也很缺乏，北京和天津两地学生"使用安全套能否预防艾滋病"回答正确率仅分别为38.30%和22.50%。

（二）围婚期人群

围婚期人群的生殖健康问题值得关注。有研究表明（2001年），约1/3围婚期妇女的生殖健康知识匮乏，甚至完全错误，对男性生殖器官不了解者占45.54%，对女性生殖器官不了解者占15.51%，仅有5.06%对性传播疾病的认识有比较全面的了解；被调查对象中22.43%赞成婚前性行为，18.04%持无所谓的态度；一半以上（59.19%）的被调查对象有婚前性行为，首次婚前性行为采取避孕措施者仅占28.21%；27.17%未婚先孕，其中97.98%采取人工流产。

（三）已婚人群

有资料显示（2003年），农村、城市已婚人群避孕知识知晓情况较差，有20%～30%的人无避孕知识。在目前正采取避孕措施的妇女中，只有62.2%知道有避孕套这种避孕方式。避孕知识的了解程度与不同文化程度、职业以及能否接收到生殖健康优质服务有关。也有研究表明（2002年），农村已婚育龄妇女、职业女性对常见的性病及传播途径知晓率较高，但对发病率较高的生殖道感染的主要传播途径及感染症状知晓率低，有超过50%的人不知道生殖道感染途径。

（四）流动人口

流动人口是城市中的一个特殊人群，流动人口中的女性更是弱势群体。受经济因素、社会地位、生活和工作条件、自身知识的限制，她们的生殖健康状况令人担忧。流动人口中的未婚女青年普遍缺乏性知识、避孕知识和卫生保健知识，其婚前性行为较为普遍，在50%以上。有报道（2011年），流动人口中的已婚育龄妇女普遍缺乏避孕方法的知情选择及性传播疾病的知识。对受孕知识知晓正确率仅为44.8%；对艾滋病3种传播途径（性传播、血液传播、母婴传播）回答正确率为56.4%；非传播途径（食物传播、呼吸传播、蚊虫叮咬传播、握手传播）回答正确率仅为33.5%。

第三节　性健康

生殖离不开性活动，性是生殖健康的一个十分重要的内容。生殖健康首先是性的健康，性健康在生殖健康中占有十分重要的地位。

一、性健康的概念和内涵

性健康（sexual health）是健康人一生不可缺少的重要部分。个体的性健康，不仅对个人生活幸福、家庭和谐、后代健康成长有重要作用，而且对社会和谐和人口发展、人类进步都有重要意义。

关于性健康，世界卫生组织在20世纪70年代曾经定义为：性健康是指具有性欲的人在躯体上、感情上、智力上和社会适应能力上均健康的总和，从而使人表现出积极完善的人格，美好的人际关系、爱情关系和夫妻关系。

对性健康的内涵，世界卫生组织曾经先后做过不同的解释，特别是20世纪80年代把预防艾滋病和各种性传播疾病的能力列入了性健康的内容。性健康的内涵包括以下4个方面：

1. 根据社会道德和个人道德的原则，享受性行为和控制性行为的能力。

2. 消除能抑制性反应和损害性关系的恐惧、羞耻、罪恶感等消极的心理因素和虚伪的信仰。

3. 没有器质性的障碍，没有各种疾病和妨碍性行为与生殖功能的躯体缺陷。

4. 具备预防各种性传播疾病（包括艾滋病）的能力，包括信息交流能力，能够有足够的知识以及获得服务的能力。

由此可见，性健康实际上包括了性生理健康、性心理健康和性社会适应良好等几个方面的内容。

二、性安全问题

性安全是性健康的重要方面，它不仅关系人身体机能的正常健康，也涉及人在性活动中心理状态的完好适应，不存在焦虑、强迫等心理问题。影响性安全的因素主要有性疾病的威胁、非意愿妊娠的担忧以及异常性行为带来的心理压力等，以及性过程中的不适。

安全的性生活意味着人们不受性传播疾病的威胁，人们懂得如何保护自己，比如使用避孕套、避免不洁性生活等，人们应自觉减少性生活中不安全的因素，如多个性伴、商业交易性性行为；安全的性生活意味着在双方不想生育的时候不受意外妊娠的潜在威胁，即可以采取行之有效的节育措施来避孕。在男女双方准备受孕的情况下，其性行为对将来的妊娠来说是安全的，包括没有遗传性疾病或胎盘传播的疾病（包括一些性传播疾病）的危险，排除将来导致流产的可能，也应考虑对将来的婴儿负责，如不在醉酒后受孕等。

（一）疾病的威胁

性传播疾病是在性行为过程中由一个人传给对方的病菌引起的，如湿疣和疱疹是通过病人外生殖器上的病毒传染的。由于性病是通过性接触传染的，所以预防性病最好的方法就是避免和受感染的生殖器、精液、体液和血液的直接接触，这就是安全性交。

（二）意外怀孕

意外怀孕是影响性安全的一个重要因素，它不仅因为要进行人工流产影响妇女的生理和健康，甚至威胁生命，而且由于怀孕造成一系列思想精神负担，影响男女双方的生活和心理。在正常夫妻之间，有时因为担心意外怀孕还会影响性生活时的快感。而对于未婚的青少年，意外怀孕对性安全造成的损害更为严重。曾有报道，有的青少年因意外怀孕而迫于父母及周围环境的压力造成自杀事件，还有的在校大学生因意外怀孕而自行打胎，或者在一些不具备资质的医疗诊所流产而造成大出血甚至死亡，也有少数女性因意外怀孕而反复多次流产，造成子宫器质性或功能性损害，发生人流综合征或者造成终身不能生育。这些都说明意外怀孕对性与生殖健康安全具有不可忽视的影响，也表明提供良好的、可及的、方便的避孕节育服务至关重要。

（三）多性伴问题

安全的性生活应当避免多性伴。多性伴不仅增加性传播疾病的风险，而且与宫颈癌、不孕不育症等疾病有较高的相关性。防止和控制多性伴，首先要做到自己不与多个异性发生性关系，保持性伴单一。同时，能够确切地知道自己的性伴侣过去和现在都没有同其他人发生过性关系。在不能肯定性伴侣的性历史的情况下，使用避孕套是最好的办法。

三、性传播疾病

性传播疾病（sexual transmitted disease，STD）系指通过性行为引起性器官间传染的疾病或性器官外接触传染的疾病。经典的性病（或传统的性病）有5种，即梅毒、淋病、软下疳、性病性淋巴肉芽肿和腹股沟肉芽肿。到目前为止，性传播疾病已增至30多种。

我国规定，梅毒、淋病和艾滋病为乙类法定传染病，这3种性传播疾病再加上非淋菌性尿道炎、尖锐湿疣、生殖器疱疹、软下疳和性病性淋巴肉芽肿共8种，列为重点监测的性传播疾病。

（一）全球性传播疾病情况

世界卫生组织报告每天有超过100万人获得性传播感染。每年估计有5亿人获得四种性传播感染中的其中一种：衣原体、淋病、梅毒和滴虫。超过5.3亿人携带有单纯疱疹病毒Ⅱ型。超过2.9亿妇女受到人乳头瘤病毒感染，这是最常见的性传播感染之一。妊娠期梅毒每年导致约30.5万例胎儿和新生儿死亡，21.5万婴儿面临更多因早产、低出生体重或先天性疾病引发死亡的危险。人乳头瘤病毒感染每年造成53万例宫颈癌发生和27.5万例宫颈癌死亡。

世界卫生组织报告，人类免疫缺陷病毒（也称艾滋病病毒）（HIV）感染/艾滋病（AIDS）是全世界15～44岁妇女的主要死因，而不安全性行为是发展中国家妇女死亡的主要危险因素。据估计，2009年15～24岁的青年人占全世界成年人中所有新增艾滋病病毒感染者的40%。每天有2400名青年人感染艾滋病病毒，全球有500多万青年人携带艾滋病病毒。目前，只有36%的青年男子和24%的青年妇女具有保护自己免受艾滋病病毒侵害的全面和正确的知识。

（二）我国性传播疾病情况

《2013年全国卫生统计年鉴》资料显示，2012年全国艾滋病发病率为3.11/10万，死亡率为0.86/10万。艾滋病病毒感染者发病率为4.33/10万，死亡率为0.85/10万。2013年国家疾控中心报告，截至2013年7月31日，全国报告现存活艾滋病病毒感染者/艾滋病病人422734例，死亡125844例。现存活艾滋病病毒感染者260816例，艾滋病病人162918例。

截至2013年7月31日，本年度报告梅毒269429例，较2012年同期（271562例）下降0.8%。其中报告一期梅毒67069例和胎传梅毒6283例，分别较2012年同期下降2.3%和15.0%；报告二期梅毒40025例和三期梅毒2224例，分别较2012年同期上升0.8%和4.5%；报告隐性梅毒153828例，与2012年同期基本持平。

截至2013年7月31日，本年度报告淋病57032例，较2012年同期（53756例）上升了6.1%。

四、性健康教育

"性健康是人类的基本人权"已成为人们的共识。性健康教育也就成为医学和社会不可忽视的问题，性健康教育不仅关系到人类自身的身心健康，还关系到后代的生育和发展，关系到整个民族素质的提高。

（一）性健康教育的概念

性健康教育在广义上是指以影响人的"性知识、性观念、性行为"等身心健康发展为直接目的的社会活动，狭义上是指家庭中的年长者或专门机构中的从业人员对未成年人有意识地进行有关性方面的健康教育。性健康教育不只是读一本书、听一次讲座或看一次录像，而是一个涉及家庭、学校和社会的教育系统工程，也是一个随受教育者年龄不断发展的再社会化过程。从人的发展阶段来看，可以将性教育分为：婴幼儿性教育、儿童性教育、少年性教育、青春期性教育、中老年性教育。从问题方面可以区分为：婚前性教育、婚后性教育、计划生育教育、离婚性教育、残疾人性教育、单身生活者性教育、问题青年性教育、性违法犯罪者性教育、性行为变态者性教育（行为和心理的矫正和治疗）、性功能障碍者的性教育（咨询和治疗）、某些疾病患者的性教育等。每一个现代人都应该建立科学的性观念，掌握全面的性知识。

（二）性健康教育的原则

从性健康教育的内容来看，性健康教育是多方面的。它既向受教育者传授生理知识，又有良好的卫生习惯和保健方法的培养，还要灌输社会文化的性价值观念及遵守法律、法规的道德教育。因此，开展性健康教育必须遵循下列原则：

1. 按对象（年龄与性别）适时、适度和适当教育的原则。适时，就是要依年龄增长情况，长幼有别地进行教育。

2. 正面启发教育为主的原则，即应以正确的人生观、性观念、性行为方式和性道德进行正面的启发教育。

3. "三理"（性生理、性心理、性伦理）结合的教育原则。

4. 家庭、学校、社会同步教育的原则。

5. 群体普及教育与个别咨询指导相结合的教育原则。

（三）青少年是性健康教育的主要对象

当前，各国性健康教育的重点是青少年的青春期教育。英语"青春期（puberty）"一词来自拉丁语"puberfas"，其含义是"具有生殖能力"，是指儿童逐渐长大为成年人的一个过渡期，是根据第二性征的出现和生殖器官功能的逐渐成熟而被称作的一个特定阶段。

世界卫生组织将青春期的年龄范围界定为10～20岁，是少男少女从小学生到中学生的成长期。伴随身体迅速发育的是心理急剧变化，一方面，性器官逐渐发育成熟，女性出现月经，男性出现遗精，性兴奋随之出现，从而萌发对异性的兴趣，性冲动、手淫是青春期容易发生的现象；另一方面，当青春期发生种种生理变化时，由于青少年缺乏对自身身体发育的认识，加之自控能力较差，往往产生迷惑、焦虑、恐惧等心理上的不适反应。从人格成长的角度看，青春期又是一个自我觉醒、自我发展、自我完善的时期。不仅一个人的身体、知识、才干的增长要在青春期打好基础，而且其行为、习惯、性格、兴趣、爱好以及人生观和世界观也在这一时期逐步形成。

因此，对青少年开展青春期性健康教育便具有极其重要的意义。第一，青春期教育有利于青少年的社会化，促进其健康人格的形成；第二，有利于消除性愚昧，促进正常的性生理及性心理发展；第三，有利于今后建立良好的人际关系，并可为其恋爱、择偶、建立幸福的婚姻家庭关系做好准备。在中国，当前性健康教育的另一个紧迫任务是紧急动员起来，预防和遏制艾滋病等性传播疾病的增长。

第四节　改善生殖健康的国内外实践经验

自1994年国际人口与发展大会提出"2015年人人享有生殖保健服务"的全球目标后，生殖健康已引起全世界广泛重视。近年来，全球针对生殖健康的现状和所存在的问题，纷纷采取行动，国内外的实践经验主要反映在：

一、发达国家情况

发达国家的母婴死亡率都已降到较低水平，生殖健康的重点放在少女妊娠的预防和更年期、老年期妇女的保健。

1. 少女妊娠曾是一个较普遍的问题。北欧一些国家在20世纪60年代开始对青少年性生殖健康进行研究和实践，性教育从小开始，在预防和减少少女妊娠方面已取得成效。美国在尝到"性解放""性自由"的苦果后，20世纪80年代才开始进行"性贞洁"教育，开展预防和减少少女妊娠的工作。由于政府和社会各部门充分重视并采取了许多积极的措施，少女妊娠率和生育率从20世纪90年代初起开始呈现缓慢而持续下降的趋势，1990—1996年从117‰降至97‰。

2. 在更年期、老年期妇女保健方面，激素替代疗法（HRT）的使用，使与老年低雌激素相关疾病（冠心病、骨质疏松症）的防治都取得了长足的进步。

3. 不少国家针对本国在生殖健康方面的主要问题制定相应的策略。如日本降低人工流产率，新加坡对大龄妇女生育及地中海贫血的干预，澳大利亚对妇女健康进行纵向研究等，这些措施都使本国主要的生殖健康状况得到一定程度的改善。

4. 有些国家对男子的生殖健康需求及问题等已进行研究。如苏格兰的研究发现男子精液内精子的数量有降低的趋势，睾丸癌的发病率有增高趋势。

二、发展中国家情况

发展中国家生殖健康的水平与发达国家相差甚大。早婚、早育、不安全流产、缺乏孕期保健及产时照顾，使母婴死亡率仍居高不下。非洲是艾滋病的发源地，目前是发病率最高的地方。还有一些陋习，如女阴环切，危害着妇女的生殖健康。近年来，不少国家也采取了有力措施，开始制订专门的政策和规划，加强生殖健康工作，如赞比亚政府创建了一项综合性的全国计划来改善生殖健康。印度1997年开展了一项全国性的生殖健康和儿童规划，以提供综合性的优质服务。南非和墨西哥在生殖健康方面，政府与非政府组织建立了伙伴关系。爱沙尼亚制订了一项适合于青少年的规划，借助于瑞典和世界卫生组织的支持，建立了青少年健康中心。

三、我国生殖健康已受到高度重视

1. 计划生育是国策，我国不但在控制人口方面取得了很大成绩，2000年人口自然增长率已降至1.07‰，而且人们的婚育观念有了改变，早婚比例下降，平均初婚年龄提高。

2. 20世纪90年代国家《妇女儿童发展纲要》的颁布，使妇幼卫生工作受到各级政府的重视，孕产妇死亡率和婴儿死亡率进一步下降。

3. 国家制订了生殖健康的全国性目标，即2000年育龄夫妇享有初级的生殖保健服务，2010年育龄夫妇享有基本的生殖保健服务，2021年育龄夫妇享有优质的生殖保健服务。计划生育部门提出了两个转变（工作思路转变和工作方法转变），实行优质服务，使计划生育从节制生育、控制人口数量进入生殖健康新阶段。

4. 国家于1995年颁布了《母婴保健法》，之后又颁布了《母婴保健法实施办法》，明确提出了母婴保健技术服务项目，将"有关生育、节育、不育的其他生殖保健服务"纳入其中。还规定"母婴保健工作以保健为中心，以保障生殖健康为目的，实行保健和临床相结合，面向群体、面向基层和预防为主的方针"，卫生部和有关部门联合在我国开展了"降低孕产妇死亡、消除新生儿破伤风"等项目。这些措施使我国的生殖健康现状得到大幅度的改善。

参考文献

[1] 张人骏.健康学 [M].北京：中国科学技术出版社，1993.

[2] 尚裕良.生殖健康咨询培训教材 [M].兰州：兰州大学出版社，2009.

[3] 王经伦.性与生殖健康 [M].沈阳：辽宁科学技术出版社，2000.

[4] 王滨有.性健康教育学 [M].北京：人民卫生出版社，2011.

[5] 薛玲，郭素芳，王临虹，等.我国青少年生殖健康现状 [J].中国妇幼保健，2004，19（8）：122.

[6] 张佩珍.围婚期妇女生殖健康状况及需求调查 [J].中国妇幼保健，2001，16（2）：91.

[7] 郭素芳，赵凤敏，张彤，等.我国育龄人群避孕套使用情况及其影响因素 [J].中国公共卫生，2006，22（1）：7.

[8] 董翠英，齐庆青，韩历丽，等.北京市职业女性生殖健康服务需求分析 [J].中国妇幼保健，2002，17（5）：289.

[9] 钟兴明，张迪，桑丽英，等.广州市天河区流动人口生殖健康现状调查 [J].中国计划生育和妇产科，2011，3（4）：9.

第二章　生殖系统的结构与功能

第一节　男性生殖系统的结构与功能

男性生殖系统（male genital system）包括内生殖器和外生殖器两部分。内生殖器由生殖腺（睾丸）、输精管道（附睾、输精管、射精管和尿道）和附属腺（前列腺、精囊腺和尿道球腺）组成。外生殖器包括阴阜、阴囊和阴茎。男性骨盆正中矢状断面见图2-1，男性生殖系统概观见图2-2。

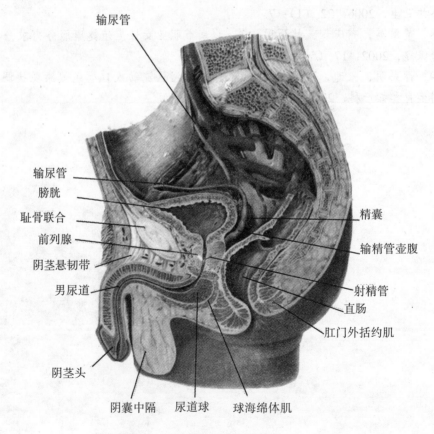

图2-1　男性骨盆正中矢状断面

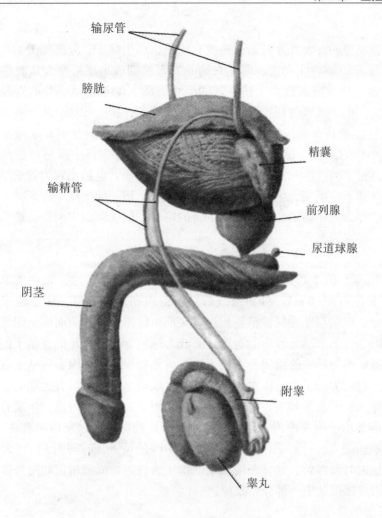

输尿管

膀胱

精囊

输精管

前列腺

尿道球腺

阴茎

附睾

睾丸

图2-2　男性生殖系统概观

一、内生殖器

(一)睾丸

睾丸（testis）位于阴囊内，左右各一。一个睾丸里约有300～1000条生精小管，其总长度为200～300米。生精小管由两种结构和功能不同的细胞，即生精细胞和支持细胞组成。从青春期开始，生精细胞不断发育成精子，按发育成熟的程度，依次是精原细胞、初级精母细胞、次级精母细胞、精子细胞及精子。精子形似蝌蚪，可分为头、颈和尾3个部分，长47～64 μm。精子的头部是细胞的含核部位，受精时会进入卵细胞内部与卵细胞核融合。精子的尾可以通过摆动为精子的"游动"提供动力。从精原细胞发育为精子，需（64±4.5）天。支持细胞起到了支持、保护生精细胞的作用，它还吸取体内的营养物质（包括氧气），供给生精细胞，使之发育成精子，同时支持细胞可分泌极少量的雌激素。睾丸间质中的间质细胞主要合成和分泌雄激素（主要为睾酮）。雄激素在促进精子产生、控制男性输精管道及附属腺的发育、激发男性第二性征及维持性功能等方面起着非常重要的作用。

男性进入青春发育期，睾丸才开始加速发育成熟，产生精子，分泌雄激素，睾丸的结构和功能会发生显著的年龄性变化。睾丸在胎儿发育晚期或出生后便会从腹腔内降入阴囊。睾丸的年龄性变化主要表现在生精小管的变化方面，幼年生精小管的管腔窄，管径小。随着年龄增长，在雄激素的调控下，它逐渐增大管腔，扩大管径。从青春期开始，随着整个身体的发育，尤其在垂体发育后所分泌的促性腺激素的激发下，雄激素分泌量猛增，加速了生精小管的发育，精子的生成开始发生，表现在生活中就是可能产生遗精现象。到了青年期，精子的产生和雄激素的分泌量达到了顶峰，生精小管的管壁结构和功能达到完善的程度。到了中年期，生精小管开始发生衰变，精子的生成量逐渐减少，雄激素分泌量亦呈下降趋势。老年期虽然仍能产生少量的精子，但逐渐归于消失，最后生精小管的管壁几乎仅留一些支持细胞。

（二）附睾

附睾（epididymis）位于睾丸的后上方，紧贴睾丸的上端和后缘，是一条单根的高度螺旋的管道（其长度有4～6 m），外面包绕着结缔组织和血管。附睾从近端至末端分为头、体、尾三部分，末端与迂曲的输精管相连。头部由输出小管盘曲而成，附睾管盘曲构成体部和尾部，附睾管的末端急转向上直接延续成为输精管。附睾是储存精子的器官，此外还能分泌附睾液，参与精液的组成，为精子生长成熟提供营养。附睾管壁上皮分泌的某些激素、酶、特异物质为精子生长提供营养。精子生成后本身并不具有运动能力，需要靠曲精小管外周肌样细胞的收缩和管腔液的移动运送到附睾，在附睾内进一步发育成熟，并获得运动能力。但是由于附睾液内含有数种抑制精子运动的蛋白，所以只有在射精之后，精子才真正具有运动能力。一般来说，附睾储存约70%的精子，时间约5～25天，平均12天，比在其他部位的时间都长。储存在附睾里的精子通过射精或遗精定期向外排出，若长期无机会排出，附睾能把其中一部分吸收掉。

（三）输精管、射精管与精囊

输精管（ductus deferens）是一对细长的管道，是附睾管的直接延续，长约50 cm，直径约3 mm，管壁较厚，管腔狭窄。输精管根据所在部位可分为睾丸部、精索部、腹股沟管部和盆部，其中精索部是施行输精管结扎术的良好部位。输精管壁由平滑肌构成，肌肉很厚，收缩时能排出精子，承担着运输和储存精子的作用。输精管沿睾丸后缘上升，于阴囊根部穿入盆腔，末端膨大为输精管壶腹，位于膀胱的后面，有储存精子的作用。然后与精囊腺排泄管会合，两者会合后称为射精管。在射精时，输精管收缩和蠕动，将精子迅速输出。

射精管的主要功能是射精，它是一对极短的肌性管道，长约2 cm，管壁肌肉较丰富，具有强有力的收缩力，大部分为前列腺所包围，狭小的开口于尿道前列腺部，以保证射精时的应有压力。它只有在性兴奋达到一定强度（阈值）时才突然开放，可以将它理解为一个"开关"，形成一种"挤出"感，通过神经反射，引发出射精时的欣快感，从而达到性高潮。

精囊（seminal vesicle）又称精囊腺，位于膀胱底的后方、输精管壶腹的外侧，是一对长椭圆形的囊状器官，表面凹凸不平，与输精管末端合成射精管。精囊的主要功能是制造和分泌精囊液。精囊液为淡黄色黏稠的液体，有营养及稀释精子的作用，是精液的主要成分，每次射精精液量的50%～80%由精囊液组成。精囊液里有两种重要物质：一类是果糖，是精子的营养物质，能给精子提供运动的能量；另一类是酶类物质，叫凝固因子，其作用是使精液保持一定时间的凝固，有利于精子保持在女性阴道内。精囊腺还可分泌产生Ⅲ型IgG-Fc受体，可以保护精子免受女性免疫反应物的攻击。精囊随睾丸的发育而发育，受雄激素的调控，其大小和分泌功能也会随年龄而发生变化。新生儿的精囊较小，呈棒状；青春期时，精囊迅速增大成囊状；老年时萎缩。睾丸、附睾的结构及排精路径见图2-3。

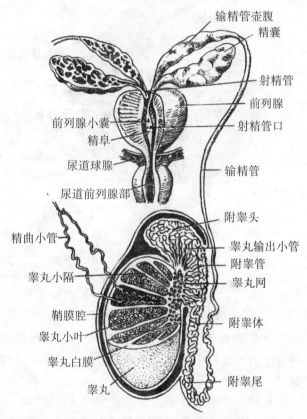

图2-3　睾丸、附睾的结构及排精路径

（四）前列腺

前列腺（prostate）是由腺组织和肌肉组织构成的实质性器官，位于膀胱下方，包绕着尿道上端，是男性生殖器官中最大的附属腺体。前列腺分泌一种乳状碱性液体，称为前列腺液，是精液的主要成分，其作用是可以中和射精后精子遇到的酸性液体，从而保证精子的活动和受精能力。此外，前列腺还可以分泌前列腺素，前列腺素具有运送精子、卵子和影响子宫运动等功能。前列腺发生炎症则影响前列腺液的分泌与排泄，不利于精子生存与受精。射精时，前列腺收缩，把前列腺液排到尿道里（先于精囊液射出），组成精液的一部分，占一次射精量的13%～32%。前列腺的大小、分泌功能和年龄的关系与精囊同步。由于前列腺的中央组织经常不是受雄激素而是受雌激素的影响，故到了老年，在雄激素分泌量下降，而雌激素分泌量相对增加时，前列腺中央的腺组织会增生肥大，严重时会压迫尿道，导致前列腺肥大性排尿困难。

（五）尿道球腺

尿道球腺（bulbourethral gland）为埋藏于尿生殖膈内的一对质地坚韧的球形腺体，导管开口于尿道球部。尿道球腺分泌蛋清样碱性液体，排入尿道球部，参与精液组成，可中和酸性的尿液，有利于精子生存，同时可以润滑尿道。膀胱、前列腺及阴囊腺（后面观）见图2-4。

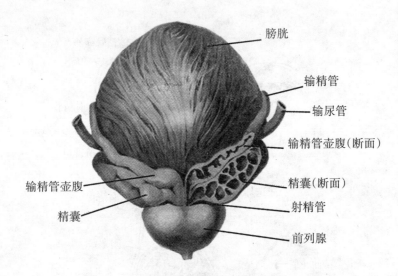

图2-4　膀胱、前列腺及阴囊腺（后面观）

二、外生殖器

（一）阴囊

阴囊（scrotum）为一个皮肤囊袋，位于阴茎根的后下方，皮肤薄而柔软，表面有色素沉着，具有伸展性，内有丰富的皮脂腺、血管和淋巴。一般情况下男性的阴囊多处于收缩状态，表面出现许多皱襞。当温度升高时，或在老年人以及体弱者，阴囊常伸展呈松弛状态，皱襞消失。在寒冷的环境下，或在青年人以及强壮者，阴囊缩小，出现皱襞，并与睾丸紧贴。由于阴囊柔软富有韧性，在受到剧烈运动或外力冲击的时候，可以起缓冲作用，进而对睾丸起保护作用，减少睾丸受损机会。此外，阴囊的温度可以在神经系统的调节下随体外温度的变化而改变，以适于精子生长和发育。睾丸产生精子需要的温度是35.5～36 ℃，比通常体温低1～1.5 ℃，要达到这种"低温"要求，一方面阴囊游离于体腔之外，避开体腔内相对较高的温度；另一方面就靠阴囊皮肤冷时收缩（保温）、热时舒张（散热）来调节，它是一个天然的"调温器"。胚胎发育时，睾丸在腹腔内，在胎儿出生前的1～2个月睾丸下降到阴囊，如果睾丸不能下降或下降不全，阴囊内没有睾丸或只有一侧睾丸，称之为"隐睾症"。隐睾时因睾丸长期留在腹腔内或腹股沟管里，受体内"高温"的影响，容易造成男性不育。另外，隐睾由于生长环境改变以及发育上的障碍，会使睾丸细胞发生恶变形成恶性肿瘤，隐睾发生恶变的机会大约是正常位置睾丸的30～50倍。

阴囊与肛门之间的皮肤是男性的性敏感区，性兴奋时阴囊的壁变厚变硬。较低的温度能促进精子的产生，长时间的热水浴、长期穿弹性护身运动裤和紧身牛仔裤、发烧、久坐等均可影响精子产生，但短时间后可恢复。

（二）阴茎

阴茎（penis）位于会阴的前方，是男性的性交器官（见图2-5），可分为头、体、根三部。前端膨大为阴茎头，中部为阴茎体，后端为阴茎根。头的尖端有尿道外口。阴茎由两条阴茎海绵体和一条尿道海绵体构成，三条海绵体分别被致密结缔组织（白膜）包绕，外面又共同包有阴茎筋膜和皮肤。海绵体为勃起组织，由许多小梁和腔隙组成，这些腔隙直接沟通血管，当充血时，阴茎则变硬勃起。尿道从下面的海绵体中通过，在海绵体的末端扩大成圆锥形，称龟头（glans penis）。龟头的顶端有尿道开口，尿液和精液都是从尿道开口排出体外。龟头与阴茎柱身连接的环状脊称为冠状沟（阴茎颈）。整个龟头及冠状沟是男子体内对性刺激最敏感的部位。阴茎肌肉的收缩会把精液排出并产生性高潮时的快感。阴茎的大小与身体外表之间关系不大，完全勃起的阴茎，其大小、长短、粗细都可因人而有很大差异（长度约13～19 cm），但在性交的能力上没有差别，与其性伴侣的愉快感受并没有多大的关系。阴茎的皮肤薄而柔软，极易活动，富于伸展性。皮肤自阴茎游离向前延伸，形成双层皮肤皱襞，包绕阴茎头，称为阴茎包皮（prepuce）。阴茎勃起时龟头会从包皮下露出来，包皮连接龟头底部成根状系带，是性感觉非常敏感的区域。包皮有很多腺体（包皮腺），分泌脂肪性物质，与龟头、冠状沟的脱落细胞一起形成一种有臭味的干酪样物质，这种物质称包皮垢（smegma）。包皮垢堆积在冠状沟、龟头部位，因而需经常清洗。如包皮过紧，清洗困难，甚至发炎，应做包皮环切手术（circumcision）。

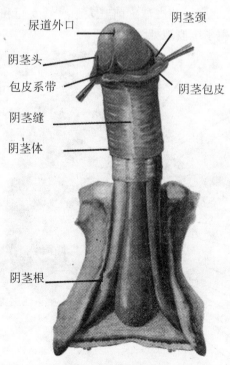

图2-5　阴茎(尿道面)

(三)男性尿道

男性尿道（male urethra）兼有排尿和排精功能。起自膀胱的尿道内口，止于尿道外口，呈乙字形曲折，成年男性尿道长约16～22 cm，管径平均为5～7 mm。尿道全长分为三部：前列腺部、膜部、海绵体部。临床上把前列腺部和膜部称为后尿道，海绵体部称为前尿道。前列腺部为尿道穿过前列腺的部分，管腔最宽，长约2.5 cm，后壁正中的隆起部分称为精阜，其两侧有细小的射精管口，精阜两侧的尿道黏膜上有许多前列腺排泄管的开口，性高潮时由于射精中枢兴奋，精子及精液泄入后尿道，同时关闭尿道内口，进而触发尿道周围及会阴部肌群节律性地强烈收缩，将精液从尿道口射出体外。膜部管腔狭窄，是三部中最短的一段，长度平均为1.2 cm，此段位置比较固定。海绵体部有尿道球腺开口于此。

附：精液

精液（seminal fluid）由输精管道各部及附属腺，特别是前列腺和精囊的分泌物组成，内含精子。精液呈乳白色，弱碱性（pH值为7.2～8.0），适于精子的生存和活动。正常成年男性一次射精约2～5 mL，含精子约3亿～5亿。

第二节　女性生殖系统的结构与功能

女性生殖系统包括内生殖器（卵巢、输卵管、子宫、阴道）和外生殖器（阴阜、大阴唇、小阴唇、阴蒂、阴道前庭、前庭球、前庭大腺、处女膜和会阴等）。女性骨盆正中矢状断面见图2-6，女性生殖系统概观见图2-7。

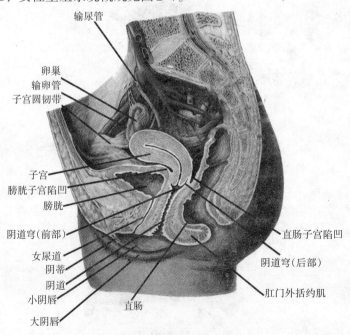

图2-6　女性骨盆正中矢状断面

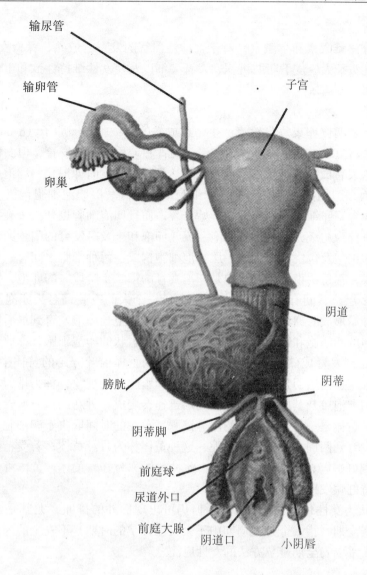

输尿管

输卵管

卵巢

子宫

阴道

膀胱

阴蒂

阴蒂脚

前庭球

尿道外口

前庭大腺

阴道口

小阴唇

图2-7　女性生殖系统概观

一、内生殖器

(一)卵巢

卵巢（ovary）是一对扁椭圆形的性腺，它们位于盆腔内，子宫的左右两侧，紧贴于盆腔两侧壁，是产生卵子和分泌女性性激素的器官。育龄期女性卵巢大小约4 cm×3 cm×1 cm，重约5~6 g，灰白色；绝经后卵巢逐渐萎缩变小变硬。卵巢的外周部分称皮质，中央为髓质。皮质较厚，含有不同发育阶段的卵泡以及黄体和退变的闭锁卵泡等。髓质由疏松结缔组织构成，与皮质无明显分界，含有许多血管和淋巴管等。

卵巢主要有2种功能：

1. 分泌激素

卵巢主要分泌雌激素和孕激素，对于女性性器官的发育、成熟，保持女性第二性征，如乳房丰满、乳头长大、皮下脂肪沉积、发音尖细以及使女性维持性欲和生育功能都起着非常重要的作用。

2. 产生卵子

一般情况下，两侧卵巢每月轮流产生一枚成熟的卵细胞，即卵子（ovum）。在女婴出生时两侧卵巢共有70万～200万个原始卵泡，到青春期后才开始发育，但女性一生中只有400～500个卵泡发育成熟，其余的卵泡在发育达到一定程度时即退化。卵泡由卵细胞和其周围较小的卵泡细胞构成。青春期前，卵细胞周围仅有一层卵泡细胞包绕。青春期启动时，卵泡开始发育，卵细胞逐渐长大并开始分裂，而且卵泡细胞也开始分裂增殖。根据发育程度，卵泡可分为初级卵泡、生长卵泡、成熟卵泡和未及时发育的闭锁卵泡。初级卵泡仅由一个较大卵细胞及包绕其周围的一层卵泡细胞构成。两种细胞之间有一层较厚的含糖蛋白的嗜酸性膜，称透明带。生长卵泡是卵泡发育的第二个阶段时的卵泡，可见卵泡细胞分裂、增殖成多层，其间有间隙，并最终汇合成一个大的空腔，名为卵泡腔，内含卵泡液。在卵泡腔开始形成时卵细胞通常已长至最大体积。生长卵泡发育到最后阶段即为成熟卵泡。成熟卵泡的卵细胞和透明带的外周有一层呈放射状的卵泡细胞，称放射冠。人类的卵泡从生长开始到发育成熟需要10～14天，并受到垂体前叶分泌的黄体生成素的调节。成熟卵泡将卵细胞连同透明带和放射冠一起释放到腹膜腔的现象，称为排卵。成熟卵泡排卵后留存下来的卵泡壁及其周围的卵泡膜内层迅速转变成一种新的富有血管的黄色腺样结构，称为黄体。黄体是一种临时存在的内分泌腺，存在的时间取决于卵细胞是否受精。若未受精，黄体发育到两周左右即退化萎缩，这种黄体称为月经黄体；若受精，它则继续发育、增大，直到妊娠第6个月才逐渐退化，此种黄体称为妊娠黄体。黄体可分泌孕激素和雌激素，对维持妊娠发挥着重要作用。

虽然一般认为女性每月只排卵1次，但仍可出现额外的排卵，尤其是在性兴奋高潮时，由此造成安全期（指一个月经周期中不太可能怀孕的时期）不安全的因素，因此没有绝对的安全期，采取安全期避孕方法的女性应注意。

(二)输卵管

输卵管（fallopian tube）是输送卵子的肌性管道，也是卵子与精子相遇的场所，左右各一，细长而弯曲，内侧与子宫角相连通，外端游离呈伞状，与卵巢接近。根据输卵管的形态由内向外可分为4部分：间质部、峡部、壶腹部和伞部。输卵管内层富含纤毛细胞，其纤毛摆动有助于运送卵子。

精子从子宫腔进入输卵管后，其运行受输卵管蠕动、输卵管系膜活动的影响及卵巢激素的控制。在排卵期，由于高水平雌激素的影响，输卵管蠕动的方向由近端向远端，推动精子由子宫角向输卵管壶腹部移动。同时，峡部内膜分泌增加，其液体向腹腔方向移动，从而有助于精子的运动。当卵巢排出卵子后，输卵管伞部便"拾捡"卵子，并使之漂浮于输卵管液中。在输卵管壶腹部，由于大量的皱襞有利于精子与卵子在此停留、受精。然后，受精卵在孕激素作用下，又借助于输卵管的蠕动性收缩和纤毛的摆动，向子宫腔运动。此外，在排卵期间，输卵管液中糖原含量迅速增加，从而为精子提供足够的能量。

(三)子宫

子宫(uterus)是壁厚、腔小的孕育胚胎、胎儿和产生月经的肌性器官，其形状、大小、位置和结构随年龄、月经周期、妊娠可发生改变。成人未孕子宫呈倒梨形，重约50 g，长7～8 cm，宽4～5 cm，厚2～3 cm，容量约为5 mL。子宫可分为子宫底、子宫体和子宫颈三部分。子宫上部宽大，称为子宫体。子宫颈的下三分之一伸入阴道。子宫内的狭腔称为子宫腔，其上部呈倒三角形，两侧角通向输卵管，其下部呈管状，名为子宫颈管，管的上口称为子宫颈管内口，下口称为子宫颈管外口，通向阴道。子宫顶部在输卵管入口以上的隆突部分称为子宫底。子宫位于骨盆内，前为膀胱，后是直肠。子宫周围共有三对韧带(子宫阔韧带、子宫圆韧带、子宫骶骨韧带)，将子宫固定于小骨盆内。在正常情况下，子宫体稍向前与阴道几乎成直角相连，这就称为子宫前倾。子宫正常位置维持非常重要，位置不正常不仅与某些妇科疾患，如痛经、月经不调有关，而且可能会导致习惯性流产。

子宫壁由内往外有三层：内膜、肌层、外膜。肌层由纵横交错排列的平滑肌所组成，具有很大的伸展性，如妊娠时平滑肌细胞体积增大，以适应妊娠需要。分娩时，子宫平滑肌节律性收缩成为胎儿娩出的动力。由于它的收缩，还可压迫血管，制止产后出血。

从青春期开始，子宫内膜可以发生周期性变化。这种周期性变化受卵巢内卵泡的发育及黄体生成后所分泌的孕激素和雌激素的调节。在排卵前产生的雌激素和孕激素的作用下，子宫内膜增厚，血管增生，为胚胎的植入和发育做好准备。卵子若没有受精，雌激素和孕激素的分泌量就显著减少，子宫内膜组织坏死、脱落，血管破裂、出血。脱落的子宫内膜碎片和血液一道流出，即为月经。一般情况下，子宫内膜脱落需要3～5天，当子宫内膜的表面慢慢愈合后，又开始新的增厚、脱落过程，这个过程大约需要28天，这便是月经周期。正常月经周期一般为25～35天，但也因人而异，只要有规律，一般都属于正常月经，有规律的月经周期的出现是生殖功能成熟的标志。除性成熟以前、妊娠和授乳期外，月经周期一直有规律地周而复始地出现，直至绝经期为止。

(四)宫颈

在阴道与子宫会合处，子宫突出入阴道形成子宫颈(cervix)。子宫颈管腔细窄呈梭形，子宫颈壁由外向内分为外膜、肌层和黏膜。宫颈上皮由宫颈阴道部鳞状上皮和宫颈管柱状上皮组成。鳞状上皮与柱状上皮交接部称为鳞-柱状交部或鳞-柱交接，形成移行带。移行带区成熟的化生鳞状上皮对致癌物的刺激相对不敏感。但未成熟的化生鳞状上皮代谢活跃，在一些物质(例如精子、精液组蛋白及人乳头瘤病毒等)的刺激下，可发生细胞分化不良、排列紊乱、细胞核异常、有丝分裂增加，形成宫颈上皮内瘤变(CIN)。随着宫颈上皮内瘤变继续发展，突破上皮下基底膜，浸润间质，则形成宫颈浸润癌。

(五)阴道

阴道(vagina)是连接子宫与外生殖器的肌性管道，位于膀胱后、直肠前，全长大约8～10 cm，是女性性交的主要器官，也是排出月经和娩出胎儿的通道。阴道壁由黏膜、肌层和外膜组成。阴道富有弹性，平时阴道壁是紧贴的，处于闭合状态，当性兴奋时可扩张以适应不同大小的阴茎，分娩时可扩大到允许胎儿通过。正常生理情况下，阴道内环境呈酸性(pH值为3.8～4.4)，这可以防止致病菌侵入而造成感染，对于保持阴道内的洁净有很大的作用。当体内激素降低或频繁性交时，可使阴道pH值上升，不利于阴道抵抗其他的病原体而引起感染。通常的阴道分泌物是由阴道充血时毛细血管渗出液、脱落上皮及宫颈黏液混合而成的，量不多，呈乳白色（白带）。在性兴奋时，阴道周围的小血管高度充盈，渗出液量增多，与前庭大腺分泌物一起对阴道起润滑作用，以利于性交。性兴奋时阴道的另一个变化是既扩张又收缩，扩张使其适应阴茎插入，收缩使其增强性兴奋。

女性内生殖器（冠状切面）见图2-8。

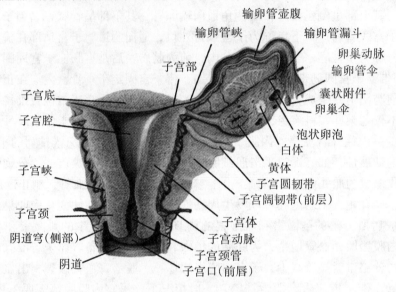

图2-8　女性内生殖器（冠状切面）

二、外生殖器

女性外生殖器（见图2-9）指生殖器官的外露部分，又称外阴，包括阴阜、大阴唇、小阴唇、阴蒂、阴道前庭（前庭大腺、前庭球、尿道口、阴道口和处女膜）。

（一）阴阜

阴阜（mons pubis）为耻骨联合前面隆起的外阴部分，由皮肤及很厚的脂肪层所构成。青春期该部开始生长出呈倒三角形分布的阴毛。该部位有一些神经末梢，当阴阜受到压力的刺激时可以引起性兴奋。两条长有阴毛的纵行皮肤褶，从隆起的部位两侧延伸向下方，形成外阴的外缘。

（二）大阴唇

大阴唇（greater lip of pudendum）为外阴两侧的一对长圆形隆起的皮肤皱襞。前连阴阜，后连会阴，由阴阜起向下向后伸张开来，前面左、右大阴唇会合成为前联合，后面的二端会合成为后联合。大阴唇富含脂肪，其内侧面含有皮脂滤泡和汗腺，而没有阴毛。

（三）小阴唇

小阴唇（lesser lip of pudendum）是大阴唇内侧的一对黏膜皱襞，表面湿润、色褐、无毛，富含神经末梢和血管，无脂肪，感觉敏锐。小阴唇的左右两侧的上端分叉相互联合，其上方的皮褶称为阴蒂包皮，下方的皮褶称为阴蒂系带。小阴唇的下端在阴道口底下会合，称为阴唇系带。

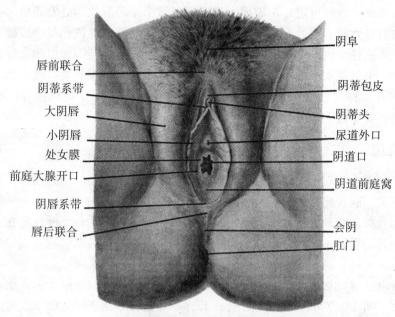

唇前联合
阴蒂系带
大阴唇
小阴唇
处女膜
前庭大腺开口
阴唇系带
唇后联合

阴阜
阴蒂包皮
阴蒂头
尿道外口
阴道口
阴道前庭窝
会阴
肛门

图2-9　女性外生殖器

（四）阴蒂

阴蒂（clitoris）位于两侧小阴唇之间的顶端，是一长圆形的小器官，末端为一个圆头，内端与一束薄的勃起组织（海绵体组织）相连接。整个阴蒂体都被小阴唇所形成的阴蒂包皮所覆盖。平时应注意清洗包皮垢。阴蒂富含血管和神经，海绵体也可膨大，通常阴蒂的长度不超过3 cm，其大小有显著的个体差异。阴蒂受性刺激后，勃起增大可达松软时长度的2倍甚至更长，是女性全身触觉最敏感的区域，它对性兴奋和性高潮起重要作用。

（五）阴道前庭

阴道前庭（vaginal vestibule）为一菱形区域，前为阴蒂，后为阴唇系带，两侧为小阴唇。阴道口和阴唇系带之间有一前窝，称为舟状窝（又称为阴道前庭窝）。在此区域含有前庭球、前庭大腺、尿道外口、阴道口。

1. 前庭球

前庭球（bulb of vestibule）系一对海绵体组织，又称球海绵体，有勃起性，位于阴道口两侧。前与阴蒂静脉相连，后接前庭大腺，表面为球海绵体肌所覆盖。

2. 前庭大腺

前庭大腺（greater vestibular gland）又称巴氏腺（Bartholin gland），位于阴道下端，大阴唇后部，也被球海绵体肌所覆盖，左右各一。性兴奋时分泌黄白色黏液，起润滑阴道口作用。此腺体可受细菌感染。

3. 处女膜

阴道口位于尿道外口后方的前庭后部，其周缘覆有一层较薄的黏膜皱襞，称为处女膜（hymen），内含结缔组织、血管及神经末梢，是阴道前庭和阴道的分界标记。处女膜中间有孔，妇女每月的经血即从此口流出。处女膜孔的大小、形状和膜的厚薄各人并不相同，通常处女膜开口没有勃起的阴茎外缘大，初次性交时，处女膜会破裂，可能有轻微的疼痛和极少量的出血，分娩时可进一步破损，产后残留数个小隆起状的处女膜痕。此外，有些女性生来就没有处女膜；或处女膜异常脆弱，做剧烈运动或意外跌伤时造成破裂；或处女膜异常坚韧，多次性交仍没有破裂；或因手淫造成破裂，所以并不能以初次性交时处女膜是否破裂出血，来判断女子的贞洁，同时，进行处女膜修补更无必要。极少数女性处女膜中央没有任何孔，称"处女膜闭锁"。"处女膜闭锁"使经血不能流出体外，积聚在阴道里，引起腹痛，需要做手术把处女膜切开。

附一：乳房

乳房在解剖学上不属于生殖器官范畴，但乳房是女性最重要的第二性征，在分娩后与新生儿哺乳有关，故在此阐述。

乳房是哺乳类动物和人特有的腺体。小儿和男性乳房不发达，女性乳房在青春期后受雌激素的影响开始发育，并随月经周期有周期性变化，在妊娠后期和哺乳期腺组织和脂肪组织增生，有分泌乳汁的功能。

成年女性乳房（如图2-10）的境界通常较外观大，其内侧2/3位于胸大肌之前，内侧缘达胸骨旁线，外侧1/3可达腋中线附近，上、下界延伸于第2—7肋之间。乳房的大小、形态、位置和机能与女性的发育、妊娠等因素有关。同一妇女的双侧乳房也不一定完全对称。

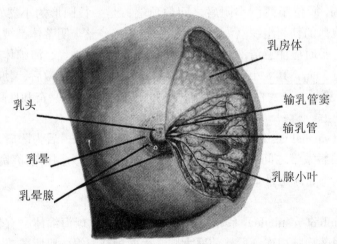

乳头　乳晕　乳晕腺　乳房体　输乳管窦　输乳管　乳腺小叶

图2-10　成年女性乳房

乳房的中央部有乳头，乳头表面有15～20个输乳管开口，称输乳孔。乳头周围色深的区域叫乳晕。乳晕表面的许多小隆起，称乳晕腺，可分泌脂状物润滑乳头，妊娠时显著增大。乳头和乳晕的皮肤薄弱，易受损伤而感染。乳房由皮肤、纤维组织、乳腺和脂肪组织构成，乳腺被脂肪组织和致密结缔组织分隔成15～20个乳腺小叶，以乳头为中心呈放射状排列。在乳腺的皮肤和深面的胸肌筋膜之间，连有许多结缔组织纤维束，称乳房悬韧带，对乳房起支持作用，这对维持乳房的外形很重要。女性乳房的淋巴管网非常丰富，淋巴流向与炎症的扩散和癌细胞转移的途径关系密切。

女性自青春期起，乳房开始发育，表现为腺组织和脂肪的显著增生。女性受孕前，乳腺呈静止状态；受孕后，在孕激素的影响下，腺叶及其导管增生；分娩后，在垂体分泌的催乳素的影响下，腺泡开始分泌乳汁；断乳后，腺体又复归静止状态；更年期后，腺体及脂肪组织均萎缩，被其他结缔组织所替代，此时的乳房缺乏弹性，呈下垂状。

　　乳房的主要功能是哺乳，另外也是女性的第二性征和性感受器官及性刺激器官，因此，它在性活动中也起着很重要的作用。乳房，尤其是乳头由于含丰富的感觉神经末梢，具有性敏感性。在性兴奋时，发生乳房增大、乳头竖起、乳晕膨胀等性反应变化。

　　女性需要实行规律的乳房自检，并且需要通过专业保健人员获得定期的医疗检查，以便及早地发现异常状况，尤其是乳腺恶性肿瘤，从而提高治疗成功率以及使用非侵袭性治疗方法的可能性。

附二：乳房自检的方法

　　乳房自检（breast self-examination，BSE）的最好时间是月经结束一周后，那时乳房不再肿胀和疼痛。如果月经周期不规律，每个月的同一天做乳房自检。具体步骤如下：

　　1. 躺下，将枕头放在右肩下，右臂放到脑后。

　　2. 用左手中间三个指头的指腹来感觉右乳房内是否有肿块。

　　3. 用力按压，感受乳房是否有异常感觉。每个乳房较低部位的硬脊是正常的。

　　4. 在乳房上迂回绕动，上下移动，或者楔形移动（图2-11）。确保每次自我检查时都按照相同的方式做，检查全部乳房区域，记住每个月的感受。

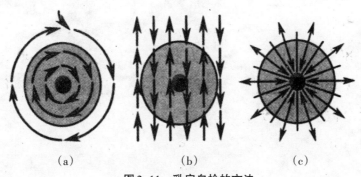

（a）　　　　　　　（b）　　　　　　　（c）

图2-11　乳房自检的方法

　　5. 使用右手指的指腹给左侧乳房重复这些检查。

　　6. 如果发现任何变化，立即去医院检查。

　　7. 站立，将一只手臂放到脑后，重复上述检查的程序。站立的体位很容易检查乳房的上部和外部（向腋窝处）。约50%乳腺癌发生在乳房的上部和外部。可以在淋浴时做站立体位的乳房自检。当身体润湿并涂上肥皂时，有些乳房变化更容易感觉到。为了更加安全，每个月做完乳房自检后，站在镜子前检查乳房是否有皮肤凹陷，乳头是否有变化，是否有发红或者肿胀。

参考文献

　　[1] 柏树令.系统解剖学［M］.5版.北京：人民卫生出版社，2001.

　　[2] 乐杰.妇产科学［M］.7版.北京：人民卫生出版社，2008.

［3］李芝兰，张敬旭.生殖与发育毒理学［M］.北京：北京大学医学出版社，2012.

［4］刘文利.大学生性健康教育读本［M］.北京：清华大学出版社，2013.

［5］王滨有，李枫.大学生性健康教育［M］.北京：人民卫生出版社，2009.

［6］阮芳赋，彭晓辉.人的性与性的人——性学高级教程［M］.北京：北京大学医学出版社，2007.

［7］胡佩诚.人类性学［M］.北京：人民卫生出版社，2010.

［8］郭光文，王序.人体解剖彩色图谱［M］.北京：人民卫生出版社，2008.

第三章　怀孕与分娩

第一节　受孕及胚胎和胎儿发育

一个精子和一个卵细胞的结合标志着一个新生命的开始，称为受孕（conception）。

一、受精及其过程

受精（fertilization）是精子与卵细胞结合形成受精卵的过程，一般发生在输卵管壶腹部。受精是怀孕的开始。由于在一般情况下，卵细胞的寿命不超过24小时，通常在排卵后12小时内受精。精子在女性生殖道内存活的时间通常为12～48小时，不过一些精子的存活时间可长达5天左右。

精子在输卵管壶腹部（即输卵管外上1/3处）遇到卵细胞，随后精子被冠状体的纤毛固定在卵细胞表面，精子头部接触到卵细胞后，顶体的前膜与精子头部表面的细胞膜融合后破裂，形成许多小孔，顶体内含有的酶类得以排出。顶体酶溶解卵细胞的外部屏障（放射冠和透明带），这个过程称顶体反应（acrosome reaction）。通常，有一个精子进入卵细胞，卵细胞的透明带结构会发生变化，经历透明带反应，阻止其他的精子再进入。在极少数情况下，两个精子也可同时进入一个卵子，形成三倍体细胞的胚胎，这种胚胎均会流产或死亡。精子进入卵子后，卵子迅速完成第二次成熟分裂，精子细胞核开始膨大，一直膨大到与卵子细胞核同样大小。随后，两个细胞核在细胞中央逐渐靠近并接触，细胞膜消失，两个核融合为一体，染色体数目恢复46条，受精卵成为一个独立的细胞体。受精是一个极其复杂的生物过程，是两个个体的遗传物质相互融合的过程，是新生命的开端。

卵子的性染色体是22，X。精子的性染色体则有2种：一类精子含有22，X；一类精子含有22，Y。当卵子与精子相遇并结合时，会出现两种可能：当卵子与X精子结合时，便形成了44，XX的受精卵，由此分化而成的胚胎为女孩；相反，如果卵子与Y精子结合，自然形成44，XY受精卵，由此分化而成的胚胎为男孩。由此可见，生男或生女在受精时即精子进入卵子的瞬间就决定了。其关键在于两种不同类型的精子。性别的自然选择概率（即形成男胎或女胎的概率）各为1/2。

受精卵（又称合子，zygote）形成后，借助输卵管蠕动和纤毛推动继续向子宫运动，并同时进行细胞分裂。大约在30个小时后，受精卵分裂成两个子细胞，再由此二分四，四分八，依次分裂下去。子细胞在分裂期间并不增大，所以随着细胞数目增加，细胞体积逐渐变小，这种特殊的有丝分裂称卵裂，卵裂产生的子细胞称卵裂球（blastomere）。在受精卵形成后的第3天，卵裂球达12～16个。这些卵裂球共同组成一个桑葚样的实心胚，故称桑葚胚（morula），又叫早期囊胚。桑葚胚的细胞继续有丝分裂，当卵裂球达到约100个时，细胞排列在桑葚胚圆球的周边，桑葚胚的中央是由细胞间的间隙汇合形成的一个大腔，中间充满液体，这种结构称为"胚泡"（blastocyst）。受精后的第4天，胚泡形成，并进入子宫腔。

影响受精的因素有以下几点：

（1）性交时间：女子排卵的时间一般在月经周期的第14天左右，而卵子排出后仅12～24小时保持受精能力，超过这个时期，就自行退化，不再可以受精。精子在女性生殖管道中也仅能在1～2天内维持受精能力。因此，只有在排卵前后2～3天性交，才有较可靠的受精机会。在排卵前5天和排卵后4天的10天内，性交后最容易怀孕。

（2）精子的质和量：正常男子每次射出的精液量为2～5 mL，每毫升精液中精子数为1亿～2亿个，正常形态的精子应占70%以上。如果每毫升精液中所含精子数少于500万，或所含的异常精子，如巨大形、短小形、双头、双尾、有头无尾等超过30%或者精子的活动力太弱，均会导致受精机会下降，引起男性不育症。

（3）子宫和输卵管条件：精液射入阴道内后，精子进入子宫腔，并在子宫与输卵管中获能，且受精的过程一般发生在输卵管壶腹部。因此，女性子宫和输卵管必须通畅、功能正常，且要有精子获能的条件，这样精子和卵子才有机会结合。

二、着床

胚泡埋入子宫内膜的过程称着床（imbed），又称植入（implantation），着床大约于受精后第6～7天开始，约1周完成。着床的正常部位位于子宫（通常在子宫后壁上部），而受精卵在子宫体腔以外部位着床称为异位妊娠（ectopic pregnancy），又称为宫外孕（extrauterine pregnancy），异位妊娠常发生在输卵管。异位妊娠的胚胎多因营养供应不足，早期死亡，少数胚胎发育较大后导致输卵管破裂，还将引起大出血。

受精卵着床需经过定位（location）、粘着（adhesion）和穿透（penetration）3个阶段。着床必须具备如下几个条件：

（1）在着床时，卵细胞透明带完全溶解消失。

（2）胚泡滋养细胞分化出合体滋养细胞。

（3）着床时，需要胚泡和子宫内膜的发育同步且功能协调。

（4）孕妇体内必须有足够数量的黄体酮。着床过程还依赖于母体雌性激素和孕激素的精细调节，若母体内分泌紊乱或受药物干扰，子宫内膜周期性变化则与胚泡的发育不同步，着床就不能完成。

（5）胚泡的着床还需要子宫腔内有一个正常的内环境。子宫内膜有炎症或有避孕环等异物，均可阻碍胚泡着床。

双胎（twins）又称孪生。双胎有两种情况，当两个卵细胞同时受精时，则出现双卵双生（dizygotic twins），即同时有两个受精卵。它们有各自的胎膜与胎盘，性别可相同或不同，相貌和生理特性的差异如同一般兄弟姐妹一样。若受精卵在着床前分裂，则会产生单卵双生（monozygotic twins），这种孪生儿的遗传基因完全一样，因此，不仅性别一致，相貌、体态和生理特征等也极其相似。双胎中，大多数都是双卵双生。

排卵、受精、卵裂及胚泡在子宫运动示意图见图3-1。

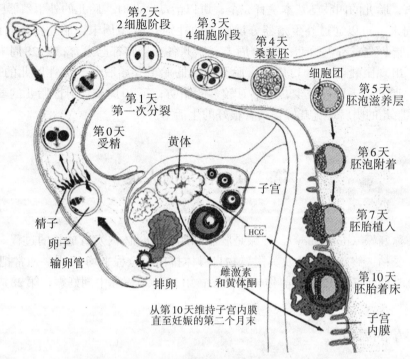

图3-1　排卵、受精、卵裂及胚泡在子宫运动示意图

三、胚胎和胎儿发育

胚泡在着床过程中，内细胞群（胚泡内的一团细胞）的细胞继续增殖分化，并逐渐形成圆盘状的胚盘（embryonic disc），胚胎的各部分最终将由胚盘衍生而来。胚盘邻近滋养层的细胞为上胚层（epiblast），邻近胚泡腔的细胞为下胚层（hypoblast）。随后，上胚层与滋养层之间形成一个充满液体的羊膜腔，里面的液体称为羊水（amniotic fluid）。羊膜腔被羊膜包绕形成羊膜囊，在分娩前，胎儿一直受该囊的缓冲和保护。

绒毛膜和突出的绒毛在第3周出现，大约受精后3周末，三胚层胚盘形成，分别为内胚层、中胚层和外胚层。3个胚层都起源于上胚层，身体的各个部分也将由3个胚层分别逐步发育而成。内胚层主要形成呼吸器官、消化器官、膀胱上皮等；中胚层将发育成肌肉、骨骼、血液循环器官、泌尿生殖系统、结缔组织等；外胚层将发育成神经系统、皮肤、五官、毛发、指（趾）甲等。

受精后第3周末，出现神经褶和体节；第4周末，胚胎血液循环建立，出现心搏，心脏开始供血，同时，脊髓和神经系统开始逐渐形成；第5周，胚胎屈向腹侧，出现手臂、腿的轮廓；第6周，出现眼睛和耳朵；第7周，胚胎的性腺出现，但还不能明显区分出性别。

第8周末，即胚胎期结束时，所有重要组织的结构已出现，胚体已初具人形。胚体外表可见眼、耳和鼻，面部特征形成，出现骨骼。胚胎的头部很大，主要脑区已出现，并可记录到脑电波。心脏血管系统充分活动。肝也很大，开始产生血细胞。

受精后第9周起称为胎儿（fetus），从这时起，胎儿的发育主要是进一步生长和分化；到第12周末，胎儿的四肢已基本发育完全，可以活动。此时，胎儿的外生殖器已发育。

第16周末，可以通过外生殖器分辨胎儿的性别；第20周末，胎儿身体向腹部弯曲，皮肤出现胎脂，全身覆盖胎毛；第24周末，胎儿各个器官都已发育；第28周末，胎儿有呼吸运动，出现眼睫毛；第32周末，胎儿面部的胎毛开始脱落，男性胎儿的睾丸下降；第36周末，胎儿胎毛明显减少，皮下有较多的脂肪；第40周末，男性胎儿的睾丸下降至阴囊，女性胎儿的阴唇发育良好，具有很好的生活力。

第二节　怀孕的表现

怀孕又称妊娠（pregnancy），妊娠是胚胎和胎儿在母体内发育成长的过程。妊娠开始于成熟卵子受精，终止于胎儿及其附属物自母体排出，全程平均40周。通常把40周的妊娠分为三个时期：妊娠12周以前称早期妊娠；第13～27周称中期妊娠；第28周及其后称晚期妊娠。

一、早孕的表现

（一）停经

停经又称闭经，是妊娠最早的症状。处于生育年龄且有性交史的女性，平时月经周期规则，一旦月经过期10日或以上，应怀疑妊娠。若停经已达8周以上，妊娠的可能性更大。但是，月经未能按期来潮是多种生理、病理情况所共有的现象。停经也不是诊断早孕的唯一依据。也有女子存在月经不规则的情况，如罹患发热、贫血、结核、内分泌疾病等慢性疾病，或气候、环境改变，水土不服，精神影响，更年期及哺乳期等，均可引起月经未能按期来潮。这需要医生综合各方面情况给予认真鉴别。

（二）早孕反应

在停经6周左右，约半数女性会出现畏寒、头晕、乏力、嗜睡、流涎、食欲不振、喜食酸物或厌恶油腻、恶心、晨起呕吐等症状，称早孕反应（morning sickness）。

1. 恶心、呕吐

孕妇早晨醒来时胃部不适、厌食，甚至对某些食物的气味极为反感。某些更严重的可伴随呕吐，不愿接近食物。有些女性会在晚上出现这种状况。这种反应的程度及维持的时间因人而异，少数孕妇的呕吐症状较为严重，不能进食，甚至脱水、酸中毒，发生妊娠剧吐，严重时需要处理。恶心、晨起呕吐的现象可能与妊娠期孕妇体内人绒毛膜促性腺激素（HCG）增多、胃酸分泌减少及胃排空的时间延长有关，早孕反应多于妊娠12周左右自行消失。

2. 尿频

妊娠早期，由于前倾增大的子宫在盆腔内压迫膀胱，因此会出现尿频现象。约在妊娠12周以后，当子宫体进入腹腔不再压迫膀胱时，尿频症状自然消失。

3. 乳房变化

怀孕6～7周以后，孕妇常感到乳房有轻微的胀痛，逐渐增大，表面可见明显血管。乳头也变大且十分敏感，乳头和乳头周围的皮肤变成深褐色。

二、早孕的确诊

早孕反应等临床表现，仅是预测可能妊娠的依据。而妊娠辅助检查则可以帮助女性及时确定自己是否怀孕。

（一）妊娠试验

妊娠试验是利用HCG的生物学或免疫学特点，检测孕妇体内HCG浓度的方法。HCG一般在卵子受精后6～8天即开始分泌，16天也就是月经周期第23～30天便可在孕妇尿中测出，随着孕卵的发育其含量逐渐增加，在怀孕第7周HCG浓度迅速上升，怀孕8～12周到达高峰，以后HCG浓度逐渐下降。应用较为广泛的是早孕诊断试纸。使用方法：将孕妇的尿液（最好是晨尿）置于尿杯中，把早孕诊断试纸条标有"MAX"的一端插入尿液中，如在白色显示区上端呈现一条红色线条，其结果为阴性；如果呈现两条红色线条，则结果是阳性，提示妊娠。

（二）B超检查

B超检查是妇产科重要的临床辅助诊断方法，停经第5～6周就可以通过B超检查是否怀孕。B超检查是检查早期妊娠快速、准确的方法，通过显像可见妊娠环（羊膜囊的圆形光环）。

（三）其他检查

黄体酮试验、宫颈黏液检查、基础体温测定等方法也可用于早孕的诊断。需要注意的是：无论哪种检查方法都需要到正规医院进行。

三、妊娠中、晚期表现

妊娠中期，早孕反应逐渐消失，孕妇会因为腹部逐渐增大而产生成就感、幸福感。此时，孕妇已能感觉到胎动。所谓胎动（fetal movement，FM），就是胎儿的躯体活动。胎动不仅孕妇能明显感觉到，有时孕妇腹部表面也能看到或触到。在此期间，家人应对孕妇多关心、多支持。孕妇在这段时间内，工作、家务、运动、学习、消遣等都能参加。注意适当活动和合理饮食，避免体重增长过快、过多。

妊娠晚期，随着胎儿的活动增加、体积逐渐增大，孕妇的器官受到挤压，孕妇的面部、四肢还常会出现水肿，给孕妇的身体活动带来限制。这时，要减少甚至停止工作、家务等。通常水肿可以通过控制饮食来减轻，严重者还需医生的帮助。

第三节　分娩

妊娠满 28 周（196 日）及以上，胎儿及其附属物自临产开始到由母体娩出的全过程，称为分娩（delivery）。妊娠满 28 周至不满 37 足周（196～258 日）期间分娩，称为早产（premature delivery）；妊娠满 37 周至不满 42 足周（259～293 日）期间分娩，称为足月产（term delivery）；妊娠满 42 周（294 日）及以上分娩，称为过期产（postterm delivery）。

一、影响分娩的因素

影响分娩的四个因素为产力、产道、胎儿和胎位及精神心理因素。若各因素均正常并能相互适应，胎儿能顺利地经阴道自然娩出，则为正常分娩。正常分娩依靠产力将胎儿及其附属物排出体外，但同时必须有足够大的骨产道和软产道相应扩张让胎儿通过。而产力又受胎儿大小、胎位及产道的影响。此外，还受精神心理因素的干预。

（一）产力

将胎儿及其附属物从宫腔内逼出的力量称为产力。产力包括子宫收缩力（简称宫缩）、腹壁肌及膈肌收缩力（统称腹压）和肛提肌收缩力。

1. 子宫收缩力

子宫收缩力是临产后的主要产力，贯穿于分娩全过程。临产后的宫缩使宫颈管逐渐缩短直至消失、宫口扩张、胎先露下降和胎儿、胎盘娩出。

正常子宫收缩力的特点有：

（1）节律性：宫缩的节律性是临产的重要标志。正常宫缩是宫体肌不随意、有规律的阵发性收缩并伴有疼痛，故有"阵痛"之称。每次阵缩由弱渐强（进行期），维持一定时间（极期），一般持续 30 秒左右，随后由强渐弱（退行期），直至消失进入间歇期，一般 5～6 分钟，此时子宫肌肉松弛。当宫口开全（10 cm）后，间歇期仅 1～2 分钟，宫缩持续时间长达约 60 秒，阵缩如此反复出现，直至分娩全程结束。

（2）对称性：正常宫缩源于两侧宫角部（受起搏点控制），以微波形式向宫底中线集中，左右对称，再以 2 cm/s 速度向子宫下段扩散，约需 15 秒均匀协调地扩展至整个子宫，此为子宫收缩力的对称性。

（3）极性：宫缩以宫底部最强、最持久，向下依次减弱，宫底部收缩的强度几乎是子宫下段的 2 倍，此为子宫收缩力的极性。

（4）缩复作用：宫体部平滑肌为收缩段。子宫收缩时肌纤维缩短变宽，间歇期肌纤维不能恢复到原长度，经反复收缩，肌纤维越来越短，使宫腔内容积逐渐缩小，迫使胎先露下降及宫颈管逐渐缩短直至消失，此为子宫肌纤维的缩复作用。

2. 腹壁肌及膈肌收缩力

腹壁肌及膈肌收缩力是第二产程胎儿娩出时的重要辅助力量。当宫口开全后，胎先露部已降至阴道。每次宫缩时，前羊膜囊或胎先露部压迫盆底组织及直肠，反射性地引起排便动作。产妇表现为主动屏气，腹壁肌及膈肌收缩使腹内压增高，促使胎儿娩出。腹压是宫口开全后所必需的辅助力量，尤其在第二产程末配合有效的宫缩将顺利娩出胎儿。过早运用腹压易致产妇疲劳和宫颈水肿，使得产程延长。腹壁肌及膈肌收缩力在第三产程亦可迫使已剥离的胎盘尽早娩出，减少产后出血的发生。

3. 肛提肌收缩力

肛提肌收缩力可协助胎先露部在盆腔进行内旋转。当胎头枕部露于耻骨弓下时，能协助胎头仰伸及娩出；胎儿娩出后，当胎盘降至阴道时，能协助胎盘娩出。

(二)产道

产道是胎儿娩出的通道，分为骨产道和软产道两部分。

1. 骨产道

骨产道就是通常称的骨盆（pelvis）。它由四块骨头组成：后面的骶骨和尾骨，左右两块髋骨，并由髋骨连接在一起形成前面耻骨联合。在妊娠末期，骨盆的关节略松，韧带变软，产妇能感到关节疼痛、行路困难就是这个原因。但这有利于临产时胎儿娩出。骨产道不是笔直的，而是呈"L"形。

骨盆的大小、形态是否正常对分娩至关重要，可通过产科医生对骨盆外形的目测、骨盆测量器的测量及用手检查来确定骨盆有无畸形及内外各径线是否正常，同时估计胎儿大小与骨盆两者是否相称来决定阴道分娩的可行性。

2. 软产道

软产道是由子宫下段、子宫颈、阴道及盆底软组织所组成的筒状管道。

(1)子宫下段：子宫体和子宫颈之间最狭窄的部分称子宫峡部，未怀孕时仅长1 cm，怀孕后子宫峡部渐渐伸展，到妊娠末期可达7～10 cm，临产后进一步伸展变薄成为软产道的一部分，这就是子宫下段。

(2)子宫颈：妊娠后子宫颈肥大、着色、变软，径管内有腺体分泌的黏液形成黏液塞，使妊娠期间宫腔不受外界污染。子宫收缩，宫颈口开始扩张表明启动临产，随着产程进展，子宫颈管渐渐变短直至消失。宫颈口逐渐扩大，当宫口开大至10 cm时称宫口全开。

(3)盆底、阴道及会阴：子宫颈口开大，胎先露下降把阴道上部撑开，直接压迫盆底，阴道黏膜的皱襞展平，使横径加宽，使阴道变成短而宽的筒状通道。肛提肌向下及两侧扩展，娩出时会阴体变得极薄，均有利于胎儿通过。

(三)胎儿和胎位

胎儿是否能顺利通过产道除产力、产道因素外，还取决于胎位、胎儿大小及有无异常三种情况。

1. 胎位

胎儿身体的纵轴和骨盆的轴相互平行，这叫纵产式。其中胎儿头在下方，臀在上方，也就是胎头先露，这种胎位叫头位；反之，臀在下方，头在上方，也就是臀先露，这种胎位叫臀位。头位较臀位易娩出，因为胎头是胎儿全身最大、最硬的部位，分娩过程中受产道压迫，胎头有可塑性，颅骨可重叠变形来适应产道的大小，有利于胎头娩出，所以头位是正常的胎位。而臀位则不然，如它先通过产道，胎臀小于胎头，胎臀娩出又无变形的机会，可致使后面的娩出困难。因此，臀位虽也是纵产式，但不是正常胎位，属于难产。

如果胎体的纵轴与骨盆周垂直，胎儿横在子宫里，称为横位。横位足月胎儿不能自然分娩，是对母儿具有一定危险性的难产。

2.胎儿过大或过熟（过期妊娠）

因胎头径线大或颅骨较硬，胎头不易变形，即使骨盆正常也会出现相对性的头盆不称而造成难产。

3.胎儿异常畸形（如脑积水、连体双胎等）

由于胎头、胎身过大，通过产道时亦多发生困难。

(四)精神心理因素

虽然分娩是生理现象，但对于产妇确实是一种持久而强烈的应激源。分娩既可产生生理上的应激，也可产生精神心理上的应激。产妇一系列的精神心理因素，能够影响机体内部的平衡、适应力和健康。必须关注产妇精神心理因素对分娩的影响。相当数量的初产妇是通过各种渠道了解到有关分娩的负面信息，害怕和恐惧分娩过程，怕痛、怕出血、怕发生难产、怕自己不能坚持、怕胎儿性别不理想、怕胎儿畸形、怕有生命危险，致使临产后情绪紧张，常常处于焦虑、不安和恐惧的精神心理状态。常表现为听不进医护人员的解释，不配合相关的分娩动作。现已证实，产妇的这种情绪改变会使机体产生一系列变化，如心率加快、呼吸急促、肺内气体交换不足、致使子宫缺氧收缩乏力、宫口扩张缓慢、胎先露部下降受阻、产程延长、孕妇体力消耗过多，同时也促使其神经内分泌发生变化，交感神经兴奋，释放儿茶酚胺，血压升高，导致胎儿缺血缺氧，出现胎儿窘迫。

待产室陌生、孤独、嘈杂的环境，加之逐渐变频变强的阵痛，均能加剧产妇自身的紧张与恐惧，因此，在分娩过程中，医护人员应耐心安慰产妇，告知分娩是生理过程，尽可能消除产妇焦虑和恐惧心理，使孕妇保持良好的精神状态，鼓励孕妇进食及正常排便，保持体力，教会孕妇掌握分娩时必要的呼吸技术和躯体放松技术。开展家庭式产房，允许丈夫、家人或有经验的人员陪伴分娩（Doula制度），以精神上的鼓励、心理上的安慰、体力上的支持使产妇顺利度过分娩全过程。研究表明，陪伴分娩能缩短产程，减少产科干预，降低剖宫产率，减少母儿围产期病率等。

二、正常分娩

(一)先兆临产

出现预示不久将临产的症状，称为先兆临产（threatened labor）。

1.假临产

产妇感到轻微腰痛、腹部发硬、有不规律宫缩。但收缩力弱，持续时间短，常少于30秒且不规律。宫缩的强度不逐渐增强，这是子宫肌对体内的催产素敏感性提高而出现的不规律子宫收缩。常在夜间出现，清晨消失。

2.见红

见红是分娩即将开始的一个比较可靠的征兆。在分娩前24～48小时内，因子宫不规律收缩使宫颈变软变松，微小的血管破裂，少量血液和宫颈黏液自宫颈管流出，经阴道排出少量的血性黏液，称为见红。如果阴道出血量较多，超出平时月经量，则不能视为见红，应考虑妊娠晚期出血，如前置胎盘、胎盘早剥等，应速去就医。

3.胎儿下降感

胎儿下降感（lightening）又称轻松感。多数孕妇自觉上腹部较前舒适，进食量较前增多，呼吸较前轻快，系胎先露部进入骨盆入口，使宫底位置下降而致。

（二）临产

临产（in labor）开始的标志为规律且逐渐增强的子宫收缩，持续约30秒，间歇5~6分钟，同时伴随进行性宫颈管消失、宫口扩张和胎先露部下降。

（三）产程及分期

从孕妇子宫规律性收缩开始到胎儿和胎盘娩出为止，这一全过程称为总产程。分娩全过程分为三个产程。

1.第一产程（宫颈扩张期）

从规律性子宫收缩开始到子宫颈口完全开全为止。初产妇子宫颈较紧，约需11~12小时；经产妇子宫颈较松，容易扩张，约需6~8小时。此时，胎儿头部下降，但是还没有到达分娩的位置。由于胎膜破裂，会有一部分羊水流出。

2.第二产程（胎儿娩出期）

从宫口全开到胎儿娩出。这一产程比第一产程短得多，初产妇约1~2小时，一般不会超过2小时；经产妇约1小时或几分钟。此时，胎膜多已破裂，宫缩会暂时停止。随后，宫缩会重新出现且增强，胎儿的头首先娩出，接着胎儿侧转，前肩、后肩也相继娩出，胎体很快顺利娩出。

3.第三产程（胎盘娩出期）

从胎儿娩出后到胎盘娩出。约需5~15分钟，一般不超过30分钟。胎儿娩出后，子宫腔容积突然缩小，胎盘与子宫壁发生剥离。随着宫缩，胎盘完全剥离而娩出。这个阶段时间最短，一般不超过30分钟。

新生儿降临后，开始呼吸并大声啼哭后就可以剪断脐带，从生理上切断与母亲的联系。

三、异常分娩

分娩三要素即产力、产道和胎儿，任何一个因素异常都可使分娩进展受阻，这称为异常分娩，又称难产。决定分娩的三个因素相互联系、相互影响并可以相互补偿，三者之间的关系错综复杂。难产如处理得当和及时，可转危为安顺利分娩；反之，稍有不当顺产亦可瞬间变成难产。

（一）产力异常

1.子宫收缩乏力

子宫收缩无力，持续时间短、间歇时间短，子宫收缩时子宫体没有隆起和变硬，这使产程无明显进展，影响胎头顺利下降及旋转。

2.子宫收缩不协调

如果出现了子宫底部收缩不强而在子宫中部或下段较强，宫缩间歇时子宫壁又不能完全放松，这样属无效宫缩。宫口不扩张，胎先露不下降，产程延长可导致胎儿宫内窘迫，甚至胎死宫内。

3. 子宫收缩过强

子宫收缩节律正常，但收缩力过强，分娩在很短时间内结束。总产程在3个小时以内称为急产（precipitate labor）。分娩过快，宫颈、阴道、会阴未经逐渐扩张准备可致使撕裂；胎儿也忍受不了快速的娩出，可引起新生儿窒息、颅内出血；由于准备不充分，来不及给产妇外阴冲洗、铺无菌单，产妇胎儿均可致感染，甚至发生新生儿坠地致骨折、外伤等意外。

(二)产道异常

产道是胎儿在分娩机转中必经的通道，包括骨产道（骨盆）及软产道（子宫下段、子宫颈、阴道）。产道异常以骨产道异常多见。

1. 骨盆大小异常

小骨盆多见于身材矮小、体型匀称的孕妇，骨盆各径线均较正常值小2 cm或更多，使骨盆各平面均较狭窄，阻碍胎头下降。如果胎儿相对较小，胎儿正常，子宫收缩良好，胎头能适应较小的骨盆，则仍可经阴道试产成功。

2. 软产道异常

会阴部瘢痕、会阴坚韧、会阴水肿等会阴伸展差或阴道纵隔、横隔；宫颈瘢痕、宫颈肿瘤、子宫畸形、子宫肿瘤、卵巢肿瘤等影响软产道扩张，使胎头下降受到阻碍，亦需行剖宫产。在妊娠早期应做阴道检查以了解软产道情况，如有异常可根据不同情况做出妥善的措施。

(三)胎位异常

胎位异常是造成难产的重要因素。常见的异常胎位因胎产式异常可见臀先露及肩先露，胎方位异常的有枕横位、枕后位、颜面位等。

1. 臀位

臀位是较常见的异常胎位，约占分娩总数的3%～4%。臀位的发生与下列因素有关：

（1）子宫腔空间较大，胎体能自由活动，如羊水过多、经产妇腹壁松弛及妊娠不足30周时；

（2）胎儿在子宫内活动受阻，如腹壁紧张、双胎、羊水过少等；

（3）胎头衔接受阻，如骨盆狭窄、胎盘前置、肿瘤阻塞盆腔影响胎头入盆等；

（4）子宫或胎儿畸形，如双子宫、单角子宫、胎儿脑积水等。

臀位易并发胎膜早破、脐带脱垂，所以胎儿的死亡率比正常高3～8倍。产前检查时应注意，在怀孕28周后，臀位应尽量纠正成头位。

2. 横位

横位是对母儿最不利的胎位，一旦出现横位不及时处理容易造成子宫破裂，危及母婴的生命。在产前检查发现横位应立即纠正，个别不易纠正的常伴有骨盆畸形或脊柱畸形，要遵医嘱提前入院等待剖宫手术。要加强孕期保健及产前检查，减少横位的发生率。一旦出现横位，一定要在医院由有经验的医生及时处理。

3. 头位难产

一般说来，头位在产前检查时认为是正常胎位，但在临产后有一部分可因胎头方位不正而造成难产，这称为头位难产。胎头入盆时最好的位置是胎头呈半俯屈状态，胎儿的枕骨在骨盆的左前方。因为骨盆入口斜径最大，胎儿在下降时还需俯屈：下颌紧贴前胸，这样胎头以最小径线在产道内下降。在胎头下降的过程中，因为中骨盆及出口平面前后径最长，胎头慢慢内旋45°，这样胎儿面部向下，这称为"胎儿分娩机转"，即指胎儿先露部随着骨盆各个平面的不同形状和径线所采取的一系列适应性转动，以其最小的径线通过产道的全过程。

产前检查或B超检查可明确一部分胎位异常，如枕横位或枕后位，但这意义不大，多数能在胎头下降中，在产力的作用下自然转成枕前位。如果临产后产力不好，骨盆相对狭窄，胎头俯屈不良或胎儿过大，则影响胎头下降时内旋转，而成为持续性横位或枕后位，这就能引起子宫颈扩张缓慢、产程延长，此时往往需要胎头吸引或产钳助产，部分胎儿较大、胎头较高或初产妇年龄较大或产力欠佳者尚需剖宫产。

（四）胎儿异常

过大的胎儿或胎儿畸形及子宫收缩乏力者也会出现相对的头盆不称。胎儿异常可引起难产。

1. 巨大胎儿

巨大胎儿指体重超过4000 g的胎儿。此时产道、产力、胎位虽皆正常，分娩也常感困难，可致产道损伤、胎肩娩出困难造成胎儿窘迫、颅内出血及其他损伤。在孕期检查时，可发现怀巨大儿的孕妇腹部明显膨胀、子宫底高、胎儿充满子宫腔，B超可测出胎头、胎体均大。胎儿要给予监护。如头盆相称可试产，但不宜过久，以减少对产道压迫，避免出现胎儿窘迫及产后出血。

2. 胎儿畸形

如脑积水、无脑儿等，一般常伴羊水过多。在妊娠中期B超检查能发现，胎儿畸形应及早引产处理。产后孕妇夫妻应给予实验室染色体检查。

（五）胎膜早破

胎膜在产程开始之前破裂称胎膜早破，亦称破水。胎膜早破可以并发脐带脱落、早产、宫内感染、胎儿宫内窘迫及难产。引起胎膜早破的原因如下：

1. 胎位不正

骨盆狭窄、胎儿畸形或头盆不称时，骨盆入口不能恰到相称接纳露部，使前羊水囊内压力不均匀，或羊水过多，双胎时宫腔内压力增高容易致胎膜早破。

2. 外力

对腹部的冲击、摔倒、性交等可导致胎膜早破。

3. 营养不良

孕妇营养不良，维生素C、维生素D缺乏致胎膜松脆、缺乏弹性及阴道炎症引起的羊膜炎使胎膜脆性增加，都可成为胎膜早破的诱因。

破水12小时尚未临产应给予抗感染药物，24小时尚未临产可以考虑引产。产妇应保持外阴清洁，严密观察体温、宫缩、胎心及产程进展。

（六）脐带脱垂

脐带是胎儿与母体血液交流的重要通道。脐带脱垂可阻碍脐带供血，引起胎儿血液循环障碍，导致胎儿窘迫甚至死亡。这是分娩时威胁胎儿生命的严重并发症。在胎膜未破时，脐带位于胎先露以下称脐带先露，胎膜破裂脐带脱于宫颈口处或阴道口外时，称为脐带脱垂。主要发生于胎位异常（如臀位足先露及横位）及头盆不称时骨盆入口不能相称接纳胎先露，留有空隙，脐带先于胎先露脱出成为脐带先露或脐带脱垂。一旦发生，情况十分危急。应预防胎膜早破及临产前做B超检查，及早发现脐带先露。

（七）胎儿宫内窘迫

胎儿宫内窘迫（fetal distress）是指胎儿在子宫腔内缺氧所引起的症状。缺氧时间越长对胎儿越不利，容易发生神经系统后遗症，严重时将危及胎儿生命。

1.产妇并发疾病

有严重心脏病、高热、高度贫血、急性传染病、失血性休克、胎盘病变、功能不良、胎盘早剥、前置胎盘、过期妊娠、妊娠高血压综合征时，母体血氧含量不足，易发胎儿宫内窘迫。

2.胎儿疾病

先天畸形，先天性心血管病，或胎儿宫内发育迟缓，均可出现胎儿宫内缺氧。胎儿由于缺氧表现躁动、胎动频繁，随后胎动逐渐减弱，次数减少，胎心变快，在160次/分以上，胎心不规则，逐渐低于120次/分。由于胎儿缺氧可引起肠蠕动增加及肛门括约肌松弛，使胎粪排于羊水中（胎儿为头位时，破膜见羊水内混有胎粪呈草绿色即为胎儿宫内窘迫的表现），如同时伴有胎心音变慢则胎儿窘迫严重，取胎儿头皮血液测定，pH值低于7.25提示胎儿危险。

胎儿宫内窘迫应分析产生缺氧的原因，分别进行处理。产妇应吸氧，静脉注射50%葡萄糖、维生素C等药物，提高母体血氧含量，改善胎儿血氧供应及增加组织对缺氧的耐受力，改善胎儿血循环。如不见好转应迅速结束分娩，宫口开全可阴道助产；宫口未开全应施予剖宫产。

（八）产后出血

胎儿娩出后24小时内阴道出血量达500 mL以上，称为产后出血，是常见而严重的并发症之一，发生率占分娩总数的1%～2%。

1.产后出血的时间

产后出血一般多发生在分娩后2小时内，大量失血可迅速地使产妇出现休克，严重者亦可危及生命。由于失血可使产妇抵抗力降低，易引起产褥感染，还可因失血使脑垂体缺血坏死。

2.产后出血的原因

（1）子宫乏力：如产程延长，产妇体力疲惫，精神紧张或全身慢性疾病；肝炎、心脏病以及子宫过度膨胀如羊水过多、巨大儿、多胎妊娠等子宫肌纤维过度伸展；子宫肌纤维退行性变如分娩过多、过密；子宫感染使肌纤维减少结缔组织增多；子宫壁水肿、异常如严重贫血、妊娠症、滞产、子宫肌瘤，造成子宫肌肉收缩不良血窦不易关闭而出血。

（2）胎盘滞留：胎盘在胎儿娩出后30分钟尚未娩出。因胎盘剥离不全、胎盘滞留、胎盘嵌顿，胎盘粘连植入、部分残留均可影响子宫收缩而造成出血。

（3）产道损伤：胎儿过大、胎儿娩出过快或手术产可使会阴、阴道、子宫颈，甚至子宫下段裂伤引起不同程度出血。

（4）凝血功能障碍：产妇有全身性出血倾向的疾病（白血病、血小板减少性紫癜、再生障碍性贫血及重症病毒性肝炎），胎盘早剥、妊高征、死胎、羊水栓塞引起弥散性血管内凝血，发生产后大出血。

产后出血应及早发现以便及时诊断和处理。找到出血原因迅速止血是关键，采取有效的止血措施同时防治休克和感染，而最重要的是在产前、产时、产后积极采取各种预防措施，避免出现产后出血。

四、分娩方式

（一）自然阴道分娩

自然阴道分娩是指在胎儿发育正常的情况下，孕妇骨盆发育也正常，孕妇身体状况良好，同时有安全保障的前提下，通常不加以人工干预手段，让胎儿经阴道娩出的分娩方式。孕妇在决定自然分娩时，应先了解生产的全过程。自然阴道分娩是最为理想的分娩方式，对产妇和胎儿没有多大的损伤，并且产后恢复得也比较快，并发症少，生产当天就可以下床走动。而且对新生儿来说，从产道出来时肺功能得到锻炼，皮肤神经末梢经刺激得到按摩，其神经系统发育较好，具有更强的抵抗力，经过产道时头部受到挤压也有利于新生儿出生后迅速建立正常呼吸。

（二）剖宫产分娩

剖宫产分娩常称为剖腹产，就是剖开腹壁及子宫，取出胎儿。剖宫产分娩是骨盆狭小、胎盘异常、产道异常或胎膜早破、胎儿出现异常的孕妇，需要尽快结束分娩时常采取的一种分娩方式。剖宫产分娩不同于自然分娩，它属于手术，和其他大手术一样，剖宫产分娩可能引起一些并发症，孕妇恢复较慢、较困难。

如果一个女性经历过剖宫产分娩，并不意味着她以后的分娩也必须是剖宫产分娩。一般来说，前一次分娩时必须使用剖宫产分娩的原因在下一次分娩中不会存在。实际上，剖宫产分娩后的产道分娩比重复剖宫产分娩更加安全。

五、哺乳及乳房护理

推荐母乳喂养，按需哺乳。母婴同室，做到早接触、早吸吮。重视心理护理的同时，指导正确哺乳方法。于产后半小时内开始哺乳，此时乳房内乳量虽少，可通过新生儿吸吮动作刺激泌乳。哺乳的时间及频率取决于新生儿的需要及乳母感到奶胀的情况。哺乳前，母亲应洗手并用温开水清洁乳房及乳头。哺乳时，母亲及新生儿均应选择最舒适位置，一手拇指放在乳房上方，其余四指放在乳房下方，将乳头和大部分乳晕放入新生儿口中，用手扶托乳房，防止乳房堵住新生儿鼻孔。让新生儿吸空一侧乳房后，再吸吮另一侧乳房。哺乳后佩戴合适棉质乳罩。每次哺乳后，应将新生儿抱起轻拍背部1～2分钟，排出胃内空气以防吐奶。对于阳光照射有限的新生儿，美国儿科协会（2008年）推荐最初2个月每日补充维生素 D 400 IU。哺乳期以1年为宜，并可根据母亲及婴儿的意愿持续更久。乳汁确实不足时，应及时补充按比例稀释的牛奶。哺乳开始后，遇下述情况应分别处理：

1. 乳胀

多因乳房过度充盈及乳腺管阻塞所致。哺乳前湿热敷3～5分钟，并按摩、拍打抖动乳房，频繁哺乳、排空乳房。

2. 缺乳

若出现乳汁不足，鼓励乳母树立信心，指导哺乳方法，按需哺乳、夜间哺乳，适当调节饮食，喝营养丰富的肉汤。

3. 退奶

产妇因病不能哺乳，应尽早退奶。最简单的退奶方法是停止哺乳，不排空乳房，少食汤汁，但有半数产妇会感到乳房胀痛。佩戴合适胸罩，口服镇痛药物，2～3日后疼痛会减轻。目前不推荐用雌激素或溴隐亭退奶。其他的退奶方法有：①生麦芽60～90 g，水煎当茶饮，每日1剂，连服3～5日；②芒硝250 g分装两纱布袋内，敷于两乳房并包扎，湿硬时更换。

4. 乳头皲裂

轻者可继续哺乳。哺乳前湿热敷3～5分钟，挤出少许乳汁，使乳晕变软，以利于新生儿含吮乳头和大部分乳晕。哺乳后挤少许乳汁涂在乳头和乳晕上，短暂暴露和干燥，也可涂抗生素软膏或10%复方苯甲酸酊。皲裂严重者应停止哺乳，可挤出或用吸乳器将乳汁吸出后喂给新生儿。

附：母乳喂养

世界卫生组织已将保护、促进和支持母乳喂养作为卫生工作的重要环节。母乳喂养对母婴健康均有益。

1. 对婴儿有益

（1）提供营养及促进发育：母乳中所含营养物质最适合婴儿的消化吸收，生物利用率高，其质与量随婴儿生长和需要发生相应改变。

（2）提高免疫功能，抵御疾病：母乳中含有丰富的免疫蛋白和免疫细胞，前者如分泌型免疫球蛋白、乳铁蛋白、溶菌酶、纤维结合蛋白、双歧因子等；后者如巨噬细胞、淋巴细胞等。母乳喂养能明显降低婴儿腹泻、呼吸道和皮肤感染率。

（3）有利于牙齿的发育和保护：吸吮时的肌肉运动有助于面部正常发育，且可预防因奶瓶喂养引起的龋齿。

（4）母乳喂养时，婴儿与母亲皮肤频繁接触、母婴间情感联系对婴儿建立和谐、健康的心理有重要作用。

2. 对母亲有益

（1）有助于防止产后出血：吸吮刺激使催乳素产生的同时促进缩宫素的产生，缩宫素使子宫收缩，减少产后出血。

（2）哺乳期闭经：哺乳者的月经复潮及排卵较不哺乳者延迟，母体内的蛋白质、铁和其他营养物质通过产后闭经得以储存，有利于产后恢复，有利于延长生育间隔。

（3）降低母亲患乳腺癌、卵巢癌的危险性。此外，母乳温度适宜，喂养婴儿方便。

第四节　自然流产

妊娠不足 28 周、胎儿体重不足 1000 g 而终止者，称为流产（abortion）。发生在妊娠 12 周前者，称为早期流产，而发生在妊娠 12 周或之后者，称为晚期流产。胚胎着床后 31% 发生自然流产，其中 80% 为早期流产。在早期流产中，约 2/3 为隐性流产，即发生在月经期前的流产，也称生化妊娠。

一、病因

病因包括胚胎因素、母体因素、父亲因素和环境因素。

(一)胚胎因素

胚胎或胎儿染色体异常是早期流产最常见的原因，约占 50%～60%，而在中期妊娠流产中约占 1/3，在晚期妊娠胎儿丢失中仅占 5%。染色体异常包括数目异常和结构异常。其中数目异常以三体居首，常见的为 13、16、18、21 和 22-三体，其次为 X 单体。三倍体及四倍体少见。结构异常引起流产并不常见，主要有平衡易位、倒置、缺失和重叠及嵌合体等。除遗传因素外，感染、药物等因素也可引起胚胎染色体异常。若发生流产，多为空孕囊或已退化的胚胎。少数至妊娠足月可能娩出畸形儿，或有代谢及功能缺陷。

(二)母体因素

1.全身性疾病

孕妇患全身性疾病，如严重感染、高热疾病、严重贫血或心力衰竭、血栓性疾病、慢性消耗性疾病、慢性肝肾疾病或高血压等，有可能导致流产。TORCH（T 即弓形虫；O 即 others，比如乙型肝炎病毒、人类免疫缺陷病毒、梅毒螺旋体等；R 即风疹病毒；C 即巨细胞病毒；H 即单纯疱疹病毒）感染虽对孕妇影响不大，但可感染胎儿导致流产。

2.生殖器官异常

子宫畸形（如子宫发育不良、双子宫、双角子宫、单角子宫、子宫中隔等）、子宫肌瘤（如黏膜下肌瘤及某些壁间肌瘤）、子宫腺肌瘤、宫腔粘连等，均可影响胚胎着床发育而导致流产。宫颈重度裂伤、宫颈部分或全部切除术后、宫颈内口松弛等所致的宫颈功能不全，可引发胎膜早破而发生晚期自然流产。

3.内分泌异常

女性内分泌功能异常（如黄体功能不全、高催乳素血症、多囊卵巢综合征等）、甲状腺功能减退、糖尿病血糖控制不良等，均可导致流产。

4.强烈应激与不良习惯

妊娠期严重的躯体不良刺激（如手术、直接撞击腹部、性交过频）和心理不良刺激（过度紧张、焦虑、恐惧、忧伤等精神创伤）均可导致流产。孕妇过量吸烟、酗酒，过量饮咖啡、二醋吗啡（海洛因）等毒品，均可导致流产。

5.免疫功能异常

包括自身免疫功能异常和同种免疫功能异常。前者主要发生在抗磷脂抗体、抗 β_2 糖蛋白抗体、狼疮抗凝血因子阳性的患者，临床上可仅表现为自然流产，甚至复发性流产，也可同时存在风湿免疫性疾病（如系统性红斑狼疮等）；少数发生在抗核抗体阳性、抗甲状腺抗体阳性的孕妇。

（三）父亲因素

有研究证实精子的染色体异常可以导致自然流产。但临床上精子畸形率异常增高者与自然流产是否有关，尚无明确的依据。

（四）环境因素

过多接触放射线和砷、铅、甲醛、苯、氯丁二烯、氧化乙烯等化学物质，均可引起流产。

二、临床表现

主要为停经后阴道流血和腹痛。

1.早期流产时，妊娠物排出前胚胎多已死亡。开始时绒毛与蜕膜剥离，血窦开放，出现阴道流血，剥离的胚胎和血液刺激子宫收缩，排出胚胎及其他妊娠物，产生阵发性下腹部疼痛。胚胎及其附属物完全排出后，子宫收缩，血窦闭合，出血停止。

2.晚期流产时，胚胎或胎儿排出前后往往还有生机，其原因多为子宫解剖异常，其与早产相似，胎儿娩出后胎盘娩出，出血不多；也有少数流产前胚胎或胎儿已死亡。

早期流产表现为先出现阴道流血，后出现腹痛。晚期流产表现为先出现腹痛（阵发性子宫收缩），后出现阴道流血。

三、临床类型

按自然流产发展的不同阶段，分为以下4种临床类型。

1.先兆流产

先兆流产指妊娠28周前先出现少量阴道流血，常为暗红色或血性白带，无妊娠物排出，随后出现阵发性下腹痛或腰背痛。妇科检查宫颈口未开，胎膜未破，子宫大小与停经周数相符。经休息及治疗后症状消失，可继续妊娠；若阴道流血量增多或下腹痛加剧，可发展为难免流产。

2.难免流产

难免流产指流产不可避免。在先兆流产基础上，阴道流血量增多，阵发性下腹痛加剧，或出现阴道流液（胎膜破裂）。妇科检查宫颈口已扩张，有时可见胚胎组织或胎囊堵塞于宫颈口内，子宫大小与停经周数基本相符或略小。

3.不全流产

难免流产继续发展，部分妊娠物排出宫腔，还有部分残留于宫腔内或嵌顿于宫颈口处，或胎儿排出后胎盘滞留宫腔或嵌顿于宫颈口处，影响子宫收缩，导致大量出血，甚至发生休克。妇科检查见宫颈口已扩张，宫颈口有妊娠物堵塞及持续性血液流出，子宫小于停经周数。

4.完全流产

完全流产指妊娠物已全部排出，阴道流血逐渐停止，腹痛逐渐消失。妇科检查宫颈口已关闭，子宫接近正常大小。

此外，流产有以下3种特殊情况：

1.稽留流产

稽留流产又称过期流产，指胚胎或胎儿已死亡滞留宫腔内未能及时自然排出者。表现为早孕反应消失，有先兆流产症状或无任何症状，子宫不再增大反而缩小。已到中期妊娠，孕妇腹部不见增大，胎动消失。妇科检查宫颈口未开，子宫较停经周数小，质地不软，未闻及胎心。

2.复发性流产（recurrent spontaneous abortion，RSA）

复发性流产指同一性伴侣连续发生3次及3次以上的自然流产。复发性流产大多数为早期流产，少数为晚期流产。虽然复发性流产的定义为连续3次或3次以上，但大多数专家认为连续发生2次流产即应重视并予以评估，因为其再次流产的风险与3次者相近。复发性流产的原因与偶发性流产基本一致，但各种原因所占的比例有所不同，如胚胎染色体异常的发生率随着流产次数的增加而下降。早期复发性流产常见原因为胚胎染色体异常、免疫功能异常、黄体功能不全、甲状腺功能低下、母儿血型不合等；晚期复发性流产常见原因为子宫颈内口松弛、自身免疫异常、血栓前状态等。

3.流产合并感染

流产过程中，若阴道流血时间长，有组织残留于宫腔内或非法堕胎，有可能引起宫腔感染，常为厌氧菌及需氧菌混合感染，严重感染可扩展至盆腔、腹腔甚至全身，并发盆腔炎、腹膜炎、败血症及感染性休克。

四、处理

应根据自然流产的不同类型进行相应处理。

1.先兆流产

卧床休息，禁止性生活，必要时给予对胎儿危害小的镇静剂。黄体功能不全者可肌内注射黄体酮注射液，口服维生素E保胎治疗；甲状腺功能减退者可口服小剂量甲状腺片。经治疗2周，若阴道流血停止，B超检查提示胚胎存活，可继续妊娠。若临床症状加重，B超检查发现胚胎发育不良，人绒毛膜促性腺激素（HCG）持续不升或下降，表明流产不可避免，应终止妊娠。此外，应重视心理治疗，情绪安定，增强信心。

2.难免流产

一旦确诊，应尽早使胚胎及胎盘组织完全排出。早期流产应及时行清宫术。晚期流产时，子宫较大，出血较多，可用缩宫素促进子宫收缩。当胎儿及胎盘排出后检查是否完全，必要时刮宫以清除宫腔内残留的妊娠物。应给予抗生素预防感染。

3.不全流产

一经确诊，应尽快行刮宫术或钳刮术，清除宫腔内残留组织。阴道大量出血伴休克者，应同时输血输液，并给予抗生素预防感染。

4.完全流产

流产症状消失，B超检查证实宫腔内无残留物，若无感染征象，不需特殊处理。

5.稽留流产

处理较困难。胎盘组织机化，与子宫壁紧密粘连，致使刮宫困难。晚期流产稽留时间过长可能发生凝血功能障碍，导致弥散性血管内凝血（DIC），造成严重出血。处理前应查血常规、血小板计数及凝血功能，并做好输血准备。子宫小于12孕周者，可行刮宫术，一次不能刮净，于5～7日后再次刮宫。子宫大于12孕周者，可使用米非司酮（RU486）加米索前列醇，或静脉滴注缩宫素，促使胎儿、胎盘排出。

6.复发性流产

染色体异常夫妇，应于孕前进行遗传咨询，确定是否可以妊娠。夫妇一方或双方有染色体结构异常，仍有可能分娩健康婴儿，但其胎儿有可能遗传异常的染色体，必须在孕中期行产前诊断。黏膜下肌瘤应在宫腔镜下行摘除术，影响妊娠的肌壁间肌瘤可考虑行剔除术。子宫中隔、宫腔粘连应在宫腔镜下行中隔切除、粘连松解术。宫颈功能不全应在孕14～18周行宫颈环扎术，术后定期随诊，提前住院，待分娩发动前拆除缝线。若环扎术后有流产征象，治疗失败，应及时拆除缝线，以免造成宫颈撕裂。黄体功能不全者，应肌内注射黄体酮，也可考虑口服黄体酮，或使用黄体酮阴道制剂，用药至孕12周时即可停药。甲状腺功能低下者应在孕前及整个孕期补充甲状腺素。

7.流产合并感染

治疗原则为控制感染的同时尽快清除宫内残留物。阴道流血不多，先选用广谱抗生素2～3日，待感染控制后再行刮宫。若阴道流血量多，静脉滴注抗生素及输血的同时，先将宫腔内残留的大块组织夹出，使出血减少，切不可用刮匙全面搔刮宫腔，以免造成感染扩散，术后应继续用广谱抗生素，待感染控制后再行彻底刮宫。已合并感染性休克者，应积极进行抗休克治疗，病情稳定后再行彻底刮宫。若感染严重或盆腔脓肿形成，应行手术引流，必要时切除子宫。

第五节　不孕症

不孕症是指一年未采取任何避孕措施，性生活正常而没有成功妊娠。未避孕而从未妊娠者属于原发性不孕；曾有过妊娠，而后未采取避孕措施且连续一年不孕者属于继发性不孕。我国不孕症的发病率为7%～10%。

一、不孕症的原因

引发不孕的原因可能在女方、男方或者男女双方。女方原因占40%，男方原因占30%～40%，男女双方原因占10%～20%。

(一)女性不孕的原因

常见的因素是输卵管阻塞或输卵管通而不畅，包括：

1.排卵异常

卵巢发生病变、下丘脑-垂体-卵巢轴功能紊乱引起无排卵性月经、闭经等，肾上腺及甲状腺功能异常影响卵巢功能。

2.输卵管原因

慢性输卵管炎、输卵管发育不全、子宫内膜异位症以及阑尾炎术后或产后引起的继发感染等都可能导致输卵管阻塞。

3.子宫因素

子宫畸形、子宫黏膜下肌瘤、子宫内膜炎、子宫内膜结核、子宫内膜息肉、宫腔粘连等均能影响受精卵着床，导致不孕。

4.宫颈因素

宫颈黏液分泌异常、宫颈炎症及宫颈黏液免疫环境异常，影响精子通过，均可造成不孕。

(二)男性不育的常见原因

主要是生精障碍和输精障碍，包括：

1.精液异常

男性性功能正常，先天或后天原因所致精液异常，表现为无精、精子数目过少、精子活力减弱、精子形态异常或精液液化不全等。

2.性功能异常

表现为外生殖器发育不良或勃起障碍导致性交困难等。

3.免疫因素

指精子、精浆在体内产生对抗自身精子的抗体，使射出的精子不能穿过宫颈黏液。

4.内分泌功能障碍

垂体、甲状腺及肾上腺功能障碍可能影响精子的产生而引起不育。

(三)男女双方因素

包括性生活不正常或不能、免疫因素、精神紧张和不明原因不孕症。

二、不孕症的治疗

不孕症的检查涉及男女双方，一旦发现问题所在，施予恰当的治疗。

(一)一般处理

1.解除心理方面的焦虑

不孕症病程较久者，多半心理上受到家庭或社会上的压力，易形成神经官能症，影响到大脑皮质-丘脑下部-垂体-卵巢轴系的功能，造成排卵上的障碍而不孕，必要时须看心理科的医生，解除心理上的负担。

2.学习性知识，正确处理性生活

学习画基础体温的方法，预测排卵日期，大致在月经周期的第13~16日排卵，卵子排出后其寿命不足24小时，此间性交受孕概率最高。精子在酸性的阴道环境内只能生存8个小时，进入宫腔后可维持2~3天。性交过频降低精液的质量，反而使受孕概率下降。

（二）女性不孕的治疗

女性不孕的原因虽很多，但首先应改善全身状况，增强体质和增进健康，纠正营养不良和贫血；戒烟、戒毒、不酗酒；积极治疗内科疾病。

1. 治疗生殖器器质性疾病

若发现能导致不孕症的生殖器器质性疾病应积极治疗。

（1）输卵管慢性炎症及阻塞：

①一般疗法：口服活血化瘀中药，中药保留灌肠，同时配合超短波、离子透入等促进局部血液循环，有利于炎症消除。

②输卵管内注药：可减轻输卵管局部充血、水肿，抑制梗阻形成，达到溶解或软化粘连的目的。

③输卵管成形术：对不同部位输卵管阻塞可行造口术、吻合术以及输卵管子宫内移植术等，应用显微外科技术达到输卵管再通的目的。

（2）卵巢肿瘤：卵巢肿瘤可影响卵巢内分泌功能，较大的卵巢肿瘤可造成输卵管扭曲，导致不孕。直径>5 cm的卵巢肿瘤有手术探查指征，予以切除，并明确肿瘤性质。

（3）子宫病变：黏膜下子宫肌瘤、子宫内膜息肉、子宫纵隔、宫腔粘连等影响宫腔环境，影响受精卵着床和胚胎发育，可行手术切除、粘连分离或矫形。较大的子宫肌瘤影响子宫形态，可致习惯性流产，应予以剔除。慢性宫颈炎，应行局部治疗或物理治疗，宫颈息肉应予以切除。

（4）阴道炎：严重的阴道炎应做细菌培养及药物敏感试验，根据结果及时、彻底地治疗。

（5）子宫内膜异位症：子宫内膜异位症可致盆腔粘连、输卵管扭曲、输卵管阻塞及免疫性不孕，应尽早保守治疗，必要时可行腹腔镜检查，术中同时清除异位病灶，松解粘连。

（6）生殖系统结核：抗结核治疗，并检查是否合并其他系统结核。用药期间应严格避孕。

2. 诱发排卵

诱发排卵用于无排卵的患者，使用药物促排卵的方法治疗。

常见方法：

（1）人工月经周期疗法加氯芪酚（克罗米芬，CC）：对月经周期失调者可用。

（2）氯芪酚加用人绒毛膜促性腺激素法（CC/HCG）：此法适用卵巢黄体功能低下者。

（3）绝经期促性腺激素加用人绒毛膜促性腺激素法（HMG/HCG）。

（4）黄体生成素释放激素（LH-RH）促排卵法：此法对丘脑性无排卵者适用。

（5）溴隐亭促排卵疗法：此法用于闭经泌乳综合征者。

3. 改善宫颈黏液

改善宫颈黏液，有助于精子穿过。

4. 排卵的B超监测

自月经周期第10日起，每日上午8～10时去医院进行B超检查，以阴式B超探头探测双侧卵巢，首先计数已发育滤泡数，再计数其中的优势卵泡（直径>18 mm）数。

（三）男性不育的治疗

1. 创造良好的生精环境

禁止大量吸烟及酗酒，避免高温热水浴等影响生精的不良因素。

2. 治疗生殖器疾病

如急性尿道炎、前列腺炎及附睾炎等，均须应用抗生素系统地进行治疗，为提高治愈率可对精液做病原体检查。常见的有淋菌、衣原体及支原体，滴虫也可引起男性生殖器炎症。关于精索静脉曲张，如无局部坠胀感可进行观察，因手术术后结果尚无定论。

3. 提高精子质量和功能

可口服氯芪酚，也可肌注人绒毛膜促性腺激素（HCG）或人绝经期促性腺激素（HMG）。

（四）免疫性不孕夫妇双方治疗

抗精子抗体阳性患者性生活时应使用避孕套6～12个月，此法可使部分患者体内的抗精子抗体水平下降。此法无效的患者可行免疫抑制治疗，包括局部治疗和全身治疗；ABO血型适合，应该治疗直至抗体效价数值在正常范围内。

（五）人类辅助生殖技术的应用

人类辅助生殖，是指运用医学技术和方法对人的卵子、精子、受精卵或胚胎进行人工操作，以达到受孕的目的。它包括人工授精和体外受精-胚胎移植技术，以及各种衍生技术。经过长期的经验积累，尤其是1978年世界上第一例体外受精婴儿诞生以来，各国的人类辅助生殖技术取得了突飞猛进的发展。迄今为止，全世界依靠人类辅助生殖技术来到人世间的婴儿数已超过30万。主要方法有：

1. 人工授精（artificial insemination，AI）

人工授精是以非性交方式将精子置入女性生殖道内，使精子与卵子自然结合，实现受孕的方法。根据精液来源不同，可分为夫精人工授精（AIH）（即用丈夫精液进行的人工授精）和供精人工授精（AID）（即用非配偶的精液进行人工授精），两者的适应证不同。夫精人工授精的适应证：性交障碍；精子在女性生殖道内运行障碍；少精、弱精症。供精人工授精适应证：无精症；男方有遗传疾病；夫妻间特殊性血型或免疫不相容。实施供精人工授精治疗时，供精者须选择身体健康、智力发育好、无遗传病家族史的青壮年。还须排除染色体变异、乙肝、丙肝、淋病、梅毒，尤其是艾滋病。血型要与受者丈夫相同。供精精子应冷冻6个月，复查艾滋病病毒（HIV）阴性方可使用。

2. 体外受精-胚胎移植（in vitro fertilization-embryo transfer，IVF-ET）

该技术是将从母体取出的卵子置于培养皿内，加入经优选诱导获能处理的精子，使精子和卵子在体外受精，并发育成前期胚胎后移植回母体子宫内，经妊娠后分娩婴儿。由于胚胎最初2天在试管内发育，所以又叫试管婴儿技术。适应证：输卵管堵塞；子宫内膜异位伴盆腔内粘连或输卵管异常；男性轻度少精、弱精症；免疫性不育、抗精子抗体阳性；原因不明的不育。

3. 配子移植术（gametes transfer）

配子移植术有两种途径，即宫腔配子移植术（GIUT）与输卵管内配子移植术（GIFT）。宫腔配子移植术适应证为输卵管阻塞或输卵管阙如者。输卵管内配子移植术适应证为输卵管发育正常，畅通无阻而不孕者，以及男性不育因素等。

4.显微受精术

显微受精技术包括：透明带钻孔法（zona drilling）、透明带切割法（zona dissection）和卵细胞浆内精子注入法（intra cytoplasmic sperm injection，ICSI）。透明带钻孔法和透明带切割法在透明带下受精，以微注射器将3～5个精子注入透明带下间隙内，这两种方法也叫卵周隙精子注入法（subzonal insemination，SUZI）。注入一个精子即可受精，但存在卵子损伤的问题。

参考文献

［1］乐杰.妇产科学［M］.7版.北京：人民卫生出版社,2011.

［2］刘文利.大学生性健康教育读本［M］.北京：清华大学出版社,2013.

［3］罗家有,曾嵘.妇幼卫生保健学概论［M］.北京：人民卫生出版社,2010.

［4］王经伦,张德玮,高锦声.性与生殖健康［M］.沈阳：辽宁科学技术出版社,2000.

［5］谢幸,苟文丽.妇产科学［M］.8版.北京：人民卫生出版社,2013.

［6］王滨有.性健康教育学［M］.北京：人民卫生出版社,2011.

第四章　优生检查与咨询

第一节　婚前医学检查

一、婚前医学检查概述

(一)婚前医学检查的含义

婚前医学检查就是对符合婚龄的男女青年在结婚登记前进行的健康检查和保健指导，也称婚前保健。它是针对准备结婚的男女双方可能患有的影响结婚和生育的疾病进行的医学检查。婚前医学检查不同于一般的健康体检，主要目的就是减少遗传性疾病或生理缺陷以及不健康因素传给后代的可能，从而起到对某些疾病的阻断作用，是关系到民族素质提高和国家兴旺发达的大事，也是保障每个家庭幸福美满的重要措施。

(二)婚前医学检查的主要疾病

《中华人民共和国母婴保健法》第8条规定婚前医学检查的主要疾病有：

1. 严重遗传性疾病

指由于遗传因素先天形成，患者严重致残、致愚，全部或部分丧失自主生活能力。但并未丧失生育能力，后代再现风险高，医学上认为不宜生育的遗传性疾病。

2. 指定传染病

指艾滋病、淋菌、梅毒、麻风病以及医学上认为影响结婚和生育的其他传染病，这些传染病患者在传染期内均暂缓结婚。

3. 有关精神病

指精神分裂症、躁狂抑郁型精神病以及其他重型精神病。

4. 其他与婚育有关的疾病

如心、肝、肾、肺等重要脏器疾病、糖尿病以及生殖系统发育障碍或畸形等。

(三)婚前医学检查的意义

1. 婚前检查有利于青年男女的健康

可以发现暂时不能结婚的疾病，如传染性肝炎、结核病、性传播疾病、精神病和其他较严重的疾病；还可以发现影响性生活的疾病，如包茎、尿道下裂、处女膜闭锁等。这些疾病应治疗和矫正后再结婚，以保证婚后夫妻生活正常。

2. 婚前检查有利于实现优生

目前遗传病有数千种，还没有根本治愈的办法，给家庭、国家、民族带来痛苦与沉重的负担。婚前检查是优生的第一步，是一次优生监督。通过对双方家族史的了解和身体检查及时发现男女本人或双方家系中患遗传病的情况，可以获得遗传病和遗传缺陷方面的资料，再根据这些资料对未来子女患遗传病的危险性进行分析，进行优生指导。

3. 婚前检查有利于胎儿健康成长

婚前检查和咨询对胎儿健康成长具有很重要的意义。婚前检查除可以发现一些明显的遗传病外，还可以通过检测血液，了解男女双方的血型能否匹配，以减少子代血液病的发生。

4. 婚前检查有利于主动有效地掌握好受孕的时机和避孕方法

医生根据双方的健康状况、生理条件和生育计划，为他们选择最佳受孕时机或避孕方法，并指导他们实行有效的措施，掌握科学的技巧。对要求生育者，可帮助其提高计划受孕的成功率。对准备避孕者，可使之减少计划外怀孕和人工流产，为妇女儿童健康提供保证。

5. 婚前检查有助于接受健康指导

通过婚检可以了解男女双方的健康状况，精神状态，及有关个人和家族先天性疾病、遗传病的情况，以便从发现的问题中有针对性地进行宣传指导。

所以每对准备进入婚姻殿堂的青年男女都应该有自觉参加婚检的意识，为将来有一个健康、幸福的家庭打下基础。

二、婚前医学检查的内容

(一)询问病史

除向检查对象了解一般情况（年龄、性别、职业等）外，还应重点询问：

1. 现病史

现病史是临床检查的方向和依据。包括现在依然存在的疾病（特别是对婚育有影响的疾病）的发生、发展、变化和治疗的全过程。

2. 既往史

应询问既往健康状况和曾患过的主要疾病，重点是影响婚育的疾病，如有关精神病、指定传染病、性病、重要脏器的疾病等。

3. 月经史

应询问初潮年龄、月经周期、经期、经量、有无痛经及末次月经日期等，用于发现影响婚育的妇科疾病。

4. 既往婚育史

如系再婚应询问既往婚育史，特别注意有无流产、死胎、早产、死产及生育过先天性病残儿史。

5. 与遗传有关的家族史

以父母、祖父母、外祖父母及兄弟姐妹为主，注意家庭成员中有无遗传性疾病。如已病故要了解其死因，必要时绘制家系谱。

6.家族近亲婚配史

（二）体格检查

1.一般项目

测量血压、体重、身高，注意身材是否特殊矮小、巨大、过胖、过瘦。

2.全身检查

应注意有无特殊面容、特殊步态、特殊体态，行为有无失常等。

3.第二性征及生殖器官检查

分别由妇科医师及泌尿科医师进行。

（1）女性第二性征除检查乳房、阴毛、腋毛成熟发育的特征外，还应注意音调，骨盆宽大，肩、胸、臀部皮下脂肪丰满等女性体表征象。

（2）男性第二性征除生殖器发育成熟特征外，应注意声音低沉，有胡须，喉结突出，体毛多，肌肉发达，肩膀宽大魁梧、健壮的男性体形，注意体形、毛发分布及有无乳腺女性化等性腺功能不全现象。

4.女性生殖器官检查

对未婚妇女一般只做肛门腹部双合诊，如经肛门检查发现内生殖器有可疑病变而必须做阴道窥器检查或阴道诊，务必征得受检者及其家属同意后方可进行。注意外阴发育及阴毛分布，大阴唇、小阴唇和阴蒂发育；注意外阴皮肤黏膜是否有炎症、丘疹、疱疹、破损、溃疡或疣；观察阴道分泌物的量、性质、色、味等，必要时取分泌物检查，防止性病漏诊。

5.男性生殖器检查

取直立位检查，重点检查影响婚育的生殖器发育异常以及肿块。有无尿道下裂、尿道上裂、包茎、阴茎短小、阴茎硬结、隐睾、睾丸过小、大睾丸、精索静脉曲张、鞘膜积液等。

（三）辅助检查

1.常规检查项目

血常规、尿常规、梅毒筛查、血转氨酶和乙肝表面抗原，胸部透视，女性阴道分泌物滴虫及念珠菌检查。女性受检者如有妊娠可能，应避免胸部透视。

2.根据需要应进行的必要检查项目

乙型肝炎血清学标志检测、淋病培养、艾滋病检测、肝肾功能、支原体和衣原体检查、精液常规、B超、乳腺及染色体检查等。

三、婚前检查结果医学意见

（一）未发现医学上不宜结婚的情形

经婚前医学检查，未发现影响婚育的疾病或异常情况，并已接受婚前卫生指导和咨询者。

（二）建议不宜结婚

1.5代以内的直系血亲和三代以内的旁系血亲之间禁止通婚。近亲婚配容易出现有常染色体隐性遗传病的后代。据统计，在正常人身上，每人都带有5~6种常染色体隐性遗传病基因，近亲婚配会明显提高常染色体隐性遗传病的发病率。近亲婚配的后代，遗传病发生率比非近亲婚配后代高150倍，胎儿畸形率及胎婴儿死亡率也高3倍以上，低能儿出生率也明显升高。

2. 一方或双方均患有重度、极重度智力低下，不具有婚姻意识能力；重型精神病在病情发作期有攻击行为的，不宜结婚。

(三)建议暂缓结婚

1. 指定传染病在传染期内、精神分裂症及躁狂抑郁性精神病或其他精神病患者在发作期间或其他医学上认为应暂缓结婚的疾病。可以矫治的生殖器官畸形，应先做矫治手术，然后结婚。

2. 可能会终身传染的不在发病期的传染病患者或病原体携带者，应听取医生提出的预防、治疗及其他医学措施的意见。

(四)可以结婚，但不宜生育

患有医学上认为不宜生育的严重遗传性疾病或其他重要脏器疾病应"建议不宜生育"，有下列情况之一者，不宜生育：

1. 男女任何一方患有严重的常染色体显性遗传病，无产前诊断条件者；

2. 男女双方均患有相同的严重常染色体隐性遗传病者；

3. X连锁显性遗传病女性患者，所患疾病不能做产前诊断者；

4. 男女任何一方患有严重的多基因遗传病，并为高发家族患者；

5. 同源染色体易位携带者和复杂性染色体易位患者；

6. 不属于上述范围的罕见严重遗传病，凡能致死或生活不能自理，且子女能直接发病，又不能治疗者，提供专家会诊决定。

(五)可以结婚，可以生育，但需控制后代性别

严重的X连锁隐性遗传病女性携带者与正常男性婚配，应做产前诊断。判定胎儿性别，应保留女胎，选择流产男胎。X连锁显性遗传病男性患者与正常女性结婚后，应保留男胎，选择流产女胎。

(六)劝阻婚育

危害生命的脏器严重代偿功能不全者，影响性功能的严重生殖器官缺陷，婚姻生育足以使婚配双方已患病症加重恶化者，则最好不要婚育。

四、婚前医学检查时机

不少青年人在结婚登记前才去做婚前检查，这样就太迟了。一是结婚前要忙于准备，身体很疲劳，精神又紧张，不宜做全面健康检查；二是一旦检查出患有需治疗后才能结婚的疾病，往往使自己措手不及；三是从优生学的角度不宜婚配的青年男女，如在即将结婚时才发现，感情上难以接受。因此，婚前医学检查的时机有以下3种：确定恋爱关系前，双方或一方家族史有遗传性疾病的人，在即将确定恋爱关系前应做婚前遗传病咨询，对是否可以婚配，未来子女遗传病的发生概率如何，请医生指导；婚前健康检查应在婚前半年左右，发现异常可及时进行治疗、矫正；结婚前3个月应在医疗机构接受性生活及避孕方法的指导。

五、婚前医学检查注意事项

1. 女性应避开月经期

月经期是无法检查的，同时也会影响其常规的化验结果。

2. 空腹

做检查的当天早晨应禁食，因为查肝功能要求空腹抽血，否则，也会影响检查结果。

3. 注意休息

检查的前几天一定要休息好，不能睡得太晚，不要劳累，更不要饮酒，上述情况都有可能影响肝功能化验结果。

4. 婚前医学检查应该到具有婚检专项技术许可证的妇幼保健机构或医疗机构进行。

第二节　孕前保健

一、怀孕的计划与准备

（一）孕育知识方面的学习

通过学习了解怀孕及妊娠过程出现的一些生理现象，学习和掌握一些关于妊娠、分娩和胎儿在宫内生长发育的知识，理解怀孕期特殊的变化、可能出现的现象。树立"生男生女都一样，宝宝健康才重要"的新观念。为准备和计划孕育做知识储备。

（二）身体方面需要做的准备

1. 尽早做一次全面的身体检查

包括妇科检查、血常规、尿常规、肝功能、血压、口腔等；进行特殊病原体的检测（弓形体、风疹、单纯疱疹病毒等）；另外，还有艾滋病病毒的检测。如果发现患有某些妇科疾病，尤其是性传播疾病，以及牙周疾病应该及时治疗。

2. 治疗一些慢性疾病

患有癫痫、糖尿病、高血压、心脏病等疾病者，最好在怀孕前进行治疗，使病情得到控制。凡患有病毒性肝炎、肺结核等疾病的妇女，应对疾病进行有效治疗或彻底治愈后再考虑受孕。

（三）心理上的准备

怀孕期间女性良好的心理状态不仅影响自己，而且更重要的是对孩子产生直接影响。因此当心绪不佳、忧郁、苦恼或夫妻之间关系紧张、闹矛盾时，都不宜受孕，应该等到双方心情愉快时再受孕。事实证明，有心理准备的孕妇与没有心理准备的孕妇相比，前者的孕期生活要顺利从容得多，妊娠反应也轻得多。

做好怀孕前心理准备的主要内容包括：

1. 接受怀孕期特殊的变化

妻子形体变化、饮食变化、情绪变化、生活习惯变化以及对丈夫的依赖性增加。

2.接受未来生活空间的变化

小生命的诞生会使夫妻双方感觉生活空间和自由度较以前变小，往往会因此感到一时难以适应。

3.接受未来情感的变化

无论夫妻哪一方，在孩子出生后都会自觉或不自觉地将自己的情感转移到孩子身上而使另一方感到情感缺乏或不被重视。

4.接受家庭责任与应尽义务的增加

怀孕的妻子需要丈夫的理解与体贴，尤其平时妻子可以做的体力劳动，在孕期大部分会转移到丈夫身上；孩子出生后，夫妻双方对孩子的义务与对家庭的义务都在随着时间迁移而增加。

怀孕、分娩不是疾病，而是一个自然的生理过程，几乎绝大多数的女性都经历了或正在经历或将要经历这个阶段。以一种平和、自然的心境迎接怀孕和分娩的到来，以愉快、积极的态度对待孕期所发生的变化，坚信自己能够孕育一个代表未来的小生命，完成将他平安带到这个世界上的使命。这种心理准备应是夫妻双方的。丈夫充分的心理准备可以帮助妻子顺利度过孕期的每一阶段，并对未来孩子的生长发育奠定坚实的基础。

(四)经济上的准备

计划怀孕了，就要有一笔资金预留，以用于孕前的检查费、治疗费、营养费、住院费、孕妇专用品的购置费、居住环境的调整费、健身费等。这样，就能更加安心地进行孕前保健工作，减少心理负担，使双方能轻松、愉快地进入生育工程。

(五)受孕前丈夫该做的准备

1.愉快放松

保持精神愉快，减轻工作压力，休息时尽量少去嘈杂的地方。

2.加强营养与运动

营养不良或肥胖都可影响男性体内性激素的正常分泌，造成精子异常。

3.适当减少性生活

适当减少性生活使精囊中贮存更多的高质量精子。

4.脱离不良环境和改变不良生活方式

避免接触环境中有害物质如杀虫剂、二硫化碳以及镉、镍、锌、汞、铅等。改变不良生活嗜好，如戒烟、戒酒；避免过频、过久的热水浴；避免过多地骑山地车等，这会使前列腺和其他附属性腺慢性劳损和充血，影响生育力。

5.男性孕前体检

男性在妊娠前也应做一个全面体检，包括遗传咨询、体格检查和精液检查。男性要接受很详细的询问，如直系、旁系亲属中，有没有出现过习惯性流产的现象；或其亲属中有没有生过畸形儿，这些情况对于医师判断是否有染色体平衡易位有很大帮助。体格检查主要排除传染病，如支原体、衣原体、巨细胞病毒、疱疹病毒、梅毒螺旋体等生物致畸因子的感染。

二、孕前医学检查

(一)一般咨询

1. 一般情况

年龄、籍贯、文化程度、家庭收入等。

2. 既往史

月经史，婚育史，疾病史（家族病史，特别是遗传病史）。

3. 接触史

周围是否有可能存在环境有害因素，以及烟酒接触史、近期药物接触史。

4. 生活方式

饮食习惯，运动习惯。

5. 职业接触

是否接触如铅、汞、农药、辐射等职业有害因素。

(二)体格检查

1. 一般情况

体重、身高、血压、脉搏、呼吸、体温等生命体征以及营养情况。

2. 各系统检查

皮肤、毛发、黏膜、心血管、呼吸、消化、泌尿、肌肉、骨骼、五官、女性生殖系统等的全面检查。

(三)辅助检查

1. 实验室检查

血常规，血型（ABO及Rh系统），尿常规，全套生化（包括肝、肾、血糖、脂代谢指标、电解质等），甲乙丙肝抗原、抗体，人类免疫缺陷病毒（HIV）抗体，梅毒血清筛查（RPR），TORCH筛查（T即弓形虫；O即others，比如乙型肝炎病毒、HIV、梅毒螺旋体等；R即风疹病毒；C即巨细胞病毒；H即单纯疱疹病毒）。女性生殖道感染病原体如滴虫、真菌、支原体、衣原体、细菌，可疑时进行淋球菌、宫颈组织细胞学检查。

2. 影像学检查

必要时进行B超、X射线、乳腺钼靶照相、CT或MRI检查等。

3. 心理评估

有条件的地区可对照相应量表进行。

三、孕前保健

1. 合理营养，平衡膳食

养成良好的膳食习惯。不同的食物中所含的营养成分不同，含量也不等，应尽量吃得杂一些，不偏食、挑食，能确保今后自己和宝宝都健康。在食物中首选一些含有优质蛋白质的豆类、蛋类、瘦肉以及鱼等；其次是含碘食物，如紫菜、海蜇；含锌、铜的食物，如鸡肉、牛肉、羊肉，以及有助于补铁的食物如芝麻、猪肝、芹菜等也应在饮食中增加；此外，足量的维生素也是不可少的，如新鲜的瓜果和蔬菜就是天然维生素的来源。

2.改变不良的生活习惯

"准父母"们应该戒掉烟、酒、咖啡和软饮料等对身体有刺激的东西，纠正作息不规律等生活习惯。

3.补充叶酸

孕前3个月和孕早期开始3个月应每天补充0.4 mg叶酸，可以降低无脑儿、脊柱裂等神经管畸形的发生。

4.预防感染，谨慎用药

（1）避免感染。孕前进行TORCH检查，特别是孕期头3个月一定要避免孕期感染，否则会大大增加胎儿畸形的发生率。

（2）孕前免疫。对于影响胎儿发育及自身健康重要的保护性抗体阙如的夫妇可进行相关疫苗（如乙肝疫苗、风疹疫苗、水痘疫苗、结核疫苗等）注射。如所处地区有严重疾病流行，相应的免疫注射3个月后再受孕。

（3）合理运动，增强抵抗力。

（4）谨慎用药。怀孕第18～60天是致畸的敏感期，高峰期在第30天左右，故早期妊娠应禁用致畸药物，保护胎儿健康发育。

5.口腔保健

口腔X射线的检查、麻醉药和止痛药等都对胎儿不利。所以应在孕前做口腔保健，洗一次牙，确保牙齿健康，避免孕期牙科疾患的诊治。

6.其他一些孕前的注意事项

（1）婚后较长时期服用避孕药，应在停药后6个月，以及放置节育环在取环后观察3个月以上，无异常变化时才可受孕。在这段时期，最好采用避孕套避孕。

（2）妇女有两次以上习惯性流产或早产者，应把受孕时间往后推移12个月以上。

（3）孕前腹部接受过X射线照射者，应在2～3个月后受孕。

（4）接触农药、杀虫剂、二氧化硫、铜、镉、汞、锌等有害物质过久，体内残留量一般在停止接触后6个月至1年以上才基本消除。此期间也不宜受孕。

（5）在整个孕育阶段最好不要饲养宠物，并尽量减少与宠物接触，以避免感染。

第三节　孕期保健

卵子受精是妊娠的开始，妊娠时限一般为40周（280天）。如果月经周期规律（平均28～30天），推算预产期的方法：从末次月经第一天算起，月份减去3或加上9，日数加上7。妊娠分为三个时期，孕早期指受孕开始至孕12周；孕中期指孕13～27周，孕晚期指孕28周以后。

一、孕早期保健

(一)常规保健内容及临床实验室检查

孕 12 周之前初查,建立围产保健手册。首次检查内容及项目较多,具体检查内容如下:

1. 病史

仔细询问此次妊娠过程,末次月经准确日期,以便推算预产期。孕早期有无早孕反应,发热及服药史,有无阴道出血、心悸、下肢水肿等症状。详细了解月经及既往孕产状况,有死胎死产史、胎儿畸形史及有遗传病家族史的孕妇,应在医师的指导下做必要的产前诊断。

2. 全身检查

常规体格检查,测量血压、体重,检查甲状腺、心脏及乳房发育情况。

3. 妇科阴道内诊检查

了解内外生殖器的发育状况,生殖器有无感染、畸形,子宫发育大小与孕周是否相符(也是对月经不规律者,确定孕周的指标之一),卵巢、输卵管是否有异常,还可以尽早发现宫外孕、葡萄胎等异常妊娠。

4. 辅助检查

查血常规、血型、尿常规、阴道分泌物、乙肝五项、肝肾功能、梅毒、艾滋病病毒(HIV)。

(二)营养保健

1. 膳食以简单、清淡、易消化吸收为原则

为适应孕妇的口味,使其食欲增强,烹调时可用少量酸、辣、甜味来提高食物的色、香、味,少用油和刺激性强的调味料。

2. 多食富含蛋白质的食品

孕早期虽然胚胎生长比较缓慢,但已经有一定的蛋白质储存。妊娠 1 个月时,胚胎每日储存蛋白质 0.6 g。由于早期胚胎缺乏氨基酸合成的酶类,不能合成自身所需的氨基酸,必须由母体提供,所以孕妇孕早期必须通过食物摄取足够的优质蛋白质,如适量食用鸡蛋、肉类、鱼、虾等,还有豆制品、干果类、花生酱、芝麻酱等植物性食品。

3. 多食牛奶及奶制品

牛奶不但含有丰富的蛋白质,还含有多种人体必需的氨基酸、钙、磷等多种微量元素和维生素 A、维生素 D 等。如果不喜欢喝牛奶,可用酸奶或豆浆代替。

4. 多食谷类食品

谷类食品每日食用不可少于 150 g,而且品种要多样,要经常粗细粮搭配,尽量食用中等加工程度的米面,以利于获得全面营养和提高食物蛋白质的营养价值。

5. 多食蔬菜和水果

应多选用绿叶蔬菜或其他有色蔬菜,孕妇膳食中绿叶蔬菜应占 2/3,新鲜蔬菜和水果保证维生素 C 的供给。

6. 多食海产品

为保证碘和锌的摄入,孕妇每周至少应吃一次海产品,如虾、海带、紫菜等。

7. 补充叶酸

孕早期叶酸需要量是非孕期的1倍以上，所以在整个怀孕期特别是孕前、孕早期应多吃含叶酸较高的动植物食品，如动物肝脏、绿叶蔬菜、谷物、花生、豆类等。每天补充0.4 mg叶酸。

8. 早孕反应的膳食对策

（1）起床前进食。早起前可进食饼干、馒头、牛奶等自己喜欢吃的食物，然后再静卧半小时。

（2）少食多餐。可将一天的饮食分多次进食，可在正餐之间加几顿点心。

（3）想吃就吃，随时准备一些喜欢吃的食物。想吃就吃，不吐就吃，吐后再吃，再吐再吃，保持每日一定的进食量。

9. 孕妇早期饮食注意事项

（1）不宜食用油腻、油炸、辛辣等不易消化和刺激性强的食物，以防止因消化不良或便秘而造成先兆流产；不要食用带有色素和防腐剂的食品。

（2）进食时，最好将固体食物与液体食物分开食用，正餐完毕后隔一段时间再喝水或汤。

（3）白天尽量不要空腹。空腹时心情往往不好，易恶心、呕吐，因此要常备些点心等。

（4）呕吐易使体内液体流失而疲倦，所以需要及时补充水分。呕吐严重的孕妇，要及时去医院就诊，通过输液补充营养。

具体可参照图4-1。

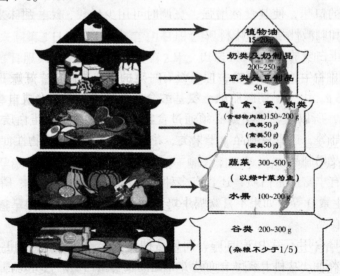

图4-1 孕早期平衡膳食宝塔

(三)孕早期孕妇需要养成的好习惯

1. 每日两次有效刷牙，可以适当用一些有预防作用的长效含漱液，呕吐后立即含漱，预防口腔疾病。

2. 不宜剧烈运动，也不宜搬重物和长途旅行，上下楼梯要平稳，尤其应随时注意腹部不要受到压迫。

3.不接触烟酒，除自己不抽烟不喝酒外，应注意避免被动吸烟。

4.保持或建立良好的生活习惯，过有规律的生活。早睡早起、自觉午休、勤洗手、不盲目食用保健品等。

(四)构建安全的工作、生活环境

1.应尽量避免一切不利于胎儿生长发育的因素；远离有毒、有害的作业环境。

2.避免X射线检查；如果室内有多台计算机，应尽量减少计算机操作；尽量不要居住在新装修的房屋里；孕早期不使用电热毯；不染发、少化妆；避免接触农药，蔬菜、水果食用前要洗干净；孕早期的服装以舒适为宜，最好不穿高跟鞋；在孕早期不要参加旅游活动；避免性生活。

(五)预防感染

1.注意不要到卫生环境差的公共场所去。

2.不要养猫、狗，接触生肉后要洗手。

3.孕早期如果确诊感染病毒，建议终止妊娠。

4.在医生指导下，正确治疗滴虫病、念珠菌性阴道炎，并且夫妻同治。

5.远离性传播疾病，筛查梅毒、艾滋病病毒（HIV）血清反应等。孕早期发现梅毒、艾滋病应在医生指导下决定是否终止妊娠并进行相应的治疗，若需治疗者，应选择正规的医院，规范治疗。

(六)克服孕早期心理问题

1.孕早期易发生的心理问题

（1）过分担心：有些孕妇对怀孕没有科学的认识，易产生既高兴又担心的矛盾心理。她们对自己的身体能否胜任孕育胎儿的任务、胎儿是否正常总是持怀疑态度。

（2）早孕反应：早孕反应（孕吐）是一种躯体和心理因素共同作用而产生的症状。孕吐与心理因素有密切的关系。如果孕妇厌恶怀孕，绝大多数会孕吐并伴体重减轻，如果孕妇心理和情绪变化大，还会发生剧烈孕吐和其他反应。

（3）心理紧张：有些孕妇及亲属盼子心切，又对将来的生活茫然无知，因为住房、收入、照料婴儿等问题的担心，导致心理上的高度紧张。

2.怀孕早期心理保健的重点在于情绪的调节

孕妇本人要尽可能做到凡事豁达，不必斤斤计较；遇有不顺心的事，也不要去钻牛角尖。丈夫和其他亲属应关心和照顾孕妇，不要让孕妇受过多的不良刺激，不要做可能引起孕妇猜疑的事，使孕妇的心理保持在最佳状态。

(七)丈夫在妻子孕早期时的任务

孕早期是妊娠反应强烈的一个时期，常伴有呕吐、头晕、懒散等症状，因此，在这一时期丈夫的作用更加重要。

1.注意妻子的性情和心理变化，为之创造一个和睦、亲热的生活环境。多体贴照顾妻子，主动承担家务，不与妻子斤斤计较，注意调节婆媳关系，尽量多花些时间陪妻子消遣娱乐。

2.帮助妻子创造一个良好的胎教环境。为妻子创造一个安静的自然环境，是丈夫义不容辞的责任。

3.激发妻子的爱子之情。与妻子共同看一些激发母子感情的书刊或电影电视，增进母子感情。

4.学习生育知识。除了阅读一些相关书籍外，也可在孕妇学校学习一些科学、实用的保健知识。

5.选好医院。根据距离的远近、医院的级别等，选择一家信赖的医疗机构。

6.科学实施胎教。胎儿对于外界的声、光、触等刺激都会产生反应，可以根据胎儿发育不同时期及特点给予各种良性刺激，促进胎儿身心健康发展。

(八)健康危险因素的筛查及咨询指导

孕早期可以发现的高危因素可能会影响妊娠结局，凡是具有危险因素的孕妇都应列入高危妊娠的范围。

1.年龄小于18岁或大于35岁。

2.生过畸形儿或痴呆儿者，家族有遗传病或畸形史。

3.原因不明的2次以上自然流产史。

4.以往有过死胎、死产、新生儿死亡的病史。

5.骨骼发育异常，尤其是骨盆狭窄或畸形。

6.既往或正患内外科、妇科疾病。

7.早孕反应很重，尿酮体阳性。

8.有异常情况，如出血、腹痛。

9.接触射线、化学毒物或病毒感染者。

10.服用致畸药物者。

二、孕中期保健

(一)孕妇保健要点

在怀孕中期妊娠反应基本消失，腹部不太大、行动比较方便，食欲改善，所以孕中期是整个妊娠过程中最舒服的阶段。孕中期也是胎儿生长发育最重要的阶段，保健的重点是营养和产前检查。

1.产前检查

在孕中期，孕妇要根据医生的要求，定期到产科门诊做产前检查。没有建立产前检查档案的孕妇要赶快去医院建档，孕13周后一般每4周复查一次。

(1)询问孕妇健康状况及胎动出现的时间。

(2)检查体重、血压、宫高、腹围、胎位、胎心率、下肢有无水肿等。

(3)化验血常规、尿常规，糖尿病筛查、唐氏综合征筛查等。

(4)在怀孕16～20周左右做妇科B超一次。

2.营养

孕中期，胎儿增长速度加快，孕妇体重也迅速增长，每周体重约增0.4 kg，每个月可增长1～2 kg。为了适应孕中期母儿营养需求，饮食上要求：

(1)由于孕中期基础代谢加强，需要增加热能，所以每天需摄入粮食400 g左右，但也要因人而异，视体重的增长情况而定。食用一些粗粮，如小米、玉米、红薯等。

（2）孕中期是胎儿骨骼发育的关键时期，为了保证胎儿组织增长的需要，并为孕妇分娩和泌乳进行储备，必须保证优质蛋白质的摄入。每天要比孕早期多摄入15～25 g蛋白质。

（3）脂肪供给也是必不可少的，尤其是必需脂肪酸含量较高的食物，如植物油、花生、核桃、芝麻等。

（4）孕中期血容量增长很快，容易发生妊娠期贫血（主要是缺铁性贫血），应多补充铁剂，可以多吃含铁的食物，如黑色食物像黑木耳、动物血、肝脏等，同时补充维生素C有利于铁的吸收。多吃海带、紫菜、鱼虾等，既补钙又补碘。

（5）多吃水果、蔬菜，既补充维生素又补充纤维素。

孕中期膳食应注意以下几点：

（1）避免挑食、偏食，防止矿物质及微量元素的缺乏。

（2）做到荤素搭配、合理营养。

（3）把好食物质量及烹调关，切忌食用生食。

饮食安排建议：日常饮食主要是牛奶、鸡蛋、米饭或馒头、瘦肉、蔬菜、豆腐。每日上午加一次甜点，下午加一次水果，睡前加1杯牛奶。用加碘食盐做菜，不要太咸，要清淡可口。每周吃2～3次鱼，1～2次海带、紫菜、虾皮、排骨汤及动物肝脏。具体可参考图4-2。

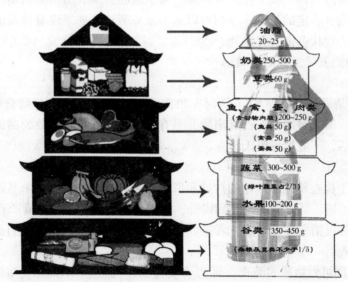

图4-2 孕中期、孕晚期平衡膳食宝塔

3.其他保健

（1）衣着宽大舒适，佩戴宽松的乳罩，不穿高跟鞋，注意个人卫生。

（2）睡眠定时定量，睡姿采取左侧卧位，避免弯腰、下蹲、提重物等动作，以免流产。

（3）保持情绪平静，精神愉快。

（4）预防贫血，从孕20周起每天服用铁剂。

（5）经常进行户外活动，多散步，可以开始做孕妇体操。孕中期坚持每天锻炼，能松弛韧带和肌肉，使身体以柔韧而健壮的状态进入孕晚期和分娩。孕期体育运动应有限度（不要令自己感到疲劳或上气不接下气），避免任何损伤腹部危险的运动（如骑马、滑雪或滑冰）。有先兆流产、早产史、多胎、羊水过多、前置胎盘、严重内科合并症的孕妇禁做体操。

（6）和丈夫一起对宝宝开始胎教，怀孕中期是进行胎儿教育的最佳时期。通过语言胎教、音乐胎教、抚摸胎儿，与宝宝分享快乐。

（二）孕中期的心理保健

进入妊娠中期以后，孕妇体内已经形成胎儿生长的新平衡，孕妇的情绪变得相对稳定。保健的重点是通过生活、工作和休息的适当调整，保证良好的心理状态。

1. 避免心理上过于紧张

怀孕造成各个系统的负担，可能加重原有的心脏、肾脏、肝脏等病情；孕中期也可能会出现各种病理状况，如妊娠高血压疾病和贫血等。故应定期到医院接受检查。

2. 减轻对分娩痛苦的恐惧

分娩无痛苦是不可能的，孕妇因此感受到很大压力，所以应学习一些分娩的知识。孕妇与家人一起为未出世的孩子准备一些必需品，可能使孕妇心情好转，减轻对分娩的恐惧。

3. 防止过分依赖

孕中期妇女应适当做一些工作，并参加一些平缓的运动。适当的活动可以增强孕妇的肌肉力量，对分娩有一定的帮助。孕妇可以从事家务劳动，如果没有异常情况，应经常上班，上班对改善心理状态也大有益处。

（三）加强孕检，及早发现胎儿畸形

1. 唐氏筛查

唐氏筛查就是通过抽取孕妇（孕14～20周）血清进行检测，并结合孕妇的预产期、年龄、体重和采血时的孕周等，计算出胎儿患有唐氏综合征危险系数的高低。有高危因素者进入孕中期以后，不能忽视唐氏筛查。

2. 羊水穿刺

羊水穿刺用于检查胎儿染色体的数量和形状有无异常，是否患有单基因遗传病等，准确率达95%。除了唐氏筛查的高危孕妇以外，有不良孕产史者、反复流产者、35岁以上的高龄产妇、曾经怀过染色体异常胎儿者等，都需要在妊娠16～20周间进行羊水穿刺。

3. 糖尿病筛查

妊娠24～28周可做糖尿病筛查。

4. 彩超检查

四维彩超在妊娠20～28周可以看出胎儿头颅、四肢、手指、心脏等是否有异常或畸形，但超声检查也有一定的局限性，对胎儿发育过程中逐渐表现出来的一些出生缺陷如智力障碍、听力障碍、视力障碍等并不能诊断。

（四）自我监护指导

学会家庭监护的方法，自我保健，做好孕期监护。

1. 数胎动

怀孕的第16周以后，大多数孕妇可以感觉到胎动，开始较轻微，次数也较少。怀孕的28~32周，胎动最强烈，怀孕36周以后，胎动幅度、次数也有所减少，孕妇感觉为蠕动感。可以从妊娠28周开始数胎动，直至临产。

方法：每天早晨、中午、晚上各数1次，每次数1小时。用黄豆或扣子计数比较方便，每次胎动放一粒黄豆或一粒扣子，1小时后相加得出胎动次数。正常胎动次数为每小时3~5次。将早、中、晚3次的胎动数相加再乘以4，即为12小时胎动数，正常范围在30~40次。如果12小时胎动次数小于10次，应及时到医院就诊。一天中胎动有两个高峰，一个在晚7—9时，另一个在夜里11时至凌晨，早晨最低。

2. 听胎心

胎心的速率可以提示胎儿的健康状况，正常妊娠24周后，可听到胎儿心脏跳动发出的声音。

方法：使用胎心听诊器或简易的喇叭形听筒，在孕妇脐部上、下、左、右四个部位听。每天1次，每次1分钟。正常的胎心跳动为120~160次/分。如果无胎动，每分钟胎心率大于160次或小于120次，或胎心不规律，均为异常情况。可过一段时间再听一次，如果仍然异常，应及时到医院检查。

3. 测体重

孕妇体重水平不但反映母亲的营养状况，而且是间接衡量胎儿发育情况简单又重要的一种方法。一般孕妇在整个怀孕期间增加的体重平均为10~13 kg。孕12周内，没有增重或轻微增重1 kg，孕13~28周增加5~6 kg，孕28周以后，平均每周增加0.5 kg左右。如连续两周增长过多或过少，应去医院检查。孕妇体重增加过多或过少对胎儿发育和母亲健康都不利。体重增加过多，可引起水肿、脂肪堆积，可能有羊水过多及胎儿过大等，增加分娩的风险和难度；体重增加过少，可引起营养不良、贫血、胎儿发育迟缓等。

4. 其他

注意有无头痛、头晕、恶心、呕吐、阴道出血、流水等异常情况，若有异常情况出现，应及时到医院就诊。

(五)丈夫在妻子孕中期时的任务

孕中期是胎儿发育的重要时期，做好家庭监护不仅可以了解胎儿的发育情况，而且能及时发现异常情况。丈夫还应和妻子一起进行胎教，对胎儿施以听觉的、触觉的刺激；尽量抽时间陪妻子去做每一次产检；和妻子一起去"孕妇课堂"，学习一些关于怀孕和分娩的必要知识；陪妻子散步等。

三、孕晚期保健

(一)孕妇保健要点

1. 产前检查

28~36周每两周1次，37周后每周1次。如果发现异常情况，应随时去医院检查。检查内容有：

(1)产科检查：测血压、体重、宫底高度和腹围，听胎心，查胎位、胎先露，注意有无浮肿，估计胎儿大小，预测分娩方式。

(2)辅助检查：复查血常规、尿常规；腹部超声检查，了解胎儿成熟度及胎位；骨盆测定（孕34～37周）；胎心监护（孕37周后每周1次）。

2. 日常保健

（1）要有充足的睡眠，每天8～9小时，采用左侧卧位，以增加子宫、胎盘的血流量，有利于胎儿生长发育。起床时，先侧身，再用手帮助用力支起上身。

（2）注意个人卫生，勤换衣裤，勤洗澡，避免盆浴。

（3）禁忌性生活，以免发生早产和感染；提取东西时，尽量保持腰部挺直。

（4）每天定时测胎动，胎动是胎儿在母体内安危的重要标志，孕30周开始白天、晚上6—10时之间数胎动1小时，每小时胎动次数3～5次为正常。

3. 营养

此时期的胎儿生长最迅速，需要的营养素最多，同时孕母的食量增加，体重增长加快。由于胎儿长大，压迫母体，使孕母常有胃部不适或饱胀感，胃容量相对减少，消化功能减弱。因此，饮食宜少食多餐（每日可进5餐），清淡可口，易于消化，不吃过咸的食物。

孕母的膳食应注意以下几点：

（1）增加蛋白质和热能：胎儿的身体增大，大脑发育加快，同时孕母代谢增加，胎盘、子宫和乳房等组织的增大，需要大量蛋白质的储存以及热量的供应。每日蛋白质摄入量不少于80 g。应以增加动物蛋白和植物蛋白为主，即多吃瘦肉、海鱼、大豆类食品。晚期绝大多数孕母由于各器官负荷加大，血容量增大，血脂水平增高，活动量减少，总能量供应不宜过高。尤其是最后一个月，要适当控制脂肪和碳水化合物的摄入量，以免胎儿过大，造成分娩困难。

（2）监测血糖：妊娠期间血糖控制好坏直接影响母儿的安全。不能为了补充营养就吃饭没有节制，引起血糖升高。血糖控制不好，母亲容易并发妊娠高血压疾病、宫内感染；胎儿易患巨大儿或发育迟缓，容易发生围产儿死亡。因此，要合理控制总热量，多食纤维食物、高质量蛋白质、新鲜蔬菜，补充维生素及矿物质，可少食多餐，并要监测空腹及餐后两小时血糖。

（3）保证足量的钙和维生素D的摄入：孕期全过程都需要补钙，但孕晚期的需要量更是明显增加，因为胎儿的牙齿和骨骼的钙化加速，体内一半以上的钙是在孕晚期最后两个月储存的。每日需钙1200～1500 mg，可多食牛奶、鱼和虾。同时应多摄入维生素D，以促进钙的吸收。孕母每日膳食中应供给维生素D 10 μg（相当于400 IU）。海鱼、肝、蛋黄、奶油中维生素D含量较高。孕母还可以在户外散步，让阳光照射皮肤也可增加维生素D。

（4）足量铁的摄入：在此期胎儿肝脏每日要贮存铁5 mg。如果贮存量不够，生后新生儿易患缺铁性贫血，孕妇本人也需贮存铁。因此，要多吃动物肝脏等富含铁的食物。如果孕妇贫血，还要口服补铁药。

（二）孕晚期保健特别须知

1. 防治妊娠并发症

（1）妊娠高血压疾病：一般孕期进行妊娠高血压疾病预防分为几个步骤：

①妊娠高血压疾病常见的危险因素筛查。家族有慢性高血压或妊娠高血压疾病史的，

本人有妊娠高血压疾病史或合并有慢性高血压、肾脏病、糖尿病、肝炎、贫血、营养不良疾病等；此次妊娠为初产、多胎、年龄小于20岁或大于35岁等；生活习惯如孕妇休息或睡眠喜采取持续仰卧位者；工作劳累紧张；职业中接触一些有毒物质如无机汞、苯、甲苯等；身体免疫功能异常等。

②孕期监测。凡遇有以上危险因素的孕妇应认真观察妊娠高血压疾病症状、体征的出现。睡眠应采取左侧卧位，多休息，按期产前检查，出现异常时及时接受治疗。有贫血或其他慢性病者应于孕前或早期积极纠正与治疗。

③孕中、晚期注意补钙。

（2）胎膜早破：由于胎膜破裂没有疼痛感，因此许多孕妇不会立刻感到问题的严重性，羊水无黏性，站立时流水增多，平卧时减少或者停止外流，由此可与小便进行区别。要预防胎膜早破，首先要重视孕期营养，多吃蔬菜、水果，增加维生素C的摄入，其次应该重视产前检查，孕晚期一旦发现"尿床"要立即就医，以防不测。

（3）胎位不正：主要为臀位。适时纠正约有70%可以成功。不能纠正者或胎儿为腿伸直位或有其他异常需就医诊断。

2. 做好产时、产后物质及心理准备

（1）母乳喂养的孕期准备：母乳喂养好，但要想取得母乳喂养的成功，孕期必须做好充分的准备。许多研究与实践证明，如果产前做好乳房准备，产妇和家属做好心理准备，并且从医院到家庭全都按照保证母乳喂养成功的要求和措施去办，母乳喂养的成功率就会有很大提高。

①乳房准备：首先检查乳头形状有无下陷等异常。孕6个月后每日用温毛巾擦洗乳头、乳晕若干下，以增加上皮健康，不用肥皂。对乳头做轻拉伸展练习，遇有平陷者可轻轻向外牵拉，有早产危险者不做。对乳房进行按摩，促进乳房血液循环，有利于腺体分泌及流通。在乳房准备阶段应戴柔软棉布乳罩，将乳房托起可以感觉舒适并保持清洁。不要束胸，减少衣服对乳房的摩擦。

②营养准备：妊娠期和哺乳期都应有充分的营养准备，为母体变化、胎儿发育及乳腺发育和泌乳做好准备。

（2）在医生的指导下做好产时、产后的准备：

①为新生儿置备衣服及用品：新生儿不需要很多衣服，准备的衣服应该都是实用的，并且容易穿、脱和洗涤，贴身衣服最好是纯棉的。准备帽子、袜子等。新生儿最好用棉质的长方形尿布，满月后再用一次性尿布。准备婴儿澡盆、大小毛巾数块以及其他婴儿洗澡用品。

②产妇必备：准备入院分娩所需要带的衣物、生活用品、卫生用品及食品等。

（三）丈夫在妻子孕晚期时的任务

妊娠晚期，孕妇身心负担加重，又要面对分娩，更需要丈夫的关心。丈夫在这一时期的主要责任有：

1. 理解妻子

理解妻子此时的心理状态，解除妻子的思想压力。对妻子的烦躁不安和过分挑剔应加以宽容、谅解。多与妻子交流、沟通，帮助妻子消除对分娩的恐惧心理。

2. 共同准备

和妻子一起学习有关分娩的知识，帮助妻子练习分娩的辅助动作和呼吸技巧。进行胎教，做好家庭自我监护，以防早产。和妻子一道为分娩做好经济、物质、环境上的准备，共同学习哺育、抚养婴儿的知识。丈夫要主动承担家务，还要注意保护妻子的安全，避免妻子遭受外伤。

四、孕期异常情况的识别和处理

见表4-1。

表4-1　孕期异常情况的识别与处理

病症	表现	处理方法
牙龈出血	牙龈出血,特别是在刷牙后更明显。	进食后用牙刷彻底清洁牙齿。服用维生素。
气喘	走路、爬楼梯甚至讲话时感到透不过气。	尽可能多地休息。如果感到透不过气,附近没有椅子,就试着蹲伏。夜晚多加一个枕头,如果气喘严重应去就诊。
胃灼痛	上腹部有强烈的烧灼性疼痛。	避免吃大量谷类、豆类、有很多调料的食物或油煎的食物。晚上饮一杯温热的牛奶,多用一个软垫把头垫高。在医生指导下服用治疗胃酸过多的药物。
便秘	排出硬而干的大便,次数较平时少。	要吃富含纤维的食物并喝大量的水。有便意时即去厕所。经常地运动。服用医生开的任何铁剂药物时,应饭后服用并喝大量的水。如持续便秘要去就诊,不要乱服轻泻剂。
痛性痉挛	经常发生在夜间。一般是小腿肚和脚部肌肉发生痛性收缩。通常由于一伸腿伴脚尖向下的动作而激起发作。	按摩发生痉挛的小腿肚或脚。为了改善血液循环,可以走一走,活动一下,若疼痛减轻可多走一会儿。在医生指导下服用钙片及维生素D。
尿频	小便次数异常增多。	如果发现夜间要起来去厕所,可在傍晚时就少喝水。若感觉排尿疼痛,可能有感染,要就诊。
尿漏	每当奔跑、咳嗽、打喷嚏或者大笑时,会有尿液漏出。	常排小便。经常进行骨盆底肌肉的锻炼。防止便秘,避免提重物。
痔疮	发痒、疼痛以及排便时会出血。	多吃蔬菜水果。尽量不要长期站立,局部热敷或冷敷。
皮疹	红色皮疹常发生在乳房下或腹股沟处被汗湿透的皮肤褶皱内。	洗患处并使之干燥。用爽身粉减轻皮肤的不适。穿宽大的棉质衣服。
失眠	入睡困难,醒来以后就难以再入睡。有些孕妇会围绕着分娩或胎儿做噩梦。	看书、松弛地运动一会儿或睡觉前洗温水浴,有助于睡眠。尝试多加一个枕头,侧卧位睡。
阴道分泌物增多	清澈或黄色分泌物较平时多,没有瘙痒、疼痛或气味。	避免使用阴道洗液。如感到痒、疼痛或分泌物有颜色、有气味时去医院就诊。
静脉曲张	两腿疼痛,小腿及大腿的静脉疼痛并且肿胀。	经常把脚抬高休息,站立时间不要太长。
出汗	稍用力后就出汗,或者夜间醒来感觉热并且出汗。	穿宽松的棉质衣服,大量饮水。房屋要通风。

特别提醒：如有下列情况出现，应立即去医院就诊。

1. 不能消除的严重头痛。

2. 出现视力模糊。

3. 严重而持续的胃痛。

4. 阴道出血。

5. 严重、频繁的呕吐。

6. 体温 38 ℃以上。

7. 胎动减少或消失：每小时胎动次数小于 3 次或胎动次数比平时减少一半，以及胎动突然频繁，应继续再数 1 小时，如仍未好转，应及时去医院。

五、妊娠不同孕周产前保健内容

见表 4-2。

表 4-2　妊娠不同孕周产前保健内容

孕周	检查项目及注意事项
12 周之前	确定是否需要进行进一步的保健 进行孕期膳食、生活方式的健康咨询 孕妇应戒烟、戒酒,远离违禁药品 补充叶酸(400 mg/d,至孕 12 周) 获取孕早期保健服务的信息
建立孕期保健卡	病史 妇产科病史:月经婚育史、异常妊娠分娩史、性传播疾病史、过敏史、家族基因病遗传病史、内科外科感染疾病史、生活环境、工作环境、家庭暴力、营养、孕期服用药物史等 体格检查 一般情况:体重、身高、体重指数、血压、心率、甲状腺、心脏、肺、乳房、腹部、脊柱、四肢 妇科检查:阴道、宫颈是否合并疾病,进行骨盆径线测量 产科检查:胎心听诊
12 周	
筛查实验	血液筛查实验: 血常规、血型(ABO 及 Rh 血型)、凝血功能 病毒学:乙肝、丙肝、艾滋病 梅毒(先做筛查实验,如阳性再做确诊实验) 肝功能、肾功能 血糖 尿液筛查实验: 尿常规 筛查无症状性菌尿 B 超筛查: 核实孕周,以便今后校正孕周 10～14 周,检测子宫颈部半透明厚度(NT值)

续表4-2

孕周	检查项目及注意事项
16周	测量体重、血压、宫高、腹围、听胎心
	唐氏筛查：14～20周血清学筛查
	母亲为O型或Rh阴性，检测红细胞抗体效价
20周	测量体重、血压、宫高、腹围、听胎心
	20～24周安排彩超筛查
	缺钙症状者，补充钙剂
24周	测量体重、血压、宫高、腹围、听胎心
	前一阶段未做彩超的孕妇，可在这一阶段补做
	测量体重、血压、宫高、腹围、听胎心
	妊娠期糖尿病筛查
28周	复查血常规
	复查红细胞同种抗体
	注意有无皮肤瘙痒症状
30周	测量体重、血压、宫高、腹围、听胎心
	高危孕妇，复查梅毒螺旋体
	注意有无皮肤瘙痒症状
	复查尿常规
32周	测量体重、血压、宫高、腹围、听胎心
	注意有无皮肤瘙痒症状
	自数胎动
34周	测量体重、血压、宫高、腹围、听胎心
	自数胎动
	特殊患者可以开始胎心监测（ICP、自觉胎动减少者）
36周	测量体重、血压、宫高、腹围、听胎心
	胎动监测、胎心监护
37周	测量体重、血压、宫高、腹围、听胎心
	胎动监测、胎心监护
38周	测量体重、血压、宫高、腹围、听胎心
	胎动监测、胎心监护
39周	测量体重、血压、宫高、腹围、听胎心
	胎动监测、胎心监护
	胎动监测、胎心监护
40周	终止妊娠前应复查超声
	孕周超过41周，可引产

注：表4-1、表4-2为正常妊娠孕期的保健内容

参考文献

［1］刘文利.大学生性健康教育读本［M］.北京:清华大学出版社，2013.

［2］罗家有，曾嵘.妇幼卫生保健学概论［M］.北京:人民卫生出版社，2010.

［3］熊庆，吴康敏.妇女保健学［M］.北京:人民卫生出版社，2007.

［4］李芝兰，薛红丽.出生缺陷干预指导手册［M］.兰州:兰州大学出版社，2009.

第五章　避孕节育

据统计，全球每天约有90万人受孕，一半的人是意外受孕，其中1/4是完全非自愿的，一大批育龄妇女面临终止妊娠的问题。而全世界每年死亡的50万孕产妇中，1/3死于不安全流产。事实上，我们完全可以用各种避孕方式来减少意外受孕情况的发生。

避孕（contraception）就是指避免怀孕。人的一生中对避孕用品的需求和使用是不断地变化的。在不同的年龄和时期，我们可以根据不同的需求而采取不同的避孕方式。而在采取某种避孕方法的同时，人们必须认真考虑其有效性、副作用、便利性、价格以及对艾滋病和性传播疾病的预防。包括如下问题：

（1）有效性：每种避孕方法的避孕有效率有多大？

（2）副作用：它对你会有副作用吗？你是不是适合这种避孕方法？

（3）方便性：你容易得到这种方法吗？使用起来简单吗？你愿意每次都使用它吗？

（4）成本：你能支付得起吗？

（5）性病保护：你是否只有一个性伙伴？你确定吗？你知道你的性伙伴有性传播疾病吗？你需要采取可以避免感染性传播疾病或艾滋病的避孕方式吗？

首先，没有百分之百安全、方便又实用的避孕方法。每种避孕方法都有它的优点和缺点。比如，很多种能够有效避免怀孕的避孕方法却不能同时防止感染性传播疾病，如口服避孕药、绝育等。男性避孕套是所有方法中预防性传播疾病效果最好的，但是避孕效果相对差一点。在使用前应该衡量它们的优点和缺点，以及是否适合使用。

其次，很难准确定义每种方法的有效性，因此提到的数据只是一种大略的估计。而且有效性还取决于使用方法的正确性和连贯性。比如戴避孕套的方法不正确，服用短效避孕药出现漏服等都会影响避孕方法的有效性。

然而，有太多人使用各种避孕方法很不连贯或者没有效果。人们不愿意使用避孕措施有很多原因，包括以下几个：

（1）有些人认为自己不可能会怀孕。

（2）有些人认为买避孕用品太尴尬了。

（3）担心会有人（比如父母）发现自己在使用避孕用品。

（4）性行为是突发性的。

（5）太懒了。

其结果是可能发生非意愿妊娠而求助于人工流产方式结束妊娠。尽管随着社会的进步，医疗水平的提高，人工流产手术技术也得到了很大的提高，但至今为止没有任何一种人工流产的方式是完全安全和对人体无害的。因此，防止非意愿怀孕是保障女性生殖健康的一种自我保护措施。

目前我们所使用的避孕方法主要是通过以下环节达到避孕的目的：

（1）干扰受精卵着床，使子宫内环境不适宜受精卵生长；

（2）阻止卵子和精子相遇；

（3）抑制排卵；

（4）改变阴道的环境，不利于精子生存。

有些避孕方法是通过多环节共同作用来达到避孕目的的，如避孕药；有些避孕方法是通过单一方式来作用的，如避孕套是通过阻止卵子和精子相遇来达到避孕目的的。

常规的避孕方法有药物避孕和工具避孕；紧急避孕方法是常规避孕方法失败后或没有采取避孕措施而发生了性行为后的一种补救措施；女性和男性绝育术可以起到永久避孕的效果。

第一节　药物避孕

世界范围内有10亿人在使用药物避孕。据报道，发达国家的使用率高于发展中国家。20世纪90年代欧洲15～45岁女性口服避孕药使用率最高，德国53%，英国39%，瑞典38%，意大利30%。我国避孕药的使用率较低。2000年我国统计各种甾体类避孕药具使用总和仅占各种避孕方法的2.6%。但有关其安全性研究和国内外观察表明，长期服用甾体类避孕药并不增加生殖器官恶性肿瘤的发生率，还可减少子宫内膜癌、卵巢上皮癌的发生。对人体代谢中的影响是暂时性并且是可逆的，长期使用不影响健康。

目前常用的避孕药物几乎全是女用避孕药，大多由雌激素和孕激素配伍而成，也有一些为非甾体类药物，如离子表面活性剂、醇醚类等。根据服用途径分为口服避孕药、长效避孕针和缓释避孕药。

一、避孕原理

避孕药是通过多环节的综合作用而达到避孕目的的，包括：

1.抑制卵巢排卵；

2.增加子宫颈黏液的稠厚度，不利于精子穿过；

3.改变子宫内膜组织的形态和功能，不利于受精卵着床；

4.影响输卵管的蠕动，使受精卵的运行和子宫内膜的发育不同步；

5.抑制精子获能。

二、适用人群

药物避孕适用于所有健康的生育年龄妇女。

三、禁忌证

1.重要器官病变，如急、慢性肝炎或肾炎；严重心血管疾病，如冠状动脉粥样硬化、高血压。

2. 血液及内分泌疾病：各型血液病或血栓性疾病，内分泌疾病如糖尿病、甲状腺功能亢进。

3. 恶性肿瘤、癌前病变、子宫病变或乳房肿块患者。

4. 精神病生活不能自理者。

5. 月经稀少或年龄>45岁者。

6. 卵巢功能早衰者。

7. 哺乳期、产后未满半年月经未来潮者不建议使用。

8. 年龄>35岁的吸烟妇女不宜长期服用。

四、副作用

1. 类早孕反应

少数妇女在服药的初期，有轻度的恶心、食欲不振、头晕、乏力、嗜睡、呕吐等反应。随服药时间延长，绝大多数均能自然好转。

2. 月经量减少或停经

有些妇女服药后可有月经周期改变，经期缩短，经量减少，痛经减轻或消失。避孕药还可使一些妇女出现闭经，此时，应当停用避孕药加用促排卵药物。

3. 服药期间突破性出血

有些妇女在口服短效避孕药期间，会发生突破性出血。一般出现在服药初期，表现为点滴样或月经样出血。常见出血原因有：一为漏服、不定时服药、服药方法错误或药品质量受损；二为个体差异所致，个别妇女服药后，体内激素平衡受到影响，不能维持子宫内膜的完整性，造成突破性出血。

4. 体重变化

少数妇女服用短效避孕药后，体重可能会增加或减轻，多数妇女体重不变。

5. 皮肤褐斑

约5%～8%的妇女在服用避孕药后，面颊部出现蝶形褐斑，停药后色斑可逐步自行减弱、消退，不影响健康。

6. 乳房胀痛

少数妇女有乳房胀痛的表现，一般无须处理。随服药时间延长，症状可自行消失。

7. 头痛

少数服药妇女在服药期间，可发生头痛，轻度者可能自愈，如果有严重持续性头痛应予停药。

8. 其他

极少数妇女服药后会发生精神抑郁、头昏、乏力、性欲减低、皮疹、皮肤瘙痒等，可停药观察，或咨询医生。

五、避孕药的种类

（一）短效口服避孕药

短效口服避孕药是各类避孕药中使用最早、最广泛的药物，主要由人工合成的甾体类激素制成。目前，口服避孕药的种类达60多种。

目前常用的避孕药为由雌激素和孕激素配伍组成的复方避孕药，少数为只含孕激素的单方避孕药。

复方避孕药可以分为单相和多相两类：单相的药物包含等量的激素，即在月经周期的不同时期所用的药物激素含量不变；多相药物在月经周期的不同时期所用的药物含有的雌激素和孕激素含量不同，有双相片和三相片。

常用的有复方炔诺酮片（口服避孕片1号）、复方甲地孕酮片（口服避孕片2号）、复方去氧孕烯片（妈富隆）等。多相避孕药有双相片和三相片，如去氧孕烯双相片、左炔诺孕酮三相片等。

1. 有效性

短效避孕药的主要作用是抑制排卵，是防止怀孕的最有效手段之一。只要按规定用药不漏服，避孕成功率可达99%以上。在没有按照说明书服用药品（主要为漏服）的女性中有8%在第一年内怀孕。因此，正确按时服用是提高避孕效果的保证。

2. 优点

口服短效避孕药是防止怀孕的最有效的手段之一。几乎适用于从青少年到绝经期的任何需要避孕的妇女，并且可一直服用，不需时停用。口服短效避孕药不影响生育能力，长期应用不影响健康。停药后就可以恢复生育能力。国外学者发现一些服用口服避孕药的女性可能比使用其他方法避孕的女性需要更长的时间怀孕，主要是由于避孕药对人体代谢的暂时性影响，但这种影响是可逆的。为避免避孕药对胎儿的致畸作用，应在停药6个月后再受孕。

除了有效之外，这种药品还具有不影响性生活的优点。此外，还可以帮助女性减少月经量和出血天数，调节月经周期，减轻痛经。

短效复方避孕药非常安全。除了防止女性怀孕之外，它还降低了女性患卵巢癌、子宫癌、乳房肿块、卵巢囊肿、子宫内膜癌的危险。研究发现，口服短效避孕药会使卵巢癌和子宫内膜癌的患病率下降50%。此外，复方避孕药对缺铁性贫血、异位妊娠、盆腔炎、类风湿性关节炎等有一定的预防和治疗作用。

3. 缺点

每个月经周期需每天服药，连续服药21～28天，易漏服，从而影响避孕效果；服药后少数妇女可能有副作用，如类早孕反应、月经周期改变、体重增加及情绪变化等；极少数人可能增加中风、腿部深静脉栓塞或心肌梗死的危险性；患高血压且年龄大于35岁的吸烟女性服药后，患心、脑血管疾病的危险增加；长期服用者，发生静脉血栓栓塞的危险增加；由于该药可影响乳汁质量及数量，故不主张哺乳期妇女服用；与某些药物同时服用，可降低避孕效果；对包括艾滋病在内的性传播疾病没有任何预防作用。

4. 使用方法及注意事项

复方避孕药的服用方法大致相同，从月经来潮第5天起，每天晚饭后或睡前服1片，如果漏服，在第二天早上补服一片，接下来的每天也都要服用一片，连服21天。多于停药后2～3日有月经来潮，于月经第5日开始服用下一周期药物，如停药7日无月经来潮，仍可于第8日进入第二周期用药。第二月仍无月经来潮，应查找原因。孕激素单方避孕药用法为月经周期第1日开始服，每晚1片，连续21日，然后停药7日，第29日开始服用下一周期药物。（妈富隆和三相片要求从月经周期第1日开始服用。）

如果连续漏服超过3天，则避孕效果下降，需要采取其他避孕方法补救。

（二）长效口服避孕药

长效口服避孕药多由长效雌激素和人工合成的孕激素配伍制成，胃肠道吸收长效雌激素炔雌醚后，储存于脂肪组织内缓慢释放起长效避孕作用。

1. 有效性

避孕有效率达96%～98%，服药1次可避孕1个月。

2. 优点

长效，服用方法简单，服1片药，可避孕1个月；正确服用，避孕效果好；有助于预防宫外孕、葡萄胎；可缓解痛经。具有可逆性，停药后可恢复生育能力。

3. 缺点

长效口服避孕药的雌激素、孕激素含量大，服药初期副反应较多，如类早孕反应、白带增多、月经周期变化等；停药后，育龄妇女的生育能力恢复较慢；不能预防包括艾滋病在内的性传播疾病；因雌激素剂量大，长期不良反应有待监测。

4. 使用方法及注意事项

最好在月经来潮第5日服第1片，第10日服2片，以后按第1次服药日期每月服1片；或在月经来潮第5日服第1片，第25日服第2片，以后每隔28日服1片。长效避孕药停药时，为防止体内雌激素蓄积导致的月经失调，应在月经周期第5日开始服用短效口服避孕药3个月，作为停用长效避孕药的过渡。

（三）长效避孕针

长效避孕针包括单纯孕激素类和雌激素、孕激素混合类两种。主要应用雌激素、孕激素混合类；单纯孕激素类虽不含雌激素，可用于哺乳期避孕，但易并发月经紊乱。

1. 有效性

正确使用，避孕效果好，避孕有效率超过98%。

2. 优点

长效避孕针适用于所有健康的育龄期女性，特别是适用于：已生育过子女、无禁忌证、需要避孕的育龄妇女；不宜使用宫内节育器或使用宫内节育器失败的妇女；服用短效口服避孕药易漏服的妇女。

每月注射一次就可避孕1个月，使用方便；不影响生育能力，停药后就可以恢复生育能力。

其次，长效避孕针有助于预防宫外孕、盆腔炎。

长效避孕针还可减少贫血、减轻痛经症状等。

3. 缺点

用药初期常发生月经周期改变；肌肉注射后，血中药物浓度上升快，使肝脏负担加重，对糖代谢、脂代谢、蛋白代谢有一定的影响；停药后生育能力恢复较慢；复方制剂含雌激素，使用范围受限制，哺乳期妇女不能使用；不能预防艾滋病等性传播疾病；需由医务人员注射，不能由自己给药。

4. 使用方法和注意事项

肌肉注射一次避孕1个月。首次注射在自月经来潮当天算起的第5天，进行深部肌肉注射2支，或在月经来潮的第5天、第12天，各肌肉注射1支。以后均于月经来潮当天算起的第10~12天注射1支。

（四）速效避孕药（探亲避孕药）

速效避孕药又称探亲避孕药，适用于两地分居或短期同居、无禁忌证的育龄妇女。

大多为单方孕激素制剂或雌激素、孕激素复合制剂。目前常用的有探亲避孕片1号、炔诺酮探亲片、18-甲速效口服避孕片、53号探亲避孕片等。主要可改变子宫内膜形态与功能，并使宫颈黏液变黏稠，不利于精子穿透和受精卵着床。月经周期前半期服药还有抗排卵作用。

1. 有效性

正确使用，有效率达99%以上。

2. 优点

使用方法简单，不受月经周期的限制，可在月经周期的任一天开始服药；适用于新婚、短期在一起或探亲的夫妇；单方孕激素口服避孕药有助于预防良性乳腺疾病、子宫内膜癌、卵巢癌及盆腔炎等。

3. 缺点

部分育龄妇女在服药后有恶心、呕吐、胃肠道不适等类早孕反应及月经紊乱等副反应；同居时间短，也需服满规定的药量；同居时间长，还需加服短效口服避孕药；药物剂量大，不宜反复使用；不能预防包括艾滋病在内的性传播疾病。

4. 使用方法和注意事项

若探亲时间在14日以内，于性交当晚及以后每晚口服1片；若已服14日而探亲期未满，可改用口服避孕药1号或2号至探亲结束。停药后一般7日内月经来潮。

（五）缓释避孕药

缓释避孕药是将避孕药（主要是孕激素）与具备缓慢释放性能的高分子化合物制成多种剂型，在体内持续、恒定、微量地释放，起长效避孕作用。

1. 皮下埋植剂

皮下埋植剂是常用的一种缓释系统的避孕剂。药物通过硅橡胶管壁缓慢、恒定地释放，其避孕作用与口服避孕药相似。

（1）有效性

有效率为99%以上。

（2）优点

长效，一次植入，可避孕3~5年；随时可取出，恢复生育功能快，取出后24小时失去避孕作用，血液中的孕激素96小时清除，生育能力即可恢复；手术方法简单，手术所需时间短。手术造成的疼痛轻微，手术后不影响受术者的日常工作、生活；不影响泌乳量及乳汁质量，哺乳妇女在产后6周即可开始使用；不含雌激素，没有雌激素的副反应；有助于预防宫外孕、卵巢癌、子宫内膜癌；有助于减少缺铁性贫血。

（3）缺点

植入和取出均需经过小手术；使用者可能发生月经紊乱等副反应；体重>70 kg的使用者，避孕有效率略降低；不能预防包括艾滋病在内的性传播疾病。

（4）适宜人群

所有身体健康的育龄妇女均可使用，更适用于：有长期避孕需求的妇女；宫内节育器使用失败（如脱落、带器妊娠等）或不适用宫内节育器的妇女；不愿意做绝育术的妇女；不能按规定口服避孕药的妇女；对使用雌激素有禁忌的妇女。

（5）使用方法和注意事项

皮下埋植剂的植入、随访和取出应在有条件的医疗单位进行。手术操作人员必须经过严格的技术培训取得资格后方能开展此项手术。

2. 缓释阴道避孕环

国内研制的硅胶阴道环（见图5-1），又叫甲硅环，为直径4 cm、具有弹性的空芯软硅橡胶环，硅橡胶管中放置了与口服避孕药类似的雌激素、孕激素。女性将这一小环置入自己阴道中，环内含有的药物可以通过硅橡胶环壁缓慢、恒定、低剂量释放，被阴道黏膜吸收，就像每天服药一样，发挥避孕作用。正确使用阴道环，避孕有效率在97%以上。可连续使用1年，月经期不需取出。使用方便，女性自己就可以放置或取出。在阴道局部持续释放低剂量的有效避孕药，与口服避孕药使用者相比，阴道环使用者恶心、痤疮、烦躁、抑郁和月经间期出血等则要少一些；对性生活无影响，如果有影响，可取出，在房事后立即放入。但阴道环使用者可能会发生脱落，尤其是在蹲位排便时易脱落；可能有阴道刺激和分泌物较多等情况；不能预防包括艾滋病在内的性传播疾病。

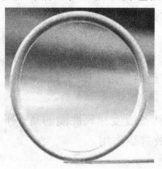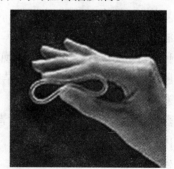

图5-1　缓释阴道避孕环

3. 微球和微囊避孕针

微球和微囊避孕针是近年发展的一种新型缓释系统。采用具有生物降解作用的高分子化合物与甾体类避孕药混合或包裹制成的微球或微囊，微球直径为100 μm，通过针头注入皮下，缓慢释放避孕药。高分子化合物可自然在体内降解、吸收，不必取出。每皮下注射1次，可避孕3个月，3个月后药物作用自行消退。需要长期避孕的，需要每3个月皮下注射1次。

（六）外用避孕药

1. 杀精子剂

除醋酸苯汞外，目前广泛应用的杀精子剂为离子型表面活性剂，如壬苯醇醚、孟苯醇醚和烷苯醇醚等。常用的避孕药膜以具有快速、高效的杀精能力的壬苯醇醚为主药，聚乙烯醇为水溶性成膜材料制成，每张药膜含主药50 mg。最快者5秒钟内使精子细胞膜产生不可逆改变，仅1/30剂量即足以杀灭一次射精中的全部精子。性交前5分钟将药膜揉成团放于阴道深处，溶解后即可性交。一般对局部黏膜有刺激作用，少数妇女自感阴道灼热或阴道分泌物增多。

杀精子剂可以杀死和（或）固定与杀精子剂接触的精子，并且可以通过阻塞子宫颈来阻止精子与卵子结合。

（1）有效性

最理想的情况下杀精子剂的有效率是85%。避孕套和杀精子剂结合使用可以提高有效率。

（2）优点

杀精子剂很容易使用，而且使用过程中不需要性伴侣的协助。杀精子剂对未来生育不会产生影响。

（3）缺点

失败率相对于其他避孕方法来说比较高。

（4）使用方法和注意事项

杀精子剂可以以阴道药膏、薄膜、泡沫、胶栓剂、海绵状物和药片等多种形式发挥作用。泡沫和药膏可以用一种涂药器涂在子宫颈壁上。杀精子膜（由杀精子剂包裹的小方块）和栓剂需要用手放置在阴道深部。多数杀精子剂都必须在性交前一小时放入阴道内，有一些在放入后的最初10～15分钟之内是无效的。使用者必须仔细阅读包装上的使用指南。

2. 避孕贴膜

避孕贴膜是由国外研制成功的与口服避孕药作用相同的局部用药，是一面积为20 cm^2、肉色的正方形小贴纸（如图5-2），含有可释放一周的雌激素、孕激素，这些激素通过皮肤稳定地进入血液而发挥避孕效果。月经周期开始时，将一张避孕贴膜贴于下腹部、上臂外侧、上身前后（避开乳房）或臀部，持续一周；下周同日换一张新的贴膜（可以不贴在同一部位）；连贴三周；第四周不贴，让月经来潮。日常生活中运动、洗澡、游泳等均不会影响避孕贴的黏附性。因其副作用轻，易于接受。

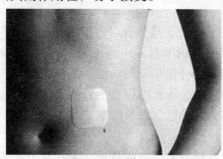

图5-2　避孕贴膜

第二节　工具避孕

一、宫内节育器

宫内节育器（IUD）是放置在妇女子宫腔内的避孕器具。宫内节育器（见图5-3）是以不锈钢、塑料或硅橡胶等材料为载体，加上活性物质制成的T形、γ形和V形等器具，置入宫腔，通过对子宫内膜引起异物反应和无菌性炎症，改变宫腔内环境等综合作用，含铜宫内节育器加重这些作用而影响受精过程和抗着床等而达到避孕目的。使用宫内节育器避孕是目前我国育龄妇女广泛使用的避孕方法，我国是世界上使用宫内节育器最多的国家（占全世界的80%）。目前，国内外广泛使用的类型是活性节育器，主要有带铜宫内节育器、药物缓释宫内节育器和第三代宫内节育器。

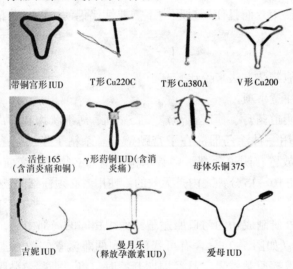

带铜宫形IUD　　T形Cu220C　　T形Cu380A　　V形Cu200

活性165　　γ形药铜IUD（含消　　　母体乐铜375
（含消炎痛和铜）　炎痛）

吉妮IUD　　曼月乐　　　爱母IUD
　　　　（释放孕激素IUD）

图5-3　宫内节育器

1. 有效性

正确放置，有效率高达99%。

2. 优点

宫内节育器是长效的避孕方法，避孕效果可以维持5～10年，对于已生育的成年妇女来讲是一个长期避孕的选择。宫内节育器一旦正确放置，就无须在性交之前做任何准备；安全，不干扰身体其他器官和内分泌系统的功能；不影响性交；简便，一次放置可长期避孕，不需其他措施；具有可逆性，不影响以后生育能力；一旦宫内节育器被移除，生育能力就立刻恢复；并且可以作为一种紧急避孕措施。

3. 缺点

宫内节育器有可能增加女性盆腔感染的概率，尤其对于有多个性伴侣的妇女。宫内节育器有可能在没征兆的情况下脱落（一年使用者发生率2%～10%）。宫内节育器需经宫腔操作，要求在无菌条件及专用设施下进行；妇女不能自己随意取放，必须由经培训的医务人员实施操作；极少数情况下，手术可能出现一定并发症；可能发生脱落、带器妊娠或不良反应；宫内节育器不能预防包括艾滋病在内的性传播疾病。

4. 适宜人群

凡是已婚、健康的育龄妇女要求避孕，月经规律、生殖器正常，经医生检查无禁忌证者，都可以放置宫内节育器，尤其适合于：已有孩子，要求采用长效避孕措施者；不宜应用其他避孕方法者（如不能坚持使用外用药具或服药容易漏服者）；有高血压或严重头痛等不能服用避孕药者；产后准备哺乳或正在哺乳者。

5. 禁忌证

（1）已妊娠或可疑妊娠；

（2）患严重的全身急、慢性疾病（如心力衰竭、出血性疾病等）；

（3）生殖器官炎症，如严重的外阴炎、阴道炎、急性宫颈炎、重度宫颈糜烂、急慢性盆腔炎、子宫内膜炎等；

（4）性传播疾病、艾滋病或有高危因素；

（5）生殖器肿瘤，如卵巢癌、子宫肌瘤等；

（6）月经异常，如严重痛经、月经过多或不规则阴道出血等；

（7）子宫与宫腔异常、生殖器畸形、子宫颈口过松、重度宫颈陈旧性撕裂及子宫脱垂；

（8）宫颈严重狭窄或僵硬不能扩张；

（9）严重贫血。

对铜过敏者及铜代谢障碍（肝豆状核变性）者不能放置带铜宫内节育器；有宫外孕史者慎用。

6. 放置时间及注意事项

宫内节育器必须由经专业培训的医务人员实施操作。

（1）月经期与闭经期：月经干净后3～7天。月经延期或哺乳期闭经者，应在排除妊娠后放置。

（2）流产后：人工流产后立即放置。自然流产正常转经后、药物流产两次正常月经后放置。

（3）产后（包括剖宫产）：产后42天恶露已净，会阴伤口已愈合，子宫恢复正常者。剖宫产半年后放置。

（4）紧急避孕：用于紧急避孕，在无保护性性交后5天内放置。

放置后1、3、6、12个月及以后每年随访一次，直到停用。

7. 副作用

少数人放入后会产生异物反应等变化而发生一些症状，如出血、疼痛、白带增多等。术时偶可发生并发症，如心脑综合反应、子宫穿孔、宫内节育器异位等。

二、男用避孕套

男用避孕套是最古老的避孕手段之一，也是为数不多的由男性使用的避孕方法。目前常用的避孕套都是用乳胶（一种合成橡胶）制成的。乳胶类避孕套为筒状优质薄型乳胶制品，顶端呈小囊状，筒径规格为29 mm、31 mm、33 mm和35 mm四种，排精时精液储留于小囊内，精子不能进入女性阴道内，从而达到避孕目的。

1. 有效性

避孕套正确使用的有效率通常在95%以上。如果同时加用其他阴道屏障避孕法（如杀精子剂），其联合效率几乎可达100%。

2. 优点

（1）男用避孕套是一种屏障避孕法，仅阻断精子进入阴道，不影响女性排卵及月经，也不影响男性的生精、输精与射精，停止避孕即可受孕，对胎儿不产生影响，使用安全。

（2）避孕套可以预防性传播疾病和艾滋病，这是其他很多避孕方法所没有的功能。正确使用，它可以阻止精液中的精子和病原体进入阴道，也可以阻止阴道中的病原体进入阴茎。

（3）避孕套适用于所有人群，尤其适合患有心、肝、肾等严重疾病而不能采用药物、宫内节育器避孕的夫妇使用。

（4）使用避孕套可能有助于男性维持勃起，对治疗早泄有一定作用。

（5）避孕套比较便宜并且容易获得，可以在超市、药店等很多地方买到。使用方便，可用于临时的避孕；可以在任何时候停用；与其他避孕手段相比较，避孕套也无毒副作用。同时，避孕套还减轻了女性避孕的负担。

3. 缺点

少数人使用乳胶类避孕套可出现过敏反应。

4. 适宜人群

除少数对乳胶过敏者，避孕套适用于所有人群。尤其适合于新婚夫妇，患心、肝、肾等疾患者，变换避孕措施尚处于适应阶段以及有可能感染性传播疾病者。

5. 副作用

极少数人由于对润滑剂或乳胶过敏而发生阴道瘙痒或龟头冠状沟炎。如出现这种情况可改用其他避孕方法。

6. 使用方法和注意事项

使用时首先要选择型号合适的避孕套；正确的使用方法（见图5-4）是在阴茎勃起之后，而又未曾接触过对方身体任何部位之前戴上避孕套。在戴上避孕套之前需要把包皮向后拉。戴避孕套的时候要一手捏住顶部的储存囊，另一手将开口从阴茎顶端一直滑向根部，以储存射精产物。射精之后，当阴茎仍然在勃起状态的时候，要立刻将阴茎抽出；用手指夹住避孕套的边缘，慢慢同阴茎一起移出来（避孕套还套在阴茎上），这样就能避免精液溢出。将使用后的避孕套打结后丢弃。

应注意的事项包括：

（1）如果在性交过程中避孕套突然破裂，应该立即抽出阴茎，更换新的避孕套，之后才能继续进行性生活。当发生这种情况的时候，还应使用外用杀精剂或服用紧急避孕药进行补救。

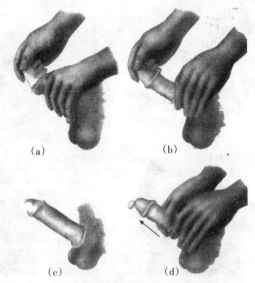

(a)　　　　　　　(b)

(c)　　　　　　　(d)

图5-4 男性避孕套使用方法

（2）在使用避孕套前应该注意保存。避孕套需要储存在阴凉、避免太阳直射的地方。在温度变化、用力揉搓或长时间放置之后，乳胶会变脆。一旦避孕套破损、褪色、变脆或沾湿，就不能再使用。所有的避孕套都是有有效期的。在使用前要仔细检查避孕套包装盒上的保质期。过了保质期的避孕套是不能再使用的。

（3）牙齿和指甲都有可能撕裂避孕套，因此开封的时候要注意。每次性生活都要用全新的避孕套。

（4）在使用乳胶避孕套的同时只允许同时使用水基或硅基的润滑剂。

（5）使用避孕套避孕失败的最重要原因就是没有每次性交都坚持使用，或者没有在性交的每个环节都自始至终使用。避孕套的破裂、滑动、渗漏也会降低有效性。

三、女用避孕套

女用避孕套是由聚氨酯或乳胶制成的袋状避孕工具，可以阻断精液进入阴道，起物理屏障作用。能避免性交双方外生殖器官及分泌物的相互接触，在一定程度上能够预防性传播疾病（包括艾滋病）的传播，故又称阴道套。女性避孕套是最新出现的用来阻塞阴道从而达到避孕效果的器具（见图5-5），是两端带有环的松弛的袋装护套；其中一个环盖住子宫颈，另一个环留在阴道外面，部分盖住会阴。一个女性避孕套只能用一次，这一点跟男性避孕套很相似。女性避孕套可以在性交之前8个小时戴上，也可以在性交前放置。男性避孕套与女性避孕套不可同时使用，因为它们会相互粘连在一起。

女用避孕套的使用方法完全正确的话，有效率可达95%。而且完全由女性掌控，可以在性交之前提前戴好。尽管女用避孕套可能不如男用避孕套那样简便，但是对于那些想要预防性传播疾病和防止意外怀孕的女性来说，它还是相当有价值的。女用避孕套的缺点是必须掌握正确的放置方法才能有效地使用。而对于从未使用过的人来说是需要一些练习才能正确放置。

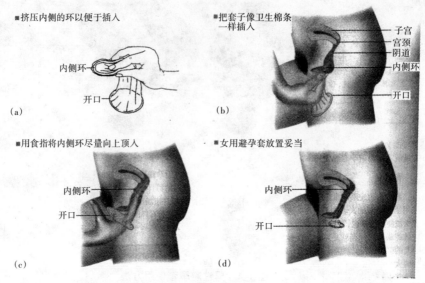

■挤压内侧的环以便于插入

内侧环

开口

(a)

■把套子像卫生棉条一样插入

子宫
宫颈
阴道
内侧环

开口

(b)

■用食指将内侧环尽量向上顶入

内侧环

开口

(c)

■女用避孕套放置妥当

内侧环

开口

(d)

图5-5　女用避孕套的使用方法

第三节　紧急避孕

无防护性生活后或避孕失败后几小时或几日内，女性为防止非意愿性妊娠的发生而采用的避孕方法称为紧急避孕。

紧急避孕与常规避孕不同。常规避孕一般在性交前已开始，所以避孕有效率高，副反应小，对健康有利；而紧急避孕则是一种临时性补救措施，在性交后使用，效果不如常规避孕法，并且副作用也较明显。因此，不能作为常规避孕方法。为保护育龄妇女的身体健康，应坚持使用常规避孕方法，只有在必要时才采用紧急避孕措施。

一、方法

紧急避孕有两种方法：口服紧急避孕药和放置宫内节育器。

1. 紧急避孕药

紧急避孕药有激素类和非激素类两类，在无保护性生活后3日（72小时）之内服用，有效率可达98%。常用的紧急口服避孕药有息隐（米非司酮）、毓婷或惠婷（左炔诺孕酮）、复方左炔诺孕酮等。

2. 宫内节育器

带铜宫内节育器，在无保护性生活后5日（120小时）之内放入，作为紧急避孕方法，有效率可达99%以上。特别适合希望长期避孕而且符合放环者。

二、适应证

性生活中未使用任何避孕方法，避孕套滑落或者破损；错误计算安全期，女性连续两天及以上漏服避孕药；宫内节育器脱落，或者是体外射精避孕但男性射精位置太靠近外阴都可以服用紧急避孕药来避免怀孕；此外，紧急避孕措施在发生强奸、性暴力等事件后也可使用。

三、副反应

可能出现恶心、呕吐、不规则阴道流血，但米非司酮作为非激素类药物的副反应少而轻，一般不需特殊处理。过去20年中，尚未有服用紧急避孕药引起死亡或严重并发症的报道，服用紧急避免药对大多数妇女是安全的。

四、优点

紧急避孕的最大优点是在发生了无防护措施的性行为后是唯一可行的避孕方法。

五、缺点

紧急避孕不能作为常规的避孕手段。它的效果也比其他方法差，而且对于性传播疾病没有防护作用。因为紧急避孕不会对已经怀孕有影响，所以在服第一片药之前，没有必要检查怀孕情况；但如果21天内没有出现月经，就有必要进行早孕检查了。之后如果仍然有避孕要求，应该在紧急避孕后采取另外的避孕方法来避孕。

六、注意事项

要有时间观念。已有研究资料表明，服药越早效果越好，不要延误时机，药物避孕不能超过72小时，尤其是正当排卵期同房，更应尽早服药。

紧急避孕是一种临时性补救措施，而且必须按要求在规定时间内服用，它不能替代常规避孕方法，因为紧急避孕不如常规避孕效果好，而且紧急避孕药左旋炔诺孕酮（毓婷）较常规口服避孕药剂量大10倍，如果在每次性交后重复使用，长此以往将会对身体健康有影响；另外，紧急避孕药可使月经周期有一定改变，可能提早或延迟，多次重复服用紧急避孕药，则会导致月经紊乱、出血或点滴出血延长，给女性生活和工作带来不便。

如果在接受紧急避孕处理前，有多次未防护的性生活或处理后还有未保护的性行为发生，则可使处理失败。

第四节　永久性的避孕方法
——绝育术

一、男性绝育术

　　男性绝育术是通过手术对男性输精管实施结扎、切断或者注入药物堵塞输精管以阻断精子输出的通路，而达到避孕目的的一种避孕方式，是一种简便、安全、可靠和常用的男性永久性节育方法。适用于已有孩子，不打算再生育而要求做绝育手术的男性。目前，临床上常用的有输精管结扎术、输精管粘堵术、输精管可复性栓堵术。最常用的是输精管结扎术，该手术安全、简单并且快速，须在有适当消毒条件的诊所或手术室实施。

　　输精管结扎术和输精管栓堵术的有效率达99%；输精管粘堵术的有效率为98%以上。输精管栓堵术具有可复性，即需要再生育时，将栓子取出可恢复生育能力。

　　男性绝育术不影响性功能，无明显的健康危险性。与女性绝育术相比，输精管结扎术效果更好，更安全；手术实施更容易；费用低廉。但作为外科手术可能发生并发症，必须由经过培训的技术人员施行手术，不能立即见效。结扎术后的前20次射精的精液中可能含有精子。所以夫妇在术后的头20次射精或前3月内，必须使用其他避孕方法；对性传播疾病（包括艾滋病）无保护作用。

二、女性绝育术

　　女性绝育术是通过手术或手术配合药物等人工方法，将输卵管切断、结扎、环套、钳夹、电凝、切除或采取腐蚀物、高分子聚合物堵塞输卵管腔，阻断精子和卵子结合以达到持久性避孕效果的一种节育措施。最常用的两种方法是小切口剖腹术和腹腔镜法。输卵管绝育术的避孕效果好，手术简便、安全，在我国已成为仅次于宫内节育器的使用最广泛的节育方法，可达到永久性避孕的目的，大多数女性绝育术的失败率在1%以下。具有以下优点：不影响月经或性功能；不影响健康，无长期副作用；可以预防卵巢癌。但绝育手术需要到有医疗手术条件的医院、诊所实施；女性绝育术是一种外科手术，可能发生手术并发症；多数绝育术难以恢复生育功能；对性传播疾病（包括艾滋病）无保护作用。

附：其他避孕方法

1. 安全期避孕法（自然避孕法）

　　安全期避孕法是根据女性生殖生理的知识推测排卵日期，在判断月经周期中的易受孕期进行禁欲而达到避孕目的。方法包括日历表法、基础体温法和宫颈黏液观察法。日历表法适用于月经周期有规律的妇女，排卵通常发生在下次月经前14日左右，据此推算出排卵前后4～5日为受孕期，其余时间视为安全期。基础体温法和宫颈黏液观察法是根据基础体温和宫颈黏液判断排卵日期。基础体温的曲线变化与排卵时间的关系并不恒定，宫颈黏液观察需要经过培训才能掌握。因此安全期避孕法（自然避孕法）并不可靠，不宜推广。

2.体外射精法

体外射精法又称性交中断法，是一种古老的避孕方法。在性交过程中，男性在射精前，即有射精感觉时，及时将阴茎从阴道内抽出，将精液排在阴道外，使精液不进入女性生殖道而达到避孕目的。体外排精避孕法效果并不可靠，有效率只有15%~40%，失败的原因是男方往往在射精动作发生前已有少量精液流入阴道。即将射精和射精是一个连贯的动作，两者间隔短，因而许多男性不能准确把握时机，即使排在体外，精液黏留在阴道口，凭着精子的活力也可以沿着阴道到达子宫腔内。

上述两种情况均可导致避孕失败而怀孕，一般不提倡使用。

第五节 人工流产

人工流产，又叫人工终止妊娠术，是指使用人工方式结束妊娠的方法。包括药物流产和人工流产手术。

当女性意外怀孕后首先要决定的是要不要这个孩子。有时怀孕的女性或夫妻决定要留下这个孩子。但很多女性意外怀孕后，特别是未婚的女性会选择做人工流产来结束妊娠。妊娠的前几周流产是最安全的，因此当女性认识到已经怀孕或月经推迟以后要及早进行早孕测试或者去医疗机构检查。但值得注意的是，任何形式的人工流产都会对健康造成伤害。因此，人们应该首先选择使用各种避孕方法来避免怀孕，人工流产只能作为备选或者一种补救措施，而不能一味地依赖人工流产来"解决问题"。

一、药物流产

药物流产是用非手术措施终止早孕的一种方法。目前通常使用的药物为米非司酮配伍米索前列醇，完全流产率可达90%以上。具有痛苦小、安全、简便、高效及副反应少的优点。但潜在的问题是不完全流产的发生，有报道显示选择药物流产的方式后，仍有4%~8%的可能最终还是要手术流产。

药物流产应在具备抢救失血性休克和过敏性休克的条件下进行，应由可以行急诊刮宫、输血和输液的医疗机构实施。

1.适应证

18~40岁的健康妇女；正常宫内妊娠，并经B超检查确认；从末次月经的第1日起算不超过49日。

2.禁忌证

（1）使用米非司酮的禁忌证：肾上腺疾病、与甾体类激素有关的肿瘤、糖尿病、肝肾功能异常、妊娠期皮肤瘙痒史、血液疾患、血管栓塞等病史。

（2）使用前列腺素类药物的禁忌证：二尖瓣狭窄、高血压、低血压、青光眼、哮喘、胃肠功能紊乱、癫痫、过敏体质、带器妊娠、宫外孕、贫血、妊娠剧吐等。长期服用抗结核药物、抗癫痫药物、抗抑郁药物、前列腺素生物合成抑制剂、巴比妥类药物、吸烟、嗜酒。

3.方法

米非司酮分2～3日口服。服完米非司酮后，次日再加服米索前列醇。

4.副反应

（1）消化道症状：轻度的腹痛、胃痛、乏力、恶心、呕吐、头痛、腹泻。

（2）子宫收缩痛：排出妊娠产物所致。少数病人需药物止痛。

（3）出血：流产后阴道出血时间一般持续10天至2周，最长可达1～2个月。孕囊排出后出血时间较长，或有突然阴道大量出血，需急诊刮宫，甚至需输血抢救。

二、人工流产术

人工流产术是指妊娠14周以内，采用人工终止妊娠的手术。人工流产术按照受孕时间的长短，可分为负压吸引术（孕6～10周）和钳刮术（孕11～14周）。妊娠月份愈小，方法愈简便、安全，出血愈少。

(一)负压吸引术

怀孕早期（孕6～10周）终止妊娠一般使用的是负压吸引术。整个过程需要5～15分钟，女性流产后两小时内就可以离开医院。但人工流产为避孕失败的补救措施，毕竟是宫内非直视下的手术，有一定的盲目性，不宜经常实施。

手术前需要询问病史，测量体温、脉搏、血压，做常规的内科检查，以及进行妇科检查，了解盆腔情况，明确早孕诊断。手术前应当排空膀胱，手术前后应禁止性生活，以防感染。若阴道分泌物为炎性，应冲洗阴道三日后再行手术。

1.适应证

妊娠6～10周内要求终止妊娠而无禁忌证者；患有心脏病、心力衰竭史、慢性肾炎等疾病不宜继续妊娠者。

2.禁忌证

生殖道炎症，盆腔炎，各种急性病或急性传染病，心力衰竭、高血压伴有自觉症状，结核病急性期，高热，严重贫血等，手术当日两次体温在37.5℃以上者。

(二)钳刮术

孕11～14周终止妊娠一般使用钳刮术。这种手术需要机械方法或药物扩张宫颈，钳取胎儿及胎盘组织。胎儿较大，容易造成并发症如出血多、宫颈裂伤、子宫穿孔、流产不全等，应当尽量避免大月份钳刮术。

(三)手术流产后处理

术后应留在医院观察，注意阴道流血等情况，若无异常可回家休息。术后1个月内禁止盆浴及避免性生活，术后使用抗生素及促进子宫收缩的药物。使用避孕药物或工具进行避孕。

(四)人工流产的并发症

1.人工流产综合反应

术中或术毕时，部分女性出现心动过缓、血压下降、面色苍白、头昏、胸闷、大汗淋漓，严重者甚至出现昏厥、抽搐等症状。大多数停止手术后逐渐恢复。

2. 吸宫不全

人工流产术后部分胎盘残留，也可能有部分胎儿残留，需要再次进行刮宫术。

3. 生殖系统感染

可发生急性子宫内膜炎，偶有急性输卵管炎、盆腔炎等，术后应预防性应用抗生素。

4. 子宫穿孔手术

人工流产严重的并发症之一，但发生率低。

5. 漏吸

手术时未吸出胚胎及胎盘绒毛。

6. 手术中出血

妊娠月份较大时，因子宫较大，常常子宫收缩欠佳，出血量多。

7. 羊水栓塞

发生率小。

8. 远期并发症

有宫颈粘连、宫腔粘连、慢性盆腔炎、月经失调、继发性不孕等。

参考文献

［1］胡佩诚.人类性学［M］.北京：人民卫生出版社，2010.

［2］乐杰.妇产科学［M］.6版.北京：人民卫生出版，2004.

［3］高尔生，肖绍博，武俊青，等.避孕节育优质服务与知情选择——避孕节育咨询指导手册［M］.北京：中国人口出版社，2002.

第六章　青少年性与生殖健康

第一节　青少年生殖健康状况

青少年自我形象的确立、健康人格的养成、身心的正常发育和良好人际关系的建立都与青春期教育密切相关。1994年，国际人口与发展会议以来，青少年性教育成为国际社会优先关注的目标之一，并在全球范围内兴起了保护青少年健康运动。瞬息万变的社会环境和不良性观念对青少年的影响强烈。当今的青少年，处于传统文化与现代文明的历史交汇点上。一方面，电子信息的发展、性观念的开放和一些媒体对"性"的商业化炒作，使青少年不再像他们的父辈一样谈"性"色变；但另一方面，他们又难以从正常渠道得到科学的性知识，从而完全摆脱"性无知、性禁锢"的影响。

一、青少年概念及年龄范围

世界卫生组织（WHO）规定：青春期的年龄范围是10～20岁；通常还用young people指代10～24岁的青少年和青年人，youth指代15～24岁的年轻人。青春期不仅是一个生理概念，而且是一个现代文化概念。这一概念是伴随20世纪全球性的性早熟趋势、家庭模式的变化和都市化进程，不断得到认同和强化的。

《2011年世界儿童状况》报告指出，目前全球处于10～19岁的青少年约有12亿，占世界总人口的18%，自1950年以来增加了1倍多；其中，88%的青少年生活在发展中国家，超过一半的青少年生活在南亚、东亚和太平洋地区。在全世界60亿人口中，10～24岁的年轻人约占16亿。近年来，这组人群的数量不断增长，其增长速度高于总人口的平均增长速度。我国每年有2000万人进入性成熟期，处于青春发育期的青少年（10～20岁）达3亿以上，成为不容忽视的群体。但中国的青少年占总人口的比例却从2000年的18%（2.28亿）下降至2009年的13%（1.8亿）。随着这一年轻群体数量所占比例的减少及中国劳动力市场从低技术性向高附加值产业的用工转变，确保那些将成为下一代劳动者的青少年能充分享有教育、卫生保健、社会福利的服务就显得尤为重要。在中国，社会性别因素也严重影响青少年的整体发展。目前，男女孩出生的比例已达到118：100。这意味着未来女孩在人口中的数量不足，并将引发极大的社会影响。此外，确保青春期的男孩和女孩享有同等的受教育和职业选择的机会，以及确保在城市化进程中出现的农村留守少年和城市中的流动少年的基本权益，都是中国目前亟待解决的问题。

二、青少年生殖健康状况

近50年间，青少年男女性成熟的年龄平均提前了2岁，而平均结婚年龄则推迟了5年，这种反差的扩大，大大增加了青少年婚前性行为的概率。处在青春期的少年似乎被置于一个尴尬的境地，尽管他们兼具儿童和成年人的某些特点，但他们既不是儿童，也不是成年人，而是经历着人生从生理、心理和社会性都走向全面成熟的重要阶段。伴随男女两性身体形态的变化和第二性征的迅速发育，青少年的独立意识、性意识和性情感开始萌发，他们渴望与异性交往，希望了解性知识，但又唯恐被别人发现或讥嘲。

相对于成年人而言，青少年无论在生理上还是在心理上都是一个弱势群体。在全世界范围内，少女怀孕、不安全流产、孕妇死亡率、性传播疾病与艾滋病等社会问题，在青少年中变得日益严重。20世纪90年代以来，全世界艾滋病病毒感染者中约有三分之一为10～24岁的青少年。而且全世界的10～19岁青少年中，每年有440万少女堕胎，10%新生儿出自少女之体。因此，青少年的性与生殖健康问题已在全球成为重要的社会与公共卫生问题。

在美国，青少年怀孕和性传播疾病是严重的公共健康问题。每年大约有745 000位小于20岁的女性怀孕，并且2005—2006年在15～19岁青少年中生孩子率上升了3%，这是自1991年以来第一次如此大的增长。大约25%年龄介于14～19岁的美国年轻女性（3200万的女孩），至少会感染最常见的性传播疾病中的一种。此外，超过20 000的10～24岁男女青年感染了艾滋病病毒。

21世纪初的日本，青少年平均首次性行为发生年龄的提前（2008年男性18.8岁，女性19.1岁）、青少年流产率的急剧上升（2000年为12.1‰）、性病感染率的上升（2000年10～19岁青少年生殖器衣原体感染、生殖器疱疹感染、尖锐湿疣感染和淋菌性感染的发生率分别为6.35、0.53、0.73、1.86个/哨点）和艾滋病病毒感染者数量增加等问题出现。由此可见，全球尤其是发展中国家的青少年性与生殖健康的形势不容乐观。

在中国，首次性行为年龄提前和婚前性行为增多已成为当前社会的一种普遍现象。2009年我国共有15～24岁未婚青少年约1.65亿人。有调查显示，青少年首次性行为的年龄最小为13岁，平均为19～20岁。中学生的生殖健康行为状况不容乐观，其性行为发生率在1%～15%，多在5%左右。随着婚前性行为的增多，青少年越来越多地面临着性传播疾病的危险。性病患者中，青少年占有一定比例。云南省1996—2000年共报告性病31524例，其中10～19岁组共1759例，占总数的5.88%；20～29岁组共14769例，占总数的46.85%。但我国青少年对生殖健康知识、避孕知识以及艾滋病知识的掌握情况并不令人乐观，只有4.4%的人能够全面、正确地了解生殖健康知识。青少年获取生殖健康知识的五大重要来源是书/杂志、同学/朋友、学校老师、网络以及电影/电视。尽管学校教育对提高青少年的生殖健康知识具有积极作用，但青少年中参加各种相关课程/讲座的比例较低（17%～39%）。在青少年中，约2/3对婚前性行为持接受的态度，22.4%发生过婚前性行为。同时青少年中的避孕情况不容乐观：在首次性行为中，超过1/2的青少年未采取任何避孕措施；在最近一次性行为中，尽管未避孕比例有所降低，但仍超过1/5。并且，在使用避孕措施的青少年中，将近15%采用了"体外射精""安全期避孕"等有效率较低的避孕方式。在有性行为的女性青少年中，超过 1/5 的人有过怀孕经历，将近 5% 的人有过多次怀孕经历；同时，女性青少年意外怀孕后 86.0% 最终是以"人工流产"结束，在有怀孕经历的女性青少年中，有过"人工流产"经历的占 90.9%。同时，青少年对生殖健康的咨询需要率为 39.1%，治疗需要率为 27.3%，但一半以上的咨询与治疗需要最终没有得到实现；不好意思、问题不严重、不知道找谁咨询/到哪里治疗成为阻碍青少年获取生殖健康服务的重要因素。

第二节　青春期概述

一、青春期的概念

青春期（adolescence）是个体从童年向成年逐渐过渡的时期。关于青春期的年龄界限目前尚无统一划分。根据世界卫生组织专家委员会的建议，青春期的年龄区间为 10～20 岁，但这仅是从时间年龄角度来定义的。青少年在不同社会背景下生理、心理和社会性发展存在很大差异，所以用全世界都可理解的概念来确定青春期的年龄存在许多困难。例如，在多数发展中国家的乡村地区，女孩一旦出现规律性月经，就被视为成年人而结婚、生育，不再继续上学。在这种情况下，从童年到成年人转变很快，青春期很短。而在发达国家和许多发展中国家的城市，社会现代化变革极其迅速，青少年出于学业和社会需求而趋向晚婚，导致青春期延长，出现漫长的"性等待"期。为此，世界卫生组织在"青少年妊娠与流产"全球会议上，根据青少年的生理、心理、社会性发育特点，定义青春期：是个体从出现第二性征到性成熟的生理发展过程；是个体从儿童认知方式发展到成人认知方式的心理过程；是个体从社会经济的依赖性到相对独立状态的过渡；目前以 10～20 岁作为其阶段年龄。女性青春期发育开始早于男性，结束也早，故青春期的时间跨度一般为女性 10～18 岁，男性 12～20 岁。

二、青春期发育特点

1. 体格生长加速，出现第二次生长突增。
2. 各内脏器官体积增大，功能日臻成熟。
3. 内分泌功能活跃，与生长发育有关的激素分泌明显增加。
4. 生殖系统发育骤然增快并迅速成熟，到青春晚期已具有生殖功能。
5. 第二性征迅速发育，男女两性形态差别更明显。
6. 形态、功能发育中伴有心理发展的加快，心理、行为变化，易出现心理卫生问题。
青春期是决定个体生理、心理、社会适应能力和道德观念的关键时期。

三、青春期发育阶段

可分为早、中、晚三个阶段。

1. 早期阶段

主要表现为生长突增，出现以身高为代表的突增高峰，性器官和第二性征开始发育，持续2～3年。

2. 中期阶段

以性器官、第二性征发育为主要特征，出现月经初潮（女）和首次遗精（男），持续2～3年。

3. 晚期阶段

体格生长速度逐步减慢，直至骨骺完全融合，性器官、第二性征发育达到成人水平，社会心理发展加速，持续2年。

第三节　青春期的启动和内分泌调控

关于青春期发育启动机制有多种观点，目前公认的观点是中枢神经系统、下丘脑-垂体-性腺（hypothalamus-pituitary-gonad，HPG）轴系统起决定性作用。从胎儿期开始，中枢神经系统对性发育就一直保持着抑制作用，使下丘脑对促性腺激素释放激素（gonadotropin-releasing hormone，GnRH）的分泌处于"青春静止期"，内外生殖器官基本不发育。其后，伴随HPG轴的成熟，该抑制作用逐步减弱并消失，青春期开始启动。

一、下丘脑

下丘脑是人体最重要的神经内分泌器官。下丘脑分泌促生长激素释放激素、促甲状腺激素释放激素、促肾上腺皮质激素释放激素、促卵泡激素释放激素、黄体生成激素释放激素、促黑（素细胞）激素释放激素和催乳素释放因子等；此外，还释放抑制激素，如生长抑素、催乳素释放抑制因子和促黑（素细胞）激素释放抑制因子等。

二、腺垂体

腺垂体分泌7种不同激素，即生长素、催乳素、促甲状腺激素、促肾上腺皮质激素、促卵泡激素、黄体生成素、促黑（素细胞）激素。这些激素的作用方式有两类：一类经血液直接到达靶细胞，如生长素、催乳素、促黑（素细胞）激素等；另一类是作用于其他内分泌腺的促激素，包括促甲状腺激素、促肾上腺皮质激素及促性腺激素等。

（一）生长素（growth hormone，GH）

生长素是控制生长发育最重要的激素。它促进组织生长、蛋白质合成，对骨骼、肌肉和内脏器官生长的影响更明显。儿童血浆中的生长素水平与成人差别不大，但因儿童对它的敏感性高，所以生长素有突出的促进骨、软骨和组织生长的作用，对儿童身高促进作用很大。

正常情况下，生长素的分泌与睡眠有关，入睡时分泌明显增加，入睡后60分钟左右血中生长素浓度达到高峰。因此，定时、充足的睡眠对少年儿童生长潜力的充分发挥有重要意义。生长素的分泌和环境因素也密切有关，饥饿、运动等使血糖水平降低，可刺激生长素分泌。血液中的脂肪酸与氨基酸等代谢成分增多，均可显著促进生长素分泌，以便机体充分利用这些物质，促进生长。

（二）催乳素（prolactin，PRL）

催乳素的主要功能是促进乳腺发育，启动和维持乳腺泌乳。青春期女孩的乳腺发育过程中，催乳素与生长素、雌激素、孕激素和甲状腺素一起发挥作用。但乳房的最终发育成熟和发挥功能，有赖于催乳素的作用。此外，催乳素与黄体生成素共同作用于卵巢，促进黄体形成，分泌孕激素。但大剂量的催乳素，则会反过来抑制卵巢合成雌激素和孕激素。对男性来说，催乳素可促进前列腺、精囊腺生长，促进睾酮合成。催乳素的分泌受下丘脑分泌的两种作用相反的激素——催乳素释放因子和催乳素释放抑制因子的调节。正常生理情况下，后者对催乳素分泌的抑制作用占优势，故青春期女孩即使乳腺已发育成熟，也无乳汁生成。

（三）促激素（trophic hormone）

促激素的主要功能是调节各靶腺内分泌器官分泌相应的内分泌激素。促激素包括促甲状腺素（thyroid stimulating hormone，TSH）、促肾上腺皮质激素（adrenocorticotrophic hormone，ACTH）、卵泡刺激素（follicle stimulating hormone，FSH）和黄体生成素（luteotropic hormone，LH）等。FSH和LH与青春期性发育密切相关。FSH对女性的主要作用是促进卵泡成熟并分泌雌激素，对男性的作用是促进形成精子。LH促使女性排卵及生成黄体，同时分泌雌激素与孕激素；促使男性睾丸间质细胞的增殖并合成睾酮。

三、性腺

男性性腺（sexual gland）是睾丸（testis），女性性腺是卵巢（ovary），分别是男女生殖系统的最重要器官，主要功能是产生生殖细胞（精子或卵子）并分泌相应的性激素。

（一）雄激素（androgen）

雄激素主要是睾酮，由睾丸分泌。在胚胎发育期，睾酮对男性胎儿生殖器的分化起关键作用。若胚胎间质细胞发育不良，或对胎盘绒毛膜促性腺激素不发生反应，导致睾酮含量过低，胎儿不能完成性分化，是导致男性假两性畸形的重要原因。在儿童期，睾酮的主要生理功能是促进体内蛋白质的合成和骨骼、肌肉的发育。它既促进骨骼的增长、增粗，又在青春期后期促进钙的骨内沉积，使骨骺愈合，生长停止。睾酮除具有上述功能外，在促进生殖器官发育上也起重要作用。它与卵泡刺激素共同促进睾丸曲细精管发育、促使精子生成和成熟；促进阴茎逐渐增大，勃起功能增强，同时使其他性器官（阴囊、前列腺、精囊等）也充分发育；促进男性第二性征（阴毛、胡须、喉结、变声等）变化；增强肌纤维组织的合成和代谢，促进肌肉发育；广泛参与中枢神经系统对各种雄性行为活动的调节，维持正常的性欲。

（二）雌激素（estrogen）

雌激素主要是雌二醇，由卵巢分泌。雌激素的主要作用有：

1. 促进卵巢、子宫、输卵管、阴道、乳腺生长；月经初潮出现，形成月经周期。雌激素可以刺激卵泡从原始卵泡发育到成熟卵泡。促进输卵管发育，加大输卵管节律性收缩的振幅，加快卵子在输卵管的运动速度。促使子宫发育，肌层变厚，血运增加，并使子宫收缩力增强以及增加子宫平滑肌对催乳素的敏感性；使子宫内膜增生，宫颈口松弛，宫颈黏液分泌增加，质变稀薄，易拉成丝状；引发月经初潮，促进月经周期形成。促进阴道上皮基底层细胞增生、分化、成熟以及角化和引起核致密变化，阴唇发育、丰满。促进乳腺导管和组织增生，乳头、乳晕着色。促进乳腺腺泡的发育及乳汁生成。

2. 促进女性第二性征的发育。

3. 加速脂肪组织在乳腺和皮下组织中的聚集，改变脂肪组织分布，青春期后形成女性臀部、股部较发达的体型特征。

4. 雌激素对骨骼发育的影响也十分明显。在青春期早期，它和生长素密切配合，刺激成骨细胞活动，促进钙、磷骨内沉积，使身高生长速度加快，使骨盆增宽；生长突增高峰过后，雌激素更多地参与骨的干骺愈合过程，使骨骼停止生长。

5. 雌激素血浓度的高低可以促进或抑制促性腺激素的释放，从而间接影响卵巢功能。

6. 雌激素的作用不仅限于生长发育阶段，对女性的终身健康也有重要作用。例如，一些老年妇女因雌激素水平过低，钙从骨骼大量流失，导致骨质疏松症。女性在更年期前，有雌激素的保护，血脂异常情况发病率较低，更年期后，女性失去雌激素的保护，心脑血管疾病的威胁甚至高过男性，心脑血管病发生率迅速升高，与此同时，三酰甘油、胆固醇和低密度脂蛋白也显著升高。

（三）黄体酮（progesterone）

黄体酮又称孕激素。主要作用是：

1. 维持月经周期。

2. 与雌激素、催乳素协同促进乳腺的发育、成熟。

3. 保障受孕女性维持妊娠、防止子宫收缩。

4. 兴奋体温调节中枢，使体温升高。因此，常用测定基础体温的方式，来监测女性的排卵时间。

（四）抑制素和激活素

1. 抑制素（inhibin）

抑制素是由男、女性腺细胞（如睾丸支持细胞、卵巢颗粒细胞）分泌的一种糖蛋白激素，在血液循环中具有生物活性的是由 α 亚单位和 βA 亚单位（inhibin A）或 βB 亚单位（inhibin B）结合的二聚体。inhibin A 主要通过闭合负反馈回路调节卵泡刺激素（FSH）的分泌，并特异地作用于腺垂体细胞，对下丘脑促性腺激素释放激素诱导的垂体卵泡刺激素（FSH）分泌有选择性抑制作用，该作用呈剂量-反应关系。抑制素水平有性别差异：女性从 Tanner 乳房发育 B_1 期到 B_3 期，inhibin B 水平上升，提示女性在月经周期建立之前，就有高水平的卵泡活动。男性血液循环中的抑制素以 inhibin B 为主要存在形式，男孩出生后不久 inhibin B 水平即逐渐上升，在 Tanner 外生殖器发育 Ⅱ 期达最高水平；从 Ⅱ 期至成年，inhibin B 与卵泡刺激素（FSH）呈负相关关系，而与睾丸体积、精子量呈显著正相关关系，可大体反映睾丸的整体功能。所以，inhibin B 被认为是男性精子发生的血清标志物，可作为儿童隐睾症和性早熟的诊断指标。

2. 激活素（activin）

垂体内还有一部分促性腺激素细胞，可同时表达激活素和抑制素，分别刺激、抑制卵泡刺激素（FSH）的合成和分泌。激活素还可抑制生长素（GH）、催乳素等分泌，促肾上腺皮质激素（ACTH）合成和分泌。这些对垂体其他细胞活动的作用，都是为了确保机体生长发育（尤其青春期）调节系统的平衡和稳定。

四、甲状腺和胰岛

1. 甲状腺素（thyroid hormone，TH）

甲状腺的主要功能是分泌甲状腺素，甲状腺素对生长发育、神经系统、心血管系统的功能、状态及其物质代谢过程都有重要的调节、促进作用。对2岁前婴幼儿的骨骼生长、神经细胞发育、智力发展尤其重要。甲状腺素（TH）在青春期与生长素（GH）协同，影响生长素（GH）分泌，促进成骨细胞肥大，增加骨的矿质吸收，使生长加快，骨皮质增厚，促进骨成熟。若甲状腺素（TH）分泌不足，细胞对生长素（GH）的反应将下降。反过来，若生长素（GH）不足，则甲状腺素（TH）对骨骼生长的促进作用将被严重削弱，只能对骨骺愈合发挥部分影响。成人若缺乏甲状腺素（TH），生殖能力将显著减退。

2. 胰岛素（insulin）

胰岛素是由胰岛B细胞分泌的，其主要功能是调节物质代谢，并和生长素（GH）协同，通过以下途径促进生长发育：

（1）增加糖原贮藏：血糖浓度一旦升高，胰岛素分泌将增加，促使机体将从膳食中吸收的碳水化合物以葡萄糖的形式送入肝脏、肌肉等组织，变成糖原贮藏，同时抑制这些糖原的分解。血糖水平一旦下降，胰岛素分泌将下降，使储存的糖原回到血液，提供能量。

（2）调节脂肪合成和贮存：胰岛素促使肝脏加速将体内多余的糖转化成脂肪贮存，加速合成脂肪酸（三酰甘油、极低密度脂蛋白等），同时抑制脂解酶活性，抑制脂肪酸分解。

（3）调节蛋白质合成：促使食物氨基酸进入组织细胞，加速DNA、RNA生成，使蛋白质合成增加，有利于组织生长和修复。

五、肾上腺

肾上腺由皮质和髓质组成。肾上腺皮质分泌糖皮质激素、盐皮质激素、少量性激素。前两类主要用来调节水和电解质代谢与平衡。性激素中雌激素量很少，对性发育影响不大。雄激素主要是脱氢表雄酮，对男孩来说，这些雄激素的作用比睾酮弱，活性仅有睾酮的1/5，不能发挥作用；但对女孩的作用却非常明显，导致女孩青春期比男孩早出现，对女性部分第二性征（如阴毛、腋毛）的发育影响也很大，女性肾上腺皮质激素异常增多可出现男性化现象。性激素对生长发育的主要作用是降低生长素合成，抑制生长激素合成；抑制软骨生长；在生长调节过程中起抑制作用。

六、瘦素

瘦素（leptin）是由脂肪细胞分泌的一种肽类激素，在青春期发育中的重要作用表现在三方面：

1.向中枢神经系统传递体脂含量的信号，调节机体能量代谢平衡。

2.瘦素是下丘脑－垂体－性腺（HPG）轴的调控激素之一，对性发育、生殖器官成熟、第二性征出现发挥作用。研究表明，瘦素水平低下或其受体有缺陷者青春期开始后有明显的性腺功能低下表现。瘦素水平存在性别差异，在整个青春期女孩瘦素水平与雌激素呈正相关关系，而男孩瘦素水平与睾酮呈负相关关系。

3.瘦素是对青春期启动起决定作用的"允许因子"之一。

七、松果体激素

松果体是神经内分泌器官，能生成褪黑激素等生物活性物质，调节下丘脑促性腺激素释放激素（GnRH）分泌。青春期前褪黑激素分泌多，对下丘脑分泌促性腺激素释放激素（GnRH）有强抑制作用。青春期启动前，褪黑激素分泌量下降，使促性腺激素释放激素（GnRH）分泌大量增加。人们将褪黑激素分泌视为控制青春期启动的重要因素，但其机制尚待证实。调节松果体褪黑激素分泌的因素主要是光刺激产生的昼夜节律变化：白天分泌受抑制，夜间显著增多。

第四节　青春期体格发育特点

一、青春期生长突增

进入青春期后，最引人注目的形态变化是生长突增，以身高、体重为代表，生长速度在童年期较平稳基础上出现快速增长，1~2年后达到高峰，称"身高速度高峰"（peak height velocity，PHV）和"体重速度高峰"（peak weight velocity，PWV）。PHV、PWV发生年龄分别称"身高速度高峰年龄"（age at peak height，PHA）和"体重速度高峰年龄"（age at weight velocity，WVA）。突增开始的早晚和突增幅度有很大的个体差异。

女孩通常10岁左右开始生长突增，持续约3年。男孩约晚2年开始生长突增，结束也相应推迟。女孩生长突增和月经初潮关系密切。生长突增高峰出现在初潮前12个月，初潮前6个月时增速开始减慢，初潮后更慢。女孩骨龄17岁、男孩骨龄18岁时，身高停止增长。

儿童生长突增开始时的身高一般为成年身高的80%，"身高速度高峰年龄"（PHA）时达到90%，生长突增期后身高增长减慢。就个体儿童而言，其青春期发育过程中身体各部分的生长、青春期生长突增的开始和增长速度都不同，导致身体各部分比例不断变化。青春期早期上、下肢增长早于躯干，下肢增长稍早于上肢，顺序大致是足长—小腿长—下肢长—手长—上肢长。下肢增长早，故青少年出现长臂、长腿不协调的体态。小腿增长达顶峰后4个月，骨盆宽、胸围开始增长，11个月后肩宽开始增长。青春期中后期躯干增长速度加快。由于青春期生长突增开始的早晚及生长突增幅度在个体间存在着很大的差异，因而青春期各年龄组内生长速度的个体变异远大于童年期。

正是由于男女青少年身高、体重等指标的生长突增年龄和幅度的性别差异，男女青少年身高、体重的生长曲线出现两次交叉现象，即女性因生长突增开始早，青春期开始前女性生长水平超过同龄男性，出现男女生长曲线的第一次交叉；随着男性生长突增的开始，而女性生长逐步进入缓慢阶段，故当男性达到速度高峰时，其生长水平超过女性，曲线出现第二次交叉。身高、体重随年龄增长水平曲线（中间北方城市）见图6-1。

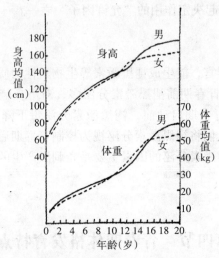

图6-1　身高、体重随年龄增长水平曲线（中国北方城市）

二、生长模式及发育类型

从发育成熟的起始时间看，通常将青春期发育的类型分为早熟、一般、晚熟三种模式，它们之间最大的差异表现在不同的生长突增起始年龄上。

1. 早熟型

生长突增开始早，身高增幅大，但结束年龄也早，生长期较短，故其成年身高和其他类型相差不大，甚至更矮。

2. 一般型

生长突增开始年龄和幅度、成年身高都处于人群平均水平。

3. 晚熟型

青春期前生长正常，但生长突增开始晚，结束更晚，生长期相对长，成年身高达到平均水平，甚至略高。

三种不同发育类型的青少年体态、性发育早晚也有明显差异。早熟者无论男女，其生殖器官、第二性征、性生理现象（女月经初潮、男首次遗精）发育都较早，体重/身高比值高，盆宽而肩窄，体态相对偏向女性，矮胖体型多见。晚熟型生殖器官、第二性征发育较晚，初潮和首次遗精年龄较大，体重/身高比值低，盆窄而肩宽的瘦削体型多见，体态相对偏向男性。

第五节　青春期性发育

性发育是青春期最重要的特征之一，包括内外生殖器官的变化、生殖功能的发育成熟、第二性征的发育等。

一、男性性发育

(一)生殖器官发育

男性生殖器官分内、外两部分。前者包括睾丸（testis）、输精管（spermatic duct）、前列腺（prostate gland）等附属腺，后者包括阴囊（scrotum）、阴茎（penis）。尽管个体差异大，但各指征出现顺序相似：睾丸最先发育，其后是阴茎，与此同时身高出现突增。青春期前睾丸单侧容积仅 1～2 mL，稍大于婴儿期。睾丸开始增大年龄平均为 11.5（9.5～13.5）岁，比女性乳房开始发育年龄晚 0.5～1 年，其后体积迅速增大，15 岁时容积达 13.5 mL，18～20 岁达 15～25 mL。阴茎开始增大年龄比睾丸迟 0.5～1 年，平均 12.5 岁开始突增，2～3 年内从青春期前的 5 cm 增至后期的 12～13 cm。这些指标可用来评价生殖器的发育状况。

(二)性功能发育

随着睾丸的生长，生殖功能也开始发育成熟。睾丸的主要功能是产生精子与性激素。遗精是男性生殖功能发育成熟的重要标志之一。首次遗精一般发生于 12～18 岁间。国内报道的首次遗精年龄最早为 12.06 岁，最晚为 17.34 岁，约比女孩月经初潮年龄晚 2 年左右。首次遗精多发生在夏季，初期精液主要是前列腺液，有活力的成熟精子不多；18 岁左右，随着睾丸、附睾等进一步发育成熟，精液成分逐步与成人接近。首次遗精发生后，身高发育速度逐步减慢，而睾丸、附睾、阴茎等迅速发育，逐步接近成人水平。

(三)第二性征发育

男性第二性征发育主要表现在毛发（阴毛、腋毛、胡须、发型）生长、变声、喉结和乳房发育。阴毛一般在 11～12 岁左右出现，1～2 年后出现腋毛，再隔一年左右胡须开始萌出，额部发际后移，脸型轮廓从童年型向成年型演变。随着体内雄激素水平的增高，喉结增大，声带变厚变长，一般 13 岁左右出现变声。绝大多数男孩在 18 岁前完成第二性征发育。值得注意的是，约半数以上男孩也会有乳房发育，常先开始于一侧，表现为乳头突起，乳晕下出现小的硬块，有轻度的隆起和触痛感，一般半年左右消退。迟迟不消退者应做进一步检查。

二、女性性发育

(一)生殖器官发育

女性生殖器官分内、外两部分。前者包括阴道（vagina）、子宫（uterus）、输卵管（oviduct）、卵巢（ovary）；后者包括阴阜（mons pubis）、大小阴唇（pudenda lips）、阴蒂

（clitoris）、前庭（vestibule）和会阴（perineum）。进入青春期后生殖器官迅速发育，卵巢从8～10岁起发育加速，质量逐步从6～10岁的1.9 g增至11～15岁的4.0 g，18～20岁时的8.3 g。初潮来临时，卵巢仍未成熟，质量仅为成人的30%。随着卵巢的发育，功能日臻完善，开始排卵。排卵后的卵巢表面变得凹凸不平。青春期子宫质量、长度增长迅速。外生殖器也出现明显变化：阴阜因脂肪堆积而隆起；小阴唇变大，色素沉着，大阴唇变厚；大量阴道分泌物出现，阴道内环境由碱性变为酸性。

（二）性功能发育

月经初潮（menarche）是女性性发育最重要的标志。月经的形成：到了青春期，当卵泡发育成熟并排卵之后，卵泡壁塌陷，细胞变大、变黄，称为黄体，它合成雌激素的同时还产生孕激素。如果卵子没有受精，在排卵后14天左右，黄体萎缩，停止分泌雌激素和孕激素，此时子宫内膜中的血管收缩，子宫内膜坏死而脱落，引起出血，形成月经。

月经周期的长短取决于卵巢周期的长短，一般为28～35天，但因人而异，也有23～45天，甚至3个月或半年为1个周期。只要有规律，一般都属于正常月经。月经初潮多发生在夏天，发生年龄波动于11～17岁（90%发生于12～14岁）。群体初潮年龄的早晚与经济水平、营养状况密切相关。例如，欧美发达国家女孩的初潮平均年龄较小，而发展中国家、经济落后地区女孩的初潮年龄较大。近年来，伴随着社会经济发展和生活水平提高，我国和发达国家一样，女孩的初潮平均年龄有逐步提前的长期趋势（secular trend）表现。例如，1985年全国学生体质调研显示，我国汉族女孩的初潮平均年龄为13.5岁，至2005年提前为12.6岁，20年间初潮年龄提前了0.9岁。

（三）第二性征发育

女性第二性征发育主要表现在乳房、阴毛、腋毛等方面。乳房发育最早出现，表现为腺组织和脂肪的显著增生。女性乳房发育平均开始于11（8～13）岁，从乳房Ⅱ度到Ⅴ度，历时约4年。乳房开始发育后0.5～1年出现阴毛，再1年出现腋毛。身高生长突增几乎与乳房发育同时开始。

第六节 青春期性发育异常

一、青春期性发育异常和障碍概述

青春期性发育个体差异大，但都有一定范围。个体发育状态偏离该范围有两种可能：生理变异，如青春期体质性延迟或加速；病理原因（包括早熟和迟缓）。Prader（1971）指出："凡身高和性发育处于正常范围两端的儿童，应认真查找原因。每一端都有约2/3的正常提前或落后，另有1/3的异常早熟或障碍"。我国实际状况与之相符：每1000个青春期少年中，约810人发育正常，约80人属体质性加速，30人属体质性延迟，约70人属性早熟，而10人可诊断为青春期生长发育障碍。男、女比率相近。青春期体质性加速和延迟是特殊生理现象。但因其发育偏离正常人群范围，使这些少年感到担忧、困惑和焦虑，影响学习和生活。有时很难将它们和病理性障碍分开,稍有疏忽易导致漏诊、误诊,贻误对疾病的治疗良机,故应高度重视。青春期性早熟发生率近年来逐步上升,其中最需要关注的主要是继发性性早熟和假性性早熟,也不能忽视对体质性性早熟者的心理支持和保健,应提前开展性教育。

二、性发育异常病因分类

青春期性发育障碍是严重影响青少年健康的一类疾病总称。病因种类多,临床表现复杂,男女病因不尽相同。

1. 下丘脑性疾患

可分先天性促性腺激素释放激素(GnRh)缺乏和获得性促性腺激素释放激素(GnRH)缺乏两类。前者有Prochilich综合征、Kallmann综合征、Lawrence-Moon-Biedl综合征、Prader-Will综合征、家族性促性腺激素释放激素(GnRH)缺乏症等。后者大多起因于颅内感染、肿瘤和损伤。

2. 垂体性疾患

可分先天性促性腺激素缺乏和获得性促性腺激素缺乏两大类,前者如特发性垂体功能减退症,单纯性卵泡刺激素(FSH)和(或)黄体生成素(LH)缺乏症,中脑缺陷等。后者如松果体瘤、颅咽管瘤等颅内肿瘤、组织细胞增生症、颅内感染、外伤性颅脑损伤、放射性颅脑损伤、手术性颅脑损伤等。

3. 性腺疾患

可分先天性性腺缺陷和获得性性腺缺陷两大类。前者如Turner综合征、Klinefelter综合征、单纯性腺发育不全、家族性睾丸阙如综合征和强直性肌营养不良。后者通常由以下疾病引起,如:睾丸炎、淋病、流行性腮腺炎合并感染;睾丸扭转、卵巢扭转;外伤、手术创伤、出血等机械损伤;放射性和药物损伤等。

4. 内分泌疾患

种类较多,常见的有:甲状腺疾病,包括甲状腺功能减退症、甲状腺功能亢进症;糖尿病;肾上腺疾病,包括先天性肾上腺性征综合征、库欣综合征等;雄激素受体不敏感症等。

5. 全身性疾患

大多继发于其他疾病,如重度肥胖,重症热量-蛋白质营养不良,支气管哮喘,肾衰竭或肾小管酸中毒,重度慢性贫血,白血病,类风湿性关节炎,系统性红斑狼疮等;神经性厌食,克罗恩病(节段性肠炎),溃疡性结肠炎等;社会心理型侏儒;艾滋病病毒感染和艾滋病。还有些青少年可因儿童期开始的长期过度负荷的重量、肌力、耐力训练等引起。

三、性早熟

性早熟(sexual precocity)是一组以性成熟提前出现为主要特征的性发育异常症候群。

(一)体质性性早熟

凡女孩8.5岁前出现乳房、阴毛、腋毛3项(第二性征)指标中的1项以上发育,或初潮始于10岁前;男孩9.5岁前出现睾丸增大或阴毛生长,称"体质性性早熟"(constitutional sexual precocity）。伴随长期趋势，我国儿童中体质性性早熟发生率明显上升，已占各群体儿童总数的3.5%～4.8%，男、女发生率之比为1∶3。预期该趋势还将存在很长一段时间。

其临床表现有以下共同特征：

1. 伴随性发育，身高、体重增长，骨发育加速，但心理发育不提前。

2. 多数孩子的性发育依循正常顺序，女孩乳房—阴毛—女性体态—内外生殖器官（子宫、阴道、外阴）—出现白带；男孩睾丸增大—阴毛出现—阴茎增大。

3. 个体通常在2～8岁生长显著快于同龄者，8～11岁生长水平仍高，但速度放慢。骨龄通常3岁时达7岁，4岁时达9岁，7岁时达13.5岁，10.5岁时达15岁。因骨骼的加速生长和提前闭合，幼时长得高大，但12岁后增长缓慢，此后身高相对同龄儿越来越落后。

（二）真性性早熟

真性性早熟指性发育年龄明显早于正常阈值（如女孩8岁前初潮或6岁前开始乳房发育，男孩8岁前出现第二性征等）而导致的性器官、第二性征等青春期发育提前现象。患儿出现的是与自身性别相同的早熟现象，故又称"同性型性早熟"。体质性性早熟属正常发育的边缘，而真性性早熟多于4～8岁发病。

1. 原发性性早熟（primary sexual precocity）

原发性性早熟是最常见的性早熟现象，分别占男、女性早熟的45%和85%，男、女发病率之比为1∶7。病因不明，可能和某些因素导致的下丘脑-垂体-性腺（HPG）轴调节机制失控，下丘脑促性腺激素释放激素、垂体促性腺激素过早分泌有关。临床表现：多数脑电图有异常改变，出现慢波伴阵发性活动，尖波、棘波改变等，提示存在原发性脑功能异常。女孩多属散发，男孩通常有家族史和性连锁遗传倾向；血清卵泡刺激素（FSH）、黄体生成素（LH）、睾酮或雌二醇测定值显著高于同龄正常儿童，年龄越小越明显；克罗米芬兴奋试验，黄体生成素（LH）、卵泡刺激素（FSH）较基础值高数倍，可与假性性早熟区别；女孩阴道细胞涂片可见细胞角化（雌激素引起），男孩睾丸活检可见曲细精管增生，间质细胞增多。依据病史询问、体检、实验室检查，排除继发性性早熟，尤其应排除亚临床颅内肿瘤所致者。

2. 继发性性早熟（secondary sexual precocity）

患儿的症状表现、病程经过和原发性性早熟相似，但有明确的病因基础，需认真治疗。

（1）颅内肿瘤：分别占男、女性早熟的45%和10%。常见的有松果体瘤、鞍上畸胎瘤、神经纤维瘤、星状细胞瘤、室管膜瘤、下丘脑错构瘤等，对中枢神经组织、下丘脑、垂体造成局部浸润，激发HPG轴过早启动。还有视神经胶质瘤、下丘脑神经胶质瘤、畸胎瘤等，可引起细胞自主性增殖，引发下丘脑促性腺激素分泌。松果体组织被肿瘤破坏，无法分泌足够的褪黑激素来抑制青春期的启动。下丘脑、松果体间出现肿瘤，可干扰两者间的联系，破坏下丘脑抑制青春期发动的敏感细胞群都可引发性早熟。

（2）颅内器质性病变：除肿瘤外，脑炎、头部外伤、脑脓肿和囊肿、类肉瘤、结核性肉芽肿等，也可升高颅内压，产生类肿瘤样诱发性早熟的作用。例如，脑积水（伴第三脑室增大）的主要并发症就是性早熟，脑积水缓解后，颅内压恢复正常，但性早熟不能终止。脑炎、脑膜炎等炎性病变也可引起脑积水，或使脑组织受损，都可导致下丘脑激素提前释放，引发性早熟。

（3）McCune-Albright综合征：一种先天性疾病，因中胚层分化异常引起，主要表现有骨纤维异常增生（伴自发性骨折）；出现牛奶咖啡样皮肤色素沉着；甲状腺功能亢进，肢端肥大、肾上腺皮质功能亢进等内分泌紊乱；下丘脑结构异常，GRH等释放激素过度分泌等；患儿均为女性；发病早但进展缓慢。

（4）盲童：盲童中性早熟现象相对多见，可能与其松果体光感作用失灵，褪黑激素提前减少分泌，导致HPG轴提前启动有关。

（5）激素叠盖作用：指因一些激素分泌异常而引发的性发育矛盾现象。以甲状腺功能减低症为例：一方面，甲状腺素分泌不足，引起身高生长和骨发育延迟。另一方面，甲状腺功能低下，垂体促甲状腺素刺激不敏感，迫使垂体代偿性分泌更多的促甲状腺素，伴随促性腺激素、催乳素等分泌增加。该矛盾现象可导致性早熟。补充甲状腺素后，垂体功能恢复正常，性早熟过程可减缓。

治疗继发性性早熟的关键是消除原发病变，可有效阻遏其病理进程。

(三)假性性早熟

假性性早熟（pseudo-precocious puberty）指患儿有部分第二性征发育提前，但性功能（如女性排卵、男性精子生成）未成熟的性早熟现象。它和真性性早熟的显著差异表现在：HPG轴未真正启动；既可导致同性型的第二性征发育也可导致异性型的第二性征发育；其性早熟现象非独立存在，而是某原发病变的临床表现。

1.假性性早熟的常见病因

（1）性腺肿瘤：男孩睾丸肿瘤、女孩卵巢男性化细胞瘤等分泌大量雄激素，可引起男孩同性型性早熟或女孩男性化表现。女孩卵巢肿瘤（颗粒细胞瘤、黄体瘤）、功能性卵巢囊肿，分泌大量雌激素，可引起女孩迅速进展的同性型性早熟和不规则子宫撤退性出血等。

（2）肾上腺肿瘤或增生：雄激素大量分泌，引起男孩同性型性早熟，女孩男性化。男孩阴茎增大、阴毛出现，体格迅速生长，肌肉壮健有力，骨龄明显提前。若雄激素过量分泌现象持续，女孩也会出现男性变声和青春痘。肾上腺肿瘤不仅引起雄激素分泌增加，通常还可伴糖皮质激素、盐皮质激素水平的升高，引发高血压症状。女性化的肾上腺肿瘤（男、女孩均可发生）大量分泌雌激素，导致女孩同性型性早熟，男孩女性化。切除肾上腺肿瘤可使该过程终止。女孩因肾上腺增生而引起的男性化，可利用替代剂量的氢化可的松（每日25 mg/m²）得到控制，但与此同时会引发其同性型性早熟过程。原因是靶器官长期处于雄激素高水平状态，该小剂量治疗也可引起下丘脑反馈性增加黄体生成素（LH）的分泌，导致雌激素分泌增加。

（3）其他环境因素：无论因治疗需要使用雌激素、雄激素、绒毛膜促性腺激素等，还是受到环境雌激素污染影响，或日常生活中无意使用过这些激素的"补品"、化妆品等，都可导致假性性早熟。例如：使用绒毛膜促性腺激素（HCG）治疗隐睾症，若长期使用且剂量过大，可导致阴茎、睾丸增大，阴毛出现，出现遗精现象等。一般停药后性发育不再进展，但长出的阴毛、长大的阴茎不再退缩。母亲哺乳期使用性激素，婴儿可经乳汁摄取性激素，出生后发生性早熟的危险增大。无论男孩还是女孩，长期服用含性激素及其代谢中间产物的"补品"，都既可引起同性型性早熟现象，也可引起异性型性早熟现象。

2. 假性性早熟的表现

假性性早熟根据其原发病变的不同性质，常有以下不同的临床表现。

（1）不伴随性腺肿瘤表现：男孩无睾丸发育和遗精，仅有部分第二性征指标发育；女孩无排卵、无规律性月经周期，第二性征不按正常顺序发育；血中雄激素或雌激素增多，但促性腺激素卵泡刺激素（FSH）和黄体生成素（LH）含量很低。

（2）伴性腺肿瘤表现：男性睾丸肿瘤，除第二性征发育外，常伴单/双侧睾丸增大；女性卵巢肿瘤，因盆腔肿物而出现腹胀、腹痛或尿频等症状，偶可出现男性化性早熟表现。

（3）肾上腺皮质增生引起：因先天缺乏皮质激素合成酶，导致皮质反馈性增生，皮质醇生成增多，引发"先天性肾上腺性腺综合征"出现不同类型的性早熟现象。

①21-羟化酶缺陷：21-羟化酶缺陷有两类，一类表现为单纯男性化，雄激素大量增加，阴茎增大，但睾丸无相应变化。声音低沉、出现喉结、痤疮、阴毛、腋毛、胡须和肌肉发育。男、女身高都可有加快现象，超过同龄者。骨龄增长更快。另一类为"失盐伴男性化型"，除上述男性化表现外，常伴发低钠性代谢性酸中毒症状。处置不当可因循环衰竭、高钾血症而死亡。

②11-羟化酶缺陷：男性化倾向轻，但伴随高血压症状。

③3β-羟化酶缺陷：以失盐症而非男性化倾向为主。男孩常出现外生殖器发育不全、尿道下裂，女性常表现为阴蒂肥大、小阴唇部分融合。

（4）伴肾上腺肿瘤：男性化肾上腺肿瘤引起者主要表现为男孩假性性早熟和女孩男性化。女性化肾上腺肿瘤相反，引起女孩假性性早熟和男孩女性化。

（5）用药不慎引起：外源性雄激素、雌激素及其制剂都可引起同性型性早熟或异性型性早熟。如雌激素引起男孩女孩乳房发育，乳晕增大。雄激素引起男孩女孩出现胡须、阴毛、腋毛和肌肉发育，女孩阴蒂肥大。外源性激素引起的性早熟，表现与内源性者不同，如乳晕色素沉着明显，表现为深黑褐色样变。一旦停用该激素，性早熟症状可很快消失。

3. 假性性早熟的预防措施

（1）不进食含雌激素饲料喂养的鸡、牛奶和塘养鱼；不使用雌激素含量超标的化妆品。

（2）减少环境雌激素影响。勿滥用含性激素相关成分的补品。

(四)不完全性性早熟

不完全性性早熟（incomplete precocious puberty）也称部分性性早熟，指患儿仅有某孤立的第二性征提前发育，没有全面的性发育表现，也不伴随其他异常，较常见的有以下几种类型。

1. 单纯性乳房早发育

以女性为主，主要表现为：乳房单/双侧过早发育，其他第二性征不伴随，在正常青春期阶段出现；增大的乳房多呈Ⅱ～Ⅲ期，无乳头、乳晕增大或色泽加深等现象；可发生于儿童期任何阶段，常有家族史；较早的乳房发育多自行消失，少数持续3～4年，但一般无进行性增大趋向，也不伴随生长突增和骨龄提前。

2. 男性乳房肥大

临床表现有：新生儿乳房肥大，是母体雌激素的暂时影响，可自行消失；男孩青春期乳房一过性增大，很少持续2年以上，不需特殊处置；病理性男性乳房肥大，原因与睾丸间质细胞瘤、女性化肾上腺肿瘤、男子假两性畸形等有关。这些疾患均伴随病理症状。

3. 单纯性毛早现

有单纯性阴毛早现、单纯性腋毛早现两类，都单独出现。多发生在5～6岁时，女孩较多见，不伴随其他性征发育。可能有大脑损伤史，身高生长和骨龄轻度提前，且有尿17-羟类固醇、类固酮水平升高等现象，与肾上腺分泌雄激素机制部分过早被激活有关。

4. 孤立性早潮

孤立性早潮是一种少见的不完全性性早熟征象，多发生于学龄前。患儿仅有阴道出血的孤立表现，无第二性征伴随，也无生长突增表现。多数为一过性，极少数有周期性出血，持续1～2年后消失，预后良好，正常年龄时性发育才真正开始。本症若无病理原因，可不治疗。采取的措施主要是排除是否有阴道新生物，是否发生卵巢囊肿，有无异物进入阴道。

四、青春期性发育障碍

青春期性发育障碍病因可归为五类：下丘脑性疾患、垂体性疾患、性腺疾患、内分泌疾患、全身性疾患。目前国内外尚无统一标准，常使用以下符合临床诊断要求的简易标准：男性13.5～14岁仍未出现睾丸增大；女性13～13.5岁仍未出现乳房发育。

（一）下丘脑性疾患——Prochilich综合征

Prochilich综合征是一组以生殖器发育不良、性功能低下，肥胖伴女性型脂肪分布为特征的综合征，又称"肥胖性生殖无能综合征"（Habinski-Frolich syndrome），因肿瘤、炎症、血管病变等累及下丘脑组织，导致促性腺激素释放激素（GnRH）分泌阙如或低下、性腺激素分泌缺乏，主要有4组临床表现：（1）食欲旺盛，引发肥胖，脂肪堆积于下腹部、大腿和颜面，呈女性式的脂肪分布。（2）生殖器发育不良，进入青春期后显现，男孩睾丸小、阴茎短小，女孩无乳房发育和月经。男女均无阴毛、腋毛发育。（3）性发育延迟，无生育能力。（4）伴头痛、恶心、呕吐、运动障碍、癫痫、肌张力低下等中枢神经系统症状。本病和儿童单纯性肥胖是不同概念。

（二）垂体性疾患

青春期就诊的生长激素缺乏症（growth hormone deficiency，GHD）有以下特征：先天性畸形（如唇腭裂）、垂体肿瘤、脑损伤均为常见病因；对外源性生长激素（human growth hormone，HGH）敏感；儿童期形成生长迟滞、颅内压增高、视力减退等症状，有时可因脑积水、颅压增高而掩盖其内分泌症状，故应特别注意其青春期前矮身材等信息的提示，男孩小阴茎也是重要线索；颜面呈"娃娃脸"，下颌和颊部发育不良，牙齿萌出迟，牙列拥挤、叠合，青春期不变声；身材矮小，手、足小，但四肢和上/下身（比例）匀称；第二性征和生殖器发育显著延迟；智力正常，但因矮小而有情绪和行为问题发生，如退缩、自卑、过度害羞等。多数患儿只要及早确诊、治疗，预后良好，能达到正常成年身高中下限，并顺利完成性发育。

（三）性腺疾患

1. Klinefelter综合征

即先天性睾丸发育不全综合征（简称克氏征），是导致男性不育的较常见的病因。该症多因性染色体畸变造成（多数比正常男性多一条X染色体，呈44，XXY型；少数呈XXXY、XXYY或XXXXY等；还有一些嵌合体）。

主要临床表现：

（1）阴茎、睾丸发育缓慢，甚至到成年睾丸都很小，直径最多不超过1.5 cm，曲细精管出现纤维样变。

（2）雄激素分泌严重不足，导致身材高而瘦削，四肢长，肌肉不发达。

（3）男性第二性征发育差，嗓音尖细，阴毛、腋毛稀疏甚至完全阙如。

（4）成年期乳房女性化比例高达40%。

（5）无精子生成，无生殖能力。

（6）约1/3伴中轻度智力低下，孤僻、神经质、胆怯或过于放肆等个性-行为问题较多见。

2.Turner综合征

即先天性卵巢发育不全综合征，以性器官、性征发育不良为主要表现，伴某些先天畸形，是导致女性不孕的较常见病因。活产女婴中发病率为1/6500 ～ 1/3000。病变起因为性染色体中缺一条X染色体，典型核型为45，X0，还有些由不同嵌合体、等臂X、X缺失、环状单体、Y染色体等组成的异常核型。

主要临床表现：

（1）儿童期生长慢，不出现青春期生长突增，身材矮小，成年身高不足140 cm。

（2）内外生殖器官发育不成熟。外生殖器幼稚，卵巢条索状发育不良，子宫发育差，阴道狭窄。

（3）尽管性发育低下，但肾上腺仍分泌正常水平雄激素，故阴毛、腋毛可出现。

（4）有其他体格特征，如小颌、阔嘴、耳垂位置低、外耳发育不全、高拱腭等；胸壁呈盾形，乳头小而间距宽，手掌短，指甲发育不良。

（5）常并发心脏发育异常（如主动脉缩窄），脊柱异常（如隐性脊柱裂、侧凸），肾脏位置异常，中耳性聋，关节松动，弓形足，肘关节外翻，手/足背水肿等。

（6）血、尿促性腺激素水平增高，雌激素水平却很低。

（7）细胞核的性染色质小而体大，多呈阴性，对确诊有很大帮助。

（四）内分泌疾患——Ⅰ型糖尿病

Ⅰ型糖尿病即胰岛素依赖型糖尿病（insulin-dependent diabetes mellitus，IDDM）。发病年龄越小、血糖控制越差者，越易引发青春期生长发育障碍。原因是：胰岛细胞发育不良，导致生长素分泌异常，生长介素（主要指胰岛素样生长因子IGF-Ⅰ）水平下降；生长素分泌减少，阻碍软骨发育。患儿的身高水平和生长速度是最重要的衡量指标。若症状开始于青春期前，而诊断时身高处于正常范围者，多数可期待出现正常的性发育。但身高的生长速度取决于能否有效控制血糖水平。英国一项对青春期前Ⅰ型糖尿病儿童进行的临床实验证实：短效胰岛素注射后血糖控制差者，成年身高将比预期减少6～10 cm；长效胰岛素治疗而血糖控制差者，85%的身高将比预期减少5～8 cm，而控制较好者降幅在5 cm以下；长效制剂持续皮下注射，患儿的生长速度可达到正常水平。可见，确保血糖稳定是为患儿维持正常生长提供的最重要内环境。相反，酮症酸中毒是导致患儿出现青春期发育迟滞的主因。若为此而增加性激素、肾上腺皮质激素等，会诱使机体胰岛素需求量增加，加剧血糖失调，引发酮症酸中毒，对生长介素的活性产生更不利的影响。

（五）性腺组织损伤

外伤、感染都可损伤性腺组织，导致性发育低下。例如，腮腺病毒感染可合并睾丸炎，导致性腺萎缩；淋病感染会破坏男性内生殖器，造成终身不育；睾丸外伤、脊柱损伤、睾丸扭转等均可导致睾丸萎缩。这些损伤若发生在青春期前或早期，对性腺功能的影响尤其严重；若两侧睾丸都受累且症状严重，性发育可出现严重障碍。本类损伤在确诊后（包括青春期前）应立即开始替代疗法。女孩给予雌激素6～9个月后，雌二醇达较高水平或出现撤退性出血时，再给孕激素。此后继续给3个月雌激素，时间为每次月经周期的第16～21天，周期内余下的6～7天不用药，以促成撤退性人工月经周期出现。该疗法要一直坚持到通常的绝经期年龄。男孩应每2～4周注射1次雄激素；从低剂量开始逐步增加至成人水平并终身使用，以维持正常睾酮水平。若性腺退化，应适时将退化卵巢（睾丸）去掉，以免恶变，去除后终身使用替代疗法。

（六）全身性疾患

人体各系统、器官、组织出现慢性病变，都可能导致性发育障碍，主要表现在以下几方面：青紫性心脏病、哮喘、贫血等，只要严重到使身高生长受影响，均可导致性发育障碍；生长迟缓，因缺乏热量、蛋白质导致的长期性营养不良，不仅阻碍体格生长，对性发育也有不良影响；神经性厌食，少女因扭曲的体象障碍，不顾一切拒绝进食，或摄入食物后又吐掉，可因长期的严重营养不良、水电解质平衡失调而引发性发育障碍，出现原发性或继发性闭经；消化道疾病中，肠吸收不良综合征、节段性回肠炎、慢性肝胆疾病等炎症性肠炎可导致性发育障碍；肾脏疾病，尤其是进行性肾功能不良，将严重干扰生长发育。

五、性分化异常

人体生来的各种特性，包括性别都是由细胞中遗传物质染色体所决定的。每个细胞有46条（23对）染色体，其中22对是男女两性都一样的，叫作常染色体，与性别的决定无关。一对叫性染色体，才是性别的决定者。

性染色体包括X染色体和Y染色体。染色体是配对的，男性的性染色体配对是XY型，女性的性染色体配对是XX型。在胚胎中已存在着的生殖腺细胞，并无性别的区分，既可以发育为卵巢（女性性腺），也可以发育为睾丸（男性性腺）。人类Y染色体的短臂上有一个决定H-Y抗原（组织兼容性Y抗原）的基因。这个基因决定生殖腺细胞的细胞膜H-Y抗原的存在。有H-Y抗原存在，则生殖腺分化为睾丸，第一性征为男性。睾丸产生雄激素，将来进一步使个体出现男性的第二性征。同时，当有Y染色体存在并发挥作用时（XY型受精卵），则阻止生殖腺细胞发育成女性生殖器官。女性由于细胞内没有Y染色体，因而细胞膜上没有H-Y抗原，则生殖腺细胞总是发育为卵巢，继而生殖道则发育为输卵管、子宫、阴道等女性性器官。由于早期胚胎在性别未分化之前，具有发育成男性或女性的两种潜能，因此在胚胎发育过程中，如果在性别分化上出现了差错，就可能导致各种程度不同的"性分化异常"。

（一）真两性畸形

患儿体内同时存在两性的性腺，外生殖器由此表现异常。通常兼有两性外观，如（男性的）短小阴茎和（或）（女性的）尿道下裂、阴蒂肥大，阴道短浅。实质上男女内生殖器官都发育不良。患儿进入青春期后症状开始明显，本作为男性来抚养的儿童乳房增大，作为女性来抚养的出现男性化现象。染色体检查显示，约50%的核型为44，XX；20%为44，XY；30%为44，XX/XY嵌合型。

（二）女性假两性畸形

多因胎儿暴露于高水平的雄激素环境而引起，如先天性肾上腺皮质增生症，母亲孕期患男性化肿瘤或使用雄激素制剂等，导致胎儿出现男性化表现，临床表现：性腺是卵巢，内生殖器属女性，外生殖器出现男性化；阴蒂肥大变长，伴尿道下裂；大阴唇可融合似阴囊；多体毛，肌肉发达，有短须，声音低沉。染色体核型为44，XX。

（三）男性假两性畸形

染色体核型为44，XY，性腺为睾丸，但外生殖器出现不完全男性化。主要起因于胎儿内外生殖器缺乏雄激素刺激，不能充分分化、发育。阴茎发育不良，阴囊中线不融合；睾丸有或无（留在腹腔未下降，或停留在腹股沟区及大阴唇内）。病因复杂，睾丸分化缺陷、睾酮合成障碍、雄激素受体缺乏等原因均可引起。

性分化异常最重要的是早期诊断，尽早通过手术等方式做性别抉择，以便患儿从小就了解自己的性别角色，通过青春期获得性定向明确的、较好的性发育，否则随年龄增长，将不可避免地出现一系列生理、心理和行为问题。

第七节　青春期性保健

一、男性青春期性保健

（一）青春期性生理问题

1.包皮过长和（或）包茎

这是男性青少年中常见的现象。正常成人阴茎松弛时包皮不掩盖尿道口，包皮上翻时能够露出冠状沟。包皮过长是包皮盖住了尿道口，但上翻时仍能露出尿道口和阴茎头。包茎则是指包皮口狭小紧包住阴茎，不能向后翻开露出阴茎头。包皮过长的危害主要是影响包皮和阴茎头之间的清洁，容易发生"包皮阴茎头炎"，进而发展为"后天获得性包茎"。包茎一般是先天性的，也有包皮过长发炎产生纤维粘连而生成的。包茎的包皮囊内寄存的包皮垢往往无法清洗，久而久之便形成结石。长期慢性的不良刺激还可能会引起阴茎头溃疡等生殖系统疾病。包皮过长和包茎可影响阴茎正常发育。因此，青少年不但要注意阴茎卫生，常常清洗和换洗内裤，而且一旦发现因包皮过长或包茎引起的炎症，要尽早到医院就诊。包皮过长或包茎都可通过一种叫"包皮环切术"的小手术治愈，不需住院，术后可立即回家。手术可促进以后的性发育，并且不会对性功能造成任何影响。

2.隐睾症

隐睾症指双侧或单侧睾丸没有下降到阴囊内的一种畸形状态。隐睾症患者由于睾丸受到体内较高温度的影响，到青春发育期后，生精上皮细胞发生萎缩，影响精子生成。两侧隐睾者，大多因为无精子而不能生育。倘若能及时发现隐睾症，在9～11岁时就做睾丸固定手术，则约有79%的患者可获得生育能力。

3. 精索静脉曲张

多见于青壮年，尤其是青年。阴囊出现无痛性蚯蚓状团块，阴囊有坠胀感、隐痛。精索静脉曲张，不仅可以引起阴囊坠胀，更严重的是它可使睾丸温度升高、局部血液淤滞并导致缺氧，最终导致精子生成障碍。这类病人应及早进行精索静脉高位结扎术，则可恢复生育能力。

4. 睾丸大小不一

青春期男孩发现自己的睾丸渐渐出现一大一小的状况，这是一种很正常的生理现象。男性在10岁左右睾丸开始逐渐增大，到性成熟时一般左侧较右侧低一些大一些，极少完全一样大。

5. 频繁遗精

遗精频繁，超过正常次数（1～2次/月）。病因：缺乏正确的性知识，生殖器官局部炎症，体质过于虚弱，劳累过度，如喜欢热水浸浴，穿着紧身衣裤、入睡后盖被太暖等。

正确认识与对待频繁遗精的问题：不要过分将思想集中在这个问题上，顾虑重重、不必要的思想负担会给身体带来不良影响，反而会导致遗精次数增多，陷入"恶性循环"而不能自拔；建立正常与有规律的生活习惯；建立婚后正常的性生活频率，多参加有益的文体活动；注意性器官卫生；勤换洗内裤，不穿紧身衣裤；防止睡眠时下半身太暖和，被子也不要太重，睡眠姿势尽量减少俯卧位，两手避免放在生殖器部位。

(二)男性外生殖器官保健

1. 勤洗外阴

男性阴茎头部冠状沟内很容易聚积污垢，形成"包皮垢"。包皮垢是细菌的良好栖息之地，它很容易导致包皮和阴茎头发炎，这种炎症甚至和阴茎癌的发生也有着一定程度的关联。因此，男青年应经常清洗阴茎。正确的做法是：将包皮往上推送，用温水清洗。青春期性发育迅速，在激素的作用下，经常会出现遗精或出现分泌物，这时不但需要及时更换内裤，还应及时清洗外阴部，以避免细菌对生殖系统造成不良影响。夏天应每天清洗阴茎，其他季节每个星期至少要清洗3～4次。

2. 慎选内裤

保持阴茎的健康内裤料最好选用透气性好的纯棉纺织品。化纤质地的内裤所含聚酯成分较高，而聚酯对人体健康有较大的伤害，容易引发男性不育症，也会对阴毛产生不必要的牵扯。同时，宽松的内衣裤有利于保持通风干燥，减少摩擦。

3. 不穿过紧的牛仔裤

过紧的牛仔裤将阴囊和睾丸紧紧地束缚，使局部散热减少，引起睾丸温度升高，有碍精子的产生；限制阴囊部位的血液循环，妨碍静脉血液回流，造成睾丸瘀血，从而阻碍精子的生成。此外，睾丸、阴茎体积在青春期正在迅速生长，成人睾丸体积是青春期以前睾丸体积的17～50倍，成人阴茎体积是青春期以前儿童阴茎体积的10～14倍。牛仔裤布料较厚、较硬，穿紧身的牛仔裤可能会致使阴茎因空间太小而受影响。

4.注意运动中对阴囊的保护

由于睾丸表面有一层光滑的膜，它在阴囊里可以自然滑动，因此在剧烈运动时，也不会受到损伤。但是，暴力的挤压和打击也会使睾丸受到严重损伤。阴茎和阴囊对外界压力刺激都很敏感，应注意避免碰撞。

5.阴囊瘙痒要引起重视

阴囊瘙痒在男青年中相当常见，因为阴部皮肤受到汗液浸渍、内裤摩擦等影响，或者因体内缺乏维生素 B_2、由真菌引起的阴囊炎，以及阴囊部位出现神经性皮炎、湿疹等，都可能导致这种状况。千万不要因为阴囊的位置特殊而羞于就医。尤其不应自行用碘酒、治癣药水、大蒜等杀菌，忌挠抓、摩擦、烫洗，肥皂、盐水、碱水均不宜使用。

二、女性青春期生理保健

（一）女性生殖器官的日常卫生保健

1.注意外阴部卫生

女性进入青春期后，阴阜和大阴唇外侧长出阴毛，随着月经的来潮和白带的分泌，月经血和外阴皮肤的腺体分泌物黏附了一些污垢积在阴毛上，或积在阴唇、阴蒂之间的间隙里，如果不经常清洗，便可刺激外阴，引起瘙痒。这些积存的污垢有利于病原体滋生，增加了它们进入阴道口的机会，引起阴道炎。

经常洗澡，或睡前用温水清洗外阴，洗盆专用，清洗时先从阴部开始，最后是肛门，按照从前往后的顺序进行。每天清洁后更换内裤保持洁净。大便后，手纸应由前向后擦，小便后用卫生纸擦干净。

2.勤洗、换内裤

内裤要经常换洗，洗内裤要有专用盆。另外，要避免穿太紧的内裤。女性的尿道短而宽，且距阴道口近，阴道口的病原体也时刻威胁着尿道口，这些病原体一旦进入尿道，就可能沿着尿路上行引起泌尿系统感染。另外，内裤与肛门频繁地摩擦，肛门处的病原体可以通过内裤污染到外阴。同时，受污染的内裤与外阴的紧贴与摩擦，使病原体进入尿道口和阴道口的机会大大增加。

3.合理应用抗生素

少数少女长期大剂量使用广谱抗生素和激素治疗某些疾病，导致体内菌群失调患真菌性阴道炎。因此，少女选用广谱抗生素治疗某些疾病时，谨遵医嘱，尽量不与激素合并用药。

4.防止性病的间接感染

少女在公共浴所洗浴时，应自带洗浴用品，尽量淋浴而不要盆浴，防止阴道滴虫、淋病菌或其他性病等间接感染，同时亦应掌握相应的性病知识，防止性病的间接接触感染。

（二）经期保健

1.记录自己的月经周期。可以观察经期是否规律，如果身体出现了不适，可以通过记录观察是否存在某种周期性和相似性。

2.正确挑选和使用卫生巾。选择正规厂家生产的质量可靠的卫生巾；经血在潮湿温热的空间中极易滋生细菌且产生异味。一般情况下，2小时便需要更换一次卫生巾，非经期时尽量不要使用卫生巾和护垫。

3. 保持外生殖器清洁，经期不宜盆浴。

4. 保持精神愉快，情绪乐观。

5. 注意保暖，防止过劳，忌食生、冷，少吃刺激性食物。

6. 适当地参加体育活动或体力劳动，保证充足的睡眠；不宜进行重体力劳动或剧烈运动。

7. 经期不宜游泳、不宜拔牙。

(三)经期易出现的相关问题

1. 痛经

痛经指月经期间或者月经来潮之前的疼痛。常见的疼痛是腰痛、腹部绞痛和背痛，有些女性还可能伴有腿痛或头痛。与之有关的胃肠道症状包括恶心、腹泻等。一般情况下，能感受到的月经腹痛是由于帮助排出经血的激素（前列腺素）的刺激而引发的子宫收缩。经期因子宫的收缩而感到的间断的、隐约的疼痛是较短暂的，通过正确的护理可帮助减轻不适。痛经常指更加强烈或伴随其他症状的疼痛，这种情况较严重，需要去医院检查并进行治疗。

（1）原发性痛经：原发性痛经最初被认为是由于少女初潮时过于紧张的情绪而导致的疼痛。文献多认为原发性痛经是由于不正常的子宫活动或其他激素分泌失调而引发的。少女在初潮不久后出现痛经，有时与精神因素密切相关，也可能由于子宫肌肉痉挛性收缩，导致子宫缺血而引起。多见于子宫发育不良、宫颈口和子宫颈管狭窄、子宫过度屈曲等造成的经血流通不畅、潴留刺激子宫收缩。有些少女在月经期，子宫内膜呈片状脱落，排出前子宫强烈收缩引起疼痛，排出后症状即减轻，称膜性痛经。原发性痛经多出现在青春期女性，生育后多能自行缓解。

（2）继发性痛经：继发性痛经多起源于子宫或其周围性器官结构发育不正常，或是由于某种疾病（如盆腔炎、肿瘤或子宫内膜异位症等）、宫外孕、隐蔽性流产等引起的。这种情况在成年女性中较多。继发性痛经存在一些潜在的病理改变，一般开始于20多岁，随年龄增加而加重，在月经开始后要持续2～3天甚至更长时间。

（3）痛经治疗：对于存在经期腰腹不适或疼痛问题的青春期女性，一般情况下可以自己进行保健治疗，缓解症状。如多注意经期休息，注意保暖，冲个热水澡（但不要泡澡），使用热水瓶或热水袋温暖腹部或腰部；民间还流行在经期不适时趁热喝一碗红糖水的方法；轻微的运动也可以缓解痛经的症状，如一些腰背部的伸展运动等，但切忌进行激烈的活动。如果痛经症状非常严重，甚至影响了正常的生活和学习，建议及时去医院检查和治疗。

2. 月经不调

处于青春期的少女，生殖器官处于尚未完全发育成熟的阶段，月经周期不规则或血量不正常是常见现象。由于体内雌激素分泌还没有达到平衡稳定状态，因此一般少女的经血量都不稳定，而且月经时间有时提前有时错后，都可视为正常。即使形成了规律的月经周期，或出血量也较稳定，如遇上情绪紧张、环境改变，或心理压力加大，或遇到生活变故刺激等，都有可能导致内分泌的暂时性紊乱，导致停经、经血量增多或减少。一旦以上暂时性因素消失，月经又可恢复正常。

3. 不正常经期流血

月经周期在20～40天的范围内均属正常。经期一般持续3～7天，每次经血的流量约为30～100 mL，经血一般不凝固，但会夹杂一些子宫内膜碎片、宫颈黏液、脱落的阴道上皮细胞。

（1）经血量过多：一般情况下，少女在初潮后由于身体发育较快，营养也较好，出现经血量较多的情况也属正常现象。经血量多少与遗传也有一定关系，母亲年轻时经血量较多，女儿可能也会有类似的情况。在青春期，经血量出现异常增多或者持续时间超过14天（时断时续）等情况时，应该引起注意。少女长期经血量多，会导致贫血、乏力或头晕，身体状态也会较差，建议去医院妇科确诊及治疗。

（2）经血量过少：除初潮后的生殖系统不完善的原因外，很多情况下，经血量过少是营养不良引起的。有些女孩有挑食、偏食的习惯，身体瘦弱，还有的少女为了减肥而刻意减少食物摄取量，导致营养供给不够。青春期身体发育迅速，繁重的学习任务和较大的活动量要消耗很多能量，需要补充足够的营养和热量，如果吸收的养分不足以满足身体的需要，身体新陈代谢功能因防御性反应而减慢，也可能引起经血量减少，甚至出现闭经的情况。这时不仅对子宫等生殖器官发育产生不良影响，还为未来患不孕症埋下隐患，严重者可能会引起全身免疫功能的下降，为疾病的入侵创造条件。

4. "倒经"症

有些少女在经期出现鼻腔出血或吐血现象，这种出血常伴随月经周期有规律地发生，并使月经量减少或停经，感觉上似乎是经血倒逆上行而引起的，所以常称作"倒经"或"逆经"。勿用热水洗脸，平日多吃含维生素、胶原丰富的食品。出血时要及时用卫生棉球或软纸止血，向上抬头，向内向上压鼻翼，用冷水敷头、鼻。如常出现这样的症状，应引起注意，容易造成月经周期紊乱和贫血等疾病。

5. 非经期流血

月经基本正常的女孩，偶尔出现两次经期之间流出几滴或少量经血，这种现象也是常有的，称为非经期不正常流血。往往是由于外部环境和情绪（如考试或悲伤等）发生变化，体内雌激素和黄体酮的正常水平受到影响而引起的。还有一些少女是因年龄尚小，激素分泌和子宫内膜发育不完善而造成偶尔的非经期少量流血。

（四）乳房保健

虽然女性乳房不是生殖器官，但它们在性觉醒和性反应中具有重要作用，为新生儿提供母乳是乳房最重要的生殖功能。乳房的大部分组织是脂肪和结缔组织。每一个乳房含有15～20簇泌乳的乳腺；每一簇乳腺都有一个通向乳头的管道，这些管道在乳头处开放。新生儿吮吸奶头的刺激引起脑垂体释放催乳素，刺激乳房产奶。

1. 女性乳房保健中的注意事项

（1）穿着合适的内衣，以防乳房下垂。选购质地柔软的天然棉质面料或莱卡面料（透气性好）的、大小合体的内衣，使乳房得到很好的固定、支撑；处于青春期发育阶段的少女不要穿紧身内衣，内衣里面不能有"托"——固定圈（尤其是钢丝或铁丝制成的）；运动期间要穿着运动型的健体内衣。

（2）保持正确姿势。保持上身挺直，胸部离开书桌，使背部肌肉张力均衡，这样不仅不会影响乳房代谢，而且胸背肌肉也不会疲劳。走路时要抬头挺胸，不要佝胸偻背，以免影响脊椎、胸部和胸部肌肉以及器官的正常发育。睡眠时要取仰卧位或侧卧位，不要俯卧。

（3）不要束胸。一些青春期的女孩，由于自己的乳房发育、胸部隆起而感到害羞，平时不敢挺胸、抬头，用紧身内衣把胸部束得很紧。这样会压迫乳房中的血管、淋巴管、乳腺，影响乳房的发育。长时间穿紧身内衣，会出现乳头凹陷，影响以后的哺乳，也容易诱发乳腺疾患。睡觉时要解去内衣，使胸部得到放松。

（4）可以适当地做一些上肢和胸部肌肉的力量锻炼，如健美操，有助于乳房的健美。

（5）保持充足的营养，摄入适量蛋白质食物以及含维生素 E 的食物，对促进整个身体的发育包括乳房发育是有益的。

（6）保持乳房清洁。洗澡时，要仔细清洗乳房特别是乳头乳晕处。避免用热水刺激乳房，更不要在热水中长时间浸泡。温水浴后最好用冰水擦洗，或用冷水冲洗，有助于乳房的发育。内衣也要保持清洁干净，经常换洗。

（7）避免外伤。劳动或体育运动时，要注意保护乳房，避免撞击伤或挤压伤。

2.乳房自检

考虑与乳房相关的健康问题时，女性需要实行规律的乳房自检，且需通过专业保健人士获得定期的医疗检查，以保证任何异常状况都能在早期确定，因而可提高治疗成功率以及使用非侵袭性治疗方法的可能性。

3.乳房常见问题

（1）乳房疼痛：经期乳房疼痛属于正常现象，尤其在月经来潮之前。青春期的女孩乳房疼痛是一种生长疼痛，是由于激素的刺激而引起的。当青春期发育接近尾声时，这种现象也会自然消失。

（2）乳房不对称：乳房发育过程中，多数女孩会发现自己的乳房不对称，一侧乳房比另一侧的发育、生长慢。有时候，较慢发育的一侧乳房可能会赶上早些发育的那一侧，而有时，当两侧乳房全部发育成熟以后，仍然会存在略微不对称的现象。

（3）乳房大小：与遗传基因有关。乳房的大小与乳房的功能和健康无关。虽然乳房的大小不同，但在女性的乳房中，乳腺组织所占的范围具有可比性。因为腺组织的数量是相同的，不同乳房大小的妇女分娩后能够生产出相同量的母乳，因此她们一样能够成功地哺乳她们的孩子。

（4）乳房肿块：少女经常遇到的乳房肿块有两种。最常见的固体肿块叫作纤维性瘤，另一种内充满液体的肿块叫囊肿。囊肿往往会自行消失，而纤维性瘤将会继续存在，甚至还可能有所增长。如果发现乳房有肿块并在一个月内没有消失，应去医院检查。

（5）乳房发育不良：乳房发育不良是指一侧乳房或两侧乳房不发育。如果发育不良的问题过于严重或仅仅出现于一侧乳房，需要及时去医院检查。如果双侧乳房都不发育并伴有闭经，这种情况很可能是饮食失调、内分泌紊乱、染色体异常或者其他疾病造成的。一侧乳房不发育，很可能是由于先天性畸形造成的。

参考文献

[1] 肖扬.青春期性教育：全球青年发展的重要议题 [J].中国青年研究，2000，5：35-37.

[2] Martin J A, Hamilton B E, Sutton P D, et al. Births: final data for 2006 [J]. Natl vital stat rep, 2009: 57.

[3] Forhan S, Gottlieb S, Sternberg M R, et al. Prevalence of sexually transmitted infections and bacterial vaginosis among female adolescents in the United States: data from the national health and nutrition examination survey （NHANES） 2003-2004 [EB/OL]. presented at: the 2008 national STD prevention conference, March 10-13, 2008, Chicago, I L. http://cdc.confex.com/cdc/std2008/webprogram/Paper14888.html.

[4] Gavin L, Mackay A P, Brown K, et al. Sexual and reproductive health of persons aged 10-24 years United States, 2002-2007 [J]. mmwr surveill summ, 2009, 58 （6）: 1-58.

[5] 赵更力，张小松，周敏，等.部分农村中学生生殖健康状况及相关知识、态度/观念、行为和保健需求现况研究 [J].中国妇幼保健，2005，20 （17）：2251-2253.

[6] 唐晓君，钟朝晖，汪海英，等.重庆市中学生性知识、性态度和性行为现况调查 [J].现代预防医学，2008，35 （15）：2915-2917.

[7] 陆艳平，吴汉荣.我国青少年性与生殖健康研究进展 [J].中国社会医学杂志，2011，28 （4）：266-268.

[8] 周建芳，宋冰.日本青少年性与生殖健康服务经验与启示 [J].中国学校卫生，2013，23 （3）：382-384.

[9] 郑晓瑛，陈功.中国青少年生殖健康可及性调查基础数据报告 [J].人口与发展，2010，16 （3）：2-16.

[10] 余小鸣.青少年性与生殖健康 [M].北京：中国方正出版社，2002.

[11] 季成叶，刘宝林.儿童少年卫生学 [M].5版.北京：人民卫生出版社，2003.

[12] 季成叶，刘宝林.儿童少年卫生学 [M].6版.北京：人民卫生出版社，2007.

[13] 季成叶.现代儿童少年卫生学 [M].2版.北京：人民卫生出版社，2010.

[14] 彭晓辉，阮芳斌.人的性与性的人 [M].北京：北京大学医学出版社，2007.

[15] 王滨有.性健康教育学 [M].北京：人民卫生出版社，2011.

[16] 胡佩诚.人类性学 [M].北京：人民卫生出版社，2010.

第七章　性心理

性心理学是以心理学的观点、理论和方法研究人类性行为及其过程中心理现象的发生与发展规律的一门科学。

性心理是指人在性方面的心理现象，如性知觉、性记忆、性想象、性思维、性欲望、性情绪、性冲动、性意志的选择和决定等，是个体对自身与异性的各种要素所产生的一种主观能动反映。它是个体心理活动中重要的组成部分。

动物的性活动是体内激素驱使的本能活动，属于低级条件反射活动，有强烈的发情期、性活动高潮。人类的性活动受性意识的控制，这是人与动物的本质区别。人类性活动有其生物性一面，更有其心理性、社会性，受文化、风俗习惯、民族传统的影响，对抽象的语言文字的刺激也能产生性兴奋和性反应。人类的性冲动不一定转化为性行为，人类性的社会性是通过性意识实现的。

性意识是指对性的感悟、认识和态度；是对与性有关的活动或关系的主观体验；是人类关于性问题的思维活动。性意识有两层含义：一是指对性别的意识；二是指对"性"的关注、兴趣和向往。

性意识不仅是个人对性思维的结果，还是集体和历史的产物。个人的性意识离不开他所生活的社会文化背景。性意识分公开表现和内部潜在两部分，公开表现的性意识强烈地受到社会习俗、法律和道德的影响，往往是社会允许的部分；而潜在的性意识常常是"内心秘密"，存在的时间比较短，如性遐想、性幻想、性梦等。

第一节　性心理的发育

性心理萌芽于婴幼儿期，虽然婴幼儿不可能直接产生类似成人的性欲望，但这并不等于没有性意识的萌芽，只不过他们的表现方式不同于成人罢了。孟子在《孟子·万章》中记载，"人少，则慕父母；知好色，则慕少艾；有妻子，则慕妻子"。

弗洛伊德认为，性欲是指来自人体的快感，无论这种快感来自身体的何种部位或何种器官。人体发育的阶段不同，获得这种快感的方式和部位也不同。在婴儿期，婴儿在吸吮母亲乳头时，会产生一种快感。婴儿有时吸吮自己的手指，那也是把手指当作性满足的对象。弗洛伊德把这种来自口唇的快感叫作口唇性欲，并认为它是哺乳期婴幼儿性欲的主要表现方式。弗洛伊德还认为，婴幼儿还可以从大小便过程中获得"最大快感的性满足"。

到了青春期，性欲才和生殖功能联系起来。从中学生开始，青春期的学生常产生一些特殊的兴趣，爱打扮，好表现自己。有54%的学生认为自己在上中学后有以上表现，因为希望能在别人眼中塑造出自己良好的形象。由于青春期青少年的身体发育产生了很大变化，产生了一些从来没有过的新的体验与感受，开始产生神秘的骚动，这些使他们感到好奇、渴望，有时又迷茫、害怕，出现了"青春的困惑"，慢慢有了清楚的两性意识，性心理开始活动。

一、性意识的形成与发展

性意识是伴随着第二性征出现而觉醒的，性激素分泌的增加乃至达到成人水平，特别是外生殖器的敏感部位受到机械刺激，引起大脑性兴奋中枢兴奋，产生性快感体验，这种心理满足使人的性意识逐渐发展成熟。培养健康、正确的性意识，是关系到每个青少年是否能够健康成长的重要问题。

(一)性意识发展大体包括4个方面

1.对性相关问题的疑问、关心和态度。

2.对自己身体成熟变化的关心和疑问。

3.对男女性别差异和性作用的关心和态度。

4.对异性以及异性关系的关心、需要、意见和态度。

(二)人的一生中性意识的发展分为4个阶段

1.儿童期——性别意识。

2.青春期——性欲意识，对异性产生兴趣，并逐渐产生接近异性和恋爱的要求。

3.实现性行为阶段。

4.老年期——性意识逐渐转化为生活伴侣。

(三)心理学家公认的性意识成熟的指标

1.对男女两性关系有正确认识，真正领悟到男女两性的本质及其社会功能和社会责任。

2.以社会认可的方式表现性冲动和性需要，并能正常追求异性对象和谈恋爱、发展并确定爱情关系。

3.有着合乎常规的性情感和性意识，能自觉按照社会道德规范和法律要求，主动地控制自己的性行为。

4.能适宜地处理一般异性朋友和恋人或配偶的关系。

5.能有效地建立一个以爱情为基础的家庭和完成养育子女的社会责任。

二、儿童青少年性心理发育

心理学的研究表明，从孩子一出生，我们的一些行为就可能影响孩子正常的性心理发育。因此，性教育应该从零岁开始。

性心理发育是弗洛伊德在19世纪末、20世纪初提出的一个概念，是心理学理论的核心概念。首先我们要理解的是弗洛伊德所指的性不仅包括两性关系，还包括儿童由吮吸、排泄产生的快感，即身体的舒适、快乐的情感。人在不同的年龄，性的能量投向身体的不同部位，弗洛伊德称这些部位为性感区（erogenous zone）。在儿童的成长过程中，口腔、肛门、生殖器会相继成为快乐与兴奋的中心。以此为依据，弗洛伊德将儿童的性心理发展分为五个阶段：

（一）口唇期(0～1岁)

新生儿的吸吮动作不仅使他获得了食物和营养，而且是他快感的来源。他从吮吸母乳中，不仅满足了食欲的需要，而且从吮吸所产生的快感中获得了心理满足。实际上，婴儿吃饱后仍喜欢把手指或其他能抓到的东西塞到嘴里去吸吮，愿意重复进食动作，之后便带着愉快的表情入睡。这表明，吸吮活动不全是受饥饿驱使的，还有追求性快乐的动机。

因此，口唇是这一时期产生快感最集中的区域，其快乐来源于口唇、吮吸、吃手指，长牙后快乐来源于咬牙。大约在3～6个月大的时候，宝宝的吮吸需要变得尤为突出，于是他的小手够到什么都会往嘴里塞，婴儿吮吸手指、唾口水、发出咯咯笑，并对这一切感到十分开心，这是婴儿口唇期性欲的最初表现。这种现象一般会延续到1岁或者1岁半左右。

在这一阶段，如果儿童口欲需要没有得到满足或满足过多，长大后可能会出现贪食、人格偏离，变得缺乏信任和安全感。

无论是否认同弗洛伊德的观点，上面这些客观现象都是很多父母可以观察到的。对处于婴儿期的儿童来说，父母应该给宝宝充分的抚爱和温情，满足婴儿皮肤触觉的发育需求。母亲与儿童身体的接触，可增加孩子神经系统的敏感性，促进孩子大脑的分化发育。与成人身体接触不足的儿童，其智力、性敏感性都将受到程度不等的损害。

弗洛伊德的理论认为母亲乳房是婴儿获得性快感的源泉，事实上它也是新生儿出生后最基本的安全感的来源。若早断奶或突然断奶，婴儿得不到口欲的满足，长大后，便有可能发生吮吸拇指、咬指甲、咬被褥、咬手帕等神经症表现或产生口欲攻击（如骂人、讽刺、挖苦、猥亵、下流言语）等，影响了心理的健康发展。

在喂养孩子的过程中，父母恰当的行为可以让孩子从中体会到自己被关爱，学会尊重并爱护自己的身体。要尽量母乳喂养，给孩子喂奶时，专心致志而又温和地对待他。让他感受到父母带给他的安全感是至关重要的，这种关爱可以帮助他尽早摆脱对奶嘴安抚的依恋。

对于4岁以前儿童的吸吮手指，应使家长相信，这种行为是儿童早期的正常行为，可以自发缓解。如果怕宝宝咬手指影响牙颌的正常发育，也不要强行禁止，可以考虑给宝宝一个安抚奶嘴，满足他口唇期的需要。

弗洛伊德认为，寻求口唇快感的性欲倾向一直会延续到成人阶段，接吻、咬东西、抽烟或饮酒的快乐，都是口唇快感的发展。

（二）肛门期(1～3岁)

在这一阶段，排泄功能成为婴儿性快感的主要来源，排泄时产生的轻松与快感，使儿童体验到了操纵与控制的作用，婴儿从排泄活动中得到极大的快感。

这个时期是训练幼儿按时大小便的最佳时期，通过训练培养其自我控制能力。但是一定要讲究方法，以免孩子对自己的身体产生不正确的认识，形成畸形的性压抑心理。给孩子换尿布时一定要耐心、温和地跟孩子交流，让他意识到自己的身体是"好"的，他的排泄行为是正常的。如果相反，就会给孩子传递一个错误的信息，让他觉得他的身体是令人厌恶的。在大小便训练期间，幼儿往往会发生"事故"，如果成人失去耐心，对孩子大吵大嚷，会让孩子对自己的身体产生负面的感觉。父母如果能够采取宽容、耐心的态度则有助于孩子形成健康的身体意识。

顺利通过肛门期的儿童，会逐渐养成自制自立的能力，并能与别人和睦相处、合作共事。如果成年后人格固结在肛门期，可能会转化为对金钱的爱好，表现为吝啬、任性和固执。

1岁半是对孩子进行性生理教育的非常好的时机，如果有可能，甚至可以让同龄的男孩女孩一块洗澡，让他们裸露着小身子识别彼此在生理结构上的差异，鼓励他们观察对方与自己的不同在哪里。父母就可以根据孩子的理解力很自然地向他解释他身体的各个部位和功能，并以关爱欣赏的态度来对待孩子的身体，让他尽早了解自己的身体，并学会正确地对待自己的身体。这一时期的性教育是今后性成熟的基础。不少孩子在2岁左右开始玩弄自己的生殖器，这是他们的一种性游戏，也有的孩子玩生殖器的时间更早些。遇到这样的情况，父母千万不要苛责孩子，这可能会让他对自己的身体产生不好的评价；最好的方式就是告诉孩子，那个地方是他秘密的地方，不能让别人看到。这样说不会让孩子对自己的身体产生羞耻感，同时也教给了他符合社会规范的行为方式。父母可以在日常生活中选择适当的时机让孩子明白：他身体的哪些部位不宜暴露，并不是那些部位不好；哪些事不适合当众做，但可以在卫生间或自己的卧室做；有些事情男、女要分开做等。避免孩子玩生殖器比较好的方式就是给孩子穿封裆裤，每天给他安排丰富多彩的活动，以便转移他的注意力。

（三）生殖器期（3～6岁）

在这个阶段，儿童开始关注身体的性别差异，开始对生殖器感兴趣，产生性好奇，出现性游戏；弗洛伊德认为性欲的表现主要在于俄狄浦斯情结（Oedipus Complex），即男孩对自己的母亲有性兴趣（又可称恋母情结），而女孩则过分迷恋自己的父亲（又可称恋父情结）。

生物学研究证实，好奇是生物的本性，是保存个体和延续物种的自然现象。儿童的性好奇更趋向于具有生物本性的特点，较少受到社会规范的局限，不带有成人社会的那种性的意识色彩，更不带有淫秽下流的"痕迹"，是一种自然、天真和淳朴的对性的探究意愿。一般从1～2岁开始，孩子就会注意到男、女身体上的区别。随着语言能力的发展，2～3岁的孩子就会提出一些令成人十分尴尬的问题，诸如"妹妹为什么没有小鸡鸡？""我从哪里生出来的？"他们还可能会对自己排出的粪便很感兴趣。无论大人们对儿童的性好奇采取什么样的防范措施，儿童的性好奇是不会因为被制止而消除的，反而会有所加强。如果这个时期孩子受到心理挫折，可能会影响性心理发展的成熟速度和程度。所以，客观、肯定、正确的引导和合理满足他们的性好奇才是负责任的态度。

儿童的性游戏可以定义为在儿童期通过模仿成人的行为、为探求同性与异性身体差别、满足自己性好奇心理的童趣式游戏。它一般可以达到使儿童满足性好奇、增长性知识、获得性别认同和协调同伴（尤其异性同伴）的目的。性游戏是儿童性心理正常发展所必需的。儿童的性游戏通常发生在异性伙伴之间，也可以发生在同性伙伴之间。儿童的性游戏表现为扮演新郎新娘、扮演爸爸妈妈、医生与病人的游戏（医生为病人检查身体、生殖器部位等）、互相看或摸生殖器、男孩间比较生殖器的大小、男孩小便时比较谁尿得更远、模仿成年人亲吻和拥抱、生孩子的游戏等，儿童通过这样的游戏，了解和模仿成年人的社会，满足自己探究未知领域的好奇心。

　　父母及监护人在对待儿童性游戏时，从总体上看，有相当大的认识误区。因为我们的传统文化观念一直认为，儿童是"纯洁无瑕"和"无性"的。因此，儿童中如果有诸如相互查看同伴的身体，尤其是查看异性同伴的身体，甚至于出现相互触摸身体的行为等性游戏时，他们就"如临大敌"，常常会训斥、责骂，甚至惩罚予以制止。其实，对儿童来说，特别是对性发展中的儿童来说，这是他们自然的表现，这种表现是不带色情意味的，主要是出于好奇和求知的心理。儿童之间的性游戏全然不是成人之间的性活动，而基于这样心理的性游戏不会给儿童带来心理伤害。正确的做法是可以观察和监督，避免儿童在性游戏中自伤他伤，必要时可以用其他更有吸引力的活动转移其注意力，并及时对他们进行与其年龄相称的性教育。此外，由于儿童的性游戏带有"性"的含义，要特别防范被坏人所利用，严防性侵害发生。要通过教育明确地让孩子知道，如果发生此类事情，能够大胆地告诉自己所信赖的大人。

　　身体的性系统发育与生殖系统的发育并不是同步启动的。前者从出生后就已经开始，后者只有到了青春期才开始。皮肤与黏膜是性系统的感受器官，尤其是外部性器官附近的皮肤与黏膜的感觉最敏锐，是性高敏感区。要知道儿童可以用他（她）的小手探摸自己的身体，当触摸到自己身体敏感的部位时，会产生区别于非敏感区皮肤与黏膜的感觉，而且是一种令人感到欣快的感觉。他们是通过触摸自己的性敏感区来逐渐获得性感受能力的。在个人成长的过程中，早期的性活动，譬如触摸和抚弄身体及外部性敏感区，以及以获得快感为目的的适度自娱行为是必要的。通常，机体各种机能和个体的心理发展不是突然成熟的，每一种完整的生理机能和健康的心理要经过长期的发育和发展才能逐渐成熟，性机能与性心理亦是如此。婴幼儿期的自娱对个体心理正常成长、对在性成熟时建立正常的性反射神经通路及性反应也是必需的。

　　性文明建设既要适度重视性的生殖责任性，又要理性地承认性的愉悦和享乐对个体健康与发展的积极效应。在对待儿童"性活动"的态度和方法上，接纳上述的观念是相当必要的。从充分考虑儿童身心健康的利益出发，必须客观认定儿童性游戏的"必要性"和在方法上正确顺应他们的"性活动"。当然，采取一些方法引导儿童逐渐淡化对自身"性活动"的兴趣也是必要的。譬如，转移孩子的注意力、增加儿童的集体活动种类和培养他们多方面的爱好等。

　　此外，这个时期的孩子开始出现他"恋"，第一个目标是他的异性亲长，又名恋母（恋父）情结。这种情结在儿童性心理发展过程中是普遍存在的，弗洛伊德认为成年后被压抑于潜意识内，以后可能会表现为恋上长者，还可能会成为各类精神疾病（包括神经症、精神分裂症与内源性抑郁症）及其症状表现的心理根源。

　　温馨快乐的家庭会对孩子产生深远的影响，家长应该当好孩子的性楷模。父母要处理好彼此的关系，给孩子一个温馨快乐的家庭环境。如果父母关系紧张，孩子就很容易成为承受父母一方或双方愤怒和怨气发泄的对象，因为年龄太小，社会经验缺乏，孩子缺乏正确判断事情缘由的能力，常常会把父母之间关系恶劣的原因归结到自己头上，长大后变得缺乏自信、胆小怯懦、性格软弱和行为退缩，或者内心闭锁、精神抑郁，严重的甚至可能自杀。

同性父母（女孩的母亲或男孩的父亲）是孩子性别意识形成的楷模，异性父母（女孩的父亲或男孩的母亲）则是孩子学习与异性相处的楷模，在孩子成长的过程中都起着无法低估的作用。因此，无论是母亲还是父亲都应该积极配合，共同养育孩子，给孩子一个良好的成长环境。当孩子年龄大了以后，异性父母与孩子相处时则要注意分寸，不要过度亲密，以免导致孩子形成不健全的人格。

（四）潜伏期（6～11岁）

进入潜伏期的儿童，性欲的发展呈现出一种停滞或退化的现象。早年的一些性的欲望由于与道德、文化等不相容而被压抑到潜意识中，并一直延续到青春期。由于排除了性欲的冲动与幻想，儿童可将精力集中到游戏、学习、交往等社会允许的活动之中。

儿童6～11岁进入性潜伏期。这个阶段的儿童性心理比较平静，他们对性问题的兴趣不再像以前一样明显。5～8岁的孩子作为性个体继续发展，对怀孕和生产等的生殖行为非常好奇，他们发展很强的友谊，并且大多数男孩和女孩都显示出一种强烈的与同性孩子玩耍的偏好，他们甚至更加注意到社会规定的性别角色，对于男孩和女孩分别应该做的事有了更清晰的了解，他们可能在不被别人发现的地方继续与两种性别的孩子进行玩耍，并且私底下对生殖器的探索会变得有目的性。

处于这个阶段的孩子，男孩喜欢与男孩做伴，从事某些比较剧烈与冒险的游戏，而女孩则喜欢与其他女孩从事跳舞、跳橡皮筋等温和的游戏。这种"假性同性恋"不具有成人的性意识与欲念，但是在今后性心理发展遇到挫折时，也可能是同性恋形成的心理根源。这一时期对性心理发展至关重要。家长在这个阶段应该注意不避讳任何性问题，让孩子学会尊重自己和他人的身体，和孩子谈论性问题越早开始越好。对于学龄前儿童进行性教育最合适的方式是在平时对孩子的提问或相关行为给予适当反应，在潜移默化中进行教育。给孩子一个暗示：一旦有了性方面的问题，他不需要通过别的途径去了解，从父母这里就可以获得，同时明白谈论性相关问题也不是什么见不得人的事情。

（五）青春期（11、12岁开始）

在青春期，性的能量大量涌现，容易产生性的冲动。青少年的性需求倾向于年龄接近的异性，并希望建立两性关系。进入青春期后，伴随着生理发育的加快，特别是性发育的成熟，性心理也在加速发展与成熟。他们除了关心自己身体的变化，更关心异性的变化。其心理历程综合了生理的、文化教育的、心理的和社会的多种因素的影响，基本过程为接受与拒绝异性、与异性交往、同异性接近与接触、从群体交往到单一组合。

弗洛伊德的女儿安娜·弗洛伊德认为，青少年竭力想要摆脱父母的束缚，也容易与父母产生冲突。青少年通常会采用剧烈运动来消耗体力，从而达到排解性的压力或宣泄内心焦虑与不安的目的。性心理的发展与成熟对青少年的人际交往、性道德品质的形成以及恋爱的成功和婚姻的美满与幸福有着重要意义。

关于青春期性心理发展有学者认为可划分为3个阶段：

1. 异性疏远阶段

开始于童年末期（9～10岁），女孩在童年末期表现最强烈。这是由于青春期性生理发育的突变对心理的冲击而形成的。他们对自己的性变化感到茫然、不安，甚至怨恨自己的性别角色；对性的问题感到害羞、腼腆、困惑，甚至产生抵抗发育的心理。有可能将这种不良情绪扩展到异性，在心理和行为上出现不愿接近异性，认为男女接触是不光彩的，对异性采取回避和疏远的态度，男女界线分明。现在的很多中年人提起当年课桌上的"三八线"仍会记忆犹新，但是随着社会物质文明、精神文明的进步，青少年的异性疏远阶段似乎有逐渐缩短的趋势。

此阶段男女界线分明，见面谁也不打招呼。这一普遍的现象有两种变异形式：一种是厌恶同龄的异性，在学校里男女同学互相指责攻击；另一种是喜欢接近年龄很大的异性，似乎是一种代偿。需要指出的是有些是真心疏远，有的则是迫于环境或羞怯心理而表现出疏远的假象。也有些学生利用自己对异性较为粗暴的言行压抑或掩饰对异性的好感。异性疏远阶段的青少年处于对两性关系由无知到半懂不懂的状态，性意识还是朦胧时期，他们开始对性问题发生兴趣，但与性爱无关，只是一种好奇心和求知欲的表现。

教师要引导这个时期的学生正确对待异性，减少他们之间的隔阂，促进团结，以利于性心理的健康发展。

2. 异性亲近阶段

随着对自己性生理发育的逐渐适应，他们开始关注自身的性别特征，对异性的态度有所转变，由抵触转为关注、感兴趣和吸引，有彼此接近的需求和倾向。对集体活动表现出极大的热忱和兴趣，典型的情感特点为友谊盛开，情窦初开。

此阶段的青少年开始喜欢与自己年龄相仿的异性，喜欢和异性交往，常常以欣赏的心情、友好的态度来对待异性的言谈和思想行为，互有好感，对异性开始关心，逐渐愿意和异性一起学习、娱乐。此时，男女青少年都倾向于在异性面前表现自己。女孩子特别注意打扮，其特有的姿态和行为多少带有夸张的表现；男孩子倾向于卖弄知识，显示自己的体力或运动技巧。这一阶段由于过分的害羞，一般还不出现男女个别的频繁的接触。据调查，在人际交往方面，70%的青少年能够广泛交往，人际交往良好；但也有少数人要么独来独往，要么与异性交往过密。超过60%的青少年经常或偶尔与异性同学或朋友约会，约有25%的青少年经常或偶尔与异性拥抱，约有10%的青少年经常或偶尔与异性接吻。

青春的觉醒，给青少年带来莫名的神往，他们开始探索和尝试相恋的奥秘和甜美，但又往往分不清异性吸引与恋爱、友情与爱情的界线，他们常常控制不了自己多变的情感。于是"朝三暮四"，他们把握不准感情的"度"，他们抵御不住"性"的诱惑等。处在这一年龄段的学生已经有了向往异性的强烈愿望，他们以各种方式与异性交往，相互倾吐衷肠，他们觉得异性同学之间更能达成某种默契，更能恪守心中的允诺。这个时期是开展青春期性教育的关键。如果适时进行性道德教育，及时疏导和帮助，使两者的友谊不断"纯化"，变得崇高、真诚，即可培养男女生之间的正常友谊；教少男少女规范自己的行为，使他们学会控制自己，避免由于感情冲动给个人带来伤害。

3. 异性依恋阶段

性意识由朦胧向清晰发展，男女在对异性有好感的基础上，各自形成一定的标准模型，并在交往的过程中，将模型投射到特定的对象上，一旦有了具体的目标，对异性群体的好感便转向对异性个体的依恋上。因此，他们对集体活动的兴趣明显减弱，甚至将其视为单独接触的障碍。

大多数中学生性心理发展停留在接近异性阶段，要很好地控制，尽量避免他们进入依恋阶段。随着年龄的增长，男女生之间会因为两性之间的特殊关系，渐渐产生对别人的爱意，于是"爱情"便产生了。

值得注意的是，在我国现今的社会生活中，异性依恋阶段大约从15～16岁延续到22～23岁。此时，青少年的性生理发育已经成熟，产生了强烈的性要求，而他们中的大多数还没有独立生活的能力，社会和家庭都要求他们继续学知识、长身体，进一步社会化。青少年性的自然属性和性的社会属性产生了矛盾，特别是在经济发达地区，为了获得更好的生存空间，很多青年推迟了结婚的年龄，使得这对矛盾日益突出，引发了种种社会问题。长期、强烈的性欲压抑会使人出现性心理异常，甚至产生性变态。个别人缺乏自制能力，受社会不良因素的影响，会出现性失误，甚至卖淫、嫖娼，走上性犯罪的道路。因此，积极开展良好的学校性教育，帮助学生规范个人行为，使性欲得到升华，对他们身心健康发展，取得学业、事业成功非常重要。

总之，进入青春期以后，青少年男女的性意识以惊人的速度发展直至成熟。在性意识成熟过程中始终伴随着身体各个器官系统的发育，有着生物本能的性需求。要使自己的性需求意识心理与社会性的关系和性的秩序保持相互协调，是需要他（她）们不断地学习和调整的。

三、青春期性心理和性行为表现

在青春期，由于青少年性意识的觉醒和性生理发育的成熟，男女间产生了互相接近和相互爱慕的感情。青少年的性心理发展，导致了他们行为上的种种表现。

（一）青春期性心理的表现

1. 对性知识的追求

青少年由于自己身体的变化，对性发育、性知识、生育现象产生了浓厚的兴趣，探索欲望强烈，这是他们性心理发展的正常表现。许多调查显示，很多学生对性知识的渴望非常强烈，他们的性知识来源五花八门，如果不注重进行科学的性知识教育，则可能使他们误入歧途。正如别林斯基所言："对于青年人，没有比偷偷得来的知识更为有害了，当自然本身开始唤醒少年对性的问题产生兴趣时，那么合理地、纯洁地认识自然界的秘密，就是把他们从有害的色情中拯救出来的唯一方法。"

2. 对异性的爱慕

青少年男女彼此向往、互相爱慕是青少年性心理发展的一个重要表现。此时，男生由于性成熟，正处于性能量强度的高峰，他们的行为外露、热烈，显得热情奔放，但略显粗犷。这种倾慕异性的心情，恰似雨后漓江，若隐若现。在这种心理的支配下，青少年们往往爱打扮，讲究风度，故意在异性面前表现自己的长处，并期望博得好评。有意接近对方、主动帮忙，以试探对方的反应。随着两性关系体验的增强，开始萌发初恋。而此时的女生对异性的爱慕往往内敛、深沉，表现为娇媚、自尊，而略显羞涩、被动。同时她们觉得与异性在一起愉快、舒服，但会觉得同龄男性不够体贴、不能满足情感的要求，进而去寻找高年级的男生。这也是性的体验，是"初恋"的一种表现。由于青春期的男女还处于身心发育时期，心理反应不定且多变，所以多没有稳定的追求和依恋的对象。这样的"初恋"往往出于好奇和模仿，缺乏深厚的感情基础，因此是幼稚的、盲目的。

3. 性欲望与性冲动

在青春期，随着性成熟和性心理的发展会出现性欲望和性冲动，这是青少年发育中正常的生理和心理现象。青少年的性欲望的生理诱因是性激素的作用，性激素调控和促进了人体第二性征和附性器官的发育与维持。与性有关的感觉、情感、记忆与现象，是引起性欲的心理因素。

青春期的性冲动就是性萌动，在少男首次遗精、少女月经初潮以后，体内内分泌的变化，尤其是性激素的大量分泌，伴随性器官的成熟，性意识的增强，就会出现性冲动。据国内近年来的调查，大约在十四五岁时的少男少女能初次体验到性冲动；36%的男生和12%的女生身体内部出现了从未有过的兴奋和激动，这种现象有时是自然发生的，有时是在外界刺激下出现的；在大学94.7%的男生和65.2%的女生出现过性冲动。第一次出现性冲动的平均年龄男生为14.3岁，女生为16.7岁。

对缺乏性知识的青少年来说，性冲动的最初出现会使他们感到困惑和窘迫，在生活中，男生有时会由于偶然摩擦造成的阴茎自动勃起而恐惧，女生也会为偶然接触到异性身体而出现的心跳加速、阴道分泌黏液增加而忐忑不安，他们可能会因为儿时形成的错误观念认为这些性冲动是"低级下流"的可耻现象。如果不抓紧时机对他们进行性教育，就有可能造成他们在困惑与骚动中苦苦挣扎，产生不良情绪，严重的会出现心理障碍，引发社会问题。

任何性发育成熟的动物都会有性的需求，每个生理发育正常的人都会有性欲而产生性冲动，人区别于动物最根本的在于人是有理智的，可以自觉地控制、支配自己的性欲，当性冲动不合理或危害他人和社会时，就需要理智地予以节制，或转移目标，把性冲动导入社会允许的活动中使之得以宣泄和表达。对于进入青春期的少男少女，产生性冲动并不可怕，可怕的是有了性冲动却不能自制，要懂得过分地压抑性欲或放纵性欲都是有害的。要努力培养自己的高尚道德，增强自制能力，正确看待个人的性欲望和性冲动，培养多种多样的兴趣和爱好，通过一系列的活动进行迁移，如书法、绘画、歌咏、体育比赛等，使异性情感融于知识的荟萃、情操的陶冶和集体氛围的情趣之中，使情感和激情得到释放。

(二)青春期的性行为

伴随着性生理发育的成熟，青少年在青春期产生了相应的性行为。青春期的性行为是广义的，它是指与性成熟和性心理发展有关的一系列行为表现，包括自慰行为、恋爱、婚前性行为等。有调查发现，中国青少年首次出现关于性冲动、手淫、初次性梦以及想接触异性身体的平均年龄在13~15岁之间，男女无明显的年龄差异。14~16岁的男女青少年已开始结交异性，其中12%已与异性有约会，9%自称有恋人，有7%的女性和21%的男性想接触异性身体，不同城市调查想接触异性身体的行为情况有所不同。但总的来说，中国青少年在性行为上比欧美一些国家要保守得多。

本节我们只讨论大学生中常见的自慰行为，青春期的自慰行为指没有异性参与的所进行的满足性欲的活动，主要有三种形式：手淫、性梦和性幻想。

1. 手淫

手淫是指人们用手或工具刺激生殖器而获得性快感的一种行为。对男性来说，它伴随着精液的排泄；对女性则是体内呈现性的"缓解"状态。手淫是青少年和未婚成人中最普遍的自慰现象。美国著名学者、性科学创始人之一阿尔弗雷德·金赛（Alfred Charles Kinsey）在20世纪40年代对几万人进行了调查，发现美国有手淫史的男性占92%～97%，女性占55%～68%。波兰、俄罗斯等国学者的调查表明，在性成熟期间，大约有93%～96%的健康男性有手淫行为。我国目前缺乏相关数据的系统统计，一些专家认为，我国青少年中至少有一半人有过手淫行为。

在我国传统中医经典上说手淫"会抽干骨髓""元气大伤"，民间也有"一滴精液，十滴血液"之说，很多人认为手淫是不道德的，会危害身体健康。事实上手淫既不是疾病，也不是不道德的行为。在美国的性教育教材上写着"手淫是一种在生理和心理上都完全正常的行为，不会引起任何恶果，这可能是人们熟悉自身和自己的性特征，并获得有关知识从而变得自如的最好方法之一"。苏联著名的性学家斯维亚多什也说"在青少年时期，有节制的手淫通常使性机能得到自我调整，它能减缓性欲过盛，而且是无害的"。从生理上说，手淫与性交没有什么不同，对大脑和身体没有什么特殊的影响。在青少年性成熟后，性冲动难以抑制而又没有合法的满足途径时，手淫虽不是一种完美的性满足方式，但却无害他人，对自己也是一种自我心理慰藉，在一定程度上有宣泄能量、缓解性紧张、保持身心平衡、避免性罪错的作用。因此，适当的、有节制的手淫对身体有益而无害。1991年6月在荷兰首都召开的第十届世界性科学大会上，在全世界范围内为手淫正了名。

青少年手淫不会丧失他的男子汉气概，不会由于这种行为习惯成为一个性反常者，或者影响人的智力，但是无论什么事情无节制都是有害的，过度手淫对身心是有害的，它是一种纵欲。手淫产生的疲劳强度要大于正常性行为，尤其是大脑的想象力要比性交中的活动紧张得多。因此，过度手淫会增加人的疲劳感，有的还会影响睡眠，使人变得颓废、消沉、神思恍惚，削弱进取精神，分散学习和工作的精力，从而妨碍个人学习、事业的顺利进展，带来不良后果。蔼理士（Ellis）在《性心理学》中引用19世纪中叶德国医生格瑞新格的话说：手淫的害处"并不在于手淫的本身，而在于社会对手淫的态度以及此种态度在神经敏锐的人的心理上所引起的反应。社会的态度教他感到羞愧，教他忏悔，教他再三地决心向善，立志痛改，可是性冲动的驱策并不因此而稍杀其势，终于教他的向善之心随成随毁，教他旧忏悔的热诚犹未冷却，而新的忏悔的要求旋踵已至——这种不断的内心的交战挣扎，与挣扎后失败的创伤，才是手淫真正的恶果"。

因此，青少年要正确对待手淫行为，既不要视其为洪水猛兽，也不能放任自流。要以科学的态度对待必然要来的性成熟，培养高尚情操和坚强的意志品质，在丰富多彩的生活中扩大与异性的正常交往，保持性心理的健康发展。

2. 性梦

性梦是指在睡梦中与异性发生性行为，绝大多数可达到性高潮，男性多于女性。性梦是在青春期性成熟后出现的正常心理、生理现象，但是，男女两性的性梦内容和表现有所不同。

一般来说，男性的性梦常伴有射精，即我们所说的梦遗。梦中情人多为不认识或仅仅见过面的女性，却很少梦见自己所爱的人。梦中的情景多有几分奇幻、恍惚，不能用语言描述，醒后往往回忆不起梦境的具体细节。梦境越是生动，色情的成分越是浓厚，生理上引起的兴奋越大，醒后所感觉到的心平气和也越显著。对性成熟而未婚的男性来说，性梦是缓解性冲动的途径之一。性梦的发生与睡眠的姿势以及膀胱中积尿的数量没有什么显著的关系，而与睡前身体上的刺激、心理上的兴奋和情绪上的激发，以及精囊中精液的充积量有关。

女性的性梦与男性相比有较大的差异。未婚女性的性梦往往错落零乱，变化无常，很难有清晰的性梦。而且女性的性梦在觉醒后能够回忆起梦境的内容，有些具有癔症性格特点的女性还会到现实中寻找梦中情人，甚至把梦境中的性行为当作真实的而诬陷对方。

3. 性幻想

性幻想是指人在清醒状态下所出现的一系列带有性色彩的心理活动。青春期的青少年对异性爱慕渴望很强烈，但又不能与异性发生性行为，因此，就将自己在文艺作品中看到的、听到的两性性爱文字和镜头，经过大脑的重新组合编成自己的性过程。当事者既是编导又是主角，内容可以不受任何限制。他们任意虚构爱慕对象，无论是古代美女还是戴安娜都可以，内容可以随心所欲地编撰，情节可以毫无顾忌地演绎。在进入角色后，还伴有相应的情绪反应，时而激动万分，时而伤心落泪。通常性幻想是个人私有的秘密，他人无法窥测。但也有人将幻想中的情景用文字描述出来告诉他人，以满足自己对性的欲望。

蔼理士说："过了17岁，在男女的白日梦里，恋爱和婚姻便是常见的题目了。女子在这方面的发展比男子略早，有时候不到17岁。白日梦的婉转情节和性爱的成分，虽不容易考察，但它在青少年男女的生活里，是一个普通的现象，尤其在少女的生活里，是无可怀疑的。"在我国，据调查，初次性幻想的年龄在15～16岁，在被调查的青少年中，有76%～92%的男女生称偶尔有性幻想，15%～19%的男女生称经常有性幻想，3%～5%的男女生称天天有性幻想。

性幻想对平常的青少年和具有艺术天才的青少年的作用是不一样的。对于平常青少年，偶尔做一些白日梦，是很正常的。但是，如果沉溺其中，不能摆脱，则会形成不健康的心理状态，以梦境代替现实，在实际生活中容易失去适应能力。而对于想象力丰富具有艺术天赋的青少年，白日梦几乎成为他们生活的一部分，消耗了他们大量的时间和精神。但是，根据弗洛伊德的观点，艺术家可以通过创作，将白日梦升华为艺术品，所以也就不会产生心理障碍了。

(三)青春期常见性心理问题

青春期是人生生理、心理急剧变化的阶段，由性发育引发的心理冲突是青少年中较普遍的现象，倘若处理不好就有可能发展为性心理障碍。常见的性心理问题包括：

1. 青春期性敏感

处于异性疏远阶段的青少年对性的差别特别敏感，他们彼此疏远，对异性态度冷漠，在共同的学习中不能"和睦"相处，但情绪并不对立。随着性生理发育的成熟和性心理的发展，男女之间内在情感的吸引力，又使他们彼此渴望接近。在对方异性魅力的召唤下，他们会被一种神奇的力量所驱使，情不自禁地关注异性，在集体活动中想方设法引起异性的注意，留心异性对自己的评价，此时如果被异性嘲讽、批评或指责，则会背上沉重的心理负担，严重的会发展为心理障碍。倘若彼此产生好感，异性交往往往发展为隐藏在内心深处的"爱情"，而青少年自己又分不清这种情感究竟是"友情"还是"爱情"，但由于羞怯和"闭锁"心理，他们多不会向家长和老师请教，由此产生的苦恼给他们带来极大的心理冲突。如果缺乏正确的引导和自我调节能力，往往使他们陷入焦虑之中。

适时进行青春期性教育，帮助他们解除性的神秘，正确理解青春期的性幻想、性行为，是预防青春期性敏感的有效方法。

2. 性认知偏差

据调查，不少青少年对"性"持有不正确的认识，有的视它为下流、肮脏、见不得人的，难以启齿、无所适从，以致对自己的性冲动感到羞愧、自责、苦恼和困惑并产生厌恶与恐惧心理等。其实性冲动是青少年生理、心理的自然反应，是在性激素的作用和外界有关刺激下产生的，并不是不纯洁、不道德或可耻的行为。对性的冲动要靠性道德来约束自己，采取可行的方法调适。如，当产生性冲动时用内心压抑的方法予以排解是一个很有效的方法，适度的压抑是社会化的需要，也是一个人性心理健康的反映，然而严重的压抑感则有害身心健康。另外，还可用一种积极的、建设性的、能为社会接受的欲望或方式来取代性欲，如用绘画、音乐、体育活动或从事劳动，或男女友谊交往等，使性能量得以转移、性情感得以平衡。

3. 女性经前紧张

月经初潮是女孩进入青春期的一个重要标志，身体的这种周期性的变化，除了会给女生带来生理、行动的不适之外，对其心理也有一定的影响。在美国，很多家庭会为女儿的月经初潮举行一个庆祝仪式，祝贺女孩长大成人。而在我国还没有这方面的报道，更常见的是，好多女孩在月经初潮到来时惊慌失措，因为她们的家长没有告诉她们应该怎么做。

月经来潮之前，体内的雌激素水平变化很大，对人的食欲、性欲、情绪和记忆力等多方面都会有影响，如果没有充分的生理和心理准备，就会出现一系列经前紧张症状，包括烦闷、焦虑、易怒、过敏，易与人争吵或沉默寡言、抑郁、疲倦等，同时伴有食欲增加、乳房肿胀、腹胀、恶心等躯体症状。由于这些症状并不影响正常的学习和生活，且会随着月经的到来自行消失，所以并不引起本人和家长、老师的重视。

一个女生在日记中写道："自从来了月经以后，我的苦恼也就随之而来。每到月经来潮的前三五天或一周，我就感到情绪低落，提不起劲，而且爱发火，就像一堆干柴似的，一遇到火星便会很快燃烧起来。感情也很容易冲动，有时会把周围的人想象得很坏，似乎不值得信任，跟别人的关系搞得很紧张。还把学习上遇到的困难过分夸大，感到难以克服，失去信心。待到月经一来，一切都恢复正常，对在此之前做过的一些蠢事后悔不已，向被得罪的同学赔礼道歉。开始时，那些同学还能谅解我。可是，我几乎每个月都要得罪人家，她们就不高兴了。同学们对我每月一次的道歉都听腻了。但是，我当时怎么也控制不住自己的情绪，为此我非常苦恼。"可见，女性经前紧张的消极影响很大，如没有正确的认识，有可能引发情绪障碍，出现心理疾患。

4. 男性自慰焦虑

第一次射精对一个男生来说，就像月经初潮对女孩一样紧张惊奇。金赛对5000多名

10～90岁的美国男子进行抽样调查，结果显示，在第一次射精中，每3例中的2例是由手淫引起的，小学毕业生中的发生率为1/5、中学生为1/8、大学生为1/10。

手淫是正常的生理现象，它对当事者形成的负面影响，主要是心理上的恐惧和自责，因此，教育他们正确认识和规范青春期性行为，多能消除自慰焦虑。对孩子的手淫可通过兴趣转移法转移其注意力。如果有过度手淫，即"强迫性手淫"，则是心理障碍，需要进行心理治疗。

5. 青少年的体象障碍

性别差异突然而迅速的出现，向心理发育未成熟的青少年提出了新问题，即自我形象的认知。现实的自我形象与同辈群体形象的对比，与理想自我形象的对比，两者之间的差距，常常会带来体象障碍。这种障碍在提前发育和滞后发育的孩子身上都会发生，身材较高的孩子会驼背缩颈，避免"鹤立鸡群"的不自在；身材短小也会"自惭形秽"。除了身高、体重的烦恼之外，第二性征的表现是否正常，男生生殖器的大小，都会成为他们的体象障碍。一个男孩给医生写信："你好，我现在很苦恼。我有一个难言之隐请你帮助。我今年17岁了，是个男孩子，我生殖器官发育比我同龄人要慢很多（几乎就没有发育），而且我还没有遗精。我在很多公共场合都感到不好意思，我什么时候能变成一个男子汉呢？请求医生为我诊治。"这种体相的不如意带来的焦虑和烦恼就是体象障碍。

产生体象障碍的原因可能是：自我不成熟，过多地关注自我形象；性知识缺乏，对个体发育的早晚差异与性机能的关系等没有系统的了解和掌握。因此，盲目选择参比对象，以己之短去比他人之长，对自身总不满意。一般来说，随着心理发展的成熟，这种现象会逐渐减退，但如果进入大学以后，仍过于专注于体象，则是自我认知不成熟的表现，极易引发心理障碍。

6. 性角色焦虑

有的青年为自己的心理行为是否与性角色相吻合而忧虑。有的男青年感到自己缺乏男子汉的气质；一些女青年觉得自己不够温柔、不够细心。于是有些青年便产生了"过度补偿"的念头，如有的男青年为了使自己更像个男子汉，故作深沉，或表现出大胆、粗鲁行为，甚至打架与冒险等。

对于性焦虑，一般通过性教育和心理咨询可以起到改善的作用。其中最重要的是要使他们建立起健康的审美观，接受现实，不要怨天尤人、扬短避长。对自身的性生理、性心理方面的疑惑，应及时寻找心理医生咨询与帮助，不要独自敏感多疑，自寻烦恼。

（四）青春期性适应

人类伴随性成熟而产生的性欲，一般是通过合法的婚配来满足的。可是，从性成熟到正式结婚还需要经过一段相当长的时期，对于这个性欲延缓满足过程的适应，就是性适应。

经济发展和物质生活水平的提高，使青少年性成熟加速提前。据报道，西欧平均每10年提前4个月；我国近35年间，以北京市为例，初潮年龄平均每10年提前5.1个月。而现代社会经济的高速发展，学业和工作的需要使得青年推迟结婚。因此造成了性成熟前倾与结婚高龄化的矛盾。

一般而言，性适应的时间要持续8～10年，在此期间，要学习性知识，学会控制个人的性欲望，避免由性冲动引起的心理困扰。按照社会道德规范要求自己，健康地解决性的自然性与社会性的矛盾，这就是性适应了。

1. 学习掌握正确的性知识

青春期学生对性知识的了解，主要来源于所接受的性教育，当然也来源于自身的见闻以及对自己身体的探究。掌握青春期性生理、性心理各方面的正确的知识，以解决青春期的各种性心理和矛盾、预防并消除各种性心理问题及障碍。

2. 加强性道德教育，使青少年学会控制与处理性欲望

青春期的青少年心理还很幼稚、不成熟，情绪敏感又不稳定，道德观念薄弱，非常需要家长和老师及社会方方面面的帮助和指导，尤其性道德的教育，要让他们懂得，既不要把性当作神秘、可耻、污秽的事情，也不可以随随便便，轻率从事；应该用理智支配和指导感情，在两性关系上遵循社会道德规范，使他们形成正确处理性欲望的自我控制能力，既要适当地保持对异性的兴趣，又能理性控制、处理性欲，避免过分的性刺激或"不正当"的满足。否则，没有理智、道德的防线，青少年很容易被外界诱惑，出现性失误、性罪错，造成不良后果。

3. 注重学习和工作，开展健康的社交活动

将精力集中在学习和工作上，是节制和排遣扰人心神情感的有效方法，刻苦的钻研、学习，创造性的工作，往往使人"乐在其中"，得到精神上的满足以及享受成果的欢乐，自然抑制了其他欲念的干扰。健康的社交活动，如旅游、比赛、文娱活动，为青少年在与同性交往的同时，提供了接近异性的机会。丰富多彩的社交活动能使青少年对异性亲近的欲望、好奇心得到适当的表达和满足，消除由性成熟带来的心理困扰，促进性的适应。当然，这类社交活动必须维持好的风气，避免出现刺激性欲的情景，以免出现青少年难以控制和应付的局面。

4. 努力表现和发展个人的心理性别

一个人的生理性别是与生俱来的，但其心理性别包括性别的心理差异、性身份认同和性别角色等，却是在后天的"学习"过程中，特别是青春期开始后的一系列的性心理发展中，逐步培养、建立起来的。孩童一般是不大关心自己的心理性别的，但到了青春期，随着生理性别的发育与显现，青少年自然而然地开始关心、注意个人的心理性别，"我像不像个男子汉""我这样打扮是否更女孩气"，这些是少男少女非常关心的事情。因此，应帮助他们正确认识自己的心理性别特征，努力发展与其相适应的性别特征。

第二节 性、性别、性别角色与健康性心理

一、性、性别、性别角色

性（sex）泛指男女之别，以及由此而发的系列性现象，主要指男女在生物学上的差别。生理性别是由遗传决定的，是伴随着有性生殖的出现而在生物界同种个体之间普遍存

在的一种形态和生理的差异现象，无论从器官结构到细胞组成均有差异，并且在生理生化和行为以及心理上也有很多不同，区别两者即男女性别的一般特征我们称为性征。性染色体为XX的正常发育为女性，性染色体为XY的正常发育为男性。通常人们将两性生殖器官结构的差异称为第一性征，它是各自性别最基本的标志。第二性征显示的是除生殖器以外的男女身体外形的区别，而男女精神心理的差异有时被叫作"第三性征"。

人类的性，不单是生物的性，还有其心理的、社会的内涵。性别（gender）是指男女两性在性格、气质、感知觉、情感和智力等心理学上的差异；心理性别是先天因素和后天因素共同作用的结果。

性别角色（sex role）即一个人在社会上以何种性别出现，是男女两性在社会学上的差异，是以性别为标准进行划分的一种社会角色。社会角色是与人们的某种社会地位、身份相一致的一整套权利、义务的规范与行为模式，它是人们对具有特定身份的人的行为期望，它构成社会群体或组织的基础；社会对男性的行为期望和对女性的行为期望通过一种被称为社会化的过程传达给每个人，性别角色反映了社会约定俗成的具有男女差异的社会行为模式。不同性别的人，其社会行为模式不同。在性别角色形成过程中，生物遗传因素起一定的作用，但起决定性作用的因素是以伦理、道德、风俗、传统的形式存在的社会文化。社会文化对个体性别角色的影响是性别角色发展的心理机制。孩子是从父母的教导中认识性别的，随着年龄的增长，周围成人的指导、暗示、奖惩，对他们的性别角色的发展起到越来越大的作用。社会文明发展水平与性别角色的内容有直接关系。一个太平洋岛屿的土著族居民，其社会分工为女性负责获取、准备食物，男性负责看管孩子，所以当外地学者将洋娃娃送给当地的孩子时，男孩子的兴趣超过女孩子。当孩子与社会接触后，社会可能通过各种渠道对他们的性别角色予以强化，使他们的行为更符合社会规范。

男女两性在生理、心理、社会角色上的差异是客观存在的，但是这种差异不是绝对的、一成不变的，尤其是在心理品质和社会角色方面。随着社会所能接受行为的尺度变宽，传统的性别角色正在发生着变化，但是由于孩子是模仿成人行为的，所以这些社会所期望的基本性别角色部分会持续保持下去。

人体对性别的认识是随着人的生长发育逐步发展的，大约在3岁才有2/3的儿童对性有一定的认识，对他人性别的认识比对自己的判断要迟些，4岁时几乎所有儿童都知道自己的性别。开始时孩子是通过服装、发型判断性别的，到7岁才明白只有外生殖器的形态才能决定性别。

绝大多数人在生物学上的"性别"与他们在心理学上的"性别"和社会学上的"性别角色"是一致的，被称为性别认同。当个人的生理性别和心理性别不一致时，称为性别认同障碍。在生物学上，性染色体为XX的人是女性，性染色体为XY的人是男性，但其心理是否悦纳自己的性别，并以其生物学性别的角色出现在社会上，则是另外的问题。有研究表明，人的性别认同在4岁前已经发育，甚至已成定式，4岁以后想改变是十分困难的或几乎不可能的。

二、性健康与健康性心理

(一)性健康的定义

世界卫生组织将性健康定义为：有正常性欲的人在性的躯体、情感、知识和社会适应方面都呈健康状态。要有良好的社会心态、健全的体魄，能进行正常的男女间的交往，成家后有和谐的夫妻性生活。

(二)性健康的要求

1.要有根据社会道德和个人道德，享有性行为和控制生殖行为的能力。

2.要消除和能够抑制性反应和损坏性关系的恐惧、羞耻、罪恶感以及虚伪的信仰和其他心理因素，对性有正确的观念和态度。

3.不应有各种器质性障碍和各种疾病及妨碍性行为功能的生理缺陷。

(三)健康的性心理

1.对自己生理性别的认同与悦纳，具有与生物性别一致的社会性别角色行为。

2.伴随性器官和生理的成熟，有与年龄变化相一致的性欲和性反应，并能进行有理智的情感实现与控制。

3.成年后能性爱指向固定，并能与同性和异性和谐相处。

4.能正确认识和处理自己的性行为带来的后果，并有社会责任感。

5.在婚姻前提下的性生活符合男女平等、科学、卫生的原则。

第三节　性心理障碍

性心理障碍，又称为变态性心理、性偏好异常，指性的心理活动偏离了常态的一组心理异常，是指以异常行为作为性满足主要方式的一组性行为障碍的总称。精神病学家则认为，这是由于在两性关系上心理偏离正常而导致的行为异常，是精神病中一个广义的临床概念。这些人对正常的异性性生活没有欲望，却对病态性行为具有强烈的欲望，反复发生，且不能以正常的性行为取代。

具体表现为：

1.有变换自身性别的强烈欲望（性身份障碍）；

2.采用与常人不同的异常性行为满足性欲（性偏好障碍）；

3.不引起一般人们性兴奋的人物或情景，对病人有强烈的性兴奋作用（性指向障碍）。

性行为的正常与异常的界定，下述标准可供参考：

一是行为不符合社会认可的正常标准，这种标准是一定社会文化的产物；

二是该行为对他人造成伤害，如恋童癖会殃及幼童，窥阴癖能揭人隐私；

三是该行为违反道德准则，会导致患者的心理冲突和痛苦。

在实践中，性心理障碍的定义或诊断不能脱离社会文化的影响，不同的社会文化背景下，性科学发达的程度不同，性心理障碍的内容有明显差异或略有差异。即使是同一社会，同一文化背景，不同时期也有不同的评价标准。譬如对同性恋的看法，在20世纪60年代以前，世界上几乎所有的国家都将同性恋视为病态甚至是犯罪行为，直到1974年美国精神病学会进行了一次民主投票，58%的人认为同性恋不是病，38%的人主张保留同性恋在疾病分类中的地位，4%的人弃权。所以从1974年开始，美国将同性恋从精神病中去除了。

现代性学用性偏离替代性变态概念，它不涉及伦理范畴，主要指那些通过不自觉和非两性生殖器性交的方式直接引起性兴奋，并达到性高潮或满足性欲的习惯性或癖好性行为。性偏离主要表现为性动机异常。性偏离者是依赖反常的、离奇古怪的种种幻想和行为来获取性兴奋，以达到性满足。他们的幻想和行为常常不断地、不自觉地重复发生，一般能给性偏离者带来性满足的效果。家族性心理病理学研究发现，某种性偏离心理往往在同一家族内连续几代出现。部分人的性偏离行为与性腺分泌异常导致的生物化学因素有关。另外，有学者认为性偏离与动物本能、返祖现象或遗传退化及神经生理因素有关。从个体生理发育角度分析，在青春期心理发育过程中，如果遇到挫折和受到与性有关的不良刺激，使性心理发育紊乱、异常，或停滞在幼稚状态，都可能形成性偏离。不同社会文化对性活动的规范，对性偏离的形成也有一定的影响，如性的禁锢和压制，极易导致性偏离，造成性欲反常。

一、性身份障碍

(一)易性症

易性症（异性症）指性身份自我识别出现异常，心理性别和生理性别不相符，其性爱倾向基本为纯粹同性恋，已排除其他精神疾病所致的病因，无生殖器解剖生理异常及内分泌异常。在诊断标准上，转换性别的认同已至少持续两年。此病的发病率男性为四万分之一，女性为十万分之一。

易性症患者持续、强烈地认为自己与异性是一致的，他们无法认同个人的性别，认为自己陷入一具错误的躯体中。因此，生活中他们的穿衣打扮都刻意与异性相同，甚至发展到做变性手术，进行永久性生理改变，完全过异性生活。

(二)产生性身份障碍的原因

1.生物学原因

是胚胎期因性激素分泌异常造成的。

2.儿童的女性环境因素

是母亲、女教师对孩子的长期影响和行为强化造成的。

3.后天教育不当

如果在性别角色形成期间接受错误的信息，如男孩被打扮成女孩，女孩当男孩养，造成性别认定错误，行为模仿混乱。这种错误如果在生活中被不断强化，就会形成易性症。

易性症患者对一个躯体正常的人来说无疑是一种心理障碍，最合理的治疗是改变其异性观念，但治疗效果甚微，他们常要求进行躯体治疗，即做变性手术。变性手术可以治疗易性症，手术前要让患者有一定的考虑和适应阶段。

（三）如何处理或面对易性症

1. 适应孩子本来的性别是最好的选择。孩子会执着于异性的生活，在很大程度上可能和父母的引导有关；孩子刚出现易性症倾向的时候，父母就应该对这种现象加以重视和有足够的认识，并且能够主动地咨询心理医生，以帮助孩子认识和接受自己的真正"身份"。

2. 对于易性症患者，不宜强行改变其性别认同的取向，即使进行心理治疗，也不会有实质性的疗效。

3. 变性对易性症患者自身可能是良好的选择，法律也对变性行为给予了许可。例如我国2003年10月份重新颁布的《婚姻法》中提到了这样的一条，"对于进行性改变，重新获得身份证的人，可以登记结婚"。

二、性偏好障碍

异性间的爱慕最终总会发展为相同的行为模式，即以性爱为满足性欲的基本方式。健康人的性爱总是指向完整的异性个体。性偏好障碍则把性对象象征化（例如将异性身体某一部分或异性衣物当成性爱对象），或把求偶行为目的化（求偶仅是为了发泄性欲）。患者除了性满足方式偏离正常之外，其情感、智力均正常。

性偏好障碍的类型包括：恋物癖、异装癖、窥阴癖、露阴癖、摩擦癖、施虐癖和受虐癖等。

（一）恋物癖

恋物癖是在强烈的性欲望和性兴奋的驱使下反复收集异性所使用的物品，所恋物品均为直接与异性身体接触的东西，抚摸嗅闻这类物品伴自慰；或在性交时由性对象手持此物可以获得满足，即所恋物品成为性刺激的重要来源或获得性满足的必备条件，多见于男性。恋物癖患者所眷恋的妇女用品常有胸罩、内衣、内裤、手套、手绢、鞋袜、饰物等。恋物癖患者接触所偏爱的物体时可以导致性兴奋甚至达到高潮，因此他们采取各种手段甚至不惜冒险偷窃妇女用品并收藏起来，作为性兴奋的激发物。一般对异性本身并无特殊的兴趣，也不会出现攻击行为。

正常人对心上人所有之物偶尔也有闻一闻、看一看、摸一摸等念头和想法，不能视为恋物癖。因为只有当所迷恋的物品成为性刺激的重要来源或达到满意的性反应的必备条件，或者作为激发性欲的惯用和偏爱的方式时，才可诊断为恋物癖。

（二）异装癖

异装癖表现为对异性衣着特别喜爱，反复出现穿戴异性服饰的强烈欲望并付诸行动，由此可引起性兴奋。其穿戴异性服饰主要是为了获得性兴奋，当这种行为受抑制时可引起明显的不安情绪。患者可能使用异性化妆品，扮成异性拍照，取异性样名字。患者并不要求改变自身性别的解剖生理特征。大多数患者能正常结婚、成家。

（三）露阴癖和窥阴癖

露阴癖是一种向毫无心理准备的陌生异性显露全身裸体或外生殖器以引起性兴奋和达到性满足，但不会进一步把性行为施加于对方的性心理障碍。露阴癖者几乎都是男性。露阴癖的临床表现主要是患者在露阴行动前往往有渐增的精神紧张亢奋和克制不住的露阴冲动，然后选择偏僻的角落或易于逃跑的场所，突然对陌生异性裸露全身或显露外生殖器，以求被对方注意、耻笑或使对方惊叫、昏倒，有的同时进行手淫，从而在获得性兴奋和性满足后迅速逃离现场。露阴癖者有时也会冒被抓获的危险，如在众多异性场合实施露阴行为，以寻求更强烈的性刺激。露阴癖者在露阴的同时，通常不会进一步对陌生异性发生强暴行为，其目的在于从对方的好奇、慌乱、惊恐和厌恶中寻求性的刺激和获得性的满足。

窥阴癖指反复窥视异性下身、裸体，或他人的性活动，以满足引起性兴奋的强烈欲望，可当场手淫或事后回忆窥视景象并手淫，以获得性满足。窥阴癖的形成，早期家庭影响起着重要的作用，是在儿童时期偶然机会或长期接触在暗中窥视异性隐私环境中逐渐形成的。大多数人随着年龄的增长会自然消失，而有些人则将这种情结带入青春期以至成年期，甚至老年期。窥阴癖以男性多见，且其异性恋活动并不充分。他们往往非常小心，以防被发现。除了窥视行为本身之外，一般不会有进一步的攻击和伤害行为。他们并非胆大妄为之徒，多不愿与异性交往，有的甚至害怕女人、害怕性交，与性伴侣的活动难以获得成功，有些伴有阳痿。

露阴癖被认为是人格发展不成熟造成的，因为幼儿时期是显露生殖器的。西方国家经医学鉴定的性罪错中，露阴癖最多，约占1/3。露阴和窥阴时，病人可以获得性快感，"并不考虑行为后果"或"意识不到应该控制自己"。事发后，患者都有悔恨感。患者一半曾受到教唆或黄色书刊影响，性格多安静少动、胆怯、孤僻，一般表现均好，与周围人关系融洽，平时无不良行为，有的甚至平时品德和工作表现很好。

（四）摩擦癖

摩擦癖系指通过触摸、摩擦或搂抱异性的身体来达到性满足的一种变态行为。摩擦癖发生地点是人多拥挤的地方，如电梯中、汽车上、火车上、商店中或排队时，对象为陌生女性。男性用生殖器摩擦女性身体可以引起射精，大多数摩擦癖者只是身体摩擦或有意利用身体接触女性某些特殊的部位，少数通过拥挤，身体接触，手触摸胸、臀等引起生殖器勃起后摩擦或碰撞，严重者射精，最严重的是将生殖器暴露后进行摩擦。摩擦癖的特点为具有反复发作的倾向，虽然经过多次处罚，但仍不易悔改。

（五）施虐癖与受虐癖

施虐癖是将捆绑、施加痛苦或侮辱带入性生活的一种偏好。如果个体乐于承受这种刺激，便称为受虐狂，如果是施与者，便称为施虐狂。只有那些以施虐和受虐活动作为最重要的性刺激来源或性满足的必要手段，才可以使用这一诊断分类。判断施虐癖的标准是：在至少6个月以上的时间内，有强烈的、反复的性唤起、性冲动或性行为涉及对他人施行心理、生理上虐待或侮辱而感到有性兴奋。

受虐癖是在异性施与的痛楚中获得性满足。受虐癖多见于男性，但在女性中的发生率有所增长。

受虐施虐癖结合了受虐和施虐两方面特征，将痛苦色情化是其主要特点。那些在常人看来是痛苦的事情，受虐施虐癖者尽管也会体验到痛苦，但他们更会从中获得愉悦和强烈的性唤起。性受虐施虐行为通常有角色扮演脚本，即一方扮演主子，另一方扮演奴隶，或雇主和仆人，或家长和孩子等关系。

受虐者常要求伴侣将其悬吊、侮辱、蒙眼或伤害，以享受被鞭挞、殴打、窒息或割伤所致的痛苦；言语侮辱也是常见形式之一。受虐者需要痛苦和卑微感以行使其性功能；类似地，施虐狂则需要给予对方痛苦才能达到性唤起。这种行为若事先经双方同意，均不被视为心理障碍；但当这种行为造成不愉快，引起工作、社交或家庭功能受损时则属于心理障碍。若在他人不愿意的情况下进行此类活动，虐待狂则属严重心理障碍甚至触犯刑法。

性虐待变态心理发展到极端时可成为"色情杀人狂"。他们的变态心理发展到顶峰时，为了获得最大的满足会惨无人道地去杀害女性。

三、性指向障碍

（一）恋童癖

恋童癖是以儿童为对象获得性满足的一种性变态。此种性变态行为的患者以男性多见，女性较为罕见。受害者为女孩或男孩，年龄多在8～17岁之间，也有小至3岁以下的。Glasser（1990年）对784例性变态案例做了研究，其中恋童癖占13%；在恋童癖中61%是同性恋童癖，33%是异性恋童癖，6%是两性恋童癖。恋童癖患者的行为表现为他们对成熟的异性不感兴趣，只以儿童为满足性欲的对象；大多数患者主要追求的是心理上的性满足和性快感，他们常常通过窥视或玩弄儿童的生殖器来达到性满足，性接触往往未达到性交的地步就中止了。但随着时间的延长，这种接触的次数增多，心理满足便会演变成生理满足，即出现性交要求、玩弄儿童、折磨儿童等行径。

根据美国精神病学协会关于恋童癖诊断标准的陈述（2003年），判断恋童癖的标准是：在一段至少6个月的时间里，出现涉及一个或几个青春期前的孩子（一般来说是13岁或13岁以下的孩子）的反复性的强烈性幻想、性冲动或者性行为；此人对这种性冲动采取了行动，或者这种性冲动或性幻想引起了此人明显的压力症状或人际关系障碍；此人必须至少16岁，而且比标准里提到的孩子至少大5岁。

恋童癖可分为三种类型：

1. 固定型

这类患者对成年男女不感兴趣，只愿与儿童交往，并且只有在与儿童交往时才觉得舒心。他们猎取的对象一般都是很熟悉的，如邻居、朋友乃至亲戚的孩子。首先是与这些孩子玩耍，带她（他）们看电影、逛公园，买东西给她们吃，获得孩子的信赖，与孩子建立起友谊，进而才发生有关性方面的接触。

2. 回归型

这类患者表面上看起来与常人无异，能与他人建立良好的人际关系，有过正常的异性恋史，甚至已结婚成家。但是，当家庭、学习、工作等方面出现压力或遇到重大精神刺激后，便出现了不成熟的性表达方式。这类患者猎取的对象都是不熟悉的儿童，其行为带有冲动性，同时还伴有酗酒的现象。

3. 攻击型

这类患者的攻击对象主要是儿童，他们由于各种原因而存在一种攻击心理，想借助折磨儿童而发泄出来。这类患者与施虐狂很相似，他们追求的不是正常的性快感，而是通过不正常的性行为来发泄畸形的感情。

恋童癖是为数不多的其症状构成犯罪行为的精神疾病之一。恋童癖本身不一定属于性犯罪，但是如果行为人对儿童实施了性侵害行为，法律上为保障儿童身心健康，一般都根据受害儿童的年龄和性别给罪犯不同程度的法律惩处。

男性和女性都可能成为恋童癖病人，但我们更常听到的是患恋童癖的男性的例子。他们实际中所喜欢的方式从性暴露到性交都有。有些人与一些儿童发生短暂的性关系，而另外一些人则寻求一种长期稳定的关系，这种关系可能是互相关心也可能是操纵性的。这其中有少部分人是使用暴力的。

多数被恋童癖者骚扰过的受害者长大后不会有恋童癖。但是，童年的特殊经历和行为使得他们在之后的生活中变成虐待者的可能性增加，这包括忽视、缺少监管、被女性性虐待、对动物凶残和见证严重的家庭暴力等。

（二）恋尸癖

恋尸癖是一种非常罕见的性行为方式，恋尸癖者通过观看尸体或与尸体发生性关系获得性愉悦。这种人具有与尸体进行性行为的强烈欲望。有时，这种欲望可以通过与尸体性交的想象来满足；有时，这种欲望则只能通过真正地与尸体的性接触来满足。有时恋尸癖者（几乎所有的恋尸癖都是男性）会向某位女性付费，要求其装扮成尸体以获得性快感，整个过程可能包括以特定的方式穿着，躯体施以白粉使身体更苍白，以及静躺不动等。恋尸癖者一般都有严重的情感障碍，性功能和社会功能不良，并对女性怀有仇恨和恐惧。有些奸尸狂以保留尸体的某些器官为乐趣，这些器官通常是女性的乳房或生殖器。由于有些奸尸狂采取将被害人杀死的方法来获得奸尸的机会，所以恋尸癖这种行为给社会带来极大的威胁。

（三）恋兽癖

恋兽癖是以动物为性对象获取性满足的一种性变态，人与动物的性交称为人兽交。男性通常与圈养动物发生性接触，而女性则常同家养宠物发生性关系。人类同动物发生性关系的描述和记载可以在非常古老的传说或文字材料中找到。恋兽癖大多数只是在没有性出路的情况下，暂时的替代行为。真正的恋兽癖指在有其他性接触可能的情况下，而偏好与动物发生性行为的人。

总之，人类行为的正常和不正常之间，难有泾渭分明的界线，是一个在数量上逐渐变化、移行的连续过程。所谓正常与异常、常态与变态，往往只是程度上有轻有重罢了。

关于性冲动的满足方式，人们各有所好，不能硬性做出一个统一的规定，规定哪些是正常的，哪些是变态的。即使某些人的性冲动满足方式与大多数人不同，无论出奇到什么地步，也无论从形式上令人憎恶到什么程度，只要不损害自己和他人，也就是说，没有在医学上和法律上造成问题，就不要大惊小怪予以过多的责备和干涉。

英国性学研究者蔼理士（1933年）写道："我们在整个性的题目上需要更大、更宽容的态度。要知道把形形色色的性的畸变当作不道德的行为看，当作罪孽看，不但是徒然的，是要失败的，并且正因为徒劳无功，而越发使大家对道德制裁的力量失去信仰，越发使种种畸变多得一些暗中滋长的机会，因为我们知道，这一类的问题越是严厉地干涉，发展得便越快；名为禁止，实同鼓励……"

第四节　性取向

性取向，亦称性倾向、性指向，来自英文 sexual orientation，是指一个人"持久地对某一特定性别成员在性爱、感情或幻觉上的吸引"，简单说来就是指一个人是被异性所吸引（异性恋），还是被同性所吸引（同性恋），还是既被异性吸引、也被同性吸引（双性恋），也有人宣称，自己对任何性别都不产生性吸引（无性恋）。异性恋（heterosexual）指一个人在性爱、爱情和感情上，被异性吸引，这是最常见、最普遍的一种性取向。同性恋（homosexual）指一个人在性爱、爱情和感情上，被同性吸引；双性恋（bisexual）指一个人在性爱、爱情和感情上，被双性吸引。

一、同性恋

同性恋这个名词是由匈牙利医生 Benkert 于1869年创造的。这个词描述的是，对异性人士不能做出性反应，却被自己同性别的人所吸引。同性恋是一种性取向或指向。具有同性恋性取向的成员对与自己性别相同的同性产生爱情、性欲或恋慕，具有这种性取向的人称为同性恋者。同性恋有时候也可以用来描述同性性行为，即同性成员间发生的性行为，而不管参与者的性取向如何。

(一)同性恋的历史

在西方历史发展中，同性恋经历了尊贵化-罪恶化-病态化-正常化-合法化的这样一个发展历程。在西方的古代文明中，亚述人、古埃及人、古希腊人、古罗马人都把同性恋看得相当神圣。西方人关于同性性行为有罪的信念可以追溯到12世纪后半叶，基督教的兴起使同性恋开始受到严厉谴责。作为西方文明的重要基础，《圣经》中的生殖崇拜是反对同性恋的最根本理由，至今如此。在西方国家，同性恋曾经被认为败坏道德，甚至被定义为违反人类天性的犯罪行为，受到极其残酷的待遇。《圣经》旧约中有处死同性恋的语录；在中世纪，教会法庭对同性恋者判处苦役和死刑；法国直到18世纪中期还对同性恋者实行火刑；在德国，将同性恋视为犯罪行为的刑法第175条直到1969年才被取消。19世纪中期，随着行为科学的产生，一些医学专家开始关注人类性行为。同性恋这种"不道德行为"和"犯罪行为"开始被视为疾病，是性心理障碍，即性变态。从20世纪50年代开始，由美国发源，同性恋解放运动兴起，西方各国同性恋者的法律地位得到了很大程度的改善。1988年12月，丹麦国会通过《同性恋婚姻法》，使丹麦成为世界上第一个同性恋婚姻被法律认可的国家。1993年挪威，1994年瑞典，2001年荷兰、比利时、德国等，陆续通过法案承认同性婚姻。2004年2月4日，美国马萨诸塞州高等法院做出判决，根据美国宪法，同性恋人不但可以组织名义上的家庭，还可以享受完全平等的婚姻权利。该州因此成为全美第一个允许同性合法结婚的州。此后美国有越来越多的州和一些大城市立法承认同性婚姻，并准许同性恋"夫妇"领养子女。2015年6月26日，美国最高法院裁定，保护给予那些同性恋者结婚的权利，同性婚姻在全美合法化。

中国是世界上同性恋历史文献最丰富的国家之一。中国同性恋最早的起源可由华夏族的始祖黄帝说起。清朝的纪昀（纪晓岚）在《阅微草堂笔记》中记载："杂说称娈童始黄帝。"他一方面提到了同性情欲始于黄帝的说法，另一方面又认为此说是基于依托古人的习惯，不足为据。此外，由于至今仍无法证实黄帝是否存在过，连带的也让此说的可靠性更为降低。但不论如何，同性恋依然是自古皆然的现象，以世界各地的同性恋发展史而言，中国同性恋的起源也必然可以上溯至很久以前。中国同性恋最早的史料记载则来自商朝：《商书·伊训》中谈到"三风十衍"三种恶劣风气，所滋生的十种罪愆，其中一罪愆即"好男风（男同性恋）"。而到了《逸周书》中更是有"美男破老，美女破舌"的说法，将男风与女色并列在一起，可见自商周时期以来，诗人就开始关注男风所造成的问题了。商代之后，同性恋一直没有从中华文化中消失。到了春秋战国时代，同性恋交往更趋活跃。到了强盛的汉代，男宠之风盛行，帝王将相的同性恋活动屡见史书。西汉哀帝时期的董贤是个女人气十足的美男子，曾为太子舍人。哀帝刘欣有一次无意中遇到董贤，立即被他的柔美相貌迷倒，命他为随身侍从。刘欣对董贤日益宠爱，同车而乘，同榻而眠。一次午睡，董贤枕着哀帝的袖子睡着了。哀帝想起身，却又不忍惊醒董贤，随手拔剑割断了衣袖。这就是我国古代同性恋的代名词"断袖"的来历。据统计，自西汉高祖至东汉宁帝，就有10个帝王有过男同性恋的痕迹，在西汉25个刘姓帝王中占了40%，就连一向被后世认为是英明君主的汉武帝，所宠的男子也竟达数个之多。汉代后，男风时盛时衰。在这段漫长的历史中，中国的男性在履行成家立业、传接香火的责任之后，周围人对他们的同性恋的恋情往往宽而待之。值得注意的是，中国古代对同性恋所持的态度多是中性的，历史记载中没有对同性恋进行颂扬也没有西方那么强硬的对待。

中国到了明朝万历年间，边界和平，工商业发达，从而滋长了浮华世风。据当时的记载，江南地区，上及达官贵人，下至商贾文人，嫖娼成风，使娼妓业方兴未艾。与此同时，男妓卖淫的象姑馆也应运而生。明末的道德观念也冲破了"灭人欲、存天理"的宋儒理学的束缚，伸张自然情欲的主张开始萌芽。这种观念的代表是明朝哲学家王阳明（1472—1528），他崇尚个人表现和个性发展，而他的追随者随后发展了这种哲学。他们提出欲望和情感是人的本性，压抑使人无为，人应该表达和释放来自内心和本性的情欲。清朝建立以后，对中华文化十分精通的清朝统治者此时选择了"孔孟之道"作为新王朝的意识形态。"孔孟之道"本身主张维持礼教的办法应该是"正名"和"教化"，强调严格的社会秩序，女性守妇道，男性坚守父亲和丈夫的职责，而同性恋有悖于这些信条。明末男风鼎盛，同性恋在文学作品或文人手记中以前所未有的势头出现，导致清朝统治者对同性恋的关注，使之成了"社会问题"。雍正死后，年幼的乾隆皇帝继位不久后在1740年，颁布了中国有史以来第一部明确反对男同性恋性行为的法令。该法令在中国历史上首次将同性恋行为社会化——同性恋不再是个人私事，它被当作一种"社会危害"受到了法律的干预。西方的基督教和中国的礼教在镇压同性恋方面，终于殊途同归。

历史上关于女性同性恋的记载甚少，汉朝有梁皇后，喜欢叫另一女子穿男人衣冠，同寝如夫妇，后为帝所觉，其女子被处死，梁皇后被废，这是历史上对女同性恋的最早记载。由于历史的记载往往是封建帝王的传记，女性在封建社会的地位卑微，因此正史和野史对女同性恋的记载往往是一语带过，不像对男风的记载如此详细。在一些文学作品中倒是有一些比较详细的说明，如明末清初李渔的《怜香伴》，明代兰陵笑笑生的《金瓶梅》，以及清初丁耀亢的《续金瓶梅》。

到了民国，多妻制和同性恋一起，被人们认为是陈规陋习，扔进了垃圾堆。新中国成立十年动乱时期，同性恋遭遇了历史上最严重的挫折。此后，同性恋行为被认定犯了流氓罪或者扰乱社会秩序罪，同性恋者不得不转入地下活动。近二十多年来，随着社会的开放和多元化，我国在有关同性恋认识方面出现了积极而重大的变化，此时社会也已开始以新的态度关注同性恋者。

当代中国的同性恋承受的压力主要来源于社会，家庭责任、社会责任、社会影响、伦理道德等传统观念往往比法律制裁还要具有威力。中国的绝大多数同性恋并不拒绝履行娶妻生子等社会义务，这也正是同性恋在我国不被重视从而免遭迫害的原因之一。但这也意味着，从过去到现代，同性恋的处境其实没有显著的改变。在我们身边，别说普通大众，甚至某些专家学者依旧对同性恋存在着大量误解和指责，同性恋被与诸如吸毒、卖淫等负面群体等同或并列。社会公众应给予他们宽容和公平的对待，同性恋就是普普通通的人，只不过是人群中性取向占少数的一群人，同所有其他性取向的人一样拥有自由去爱的权利和应有的人格尊严。社会的歧视和无礼嘲讽，只会使同性恋群体的性交往更加不稳定和混乱，从而造成更大的艾滋病交叉感染风险和更多的社会问题。

以上的描述说明，同性恋是一种源远流长的生理-心理-社会现象，自有人类社会开始即存在。

（二）关于同性恋的病态化的问题

第一个把同性恋作为精神疾病进行经验性研究的是美国加州大学洛杉矶分校的胡克尔（Evelyn Hooker），她的研究是在美国国家精神卫生研究所的支持下开展的。其研究成果于1955年在美国心理学年会上做了报告，并于1957年发表。根据当时使用的最好的心理量表（罗夏墨迹测验、统觉测验、看图讲故事测验），并请到了出色的量表分析师，对30个男同性恋者进行了研究，并对照了30个同样年龄、智商和教育情况的男异性恋者。这些男性中没有人在研究之前接受过心理治疗。结果显示，专业分析师不能从量表中把同性恋者和与其对照的异性恋者区别开来，而且专家给这些男性心理健康方面打的分数在同性恋者和异性恋者之间没有区别。因此，这一研究说明，同性恋并不作为一个疾病单元而存在。许多随后的经验性研究也支持这一结论。

1973年，美国精神病学会理事会确信，同性恋不是一个精神疾病，并申明说："同性恋本身并不意味着判断力、稳定性、可信赖性，或一般社会或职业能力的损害。"1974年美国精神病学会首先在《精神疾病诊断与统计手册》中把同性恋从疾病范畴删除；1992年世界卫生组织的《国际疾病与相关问题统计分类》（第10版）把同性恋等从心理障碍中删除。

1997年，中国新刑法颁布，过去常被用于惩处某些同性性行为的"流氓罪"被删除，从而彻底实现同性恋非刑事化。2001年中华医学会精神科学分会在《中国精神疾病分类与诊断标准》（第3版）中，确认良好自我认同的同/双性恋者不再归入精神障碍，该书废弃了"性变态"一词。中华精神病学会副主任委员陈彦方，参与制定了《中国精神障碍分类与诊断标准》。他在接受中国《新闻周刊》记者采访时谨慎地表述："假如一个人在个体的性发育过程中，他的性指向表现是同性恋，在我们这个社会中，我们精神科医生一般是这样看，只要他不影响日常的工作生活、对别人和社会无妨，我们并不认为他是我们的服务对象。他不一定是异常的。但是假如这些人里边，因为性发育和性指向产生了心理障碍，比如他感到痛苦、焦虑、忧郁，或者他希望把自己的性指向跟性发育的过程改为朝向异性恋，需要我们的帮助，我们认为他是一个同性恋者发生了性心理障碍，这是我们服务的对象。"

（三）同性恋的成因

对于同性恋的形成原因，目前，科学家对先天成因的研究主要集中在对生理因素的测定上。

1. 生物学因素

（1）动物假说：同性性行为在哺乳动物和鸟类中很普遍，例如与人类基因相接近的猿，同性之间的性行为就比较普遍；在绵羊中，大约6%～8%的公羊对母羊毫无兴趣，却会尝试与公羊交配。

（2）遗传学研究：同性恋产生原因的基因理论认为人基因中某些成分导致其在性上被同性吸引。国外学者研究认为同性恋者的下丘脑在结构上与异性恋者有明显的区别。有关该方面的研究结果还有待进一步证实。

2. 精神分析和心理动力因素

弗洛伊德本人对同性恋提出过解释。他在1905年认为，生物学素质与早期学习经验一起决定同性对象选择。他在《性学三论》中指出，由软弱或漫不经心的父亲与心灰意冷的母亲养大的男孩易成为同性恋者；男孩如果没有强有力的父亲，未来也易于发展成为同性恋者。经他分析过的每一位同性恋者，在其童年早期都曾对某个女人（通常是其母亲）发生过持续时间虽然短暂但却强烈的恋情。当这个儿童长大以后便自己模拟童年时所爱过的那位女性，常常寻找、追求与自己相似的男子，就像自己的母亲爱自己一样，这便是恋母情结。比布尔（1976）根据他的临床经验及对100个男同性恋者的调查，提出是由于童年的成长受到了严重干扰。这些男人的爸爸可能对他们漠不关心，又常常拒绝他们，他们心中便暗暗渴望跟男性有亲密的关系。他们的妈妈可能太过爱护他们，什么都过问、什么都管束，以致他们不能建立完整的男性身份。但这些证据并不支持病态的亲子关系是成人同性恋的必要或充分的前提或决定因子，只是提示某种形式的家庭病态与某些个人更容易发展为同性恋有关联。至于青春期中有哪些决定因子对成人同性恋有影响的证据很少。

3. 社会文化或境遇因素

行为心理学家指出，一个人童年的学习经验（包括性经验）塑造出他/她的性倾向。一个曾被同性恋者性侵犯的儿童，可能会将那次经历作为日后性幻想的依据，并且将自己界定为同性恋者。从现有的有关同性恋成因的研究可见，成人同性性行为的种种形式与生物学的、文化的、心理动力学的、结构的和境遇的因素可能有关。

哪一类成因也不能完全解释所有这些或其中一种形式（素质性同性恋、排他性同性恋或绝对同性恋），每一类决定因子的相对重要性因人而异。机体内在因素在同性恋的成因中起决定性作用。现有研究表明，基因或许能影响同性恋倾向的形成，但社会因素和心理因素可能对同性恋倾向的发展起着更大的作用，而人的同性恋经验及行为亦能导致他/她的生理功能出现变化。

（四）同性恋的行为特征

与异性恋一样，同性恋之间也会发生性行为，并从中获得性快感。由于生理解剖结构的差异，男同性恋者与女同性恋者的性行为存在一定的区别，具体有以下几方面：

1. 同性恋发生率

同性恋发生率，女性少于男性。据金赛1953年调查统计，有过同性恋反应的人，女性占了28%，男性达50%。大多数调查认为女性同性恋发生率是男性的1/2。专家一致认为，在美国男同性恋者数量超过女同性恋者，比例大概是2：1或3：1；同性恋活动家估计，确切的数字是2500万，占总人口的10%；金赛研究所（2006）表示，大约2%～7.5%的女性和4%～7.7%的男性认为自己是同性恋者。

2. 女性同性恋比男性同性恋更为隐蔽

男性同性恋者喜欢出没于咖啡馆、浴室、游泳池等公共场所，热衷于寻觅新性伴。而女性同性恋者则较少出门，有伴侣者更倾向于关系稳定，她们的活动圈子一般很小。

3. 男女同性恋对象范围不同

女同性恋者常满足于个别同性对象的接触交往，专一地与某同事、同学同吃同睡；而男同性恋者多见倾向于广泛交往。有统计认为，71%的女同性恋者局限于一两个性对象来往，男性则为51%。

4. 男女同性恋的性行为方式不同

男同性恋者可有口交、肛交、手交等举措；女同性恋者则只能以手淫、舔阴、搂抱及借助性玩具来满足性欲。因此，女同性恋者很少会相互感染疾病，而男同性恋者较易受性传播疾病侵害。男同性恋者的特殊性行为使得他们成为艾滋病传播的高危人群。

（五）同性恋的健康教育

1. 家庭理解

同性恋不是罪，理解关爱是关键。事实上，不论种族、肤色、职业、宗教、国籍，世界各地都有同性恋的身影，他们是社会的一部分，更是家庭的一部分。即使发现孩子有同性恋倾向或者已确定是同性恋，也不能抛弃他们，他仍然是家庭的一员。中国的父母一向以为自己最了解孩子，这种盲目自信，当孩子公开身份（出柜，come out）时，父母又难以应对或莫名惊诧。孩子有勇气"出柜"更意味着他们深深地爱着这个家、信任这个家，此时他们更需要支持和理解。实际上无论孩子的性取向如何，孩子没有发生任何变化，你失去的仅仅是对孩子原有的印象。也许你会失落、难以自拔，其实，你可以心情愉快地试着用更新、更真实的印象和了解取而代之。父母应为孩子对自己的坦诚和勇气感到骄傲，这表明你们还是不可分割的，他仍然把你们当作最值得信赖的依靠。我们应清醒地认识到，除非更多的个人、组织维护同性恋权利，彻底根除对它的恐惧，否则，歧视仍然会成为阻碍社会文明进步的一座大山。

有的父母试图通过强迫孩子结婚改变他们原有的生活方式，而在我国，事实上绝大多数的同性恋者迫于家庭压力隐瞒自己真实身份结婚生子。这是极为普遍的现象。逼迫同性恋子女与异性结婚这种方式非但无法解决问题，反而给家庭、社会带来更大的伤害。许多人结婚后拒绝或无法与配偶同房，隐瞒家人在外与同性建立情感、性关系。这种关系一旦被家人或配偶发现，将会直接破坏家庭的稳定，由此产生离婚等家庭矛盾、财产纠纷、子女抚养等众多的社会问题，甚至还会引发艾滋病的传播。无论出于何种目的，隐瞒真实性倾向去欺骗一个无辜的异性，并促成一段没有爱情的婚姻，都与社会公德相违背。对同性恋者的关爱、理解不但能解决家庭危机，而且能为改变我国同性恋生存的大环境起举足轻重的作用。

2. 社会干预

对同性恋人群进行干预，使同性恋者的行为规范化，给这部分人足够的活动空间，而又不至于对社会其他人的活动造成伤害。我国自20世纪90年代，就有陈秉中等开创了对男同性恋的健康干预工作，具体形式包括对该人群发放健康宣传品及用品（如安全套），开办专门热线，组织这一人群成员参加讨论会等。干预内容以艾滋病控制为主，以心理支持为辅。他们对一个男同性恋人群进行干预，并于2年后调查，发现在男同性恋群体中有75.3%的人认为干预对自己的生活质量有很大或较大帮助；51.8%的人认为对自己的社会适应能力有很大或较大帮助；66.3%的人认为在增强自信心方面有很大或较大帮助；92.0%的人增强了把自己视作社会平等成员的认识；84.4%的人增加了抵御歧视的信心；59.2%的人更关注艾滋病、性传播疾病；19.1%的人减少了性伴侣数量；67.0%的人停止或减少了肛交；63.5%的人把同性间插入性性行为更多地改为非插入性性行为。

社区参与为主的工作目前已成为男同性恋人群艾滋病控制的主要方法之一。经过培训的同性恋志愿者或专业人员在同性恋者聚集场所（如酒吧、公园、互联网聊天室等），通过交谈、讨论、辅导、发放有关资料等方式直接与公众接触并提供信息，同时还向有深入需求的个体介绍专业机构，由专业人员提供更详尽的帮助。

对大众进行干预，使人们的观念随着社会的进步而不断进步。从全社会角度看，由于同性恋者有一定的份额，所以应以科学的方法干预大众，改变大众的观念。目前，同性恋者在欧美一些国家已初步获得与异性恋者平等的权利，从而该人群的健康问题已不是突出问题。是否选择同性恋是每个人的自由，社会应该给予理解和宽容。

3. 同性恋者要正视自己

同性恋者应该正视自己的性取向，无论世俗偏见如何，做到独善其身，积极进取，通过自己的不懈努力改变公众的偏见。成人同性恋者，应正确对待自己，正视这样的现实，接受自己的性取向，不要因此造成额外的精神负担，要培养自己的心理承受能力。无论如何，同性恋者都应该坦然面对自己的同性恋事实，对社会和亲人保持平和的心态，更不要有痛苦、内疚等负面情绪出现。同性恋者可以是正常的人群，他们有权利以自己的方式去生活，更没必要浪费时间和精力去纠缠自己。当然，如果同性恋者心理承受能力差，并因此十分痛苦，已经影响到个人的工作、学习和生活时，就要理性地寻求专业的心理咨询机构的服务，以帮助自己走出困惑。

二、双性恋

双性恋者在性爱、爱情和感情上，可以被双性吸引。仅就性行为来研究，金赛发现9%的30岁单身女性和16%的20岁单身男性可以被划到双性恋的行列。双性恋者的特点是性关系的多样性。他们可以通过充分享受与两性发生关系所带来的快感。然而双性恋的缺点之一是在同性恋和异性恋两个群体中都受到怀疑。双性恋对于两种性别的吸引力并不一定是相等的。一个双性恋者可能同时保持与两种性别的性爱关系，也可能与其中一种性别保持单一性爱关系，或偏爱于一种性别。

三、无性恋

无性恋是指那些不对男性或女性任一性别表现出性吸引的一种性取向，他（她）们对男性和女性都不会产生性趣。2012年8月20日，加拿大布鲁克大学副教授博盖特的研究表明，无性恋在世界人口中可占到1%的比例，全球约有7000万人为"无性恋"者。无性恋对于性并不恐惧，他们对性所包含的一切都看得和平常之物无二。他们对性的渴望已经完全断绝了。有的人结婚前指定要那种不要性爱的对象，不属于心理疾病，唯一与常人不同的就是他们对性本身就没有渴望。这种人是少数，但也并不是不存在的。

无性恋者坚称无性是正当的第四种性取向，正如异性恋、双性恋和同性恋取向一样。他们认为这没什么错，只不过他们生来就对性行为不感兴趣。很多无性恋者可以与人形成深厚的感情关系，只是不存在性行为。正如一位无性恋者讲的："在刚上高中时，我的所有朋友都开始谈论他们如何被别人吸引，他们爱上了谁，我就是不明白为什么性对于其他人这么重要。"

美国性信息与教育委员会（SIECUS）关于性取向（1995年）是这样陈述的：性取向是人的一种本质属性。无论是双性恋、异性恋、男同性恋还是女同性恋，个人有权接受、承受其性取向并依照其性取向生活。不论性取向如何，法律体系都应该保障所有人的民权不受侵犯。基于性取向的偏见和歧视是不合理的。

参考文献

[1] 蔼理士.性心理学 [M].潘光旦，译.北京:商务印书馆，1999.

[2] 王滨有，李枫.大学生性健康教育 [M].北京:人民卫生出版社，2009.

[3] 季成叶.现代儿童少年卫生学 [M].北京:人民卫生出版社，2010.

[4] 彭晓辉，阮芳斌.人的性与性的人 [M].北京:北京大学医学出版社，2007.

[5] 王滨有.性健康教育学 [M].北京:人民卫生出版社，2011.

[6] 胡佩诚.人类性学 [M].北京:人民卫生出版社，2010.

[7] 高桂云.美丽青春——谈谈健康的性知识 [M].北京:中共中央党校出版社，2004.

第八章　性伦理道德

性伦理学是伦理学的一个重要分支，它是一门研究性道德的学科。道德是指调整和指导人与人之间、人与社会之间行为关系的准则规范；性道德是指调整男女之间性行为的准则和规范。它是思想上的"立法"，是隐藏的法律，是内心自律的法则。

德国唯物主义哲学家路德维希·费尔巴哈曾谈道："性关系可以直接看作是基本的道德关系，看作是道德的基础。"马克思提出："男女之间的关系是人与人之间的直接的、自然的、必然的关系。……因而，根据这种关系就可以判断出人的整个文明程度。"蔼理士在《性的道德》一书中谈道："性的道德，和别的道德一样，当然也是由一些传统的旧习惯和一些因事制宜的变通的新习惯所共同组织而成的。要是传统的势力太大，性道德的生活势必因枯朽腐败而失掉它的位育的活力。要是变通得太快，以至于见异思迁，性道德的生活就不免过于动荡，因而失掉它的威力的重心。二者都是不妥当的。性的道德完全该以有益于社会及个人为绝对的标准。性的欲望乃是人类天然的欲望，所以我们绝不能像从前那样把性欲看作一种秽亵的东西，而把性欲冲动的满足认为是不道德的行为。"

第一节　性伦理道德的发展历程

一、伦理学和性伦理学

所谓"伦"，指人与人的关系；"理"，指道德与规则。伦理就是人与人之间关系的道德准则。人们在社会生活中必然会发生各种关系，包括两性关系。为维护社会安定，保障阶级利益，每一个社会都需要用一定的规范来约束人们的性行为，调整各种性关系。道德就是这种行为规范，它的理论化和系统化就成为性伦理。作为一种道德现象，性道德不仅表现为一定的观念、情感、思想，而且体现在具体行为和各种活动之中。因此，性伦理学作为研究性道德的科学，不是只研究性道德的某一个方面，而是全面研究性道德现象的各个方面。性道德现象可以分为性道德意识现象和性道德活动现象。所谓性道德意识现象，是指人们在社会生活中形成的反映性道德关系和性道德规范的思想意识。性道德活动现象是指人们依据一定的性道德观念、性道德规范所从事的各种活动，它包括性行为、性道德评价、性道德教育及性修养等。

二、性伦理道德的发展历程

不同的社会历史阶段和文化背景下性伦理道德的内容是有所不同的，它反映了社会文明进程的基本内容，是维护人类生存、健康及进步的基础。性伦理道德主要表现在人类社会的婚姻关系、男女两性的社会关系和地位等方面。男女间性关系的无序对社会发展来说是一种巨大的破坏力，它必须受到一定社会规范的制约。人类社会愈发展，对性关系的限制就愈严格，婚姻的范围也就愈小。

（一）原始社会的性道德

原始社会是人类社会发展史上的第一种社会形态。原始社会生产力水平极其低下，人们结群过着原始共产主义的集团式生活。原始社会早期，人类的性行为是无拘无束的，当时的男女可以没有顾忌地与任何一个异性发生性关系。大约在100万年前，随着人类的进化，同血缘的人形成了结构相对稳定、关系比较密切的血缘氏族大家庭。同血缘的人共同劳动、共同生活，维系着血缘大家庭的生存和发展。群婚逐渐被血缘婚所代替，即氏族部落中男女通婚。群婚的第一个限制表现为禁止在血缘大家庭里直系血亲不同辈分之间发生性关系，即排除了父母辈与子女辈的性关系，这一性禁忌产生的根源在于生育强健劳动力的需要。群婚的第二个限制是对同血缘兄弟姐妹之间性关系的限制，因为人们逐渐认识到同胞兄弟姐妹生育的后代，远不如没有血缘关系的性关系生育的后代健康、智慧。于是禁止同胞兄弟姐妹结婚成为大多数人的道德意向，之后，出现了族外婚，即不同部落之间同辈男女互相通婚。至母系氏族公社时期，群婚逐渐被对偶婚所取代。对偶婚是一男一女在长期或短期内结为配偶的婚姻关系。对偶婚中，一个女性有几个丈夫，其中一个是"主夫"；一个男子有几个妻子，其中一个是"主妻"。在对偶婚中，夫妻关系结合不牢固，男女均不可独占对方，只要一方不愿保持关系，就可以随时离异。在对偶婚的性关系中，性道德是宽容的，除延续了血缘配的禁忌外，还保留了群婚条件下的性道德内涵。在对偶同居期间，男女双方均可以与其他异性保持性关系。对偶婚双方的财产分为共同部分和私有部分。所生子女，一般由女方抚养。

原始社会的性道德内容还反映在其他一些性禁忌方面。原始人的第二个性禁忌是月经禁忌，即在月经期间禁止性交和许多生产活动。这种禁忌源于原始人对女性经血的神秘感和恐惧感。尽管月经禁忌客观上有利于妇女的身体健康，但还是与现代文明人自觉避免在月经期性交有本质的区别。性禁忌中还有场景禁忌，即除了性交庆典中的集体活动外，都应该离开群体，到隐蔽的地方性交。此外，还有对性交频率的某些限制，即在某些时间或时期内不得性交。性禁忌是一些关于禁止性关系的规定，这些规定是基于生活经验自发形成的。因此，性禁忌是性道德的雏形，是尚未理性化的性道德。然而，尽管性禁忌表现为原始的性道德，甚至不能称之为完全意义上的性道德，但它也是人类社会长期发展、经验总结的结果，为以后性道德的形成奠定了基础。

（二）奴隶社会的性道德

原始社会后期，由于生产力的发展，男子在生产中占据主导地位，掌握了社会财富，母系氏族社会转化为父系氏族社会，出现了从夫居家庭、一夫多妻等家庭形式，这时的婚姻形态已由对偶婚开始向一夫一妻制过渡。但此时的一夫一妻虽是一男一女为夫妻，但很不稳定，而且没有独立的家庭经济。随着生产资料私有制的产生，奴隶社会逐渐代替了原始社会，也促使了一夫一妻制的确立和完善。男性由于生理条件更适合于当时的原始农业劳动，在生产中起到更重要的作用，掌握着大量的私有财产。为了使私有财产有明确的继承者，保证妻子所生的子女是出自丈夫本人，于是产生了一夫一妻的婚姻制。但这种一夫一妻制一开始就具有它的特殊性，具有强烈的男尊女卑、夫权统治等特征，一夫一妻制是只针对妇女而不针对男子的一夫一妻制。在性道德上要求女性守贞、忠诚，不能与丈夫以外的其他任何人发生性关系。而对于男性，只要他的经济实力足够雄厚，想占有多少个女性都可以。奴隶社会的一夫一妻制实质是排除性爱成分的奴隶主统治，是父权与夫权统治下的一夫一妻制。

西方，在奴隶社会时朝，妻子实际上就是家内奴隶。男权社会中，绝大多数女人不仅成为繁衍生命的机器，也成为男人发泄性欲的工具，而且沦为与"物品"一样的地位，可以掠夺、交换、赠予和买卖。宗教书籍不厌其烦地告诉人们：女人是邪恶的、凶残的，女性的肉体引诱具有极大的危险；男人们根本就不应该去爱她们，否则他们就会一败涂地，自取灭亡。所以，此时出现了各种对引起性欲的万恶之源（指女性）的制度，如"女性割礼""贞操带"等。

奴隶社会中不平等的一夫一妻制，尽管在性伦理道德上是不完善的，但它仍不失为人类性关系的一个进步，其道德意义在于，它要求排除杂乱的两性关系，要求夫妻间保持忠贞守一的性生活，它标志着人类对自己的性生活提出了更为严格的限制，为人类提供了发展爱情的必要条件。

（三）封建社会的性道德

随着社会的发展，到了封建社会，原先的性活动已完全发生变化。男权统治得到进一步巩固与发展，两性关系越来越不平等。两性关系的道德秩序演变为"男尊女卑""性即罪恶""性即淫秽"，这些成了这一时期的主旋律。

在封建社会，虽然女性的地位有了一定的提高，但是女性的从属地位，以及作为像"商品"一样可以买卖的地位，却没有任何的改变，反而从道德观念和法律上得到强化，女人实际成了整个社会私有财产的一部分。男性是一家之主，妇女仅仅是为男性而活着，成为男性泄欲和生儿育女的工具。封建道德宣扬的是男尊女卑、男主女从、长幼有序。男人可以随意"休妻"，女人只能是"嫁鸡随鸡，嫁狗随狗"，妇女在爱情和婚姻上没有任何的发言权，更没有享受性爱的权利。男人可以三妻四妾，而女人一生却只能嫁给一个男人，女人在男人死后必须为夫守节，从一而终。不仅如此，还规定了女子要绝对服从男子："在家从父，出嫁从夫，夫死从子。"

到了封建社会，婚姻禁例越来越复杂，禁忌越来越多。封建社会的性道德，主要是性禁欲主义，可以概括为：性欲为恶，禁欲为善。原先的性活动自由已经发生了完全的变化，性欲被当成罪恶，要求人们必须抑制，性行为仅仅是为了"后嗣"，为了传宗接代。然而过分的压抑更增加了人们对它的兴趣。因此，在这一时期，与性禁欲主义并存的还有性享乐之风，即性行为的堕落，剥削阶级的男性往往都过着公开的或变相的一夫多妻的生活。

中国封建社会在"性"上存在许多矛盾现象：既实行严厉的性禁锢，又公开执行养妓豢娟；既要求女性贞节操守，又放任男子的性欲。这体现了中国封建社会的性道德是复杂矛盾的，最突出的是它的双重性，即进步性和反动性。一方面，由于确立了一夫一妻婚姻制度，强化了婚姻稳定性，对于巩固封建制度、繁荣经济具有积极作用，体现了人类性道德进步的一面；另一方面，封建社会极端禁欲主义严重扭曲人性、残害女性，制造了无数惨绝人寰的人间悲剧，又显示了其反动的一面。

（四）资本主义社会的性道德

14世纪开始于欧洲的资产阶级文艺复兴运动，使人们从中世纪禁欲主义和对教会的虔诚、信仰中摆脱出来，开始把自己作为个体看待，把自身的感情、愿望和冲动看成是自然本性。人文主义者大力歌颂人性的完美与崇高，提出解放个性，要求性自由。随之艺术、文学和日常生活等都从性压抑中解放出来，使人们的性道德观念发生了一场深刻的革命。文艺复兴时期的"性自由"实质上是向封建主义发起的一次革命冲击，是对中世纪性禁忌主义的挑战，是对性道德传统的再反思、再评价和再调整。它包含的内容主要有以下几个方面：肯定人类性欲的正当性；肯定性行为本身的价值；肯定男女之间的性爱是一种高尚的情感。这种性道德观念对破除封建传统的性道德观念起着一定的推动作用，具有历史性与人类文明发展的必然性与合理性。

人类进入现代社会，社会分工高度细化，社会产品越来越向精神化、信息化的方向发展。传统产业所占的比重逐渐下降，社会财富的创造活动越来越相对地脱离土地和自然环境而开展，经济关系以及其他社会关系越来越摆脱自然的封闭环境而走向开放。社会关系不再依附于家庭关系，不再牢固地建立在两性关系的基础之上，社会关系的稳定性不再从根本上取决于、受制于两性关系的稳定性，两性关系的微小变化不再引起社会关系的巨大动荡和混乱。这时，两性关系的发展与变化不再受到其他社会关系的严重干扰和约束，不再承受巨大的外部压力和内部阻力，人们对性的认识也越来越真实、全面和准确，并且能够越来越自觉地、自由地、明智地建立和发展两性关系。

在资本主义社会，废除了一夫多妻制，规定一夫一妻制。由于先进的文化思想逐渐取代了封建礼教束缚，使妇女的地位得到了提高。此时期的"一夫一妻制"，则从根本上把妇女从"商品"地位提高到了"人"的地位，女人开始和男人一样，可以平等自由地选择性爱的伴侣和享受性爱的权利，男人和女人都不再是另一方的私有财产。从制度上实现和保护了男性和女性都享有平等自由的爱情婚姻权利。

20世纪60至70年代西方发达国家相继出现了一种挑战传统性观念和性道德的社会思想和社会运动，即性解放（sexual liberation），又称为性革命（sexual revolution）。性解放的出现有其深刻、复杂的社会根源和特定的历史背景。19世纪，欧洲受英国维多利亚女皇时代严厉的宗教性禁锢影响，对童贞和贞洁的要求非常苛刻，妇女受到严重歧视；严格的终身一夫一妻制，感情完全破裂的夫妻也不准离婚；自慰被认为是亵渎神灵的罪恶；不准谈性，不准进行与性有关的科学研究和艺术创作。为此，人们普遍受到沉重的性压抑。弗洛伊德正是在这种社会条件下观察到大量神经症患者和精神病人都与性压抑有关，因而形成其泛性论学说。这一学说对于性自由的出现有着重要影响。罗素的婚姻革命规则是针对不合理的宗教性禁锢而产生的较为严肃的婚姻变革学说，对早期的性解放起了积极的作用。

20世纪的性解放，最初是反对性别歧视、争取妇女与男子享有平等社会地位和政治经济权利的女权运动，同时要求改变基督教禁止离婚的戒律，主张婚姻自由。性解放初期的主要特征是：女性的衣装越来越多样、随意、松散，躯体的外露越来越明显；两性的交往越来越频繁、公开、自由、放松；离婚率逐渐提高，离婚不再承受强大的外部压力而变得自然起来；两性关系的隐蔽性越来越淡化，人们可以在公开场合谈论性知识、性文化、性经验及性现象等。

此后，这些合理要求逐渐演变为对宗教性道德的全面否定，认为性交是人与生俱来的自由权利，性行为是个人私事，只要双方自愿就可以发生性关系。性行为不应受到与婚姻有关的道德和法律的限制，他人和社会对此无权干涉。性自由者反对一切性约束，主张性爱和情爱分离，性和婚姻分离，否定童贞和贞洁观念，提倡婚前和婚外性行为，要求社会接受试婚和同居。一些极端的性自由者不仅主张娼妓合法化，甚至认为乱伦也不应受到指责，更不应受到法律制裁。

此外，青霉素广泛用于医治当时的主要性病，对梅毒和淋病的治疗有特殊疗效。激素类避孕药的出现及乳胶避孕套质量的提高，均减轻和消除了人们对婚前和婚外性行为引起性病和怀孕的顾虑。两次世界大战使欧美国家人口性别比例严重失调；世界性青春期发育提前和婚龄推迟造成了庞大的性饥饿人群；西方个人至上的价值观促使越来越多的人在性行为上缺乏社会责任感；生产力发展、消费资料丰富促成的追求享乐和纵欲的潮流等，都成为加剧性解放蔓延的重要因素。1968年开始于法国大学校园的"五月风暴"作为性解放顶峰的标志，使性解放狂潮迅速席卷西欧、北美，并影响到许多发展中国家，使大量年轻人的性行为完全处于混乱状态，"性解放"一词至此已完全失去妇女解放的主要内涵。

性解放使西方社会离婚率激增，大量家庭解体，单亲家庭和非婚生儿童增多，家庭教育职能明显削弱，青少年犯罪现象激增。20世纪80年代，美国每年有100万以上的少女怀孕，其中40%成为少女母亲；英国50%的儿童为非婚姻产儿。这些都是性解放严重后果的表现。最为严重的是，性解放引起全球范围的性传播疾病蔓延，性病发病率骤升，流行的性病种类增多，欧美70%以上的成人患过性病，直至出现威胁人类生存的世界性艾滋病大流行。性解放造成的严重消极后果已经使西方社会重新审视性道德的重要性，因而正在出现性道德回归的趋势，表现为要求青少年婚前禁欲，保持严格的一夫一妻的两性关系，有些国家还出现了提倡童贞的少女贞洁运动。

性伦理道德的发展历程告诉我们，不同历史阶段和文化背景下的性伦理道德内容是有所不同的。为了更好地维护生殖健康，无论男性还是女性在享受性权利时，都必须约束自己的性行为。现代社会的人们有必要在充分了解两性关系的客观本质的基础上产生性情感或性观念，把权利、责任与义务辩证地结合起来，不能只强调自己的权利而不顾及所应承担的义务，只顾及眼前利益而不顾及长远利益，只顾及个人利益而不顾及对他人和社会所产生的危害。面对中华民族性道德传统，我们尊重自己的历史，珍视自己的文化，正确地对待、辩证地继承中华文化的传统价值观，要本着"批判的、继承的"的原则，"去其糟粕，取其精华"，以科学、客观的态度审视西方性文化、性思潮，而不要盲目效仿重蹈覆辙。

（五）当代社会的性道德

现代文明社会基本上改变了历史上形成的男尊女卑、婚姻不自由、一夫多妻及漠视女子利益为特征的旧制度的经济基础。当今世界上大多数民主国家主张两性平等，主张和保护恋爱自由、结婚自由。性关系要以爱情为基础和动力，婚姻不是一方对另一方在人身、财产等方面的占有，而是男女双方在感情基础上的自愿结合；是互敬、互爱、互助前提下的彼此相伴；性生活应该以合法的婚姻为前提；性爱双方必须对性行为的社会后果承担法律义务和道德责任。因此，当代社会的性道德是人类性道德发展中高一级阶段的崭新形态，而只有真正实现了男女平等，才能实现高度文明的性道德。

目前社会的性道德趋于宽松，尊重人的权利，追求个性的自由与快感享受，使得社会、文化对个人的限制大大降低。人们所遵循的新型性道德是以个人快乐为中心的性道德，同时更是在社会文明允许之下有着某些约束的个人的性自由。美国加州大学的哲学博士多伯森说："只讲生殖过程而不教性道德，就像给他们一支枪而不教他们如何使用。"教会人们正确遵守性道德是现代社会性教育的任务之一。

第二节　性道德的特征、原则及其调节手段

一、性道德的特征

（一）性道德的特殊性

性道德所制约的对象比较特殊，制约着人们的两性关系，是指导人们性生活的行为准则。而且这种制约作用十分敏感而强大，一旦有人越轨，产生恶果，就会被议论、谴责，承受舆论的压力。

（二）性道德的多样性

不同的文化、不同的民族、不同的社会、不同的宗教信仰，甚至同一社会中不同的阶级和阶层对性行为有不同的道德评价，反映在性道德方面也出现了多样性的要求。我国是一个多民族的国家，各个民族的风俗习惯和性道德的形成有着各民族自身的特点，虽然各自的文化和历史背景差别很大，然而却都形成了一定的性道德规范。如有的民族至今允许一妻多夫的性关系，并不认为是不道德；有的民族流行抢婚，如阿昌族青年男女缔结婚约的一种形式就是抢亲；有的民族仍有走婚习俗，如摩梭人的"走婚"习俗，被称为"人类母系氏族的最后遗迹"。了解性道德多样性的实质是尊重当事人的情感发展、社会的文明和区域化性道德的规范，产生太多遐想而去钻地域差异的空子，满足自己的性欲望是不道德的。

（三）性道德的稳定性

经济基础和上层建筑之间存在着辩证的关系，当社会发生巨大的变革，尤其是经济基础发生改变后，原来的上层建筑还将稳定地保留一段时间。因为改变旧的观念，需要人们的思想文化、社会风尚和心理结构有一个比较缓慢的变化过程。而性道德规范比其他上层

建筑的变化更慢，有着更大的稳定性。因此，一个民族或一个社会的性道德基本上处于一个比较稳定的状态。这也是新中国成立以后，在相当长的一段时间内，封建的性道德观念仍然在有形无形地对人们发生影响的原因所在。

(四)性道德的社会性

人类实行群体的社会生活，为了整体的生存和发展，要求每一个个体的行为都必须符合一定的社会规范，以维护群体的稳定和繁荣。这就决定了人类社会必须建立在个体和群体行为都受到必要约束的基础之上，而对性行为的约束是其中极为重要的一个方面。美国学者卡恰多利安（H. A. Kachadourian）指出：“所有社会都以各种方式将性制度化，这些方式有相同之处，也有不同之处。”在不同的国家和地区，不同历史阶段和社会文化氛围中，虽然性道德的指向有所不同，但都要求其成员必须遵从。从历史发展的进程来看，性道德始终贯穿于人类社会，而且涉及社会中的每一个成员。从性发育开始到性成熟，都要受到性道德的约束，这是形成现代文明社会的一个重要基础。我们每个人都是社会文明的建设者和执行者，除了使自己的性行为符合社会规范外，还肩负着宣传以及推动社会文明发展的历史使命和社会责任。

(五)性道德的双重性

社会性道德的准则往往表现出双重性。其一，性道德有正式准则和非正式准则。前者是一种理想化的概念，表示社会对性行为的控制和期待，即性行为应该如何；而后者表示实际行为是什么样子。应该如何与实际如何之间是有差距的。如何缩小这二者之间的差距，使性道德的正式准则为社会大多数成员接受并加以践行，是实施性教育的目标之一。其二，性道德有双重标准和单一标准之分。在多数西方传统文化和我国传统文化中，性道德对男性和女性的要求不一样，往往对男性宽容，对女性严厉，存在着双重标准。现代社会，这种发生在性别上的双重性道德标准已经在法律和道德上被单一标准所取代，即男女平等，性道德准则对男性和女性的要求是一样的。但不可否认的是，双重道德标准仍然根深蒂固地存在于一些人的心灵深处，常常于不经意中表现出来。

二、性道德原则

性道德原则是性道德规范体系中的骨干性准则，可分为性道德基本原则和性道德普遍原则。

(一)性道德基本原则

性道德基本原则是一定社会、一定阶级的性道德对人们性意识及性行为的最基本要求，是调整男女两性关系的根本出发点与准则；也是某种性伦理道德体系的社会本质和阶级属性最集中的反映，是处理两性关系的根本指导准则。其中男女平等是社会主义性道德体系中的最基本原则。

1. 主体性原则

在性关系上，双方都具有独立人格，应互相尊重，在自愿的条件下建立或中断关系；负有维护权益公正的责任；有知情选择的权利；应尊重个人的感受与身份认同；尊重个人的价值、信念、利益和目标。

2.平等原则

平等的性关系对实现和保持性健康和生育健康至关重要。包含男女经济地位平等、政治地位平等、夫妻性生活和家庭生活中男女平等；应充分尊重人体的完整健全；双方拥有相互尊重、负责任的性行为，对性行为后果共同承担责任；加强和增进彼此尊重、和谐的关系。

3.公正原则

关于性权益和风险的分担，最大风险承担者具有决定权（例如，女性承担生育的风险，因此，生育决定权主要在于女性）。

4.隐私原则

个人隐私受国家法律保护，但当触犯刑律、伤害他人利益时，则不属个人隐私范畴。隐私原则包括尊重他人的权利。

5.无伤害和有利原则

性关系及性行为不能对他人造成身体伤害、名誉和精神伤害、生命与健康伤害等。

(二)性道德普遍原则

性道德普遍原则是指人类在两性关系长期发展的历史进程中所形成的调整两性关系的一般性、普遍性和概括性的道德准则。当代中国性道德应遵循以下普遍原则。

1.禁规原则

我国现阶段的性伦理学原则同我国婚姻法所规定的禁止结婚条件是一致的。即包括禁止结婚的血亲关系和禁止结婚的疾病两方面。

基于优生学的理论和性伦理观念，禁止近亲结婚是古今中外法律的通例。但关于禁止近亲结婚的范围，各国法律规定则不尽相同。各国法律都有直系血亲间不得结婚的规定，对于旁系血亲间的禁止结婚的规定则宽严不等。1980年，我国婚姻法除禁止直系血亲结婚的规定外，也明确规定禁止三代以内的旁系血亲结婚。它的实际意义在于禁止出自同一祖父母、外祖父母的表兄弟姐妹间的婚姻，其目的在于提高人口质量，保障下一代和民族的健康。

关于禁止结婚的疾病可分为两类：第一类是精神方面的疾病，例如精神病、白痴等；第二类是身体方面的疾病，一些重大的恶疾，以及足以严重危害对方或下一代健康的病症，如性传染疾病、后果严重的遗传性疾病等。但不管是哪一类疾病，只要完全治愈，就可以结婚。除疾病外，某些国家在法律上还规定禁止有生理缺陷及不能发生性行为的人结婚。

2.自愿原则

性爱、性冲动和性行为是人类的一种本能。性欲的满足，除了性自慰，无论是拥抱、接吻还是性交，必有另一个人的参与，并产生相应的生物学、社会学后果，在性活动中任何一方都必须重视对方的感受，不能只考虑自己的性快感享受和性自由，必须考虑双方真正理解性行为意义后的同意与否。

人们要进行性行为，必然有各自的目的，为达到这些目的，就必须由一个主体影响另一个主体。因此，就有了双方主动或仅仅一方主动、双方愿意或仅仅一方愿意的区别。那么，道德的准则之一，首先就应该是建立在双方自愿的原则上。违背自己或对方的意愿发生的性行为（性关系）都是不道德的，因为它侵犯了人的天赋人权（自然权利）。

本质来讲，自愿的原则具有非常重要的意义。首先，没有恋爱及婚姻关系的双方在性行为关系中，如违反自愿原则，就构成了强奸行为。其次，在包办婚姻、买卖婚姻中产生的性行为之所以不道德，也因为它违反了自愿原则。即使发生在合法结成的夫妻间的性行为也应该充分尊重个人的意愿，不得强迫，如果一方不愿意进行性交活动，而另一方加以强迫，也是违反性道德的，一般认为是"婚内强奸"，这在一些国家是构成犯罪的，因此夫妻双方都有权同意或拒绝过性生活。人类的性是爱的一部分，爱使人生更有意义，性则提供了吸引力，婚姻则为两性关系提供了稳定性。两性之间的性行为必须遵循这个原则。

3. 无伤原则

无伤主要是指两人之间的性行为不伤害对方或他人的幸福，不会伤害后代的健康，不给社会带来不良影响。

处理两性关系时，应当有尊重对方、爱护对方和不伤害对方的道德原则。广义的"无伤"原则是指两性在日常生活和交往中，对对方的政治信仰、思想感情、人格尊严、工作学习、兴趣爱好及经济收支等各方面的尊重和不伤害。狭义的"无伤"原则特指性生活中的互相尊重和不伤害，即在性生活中要照顾男女双方的生理及心理特点，和谐而有节制，以不损伤双方的身体为度。如果在两性关系中，给对方造成身体或心理上的伤害，都是不道德的行为。

此外，"无伤"原则也指两性之间的性行为不会伤害其他人的幸福，不会伤害后代的健康，不会破坏社会的安定发展。例如，婚外性行为尽管是自愿的，但它伤害了自己的妻子或丈夫，伤害了孩子，也给社会安定团结带来不良影响，因此婚外性行为违背了"无伤"原则，是不道德的性行为。卖淫和嫖娼也是双方自愿的，不伤害对方，但它同样极大地败坏了社会风气，给社会的治安带来很大的不稳定因素，也有悖于社会主义的性道德。

4. 相爱原则

爱情是人类恋爱、婚姻和形成家庭的基础。性是爱的表达，建立在爱情基础上的两性性行为，不仅可以提高性行为质量，而且有利于保持和发展爱情。对异性的爱之心，人皆有之，然而在性活动中要求的是对某一特定对象的爱，这是人类性道德的重要原则。它是以所爱者的互爱为前提的，即男女处于平等的地位，而且这种爱是单一的、强烈的和持久的。

性爱是指男女双方在性接触基础上产生的相互倾慕，企求亲近的一种性意向。性爱具有较强烈的生物本能特征，在较大程度上属自然属性，但它又不完全是为了追求性欲的满足，而是生理需要与心理需要结合的一种社会现象，而且在现代社会中，这种心理需要显得越来越重要。

性欲可以产生性爱，性爱反过来又会加强性的欲望，但性欲并不是性爱的全部。体态的优美、亲密的交往、融洽的志趣等可以引起异性的性欲，但这种性欲是肤浅的、短暂的，只有通过恋爱，通过复杂的情感交流，才能使这种性欲人格化，从此产生性爱。也只有当性的快乐被爱这种精神心理因素所维系时，人类的性爱才具有动物所不具备的持久性。如果肉体结合的欲望并不是由爱所激发的，其结果只不过是短暂而放荡的结合而已，与动物的性欲也就没有本质的区别。

5. 合法原则

人类的性关系是婚姻家庭关系的一个重要内容，性道德具有明显的社会性，而社会又是充满各种规范的，性行为同样须由道德规范和法律来制约。性道德主要集中表现在家庭婚姻道德领域，从恋爱、结婚、生育及抚养后代，经过漫长的岁月，需要有一个维护家庭、忠贞配偶、繁衍后代、白头偕老的信念和意志。缔结婚约就是性道德规范在法律上的表现。

根据《婚姻法》的规定，必须履行结婚登记手续，才是合法婚姻。两个异性之间产生爱情，而这爱情又是自愿的与无伤的，也必须经过法律程序予以认可，才是符合道德原则的。对两性生活的追求，应该通过婚姻这条途径去实现和得到满足，而不是其他。性与爱虽然只存在于两个人之间，但不能无视社会诸多方面的影响，男女两性关系应该以婚姻为前提，以爱情为基础，婚姻是古今中外满足性生活中最普遍、最规范化的方式。

6. 私事原则

私事原则包括以下三个层次的含义：

第一层含义是性交行为的非公开准则。性行为不仅是两性生理上的结合，也是两人心理及精神上的交融、体验和感受，是男女两性在生理、心理上融为一体的一种独自享受。因此，它不宜公开，不允许受到外界的干扰，而是秘密进行。这种非公开性是人类进化的结果，也是人类共通的事实。

第二层含义是性关系的自由准则。这里的自由准则是针对封建社会的两性关系而言的，绝不是西方所提倡的性自由。它重点突出的是恋爱自由、自愿，男女平等。比如在性关系中，男性有提出性行为要求的自由，而女性也有拒绝对方性要求的权利。即使是在合法的婚姻之内，男女之间也要自愿平等相待。在性行为中，不仅要满足自己的生理和心理需要，也应顾及对方的意愿。任何一方若不考虑对方的需求和感受，而把自己的性欲强加给对方，也违反了性关系的自由准则。现代社会中一些家庭暴力与夫妻间的性行为有一定的联系。

第三层含义是自律准则。恋爱自由绝不是在恋爱问题上可以随意、轻浮和轻率，更不是朝秦暮楚、飘浮不定、玩弄异性，甚至乱搞两性关系，而是在自尊、自重和社会道德支配下的对性本能欲望的合理节制。自由恋爱应该是男女双方自愿、自觉，经过一段时间的接触逐渐产生的爱情，它具有神圣性和严肃性。

那种打着"恋爱自由"的幌子，到处山盟海誓，表示忠诚，但其背后往往隐藏着自私或肮脏的动机，这是极不道德的行为。相反，那种认为两人一旦恋爱就必须结婚，不顾其他一切条件，要求恋爱对象从一而终的观点也不是恋爱自由。这是一种对恋爱自由的根深蒂固的封建道德观念，是对恋爱神圣性和严肃性的歪曲理解，应予以批判。如果两人经过一段时间的恋爱，认为对方确实不能和自己很好相处，那么两人就应该坦诚相待，理智地分手。因为没有爱情的婚姻是人生的一大不幸。

7. 生育原则

作为当代伦理学基本原则之一的生育原则包含生和育两方面，即生殖和养育。其核心内容是"控制人口数量，提高人口素质"，具体包括计划生育、优生优育和生男生女都一样等内涵。它是人类科学进步的重大成果和人类性伦理变革的鲜明标志。

生殖的先决条件就是具备生育机能的男女间性的结合。这种结合，不单纯是自然的生理现象，而是具有社会因素的。社会对生殖的制约，最为突出的是表现在两性结合的社会形式——婚姻方面。在生殖过程中，后代与父母亲的身体状况、母体能提供的环境条件及情绪等有密切的联系。父母亲的身体状况和情绪变化等又受到经济生活、劳动条件以及当时政治、文化、风俗等方面的影响，而且与社会的医疗条件也有密切的联系。

养育是生育过程的一个更重要的环节。作为性道德的生育原则十分关注对子女应负的道德责任。中国自古就有"生不如养"的说法，说明养育的重要性。一个婴儿，从降生那时起，就以独立个体的资格参与复杂的社会生活。他就是社会的一分子，而不能简单理解为子女只是家庭内部的事。父母应该承担起抚养、教育的责任。

在当今社会中，特别是在一些重男轻女思想严重的地区，往往出现不平等的养育观念。生了一个男孩，当成宝贝，百般呵护；生了一个女孩，则随便应付，甚至出现弃婴现象，这是社会主义性道德所不容许的。其实，从生物学角度看，生男生女都一样，女儿也能传后人。重男轻女是观念上的问题，应该加以纠正。可喜的是，目前社会上多数人已经意识到男女应该平等。

8. 勿仇原则

不是所有的恋爱最终都走向婚姻的殿堂，也不是所有的婚姻一定会白头偕老。人活一世，失败是难免的，恋爱、婚姻亦如此。恋爱分手、夫妻离婚以后，虽然不能共同生活，但是可以共存于这个世界。不是恋人、夫妻，但还是朋友，至少不用成为仇人，没有爱，还有友谊。建立这种恋爱分手、离婚后的新型人际关系，既有利于自身的学习、工作，也有利于今后的情感发展、抚育幼者及关照长者，是一种高尚的性道德。不能把性行为作为报复他人的手段，更不能因为失恋而发生仇杀。所以，年轻人应接受爱情能力的学习培训，包括如何谈恋爱、如何理解爱情的挫折、如何处理恋爱失败分手等。

三、性道德的调节手段

性道德的调节手段是具有生理的和心理的错综复杂的调节手段，因此，性道德才能在性行为中树立一定的规范。在性道德束缚下的性与爱、追求人类高层次需求的性与爱，将成为人一生中的一段美好时光。个人的性道德水平是衡量一个人是否成熟的重要指标。一个人性道德的形成，是通过整个社会的教育、舆论、评价和榜样示范等加以辨别和认同，成为自己的信念，然后通过自我的各种调节手段，指导自己的性行为。

1. 性羞耻感

羞耻感是一个人对自己的行为或他人的行为感到害羞与耻辱的一种感觉。在对待性行为中，羞耻感更为突出和特殊。

动物是没有羞耻感的，羞耻感是人类所特有的。对人类来说，羞耻感也并非天生的，而是随着在家庭、社会中成长，受文化背景的影响而逐渐形成的。正因为在性实践中有羞耻感的存在，才有人的尊严和人类文化的发展。

羞耻感是性行为正常进行的保证。人类的性行为、性道德由于有羞耻感的调节，才对性器官有一种隐私和隐藏的要求，对性行为有一种自私和个人的认识，才使性活动在一个特定的、安全的、隐蔽的、个人的场所中进行。试想人们若无羞耻感，人类的性行为就会陷入混乱状态。

人类的性行为具有普遍性、重要性、长期性、隐蔽性、冲动性、排他性和严肃性等特征，而羞耻感对上述特征的大部分具有保障和促进作用。

2. 性道德感

性道德感是在两性关系上表现出来的性道德情感。在两性关系上表现出来的道德感与个人的信仰、追求及对幸福的理解等多种因素有关。不同的社会阶段人们的道德感也不相同。另外，不同民族、不同国家、不同地区的风俗习惯，可使人们的性道德感有所不同，例如，有的民族允许婚前性开放，有的民族允许"试婚"，有的民族流行"抢婚"。

除此之外，一个人的品德修养程度，是否具有性科学知识，甚至宗教信仰都与性道德感有关。具有良好性道德感的人，能正确处理人的自然属性和社会属性之间的关系，控制好自己的性本能。在两性关系上出现困惑，或一时发生差错时，能理智对待，妥善处理。

3. 性义务感

性义务感是指结婚的两性分别具有对对方在性生活、社会生活上应尽义务的自觉性。这包括性生活的相互满足、婚姻关系的相对稳定及在经济、疾病、灾害方面的相互扶助等。性的义务感，具有一种自我控制的调节作用。

男女两性的义务感只有建立在男女平等这一基本原则上才是正确的。男女个人在对性爱的要求和获得过程中，也应充分注意使对方得到性爱的获得与满足。所以，性的义务感又必须以性爱为基础，以婚姻为标志。没有婚姻缔约的义务感，失去法律与道德的维系，这种义务感是脆弱的，不可靠的，难以持久的。

4. 性责任感

责任感是人的道德品质的重要部分。责任感和义务感并不相同。性义务感指男女两性相互承担的义务，而性责任感则指男女两性的性活动，不仅要相互负责，而且还要对家庭和社会负责。人是社会性的动物，其活动会对社会产生一定的影响，因此就应该承担一定的社会责任。两性活动不是个体能够单独完成的，必须在他人的参与下进行，那么他也就必须承担一定的责任。

择偶、恋爱涉及另一方，那么就必须对对方负责；结婚组成了家庭，那么就必须对家庭负责；性交有可能生儿育女，那么就必须承担抚养后代的责任。此外，两人之间的关系又是在整个社会的环境下进行的，因此还必须顾及对社会的影响。

如果只强调人的性本能，为了满足个人的性欲，玩弄、奸污异性，则毫无社会责任感。恋爱期间发生婚前性行为是一种失去理智一时冲动下的行为，没有考虑到将要履行的社会责任，是缺乏性责任感的表现。因此，时刻保持性责任感，有利于自己性行为的控制，也有利于社会秩序的稳定。

5. 性良心感

性良心感是个人道德意识最基本的调节手段，用于调节在各种道德背景条件下复杂的道德关系。

男女之间的两性关系较为复杂和多变，其道德关系更需凭借个人的良心来调节。当两性关系产生难以解决的冲突时，如喜新厌旧，重金钱地位、轻感情等，良心感就是一种内在的、自己心中的道德法庭。它可以衡量自己的性行为是否符合道德要求，可以控制自己的性欲在一定程度和范围内伸展，以抵御色情的、利己的性动机。

青年正处在恋爱阶段，对待性关系一定要慎重，否则将会受到良心的谴责。因此，如果我们注重良心感在两性道德中的调控作用，那么就可以大大减少未婚先孕、始乱终弃以及怨夫弃妇等现象。

6. 性嫉妒感

嫉妒感在一般道德关系中是一种消极的、有害的调节手段，但在性活动中，嫉妒感则具有双重性质或两种嫉妒感：一种是积极的性嫉妒；一种是消极的性嫉妒。

积极的性嫉妒是指通过正当的、合理的竞争方式战胜对手而获得所爱异性的认可和承认。消极的性嫉妒是指采取各种不正当的手段，通过打击、中伤、残害竞争对手的做法来实现。

在两性生活实践中，在恋爱与结合的过程中，应具有适当的积极嫉妒感。积极的嫉妒感可使男女两性关系向深化方向发展，使爱情维系在个体的、特定的两个异性之间，不能有第三者的插入。倘若有任何第三者的插入，则会导致其中一方强烈嫉妒心的产生，这种嫉妒心会促使其采取行动以维护自己的爱情。所以，积极的嫉妒感是衡量爱情的标尺，爱得越深，嫉妒得也越深。如果发现自己对所爱的异性失去嫉妒感，那意味着对他（她）的爱也就消失了。

7. 性贞洁感

在社会中之所以有些青少年对性行为采取放纵态度，除了以上若干调节手段的缺失外，还有一种重要的调节手段，即性贞洁感的缺乏。

我们固然要摒弃封建社会的贞操观，但更应该建立与社会主义时代相适应的高度文明的新型贞操观。这种贞操观是建立在男女平等的基础之上的，植根于真挚的爱情中，它要求恋人间感情专一，保持婚前性贞洁（纯洁），婚后夫妻互敬互爱，互守忠贞，共担责任。

在青年恋爱过程中，贞洁感这种道德调节手段相当重要，如果失去贞洁感，无论是男方还是女方，将来必将自食其苦果，后悔莫及。至于有些毫无贞洁感约束的男男女女，他们的行为造成了社会两性关系的混乱和性行为的变异失调，是极不道德的。

总之，人类的性道德之所以得以维系并发展，除了社会性道德原则的规范外，人类本身还通过文化、历史、宗教、社会等各种因素的共同作用，在内心产生各种性道德调节手段，从主观角度对自己的性行为加以控制、约束和调整。所以，性道德虽不具有强制性，但其作用的产生、影响的范围、导致的结果都是极其复杂、广泛和重要的。在道德修养中，必须注重性道德调节手段的培养，只有这样才能使自己的恋爱、婚姻幸福美满。

第三节　不同社会关系中的性道德规范

正如前面所述，性道德是由一定的社会经济所决定的，社会制度与政治制度不同，性道德的规范与内容也不相同。杂乱性交在原始社会并不存在性道德问题；赤身裸体在古希腊、古罗马时代也不会被认为是不道德的；封建社会的男子休妻另娶或纳妾并不违反性道德；在当代的某些西方国家，仍允许有合法、公开的妓院存在，嫖娼与卖淫在那里自然是他们性道德所容许的。因此，性道德不能离开人们所在的社会而抽象地、笼统地谈性道德的内容。下面所讨论的是在现代社会我国不同社会关系中的性道德规范问题。

一、两性交际中的道德规范

在现代社会中，由于社会分工越来越细，人与人之间必然要进行交往，而这种交往就形成了复杂的社会关系。为了使社会关系稳定，人们必须在交际中，对自己的思想观念加以适当的调整，对个人的行为加以必要的约束。社会是一个由男女两性角色合演的舞台，在男女两性交际中，就应该注意道德规范问题。

在两性交往中，最重要的也是最基本的是要自尊、自爱、自强。只有自尊、自爱、自强的人，才有可能得到加倍的尊重和爱护。正确的自尊、自爱、自强是一个人有无性道德的重要标志。

对于女性，端庄自重是人类的高尚品德，对维护完美的人格形象和良好的社会风尚起着积极的作用，也是人类都应具备的情操。不轻易失身是妇女保护自己人格尊严的一种道德武器，它最大限度地保护妇女的身心健康。

对于男性，应该有一个恰当的自我评价，不盛气凌人，也不低三下四。应该尊重女性，爱护关心女性，要在两性人格平等的基础上建立交往关系。

二、择偶中的道德规范

择偶是从众多异性中选择一个作为共同生活的伴侣或专一的性爱对象的过程。人类的择偶不同于动物的性选择，它不仅受生理成熟、性激素分泌等自然条件的制约，还要受社会文化、风俗习惯、道德规范以及个人主观愿望的支配。真正的情投意合不仅包括肉体的结合，还包括心灵的结合。因此，正确的择偶是决定婚姻美满的关键。

然而，金无足赤，人无完人，要寻找一个完美无缺的对象既不可能，也不现实。人总是有他的优点与长处，也有他的缺点与短处。这就要求我们辩证地看待现实生活中的每一个人，理智地选择自己的恋爱、结婚对象。

选择配偶最重要的标准是品德。高尚的爱情，不仅仅是异性间的吸引，更重要的是品德、理想的一致与和谐。卢梭曾经强调："我们之所以爱一个人，是由于我们认为那个人具有我们所尊重的品质。"只有把品德作为择偶的首要条件，双方才能建立正常的恋爱关系，建立起来的爱情关系才会牢固、持久，才有可能结成终身伴侣。

气质、情操、爱好等也是婚姻和谐的重要因素。气质、性格本身并无好坏之分，不管两个人的气质、性格差异多大，只要他们能够协调好，就不失为最佳组合。在情趣、爱好上一般要求相似或一致，有共同的语言。

此外，可以适当考虑对方的知识修养、年龄、身材和宗教信仰等。知识修养不是只看文凭，更重要的是看其知识结构和表达能力。如果两个人的文化、知识修养差异过大，今后的情感交流和婚姻生活就可能受到影响。

爱美之心，人皆有之。追求美是人类的一般心理需求，也是符合性道德要求的。但如果把外貌美作为选择爱人的唯一条件或首要标准，那就过于片面了。卢梭在指导爱弥儿选择爱人时说:"首先引起我们注目的是相貌,然而我们应当放到最后考虑的也是相貌。当然,我们不能因此就说外貌好不好是无关紧要的。"美可分为外表美、气质美和心灵美等不同层次,只有把三者统一起来,才是真正意义上的美,才体现出我们对美的标准的全面认识。

总之,在择偶时,要仔细观察,冷静思考,不可凭一时冲动草率行事,只有本着对自己负责,对他人认真、谨慎、严肃的态度,才是道德的。

三、恋爱中的道德规范

恋爱是男女双方从不熟悉到熟悉,从熟悉到爱慕的过程。人的整个爱情生活都存在一个道德问题。尊重对方情感、平等履行义务、保持感情专一是恋爱得以巩固和发展的重要道德基础。

第一,在确定恋爱关系之前,应该经过一段时间的交往,对对方有一个全面的了解和认识,不应出于一时的情感冲动或其他片面现象而盲目求爱。即使在确定恋爱关系之后,直至缔结婚姻之前,还应该进行更深入的了解,考虑能否结为终身伴侣。

第二,爱情关系的建立,必须出于当事人双方共同的意愿,强迫、诱骗另一方接受自己的爱是不道德的。

第三,男女双方一旦确定恋爱关系,就必须共同承担恋爱关系所包含的各种义务,对自己的行为负责。

第四,男女双方应当保持真诚的关系,彼此不互相欺骗,做到胸襟坦荡,光明磊落,把自己的各方面情况实事求是地告诉对方,以便对方全面衡量。若只在对方面前展示自己的优点和长处,而把自己的缺点和短处以及身体上的缺陷都隐瞒起来,也是一种不道德行为。

第五,在确定恋爱关系之后,就必须互相忠贞专一,不应同时有其他的情侣,或轻率地转移恋爱对象。即使发现对方不宜将来和自己共同生活,也应当通过正常方式与对方中断爱情关系,之后才能选择新的情侣。

高尚的情操和健康的交往是恋爱道德中的另一重要方面。恋爱是一男一女以两性结合为目标的一系列情感和行为的互动过程,它从一开始就关系到恋人双方的利害关系。恋爱并不必然导致两性的婚姻结合,但从发展上看,恋爱确实孕育着婚姻和家庭。所以恋爱的道德性质决定着未来婚姻的道德性质,恋爱行为需要受到性交往道德规范的制约,恋人相处时的爱情生活是否文明、健康,反映了不同的道德境界。道德水准高的人,总是把恋爱生活放在情投意合与志同道合的追求上,而不只是陶醉于两性相依和过分的亲昵。

爱情关系确定后,两性间往往要通过较多的交往来加深爱情。但在交往中,必须具有高尚的情操和健康的方式。只有这样的爱情生活,才能使人从中"发现新的引人入胜的东西""使一个人成为真正意义上的人",使恋人双方的人格更加完美崇高。

热恋中的男女,由于语言的投机、心理的相容和环境的影响,很容易产生情欲的萌动。在互相表露爱意而被对方接受的时候,更容易兴奋而产生性冲动,出现拥抱、接吻加以适当的爱抚,甚至产生性交的欲望,这种亲昵动作在所难免,是恋人表达感情、交流感情的正常方式,不能认为是龌龊或不光彩的行为。但是恋人间应该把握一定的尺度,即一定的亲密距离。

性永远是窥视人格的重要窗口。我们应该把忠诚、负责的观念作为性道德规范的重要方面，不应随意放纵感情和情欲。

现在，有些热恋中的情人，迫不及待地向女方提出希望发生性关系的要求，甚至错误地认为只有性才能证明忠贞。有些女性陶醉在爱河中，认为自己"反正迟早都是他的人，这种事情总是要发生的"；也有些女性担心不答应恋人提出的性要求，会被恋人认为是不忠贞，从而影响双方的感情，不利于爱情的巩固和发展，于是不计后果地以身相许，把献身看成是忠于爱情的一种表白。结果使恋人交往过程中的性欲冲动支配了爱情，从此爱的光华骤然暗淡，爱情纯洁遭受亵渎和践踏，人格也随之降低。

能否正确对待失恋也是恋爱中的一个重要道德问题，它反映出一个人的道德素养水平。失恋是痛苦的，但失恋不等于失败，失恋不能失志，更不能失德。有些人失恋后存有报复心理，这是不道德的，甚至会导致犯罪。爱情不可强求，只有用道德和理智规范自己，总结经验和教训，培养高尚的人格道德，树立远大的理想，将来就一定能得到真正属于自己的爱情。

四、婚姻关系中的道德规范

婚姻是在爱情的基础上，通过对对方的全面了解，男女双方结为夫妻的过程。婚姻自由是社会主义婚姻制度的基本原则之一，包括结婚自由和离婚自由。

结婚是男女双方完全自愿，不许任何一方对他人加以强迫或任何第三者加以干涉。买卖婚姻、利用对方存在的某些困难（如家庭方面、经济方面或工作方面等）使对方非自愿地勉强或被迫结婚均是极不道德的行为，应受到舆论的谴责，严重者甚至是违法或犯法行为，应受到法律的制裁。

如果夫妻的感情确实已经破裂，他们感到与对方在一起不能带来愉悦和幸福，这种离异是符合社会主义婚姻道德的，法律也保护正当的离婚。离婚后，双方都有再婚的自由。

婚姻是爱情与义务的统一。只强调爱情而忽视义务，或只强调义务而无视爱情，都是片面的。一方面，婚姻必须以爱情为基础，没有爱情的婚姻是不道德的。恩格斯曾经说过："如果说只有以爱情为基础的婚姻才是合乎道德的，那么也只有继续保持爱情的婚姻才合乎道德。"以爱情为基础的婚姻，夫妻间应该互相尊重、互相信任、互相关心及平等相待。没有性行为，婚姻就无从谈起，然而，有了婚姻，夫妻间的性行为未必都是道德的。另一方面，义务和责任又是以爱情为基础的婚姻的先决条件。以爱情为基础的婚姻意味着夫妻双方必将为对方承担自己的义务和责任。只有这样，婚姻才具有持久性、稳定性和排他性。缔结了婚姻关系的夫妻双方要遵守爱情专一和一夫一妻制的基本原则，有义务和责任忠实于自己的配偶，保持性生活的专一性。这种义务甚至具有特殊的强制性，即无论双方是否自觉、自愿，都必须履行，否则就会受到相应的道德谴责或法律制裁。

在婚姻生活中，还有些人片面强调爱情或义务，或把两者孤立起来，这都是对婚姻道德的片面理解，是极有害的。有些人打着"没有爱情的婚姻是不道德"的幌子，把自己扮成追求真正爱情的勇士，为自己的婚外性行为辩护；但对于自己的爱人，则片面强调婚姻中的义务因素，要求她绝对忠诚于自己。这是对婚姻道德的歪曲理解、玷污和亵渎。"没有爱情的婚姻是不道德的"的内在含义包含着：无视婚姻的义务和社会道德规范的随心所欲的"爱情"同样也是不道德的。

总之，在婚姻中，只有切实做到爱情与义务的统一，做到性、爱与婚姻的统一，才符合社会主义婚姻的客观要求，才是道德的。

五、性行为与社会关系上的道德规范

人类的性行为，并不只是两个人之间的事，它会对社会带来一定的影响。无论是夫妻之间违背性道德的行为、婚前性行为，还是婚外性行为，如卖淫、嫖娼、乱搞男女关系等，都会对社会造成不良影响。它污染社会环境，败坏社会风气，毒害周围的人，特别是毒害青少年的身心健康。不但如此，还会带来一系列的社会问题，如家庭破裂、私生子、性犯罪、性传播疾病等。它除了对当事人身心健康造成伤害外，对家庭、子女、亲属也会造成严重的创伤，从而破坏了社会的安定。

有人认为，只要两性关系不伤害他人的利益，就是符合道德规范的，这种说法是错误的，因为凡是有伤社会风化的种种性行为，必然会对社会风气产生破坏性影响，并且许多非婚及婚外两性关系，事实上都会不同程度地直接或间接地伤害他人的利益，因而是不符合性道德规范的。

参考文献

[1] 王滨有,李枫.大学生性健康教育［M］.北京:人民卫生出版社,2009.

[2] 彭晓辉,阮芳斌.人的性与性的人［M］.北京:北京大学医学出版社, 2007.

[3] 王滨有.性健康教育学［M］.北京:人民卫生出版社,2011.

[4] 胡佩诚.人类性学［M］.北京:人民卫生出版社,2010.

[5] 高桂云.美丽青春——谈谈健康的性知识［M］.北京:中共中央党校出版社, 2004.

[6] 王伟,高玉兰.性伦理学［M］.北京:人民卫生出版社,1999.

第九章　管理与调节性的相关法律

　　人类的性行为和性关系虽源于生物本能但又被赋予浓重的社会性，性行为和性关系是社会生活的重要组成部分，是最基本的社会行为和社会关系之一，对人类的发展和社会生活影响至深，它不仅关系到人类自身的延续和发展，而且直接关系到行为人的健康和幸福，关系到社会生产力、生产关系的发展和社会生活的运行。

　　法律使一个社会的道德合法化、有效化。承认某些特定的伦理学原则、价值观，是我们这个社会发展关于性行为的法律的前提。人们或舆论在对何种性行为应该被许可这一问题上总是难以达成一致。实际上，公众总要彼此间做出妥协才能保持社会的平和，比如禁止同性恋的法律越来越少地执行，很多国家已经废除了类似法律。当现存法律与新的道德观念冲突时，尽管缓慢，但还是发生了变化。

　　马克思说过，法是国家意志的体现。具体而言，所谓法，是指由国家制定或认可并由国家强制力保证其实施的，具有普遍约束力的一种社会规范体系；以规定人们的权利和义务为内容，通过对人们行为的规范作用来调整社会关系。

　　性法律是国家制定和认可并以国家强制力保证实施的规范和调整性行为、性关系以及其他相关活动的法律规范的总称。人类的性行为、性关系远早于法律的产生。随着国家的发展，科技的进步，法律逐步地健全，有了实体法和程序法，法律内部分工也越来越细。由于性的问题关系着每个人，必然会对社会产生重大影响。因此，在法律产生之后，性行为与性关系及其他相关活动也随之纳入法制管理的轨道。但是，性法律的内容、特点则因时代、国家、政治、经济、文化、宗教信仰、地理等因素的差异而不尽相同。

第一节　性权利和性义务

一、性权利和性义务的含义

　　法是以权利和义务为机制调整人的行为和社会关系的。性权利和性义务是性法律的核心内容。性法律授予人们一定的性权利，告诉人们怎样的主张和行为是正当的、合法的，会受到法律的保护；或者人们设定某种性义务，指示人们怎样的行为是应该的、必为的或禁止的，在一定条件下会由国家权力强制执行。

　　性权利是公民人身权的组成部分，人身权是指法律赋予公民与其人身生命、身份延续不可分离而无直接财产内容的民事权利；性权利是指个体在性关系和性活动中能够做出或者不做出一定行为，以及要求他人可以做出或者不做出一定行为的许可保障；性权利是最基本的人权之一，一般由法律确认和设定，并为法律所保护。

性义务是指个体在性关系中做出或不做出一定行为的责任。

性权利和性义务是对立统一的关系。个体所拥有的全部性权利，一部分以他人履行性义务而获得，一部分以自己履行性义务而获得，正所谓"没有无义务的权利，也没有无权利的义务"。所以，性的权利和义务是相互对应、相互依存、相互转化的。对应，是说任何一项性权利必然伴随着一个或几个保证其实现的性义务，而不管这个性义务是权利人自己的还是他人的。依存，是说性权利以性义务的存在为存在条件，性义务以性权利的存在为存在条件，缺少任何一方，它便不复存在。就像婚姻关系中的男女，缺少任何一方，其夫妻关系便无法结成一样，夫为妻而存，妻为夫而存。转化，是说性权利人在一定条件下要承担性义务，性义务人在一定条件下要享受性权利；从一个角度看该个体是性权利人，从另一个角度看，该个体又是性义务人。

二、性权利的特征

(一)独特性

大多数情况下，性权利的对象是异性，特别是指自己的配偶。

(二)限制性

权利是与生俱来的，自然人享有的性权利任何人不可侵犯。但是，这种权利的行使必须符合一定的条件：

1. 达到一定的年龄，即具有性行为能力。

性行为能力的具备，以自然人的年龄和性成熟为前提，在有的国家性行为能力还以缔结婚姻为前提。

在我国，《民法通则》第十一条规定："十八周岁以上的公民是成年人，具有完全民事行为能力，可以独立进行民事活动，是完全民事行为能力人。十六周岁以上不满十八周岁的公民，以自己的劳动收入为主要生活来源的，视为完全民事行为能力人。"我国《婚姻法》第六条规定："结婚年龄，男不得早于二十二周岁，女不得早于二十周岁。晚婚晚育应予鼓励。"这一规定就是考虑到婚姻的自然属性和社会属性要求，结婚只有达到一定的年龄，才能具备合理的生理条件和心理条件，才能履行夫妻义务，承担家庭和社会的责任。我国《刑法》规定："我国对未成年人性犯罪年龄界限是14周岁。"其他国家和地区关于"知情同意性行为的最小年龄"的规定各有不同，例如泰国为13周岁，英国为16周岁，纽约17为周岁。

2. 与性权利对象有一定的人身关系，即夫妻关系。

3. 遵守法律、道德、社会规范。

(三)平等性

性权利是一切自然人都享有的权利，但是在享有性权利的同时，也要履行相应的义务。

（四）性权利行使的多样性

实施性权利赋予的性行为，不但包括与生育有关的性行为，也包括与生育无关的性行为。

三、性权利与性义务的内容

（一）性权利的内容

1. 性关系方面的权利

包括：自主选择性伴侣的权利，拒绝建立某种性关系的权利，在任何性关系中不受侵害与损害的权利，在性关系中受到侵害与损害后要求受到保护和索取赔偿的权利，自愿和自由解除现有性关系的权利等。

2. 性行为方面的权利

性行为双方都拥有要求性行为、发起性行为、参与性行为、共享性行为、拒绝性行为和终止性行为的权利，双方都有在性行为中不受侵害和损害的权利，都有坚持或者改变自身性行为方式的权利。

3. 性观念表现方面的权利

包括：以自己的方式表达自己的性要求、性特征、性现象、性情感、性观念的权利，拒绝他人针对自己的各种性表现的权利，受到他人性表现侵害和损害时要求保护和索取赔偿的权利。

世界卫生组织生殖健康研究局《性别与生殖权利》中指出：性权利包括国家法律、国际人权文件和其他具有共识的文件已经承认的人权。这些权利是指每个人不应受到压迫、歧视和暴力，并具有可实现的性健康的最高标准，包括性健康和生殖健康服务的可及性；寻求、接受和得到与性相关的信息；身体的完整性得到尊重；选择伴侣；决定要不要性生活；自愿选择性关系；自愿婚姻；决定是否要孩子以及何时要孩子；追求令人满意的、安全而愉悦的性行为。

（二）性义务的内容

1. 尊重和不侵害或损害他人权利。

2. 不得强迫他人与自己发生性行为。

3. 不得出于盈利目的与他人进行性行为。

4. 不得与配偶之外的人进行性行为。

5. 不得与不具有行为能力的人进行性行为。

6. 不得在公共场合进行性行为。

第二节　我国性法律的核心及其调控

一、我国性法律的核心

社会主义性法律的精髓是"婚姻自由、一夫一妻和男女平等的婚姻制度"。我国《宪法》第四十九条规定："婚姻、家庭、母亲和儿童受国家的保护。夫妻双方有实行计划生育的义务。父母有抚养教育未成年子女的义务，成年子女有赡养扶助父母的义务。禁止破坏婚姻自由，禁止虐待老人、妇女和儿童。"《婚姻法》第二条规定："实行婚姻自由、一夫一妻、男女平等的婚姻制度。保护妇女、儿童和老人的合法权益。实行计划生育。"由此可见，婚姻自由是我国法律所规定的公民的一项基本权利，也是我国社会主义婚姻制度的基本内容和主要特征。

婚姻自由包括结婚自由和离婚自由，两者相互补充，缺一不可。婚姻当事人有权按照法律的有关规定，决定自己的婚姻问题，不受任何人的强迫和干涉。如干涉他人婚姻自由，胁迫结婚，或非法限制人身自由，就是违法行为；若使用暴力进行，则是触犯刑律的犯罪行为。但婚姻自由也绝不意味着两性关系无须社会干涉，也不意味着一个人可以在两性问题上为所欲为。任何以"婚姻自由，两厢情愿"为借口，强调婚姻的自然属性，抹杀婚姻的社会属性的做法都是不符合法律规定的。这也是一夫一妻制婚姻的重要体现。山盟海誓并不是法律，海枯石烂也不受法律保护。男女双方只有到婚姻登记机关进行结婚登记，确定夫妻关系后，才谈得上过性生活。如果未经结婚登记，提前过性生活，就无法受到法律的保护。即使两人在婚姻登记前已有深厚的爱情，也要用法律把爱情和婚姻加以严格区别，切忌因轻率的两性关系而使爱情蒙上阴影。此外，任何形式的重婚、通奸、姘居都是同一夫一妻制相对立的，应受到道德谴责、行政处分，直至法律制裁。

保障离婚自由是巩固社会主义婚姻关系的客观要求，也是婚姻自由的重要内容。合法的离婚应受到法律的保护。《婚姻法》第三十一条规定："男女双方自愿离婚的，准予离婚。双方必须到婚姻登记机关申请离婚。婚姻登记机关查明双方确实是自愿并对子女和财产问题已有适当处理时，发给离婚证。"第三十二条规定："男女一方要求离婚的，可由有关部门进行调解或直接向人民法院提出离婚诉讼。人民法院审理离婚案件，应当进行调解；如感情确已破裂，调解无效，应准予离婚。有下列情形之一，调解无效的，应准予离婚：（一）重婚或有配偶者与他人同居的；（二）实施家庭暴力或虐待、遗弃家庭成员的；（三）有赌博、吸毒等恶习屡教不改的；（四）因感情不和分居满二年的；（五）其他导致夫妻感情破裂的情形。一方被宣告失踪，另一方提出离婚诉讼的，应准予离婚。"

二、性法律调控

约束性关系的力量有三种：主流文化、伦理道德和法律。在性问题上，我国强调法治和德治相结合的原则。德治就是通过社会的道德舆论等来规范一个人的行为，一些还未触犯法律的两性关系，应通过德治来进行约束。然而，德治的约束力较法治弱，一些严重的性犯罪行为必须通过法律强制调控。

法律是约束性关系最后的、最有力的力量。法律是性关系的底线。法律保障每一个具有性本能的人均应享有性行为的平等权利和自由及在此基础上建立的恰当的性关系。但是，必须以不侵害他人平等的性权利和自由为前提。性法律调控是指国家利用各种法律手段，规范人们性行为和性关系的过程。它通过宣传和解释与两性关系有关的法律知识，运用法律手段来规范两性性行为和性关系。

（一）性法律调控的特点

1. 规范性

规范性是指性的法律调控的内容由法律条文明确规定的特性。

（1）规范性表现在法律条文明确规定了人们在性行为和性关系方面的权利和义务，具有规范、指导人们的性行为和性关系的作用。只要不违反法律条文的规定，就不会受到惩罚。反之，就会受到法律的制裁。这样，人们就可根据法律条文预见到自己行为的法律后果，事先知道自己的行为是否得到法律保护，或是否会受到法律的制裁。

（2）规范性还表现在，法律条文起着评价人们的性行为和性关系是否恰当的标准的作用。国家有关部门衡量某种性行为和性关系是否违法，必须以法律条文为依据，而不能以个人的价值观念和主观意愿等为标准。

（3）规范性还体现在执法上，要求执法人员依照法律规定进行适当的惩罚制裁或量刑定罪，而不能以个人的好恶、情绪等为标准进行处罚。

（4）规范性还体现在，它只能规范人们的行为，而不能规范人们的思想和观念。虽然法律条文中包含着国家期望人们应具有的观念、思想，通过立法的确也在一定程度上引导人们的思想观念，但从效力上讲，法律条文仅仅对人们的行为起作用，而对人们思想观念方面的引导更多的是通过道德调控手段来进行的。我国在强调"依法治国"的同时，也强调了"以德治国"，就是这个道理。

2. 强制性

强制性是指性的法律调控活动是以国家强制力为后盾强制执行的，任何人不得违反的特性。公民必须遵守国家有关的性法律规范，如果违反了这些法律规范，就会受到国家强制机构的制裁。强制性是法律调控与道德调控的重要区别。

3. 普遍性

普遍性是指性的法律调控对国家领土上的所有人都适用的特性。"法律面前，人人平等"是现代社会文明的重要标志之一，也为人们普遍接受。普遍性意味着，在国家领土上的所有人，不论是普遍公民，还是国家公务人员，不论是本国人，还是外国人，都同样必须遵守国家相关的性法律规范，不能凌驾于法律之上。不管任何人，如果违反了性法律规范，都一样要受到法律的制裁。

4. 多样性

多样性是指国家可以通过多种法律手段调控性行为和性关系的特性。多样性还体现在法律内容上，不同类型的法律对不同的性行为和性关系都进行了明确的规定。

（二）性法律调控的手段

1. 行政立法调控

行政立法是指与行政管理有关的法律、法规和行政规章等法律规范的总称。它是性的法律调控中十分重要和常见的手段。行政立法主要调控那些社会危害性较小的性行为和性关系，但范围较为广泛，内容十分丰富，对许多与性行为和性关系有关的问题都加以调控。

（1）文化行政调控：性的文化行政调控是指文化行政管理部门对性违法者的行政控制与管理。内容主要是对色情淫秽作品的鉴定，对色情淫秽作品的出版发行和展示、色情淫秽表演活动的管制和处罚等方面。

（2）公安行政调控：性的公安行政调控是指公安部门对性违法者的行政控制与管理。其主要内容是对卖淫嫖娼人员及其行为的控制与处理。

（3）司法行政调控：性的司法行政调控是指司法行政机关对决定实行劳动教养的性违法者的管理。其主要内容是对卖淫嫖娼人员和制作传播淫秽物品者的劳动教养的执行等。

（4）卫生行政调控：性的卫生行政调控是指卫生行政机关对有关性行为和性关系的事项的管理。其主要内容是婚前检查、性传播疾病的控制与治疗等。

2.民事法律调控

性的民事法律调控是指利用民事立法规范性行为和性关系的活动。它是以明确的民事立法为基础，通过执法机关的执法活动进行的。这些立法包括国家法律和国务院颁布的行政法规、行政规章及其他规范性文件，如《中华人民共和国婚姻法》《婚姻登记管理条例》《计划生育条例》《中华人民共和国妇女权益保护法》等。

性的民事法律调控涉及的内容广泛而复杂，可以概括为对"性权利"和"性义务"的调控。这方面的法律是规范性的，指导人们应该怎样做才能使两性行为合法化，调整和规范人们的性行为。

3.刑事法律调控

性的刑事法律调控是指利用刑事立法规范性行为和性关系的活动。它是性的法律调控中使用的一类十分重要的手段，具有以下特点：

第一，范围较窄。在我国最主要的性的刑事立法是《中华人民共和国刑法》，它仅仅调控那些社会危害严重的性行为和性关系。

第二，制裁严厉。性的刑事法律调控是最严厉的法律调控手段，违反刑事法律的性犯罪人员要受到严厉的《刑法》制裁。根据我国《刑法》规定，刑罚分为主刑和附加刑两类。主刑包括管制、拘役、有期徒刑、无期徒刑和死刑；附加刑包括罚金、剥夺政治权利、没收财产等。附加刑可以与主刑同时使用，也可单独使用。

第三节　性罪错行为

人类的性行为和性关系既具有生物学属性，反映人类的本能特征，又具有很强的心理和社会学属性，反映人类复杂的心理和意志过程。恰当的、适合的性行为能够产生健康、愉悦等多种积极的作用，促进人们的身心健康发展和社会文明进步，而不当的性行为则会产生消极的作用，导致人们生活堕落，助长社会不良风气的出现。因此，在当前社会历史条件下，除了要研究恰当的性行为，发挥性行为的积极作用外，也要研究和控制不当的性行为，抑制其不良影响。

性罪错行为又称为不当的性行为，按其严重程度可分为以下三个层次：性越轨行为、性违法行为和性犯罪行为。

一、性越轨行为

(一)概念

性越轨行为是指违反重要的性社会规范的行为。

性社会规范是指社会生活中与性行为和性关系有关的社会准则，如性风俗习惯、性道德规范、性宗教规范、性法律规范等。广义上的性越轨行为包括所有违反性社会规范的行为，即除了违反狭义上的性越轨行为所包含的性风俗习惯、性道德规范和性宗教规范等行为外，还包括违反性法律规范的行为。狭义上的性越轨行为又称为错误的性行为，主要是指违反性风俗习惯、性道德规范和性宗教规范等的行为。在通常情况下，人们对性越轨行为只作狭义上的理解。这种行为违反社会道德规范，破坏正常的两性关系。但是法律和法规并未明文规定或者加以禁止。性越轨行为是性错误，如婚前性行为、未婚同居、婚外恋行为，应受到社会舆论谴责等。

(二)特点

1. 违规性

性越轨行为所违反的社会规范主要是指性风俗习惯、性道德规范和性宗教规范等不成文的社会规范，这些行为大多不为社会所承认和接受，社会中的大多数人不认可、不赞成这种行为。当然，这要排除一些社会亚文化群体支持或赞同这类行为的情况。

2. 相对性

性越轨行为的相对性是指性越轨行为的构成受到特定时间、地点等条件的制约。由于性越轨行为所违反的性风俗习惯、性道德规范和性宗教规范等大多是不成文的社会规范，这些规范随不同的时间、地点、条件的要求而有所不同。因此，性越轨行为也就具有一定的相对性。

某一性行为在某个时代或某一特定时间、在某一社会或某一场合、在某一条件下可能是越轨行为，但是在其他时代、其他时间、其他场合或其他条件下，可能就不是越轨行为。例如，夫妻在自己的卧室中的裸体行为或观看与性行为有关的一些资料，不属于越轨行为；但在公共场所裸体或观看与性行为有关的影片时，就可能被视为性越轨行为。

(三)常见的性越轨行为

1. 婚前性行为

婚前性行为是指男女在履行法定结婚手续之前发生的性行为。婚前性行为的高发人群往往是在校大学生、刚参加工作的青年人和有早婚习俗地区的人。

2. 非婚同居行为

非婚同居行为是指没有婚姻关系的男女双方在一起居住生活的行为。随着人们观念的变化，非婚同居行为有逐渐上升的趋势。非婚同居者之间有一定的感情基础，他们过着像夫妻一样的家庭式的生活。同居关系的建立往往是以双方产生感情为前提的，而他们的感情状况则是同居关系得以维持的最重要基础。一旦双方感情变得淡漠，或者出现矛盾，同居关系就有可能结束。

没有经民政部门登记的无配偶男女，以夫妻名义共同居住生活的，应视为同居关系。1994年4月4日最高人民法院发出通知，规定自1994年2月1日民政部发布新的《婚姻登记管理条例》后，没有配偶的男女，未经结婚登记即以夫妻名义同居生活的，其婚姻关系无效，不受法律保护，对起诉到人民法院的，按非法同居处理，不再承认事实婚姻。2001年12月24日最高人民法院通过《关于适用〈中华人民共和国婚姻法〉若干问题的解释》第五条，进一步明确了关于事实婚姻的上述处理方法。

3. 婚外恋行为

婚外恋行为是指已经结婚的人与他人产生恋情后发生的性行为。

（1）婚外恋行为侧重于"恋"，即双方之间有一定的感情基础，双方的关系有一定的持续性，但也往往离不开性行为。

（2）婚外性行为更强调的是纯粹的性行为，而较少反映双方的感情联系。

（3）第三者插足强调的则是第三者对已婚夫妻关系的影响。

二、性违法行为

（一）概念

性违法行为是指违反有关法律规范的性行为。性违法行为也可从广义上和狭义上进行理解。广义上的性违法行为是指包括性犯罪在内的一切违反性法律规范的行为；狭义上的性违法行为是指除性犯罪以外的其他性违法行为。通常人们所指的性违法行为是狭义上的概念。这种行为比一般的性越轨行为严重，但又未构成犯罪，如卖淫、嫖娼等。对性违法行为要进行必要的行政处分，直至劳动教养。

（二）特点

与性越轨行为和性犯罪行为相比，性违法行为有其自身的一些特点。

1. 性违法行为具有一定的社会危害性

这种社会危害性要比性越轨行为严重，但又比性犯罪行为轻。一方面，由于性违法行为比性越轨行为严重，必须纳入法律调控范围，由国家有关部门加以干预；另一方面，性违法行为所违反的法律是除《刑法》以外的其他法律，如行政、民事等方面的法律法规，与性犯罪相比，它的社会危害性则相对较小，因此不需要国家刑事司法机关进行干预。

2. 性违法行为要受到一定的法律制裁

由于性违法行为违反了相关的法律法规，造成了一定的社会危害，因此，必然要受到一定的法律制裁。

（三）常见的性违法行为

1. 卖淫嫖娼行为

（1）卖淫行为（harlotry）是指为了获取物质和其他方面的利益而自愿与配偶以外的其他人进行的性行为。卖淫的人可以是女性，而且绝大多数是女性，称为妓女；也可以是男性，称为男妓。现在，一般把通过出卖肉体而获得某种利益的人统称为"娼妓"。

（2）嫖娼行为（wench）是指以财物或其他利益交换为条件与配偶以外的其他人发生性行为而获得性满足的行为。嫖宿娼妓的人通常称为"嫖客"。

（3）卖淫嫖娼具有以下特点：非婚姻性；交换性；非感情性；自愿性。

一般的卖淫嫖娼行为是违法行为，但不构成犯罪，适用《治安管理处罚法》第六十六条规定："卖淫、嫖娼的，处十日以上十五日以下拘留，可以并处五千元以下罚款；情节较轻的，处五日以下拘留或者五百元以下罚款。在公共场所拉客招嫖的，处五日以下拘留或者五百元以下罚款。"对卖淫、嫖娼的，可以由公安机关会同有关部门强制集中进行法律、道德教育和生产劳动教养，使之改掉恶习，期限为六个月至二年。因卖淫、嫖娼被公安机关处理后又卖淫嫖娼的，实行劳动教养，并由公安机关处五千元以下罚款。对卖淫嫖娼的，一律强制进行性病检查，对患有性病的进行强制治疗。严厉禁止卖淫嫖娼以及引诱、介绍或者容留卖淫、嫖娼、暗娼，违者处十五日以下拘留、警告，责令其悔过，或者依照规定实行劳动教养，可以并处五千元以下罚款。旅馆业、饮食服务业、文化娱乐业、出租汽车业等单位的人员，在公安机关查处吸毒、赌博、卖淫、嫖娼活动时，为违法犯罪行为人通风报信的，处十日以上十五日以下拘留。

2. 性侮辱行为

性侮辱行为是指用淫秽下流的语言和动作调戏、猥亵他人，但尚未构成犯罪的行为。

3. 性骚扰行为

性骚扰行为是指向异性发出不受欢迎的性信息行为。

4. 制作、贩卖、传播淫秽物品行为

淫秽物品是指具体描绘性行为或者露骨宣扬色情的书刊、影片、录像带、录音带、图片及其他淫秽物品。那些有关人体生理、医学知识的科学著作则不是淫秽物品，它是从人的生理、心理以及行为学、医学等方面来阐释、分析性行为、性生理和性心理，特别是研究人的生殖系统、性功能障碍、性传播疾病的医学著作，与淫秽无关。对于那些包含有色情内容的有艺术价值的文学、艺术作品也不能视为淫秽物品。一部有色情内容的有艺术价值的文学作品与淫秽物品的区别在于色情内容只是作品的极小部分，是为整部作品的主题而写的，作品的主题不是宣扬色情，基本内容不是描绘性行为。至于那些有艺术美感的展现人体美的裸体绘画、裸体雕塑也不能被视为淫秽物品，只有那些露骨地表现性行为的绘画和雕塑才可被视为淫秽物品。

《治安管理处罚法》第六十八条规定："制作、运输、复制、出售、出租淫秽的书刊、图片、影片、音像制品等淫秽物品或者利用计算机信息网络、电话以及其他通讯工具传播淫秽信息的，处十日以上十五日以下拘留，可以并处三千元以下罚款；情节较轻的，处五日以下拘留或者五百元以下罚款。"第六十九条规定："有下列行为之一的，处十日以上十五日以下拘留，并处五百元以上一千元以下罚款：（一）组织播放淫秽音像的；（二）组织或者进行淫秽表演的；（三）参与聚众淫乱活动的。明知他人从事前款活动，为其提供条件的，依照前款的规定处罚。"

5. 非法性服务行为

在我国，非法性服务行为主要包括卖淫、展示或播放淫秽的文学作品、图片和影视作品以及具有性意味的按摩、性表演等行为。

除此之外，其他违反有关性行为和性关系的法律和法规、尚不构成犯罪的流氓行为均列为性违法行为，例如，在公共场所露阴的行为、窥视他人的裸体和性生活的行为等。

三、性犯罪行为

（一）概念

性犯罪行为就是违反《刑法》规定并与性行为和性关系有关的犯罪行为，简称性犯罪。

在《刑法》中，性犯罪的含义十分明确，所有的性犯罪都是由《刑法》明文规定的，只有在进行了《刑法》明文规定禁止的性行为时，才可能构成性犯罪，否则就不构成性犯罪。

性犯罪是最严重的性违法行为，它是基于个人性欲冲动、性需要的满足，而不择手段地侵犯公民人身权利、民主权利，妨害社会管理秩序，破坏人与人之间的关系。这类犯罪行为大多是行为人故意进行的，在客观上对社会或他人造成危害，需要通过《刑法》制裁加以控制和预防。目前，性犯罪主要包括20余种罪名。

（二）特点

1. 有违反《刑法》的行为

我国《刑法》明确规定了哪些行为是性犯罪，只有在个人进行了《刑法》明文规定禁止的性行为时，才有可能构成性犯罪。如果个人进行了与性有关的不良行为、不道德行为或有害行为，但《刑法》并没有禁止这些行为的话，那么，这个人的行为就没有构成性犯罪，就不能处以刑罚。但若违反了除《刑法》以外的一些法规或制度等，则仍需按其他规定处罚。

2. 有违反法律的故意或过失

在我国，一些犯罪是过失造成的，一些则是故意构成的。过失是指个人应当预见自己的行为可能发生危害社会或他人的结果，由于疏忽大意而没有预见，或者已经预见而轻信能够避免，以致发生危害社会行为的心理态度。只有在极少数的情况下，性犯罪才由过失构成，如为他人提供书号出版淫秽书刊罪。故意是指个人明知自己的行为会发生危害社会或他人的结果，并且希望或放任这种结果发生的心理态度。对于大多数性犯罪，是故意的，即性犯罪人在进行性犯罪时，知道自己的行为会造成危害社会或他人的结果，但仍然进行这样的性行为。

3. 有法律规定的身份

在衡量是否构成性犯罪时，对于犯罪人或被害人往往有一定的身份要求。比如，《刑法》第十七条规定："已满十六周岁的人犯罪，应当负刑事责任。已满十四周岁不满十六周岁的人，犯故意杀人、故意伤害致人重伤或者死亡、强奸、抢劫、贩卖毒品、放火、爆炸、投毒罪的，应当负刑事责任。已满十四周岁不满十八周岁的人犯罪，应当从轻或者减轻处罚。因不满十六周岁不予刑事处罚的，责令他的家长或者监护人加以管教；在必要的时候，也可以由政府收容教养。"如在衡量是否构成奸淫幼女罪时，要求被害人必须是"幼女"身份，即年龄不满十四周岁的女性。

（三）常见的性犯罪行为

1. 强奸罪

强奸罪是指违背妇女意志，以暴力、胁迫或者其他手段强行与其性交的行为。

《刑法》第二百三十六条规定："以暴力、胁迫或者其他手段强奸妇女的，处三年以上十年以下有期徒刑。奸淫不满十四周岁的幼女的，以强奸论，从重处罚。强奸妇女、奸淫幼女，有下列情形之一的，处十年以上有期徒刑、无期徒刑或者死刑：（一）强奸妇女、奸淫幼女情节恶劣的；（二）强奸妇女、奸淫幼女多人的；（三）在公共场所当众强奸妇女的；（四）二人以上轮奸的；（五）致使被害人重伤、死亡或者造成其他严重后果的。"《刑法》第三百条规定："组织和利用会道门、邪教组织或者利用迷信破坏国家法律、行政法规实施的，处三年以上七年以下有期徒刑；情节特别严重的，处七年以上有期徒刑。"

法律保护婚内性关系，但根据现代的人权观，性关系的发生应以尊重对方的意志为前提；在合法夫妻关系中，如果丈夫违背妻子的意志，强行与之发生性关系就可能构成婚内强奸。

婚内强奸是指在特定的情况下，丈夫违背妻子意志，以暴力、胁迫或者其他手段强行与之发生性关系的行为。这里所说的"特定情况"主要包括以下3种情形：（1）男女双方已经登记结婚，但尚未按当地风俗习惯举行仪式，双方也没有同居发生性关系，后因故女方提出离婚，男方不同意离婚而强行与之发生性关系的行为。（2）夫妻因感情不和而分居，在分居期间，丈夫强行与妻子发生性关系的行为。（3）一审法院已经判决离婚，在判决书生效前，丈夫强行与妻子发生性关系的行为。总之，丈夫不能因有合法的婚姻关系就可以不尊重妻子的人格和性权利，强行与之发生性关系，更不可以用暴力与之发生性关系。性在夫妻生活中既是一种义务，也是一种责任。

2. 强制猥亵妇女罪、猥亵儿童罪

强制猥亵妇女罪是指暴力、胁迫或者其他方法强制猥亵或者侮辱妇女的行为；猥亵儿童罪是指猥亵不满14周岁儿童的行为。"猥亵"主要是指以抠摸、指奸、鸡奸等淫秽下流的手段猥亵儿童的行为。

《刑法》第二百三十七条规定："以暴力、胁迫或者其他方法强制猥亵妇女或者侮辱妇女的，处五年以下有期徒刑或者拘役。聚众或者在公共场所当众犯前款罪的，处五年以上有期徒刑。猥亵儿童的，依照前两款的规定从重处罚。"

3. 拐卖妇女、儿童罪

拐卖妇女、儿童是指以出卖为目的，有拐骗、绑架、收买、贩卖、接送、中转妇女、儿童的行为之一的。

《刑法》第二百四十条规定："拐卖妇女、儿童的，处五年以上十年以下有期徒刑，并处罚金；有下列情形之一的，处十年以上有期徒刑或者无期徒刑，并处罚金或者没收财产；情节特别严重的，处死刑，并处没收财产。（一）拐卖妇女、儿童集团的首要分子；（二）拐卖妇女、儿童三人以上的；（三）奸淫被拐卖的妇女的；（四）诱骗、强迫被拐卖的妇女卖淫或者将被拐卖的妇女卖给他人迫使其卖淫的；（五）以出卖为目的，使用暴力、胁迫或者麻醉方法绑架妇女、儿童的；（六）以出卖为目的，偷盗婴幼儿的；（七）造成被拐卖的妇女、儿童或者其亲属重伤、死亡或者其他严重后果的；（八）将妇女、儿童卖往境外的。"

4. 收买被拐卖的妇女、儿童罪

《刑法》第二百四十一条规定："收买被拐卖的妇女、儿童的，处三年以下有期徒刑、拘役或者管制。收买被拐卖的妇女，强行与其发生性关系的，依照本法第二百三十六条的规定定罪处罚。收买被拐卖的妇女、儿童，非法剥夺、限制其人身自由或者有伤害、侮辱等犯罪行为的，依照本法的有关规定定罪处罚。收买被拐卖的妇女、儿童，并有第二款、第三款规定的犯罪行为的，依照数罪并罚的规定处罚。收买被拐卖的妇女、儿童又出卖的，依照本法第二百四十条的规定定罪处罚。收买被拐卖的妇女、儿童，按照被买妇女的意愿，不阻碍其返回原居住地的，对被买儿童没有虐待行为，不阻碍对其进行解救的，可以不追究刑事责任。"

5. 暴力干涉婚姻自由罪

暴力干涉婚姻自由罪是侵犯他人婚姻自由权利的犯罪行为。

《刑法》第二百五十七条规定："以暴力干涉他人婚姻自由的，处二年以下有期徒刑或者拘役。犯前款罪，致使被害人死亡的，处二年以上七年以下有期徒刑。第一款罪，告诉的才处理。"

6. 重婚罪

重婚罪是指有配偶而与他人结婚或明知他人有配偶而与之结婚的行为。

我国《刑法》第二百五十八条规定："有配偶而重婚的，或者明知他人有配偶而与之结婚的，处二年以下有期徒刑或者拘役。"

"明知"是指知道或应该知道；如果不知道对方有配偶而与之结婚则无配偶方不构成重婚罪。

"结婚"可以是登记的婚姻，也可以是事实的婚姻；1994年12月14日最高人民法院指出，有配偶的人与他人以夫妻名义同居生活的，仍应按重婚罪处罚。

7. 破坏军婚罪

破坏军婚罪是指明知是现役军人的配偶而与之同居或者结婚的行为。

《刑法》第二百五十九条规定："明知是现役军人的配偶而与之同居或者结婚的，处三年以下有期徒刑或者拘役。利用职权、从属关系，以胁迫手段奸淫现役军人的妻子的，依照本法第二百三十六条的规定定罪处罚。"

8. 聚众淫乱罪、引诱未成年人聚众淫乱罪

聚众淫乱罪是指聚集众人一起进行群体性淫乱活动或者多次参加3人以上淫乱活动的行为。凡年满十六周岁且具备刑事责任能力的自然人（包括男人与女人）均可构成本罪。引诱未成年人聚众淫乱罪是指引诱未成年人参加聚众淫乱活动的行为。"未成年人"是指不满十八周岁的人。

《刑法》第三百零一条规定："聚众进行淫乱活动的，对首要分子或者多次参加的，处五年以下有期徒刑、拘役或者管制。引诱未成年人参加聚众淫乱活动的，依照前款的规定从重处罚。"

9. 组织卖淫罪、强迫卖淫罪、协助组织卖淫罪

（1）组织卖淫罪是指以招募、雇佣、纠集、强迫、引诱、容留等手段，控制多人从事卖淫活动的行为。

（2）强迫卖淫罪是指违背他人的意志，迫使他人进行卖淫活动的行为。

（3）协助组织卖淫罪是指帮助组织卖淫活动的人进行组织卖淫活动的行为。协助行为可以是诱骗、招募卖淫妇女，为嫖客"拉皮条"，充当卖淫活动及组织者的保镖，为卖淫活动通风报信、管钱收账等。

《刑法》第三百五十八条规定："组织他人卖淫或者强迫他人卖淫的，处五年以上十年以下有期徒刑，并处罚金；有下列情形之一的，处十年以上有期徒刑或者无期徒刑，并处罚金或者没收财产。（一）组织他人卖淫，情节严重的；（二）强迫不满十四周岁的幼女卖淫的；（三）强迫多人卖淫或者多次强迫他人卖淫的；（四）强奸后迫使卖淫的；（五）造成被强迫卖淫的人重伤、死亡或者其他严重后果的。有前款所列情形之一，情节特别严重的，处无期徒刑或者死刑，并处没收财产。为组织卖淫的人招募、运送人员或者有其他协助组织他人卖淫行为的，处五年以下有期徒刑，并处罚金；情节严重的，处五年以上十年以下有期徒刑，并处罚金。"

10. 引诱、容留、介绍卖淫罪，引诱幼女卖淫罪

《刑法》第三百五十九条规定："引诱、容留、介绍他人卖淫的，处五年以下有期徒刑、拘役或者管制，并处罚金；情节严重的，处五年以上有期徒刑，并处罚金。引诱不满十四周岁的幼女卖淫的，处五年以上有期徒刑，并处罚金。"《刑法》第三百六十一条规定："旅馆业、饮食服务业、文化娱乐业、出租汽车业等单位的人员，利用本单位的条件，组织、强迫、引诱、容留、介绍他人卖淫的，依照本法第三百五十八条、第三百五十九条的规定定罪处罚。前款所列单位的主要负责人，犯前款罪的，从重处罚。"

11. 传播性病罪

传播性病罪是指明知自己患有严重梅毒、淋病等严重性传播疾病而卖淫、嫖娼的行为。

《刑法》第三百六十条第一款规定："明知自己患有梅毒、淋病等严重性病卖淫、嫖娼的，处五年以下有期徒刑、拘役或者管制，并处罚金。"

12. 嫖宿幼女罪

嫖宿幼女罪是指嫖宿不满十四周岁的幼女的行为。

《刑法》第三百六十条第二款规定："嫖宿不满十四周岁的幼女的，处五年以上有期徒刑，并处罚金。"

13. 制作、复制、出版、贩卖、传播淫秽物品牟利罪，为他人提供书号出版淫秽书刊罪

《刑法》第三百六十三条规定："以牟利为目的，制作、复制、出版、贩卖、传播淫秽物品的，处三年以下有期徒刑、拘役或者管制，并处罚金；情节严重的，处三年以上十年以下有期徒刑，并处罚金；情节特别严重的，处十年以上有期徒刑或者无期徒刑，并处罚金或者没收财产。为他人提供书号，出版淫秽书刊的，处三年以下有期徒刑、拘役或者管制，并处或者单处罚金；明知他人用于出版淫秽书刊而提供书号的，依照前款的规定处罚。"

14. 组织淫秽表演罪

《刑法》第三百六十五条规定："组织进行淫秽表演的，处三年以下有期徒刑、拘役或者管制，并处罚金；情节严重的，处三年以上十年以下有期徒刑，并处罚金。"

15. 走私淫秽物品罪

走私淫秽物品罪是指以牟利或者传播为目的，违反海关法规，逃避海关监管，非法运输、携带、邮寄淫秽的影片、录像带、录音带、图片、书刊或者其他淫秽物品进出境的行为。

《刑法》第一百五十二条规定："以牟利或者传播为目的，走私淫秽的影片、录像带、录音带、图片、书刊或者其他淫秽物品的，处三年以上十年以下有期徒刑，并处罚金；情

节严重的，处十年以上有期徒刑或者无期徒刑，并处罚金或者没收财产；情节较轻的，处三年以下有期徒刑、拘役或者管制，并处罚金。单位犯本罪的，对单位判处罚金，并对直接负责的主管人员和其他直接责任人员，依照上述规定处罚。"

16.盗窃、侮辱尸体罪

盗窃尸体罪是指秘密窃取尸体，置于自己实际支配下之行为；侮辱尸体罪是指以暴露、猥亵、毁损、涂划、践踏等方式损害尸体的尊严或者伤害有关人员感情的行为。

《刑法》第三百零二条规定："盗窃、侮辱尸体的，处三年以下有期徒刑、拘役或者管制。"

《刑法修正案（八）》第三十七条第三款规定："违背本人生前意愿摘取其尸体器官，或者本人生前未表示同意，违反国家规定，违背其近亲属意愿摘取其尸体器官的，依照本法第三百零二条的规定定罪处罚。"

17.非法进行节育手术罪

非法进行节育手术罪是指未取得医生执业资格的人擅自为他人进行节育复通手术、假节育手术、终止妊娠手术或者摘取宫内节育器等情节严重的行为。

擅自为他人进行节育复通手术，是指没有医师资格的人，违反计划生育政策和制度，为他人进行输卵（精）管复通手术的行为。擅自为他人进行假节育手术，是指没有医师资格的人，违反计划生育政策和制度，为他人进行假结扎输卵（精）管手术的行为。

情节严重，一般是指多次为他人进行节育复通等手术，致使多人超计划生育的；使用不合卫生标准或医疗标准的方法，致使就诊人遭受重大痛苦或者损害就诊人健康的；以盈利为目的，鼓动他人接受节育复通等手术，妨害计划生育等。"情节严重"是构成本罪的必备要件。

判断标准是：

（1）造成就诊人轻伤、重伤、死亡或者感染艾滋病、病毒性肝炎等难以治愈的疾病的；

（2）非法进行节育复通手术、假节育手术、终止妊娠手术或者摘取宫内节育器五人次以上的；

（3）致使他人超计划生育的；

（4）非法进行选择性别的终止妊娠手术的；

（5）非法获利累计五千元以上的；

（6）其他情节严重的情形。

《刑法》第三百三十六条规定："未取得医生执业资格的人非法行医，情节严重的，处三年以下有期徒刑、拘役或者管制，并处或者单处罚金；严重损害就诊人身体健康的，处三年以上十年以下有期徒刑，并处罚金；造成就诊人死亡的，处十年以上有期徒刑，并处罚金。"

参考文献

［1］王滨有，李枫.大学生性健康教育［M］.北京:人民卫生出版社,2009.

［2］彭晓辉，阮芳斌.人的性与性的人——性学高级教程［M］.北京:北京大学医学出

版社，2007.

　　[3] 王滨有.性健康教育学 [M].北京:人民卫生出版社，2011.

　　[4] 胡佩诚.人类性学 [M].北京:人民卫生出版社，2010.

　　[5] 高桂云.美丽青春——谈谈健康的性知识 [M].北京:中共中央党校出版社，
2004.

第十章　性侵犯与性自我保护

第一节　性侵犯概述

一、性侵犯的概念

传统的性侵犯是一个狭义的性侵犯概念，是指以暴力、胁迫或者其他方法违背他人意志，强行与其发生性关系或者进行亵渎的行为，特指侵犯行为被严格界定为性犯罪的行为。随着社会的进步和发展，人们对性侵犯的认识也随之发生了变化，性侵犯还包括了道德的范畴。广义性侵犯泛指一切与性相关，而且违反他人意愿而进行的性行为，包括强奸、强制猥亵、儿童性侵害、性骚扰、性挑逗、性贿赂及性要挟等行为，露体、窥淫等也算是性侵犯的一种。性侵犯和性虐待的具体形式包括：不恰当地触摸阴道、肛门或口腔插入、强奸、强奸未遂及儿童性骚扰。性侵犯可以是言语的、视觉的或任何其他形式的强迫某人加入其所不愿的性接触或性行为。我们主张广义的性侵犯概念。在现实生活中，受害者受到的性侵犯有的是程度严重的性攻击，还有些不构成犯罪，如程度较轻的性骚扰、性挑逗、性贿赂及性要挟，这些性侵犯比性暴力更为多见。虽然这些性侵犯似乎对身体伤害较小，但这些性侵犯仍然会对受害者的心理健康造成严重的损害。世界卫生组织的统计数字显示，2002年全球有1.5亿女孩和7300万男孩（均18岁以下）经历了强迫性行为和其他形式的性暴力。2013年全年，我国媒体曝光的性侵儿童案高达125起，平均每3天就曝光一起，受害者以8～14岁居多，侵害人多为孩子身边"熟悉的陌生人"。

二、性侵犯的类型

(一)暴力型

暴力型性侵犯，是指犯罪分子使用暴力和野蛮的手段，如携带凶器威胁、劫持受害者或以暴力威胁加上言语恐吓，从而对受害者实施强奸、轮奸等，即性攻击。这是最严重的性侵犯，是性犯罪。暴力型性侵犯的特点如下：

1. 手段残暴

当性犯罪者进行性侵犯时，必然受到被害者的抵抗，所以很多性犯罪者往往要施行暴力且手段野蛮和凶残，以此来达到自己的犯罪目的。

2. 行为无耻

为达到侵害受害者的目的，犯罪者往往会厚颜无耻地不择手段，疯狂地任意摧残凌辱受害者。

3. 群体性

犯罪分子常采用群体性纠缠方式对受害者进行性侵犯。这是因为人多势众，容易制服被害人而达到目的，还会使原来单个不敢作案的罪犯变得胆大妄为，这种形式危害极大。

4. 容易诱发其他犯罪

性犯罪的同时又常会诱发其他犯罪，如财色兼收、杀人灭口、争风吃醋及聚众斗殴等恶性事件。

（二）胁迫型

胁迫型性侵犯，又称性要挟，是指利用自己相对的优势地位，如权势、社会地位及职务之便，对有求于自己的受害人加以利诱或威胁，从而强迫、控制受害人与其发生非暴力型的性行为。胁迫型性侵犯的特点如下：

1. 利用权势、地位、职务之便或乘人之危而迫使受害人就范。

2. 设置圈套，引诱受害人上钩。

3. 利用过错或隐私要挟受害人。

（三）社交型

社交型性侵犯，是指在自己的生活圈子里发生的性侵犯，与受害人约会的大多是熟人、同学、同乡，甚至是男朋友。社交型性侵犯又被称为"熟人强奸""社交性强奸""沉默强奸""酒后强奸"等。受害人身心受到伤害以后，往往出于各种考虑而不敢加以揭发。

（四）诱惑型

诱惑型性侵犯，又称性贿赂，是指利用受害人追求享乐、贪图钱财的心理，以利益承诺的方式，要求对方与其进行与性有关的行为或与性相关的活动，诱惑受害人而使其受到的性侵犯，这种性侵犯是非暴力的。从表面来看，有的被侵犯者似乎"自愿"迎合性侵犯者，但这种"自愿"往往是屈服于某种"利益或权力"而不得不投其所好，从根本上来看，性活动并非是被侵犯者自己真正心甘情愿的，因此仍属性侵犯。

（五）骚扰型

骚扰型性侵犯，即性骚扰，包括性骚扰和性挑逗。所谓性骚扰是指向他人发出不受欢迎的性信息。这些不受欢迎的性信息包括语言、动作、表情及姿势等，如污言秽语、下流举动、讲黄色段子、发淫秽短信、强行触摸身体、暴露性器官及偷窥等都属于骚扰型性侵犯。骚扰型性侵犯的主要形式：一是利用靠近女性的机会有意识地接触女性的胸部，摸捏其躯体和大腿等，或是在公共汽车、商店等公共场所有意识地挤碰女性等；二是暴露生殖器等变态式性骚扰；三是向女性寻衅滋事，无理纠缠，用污言秽语进行挑逗或者做出下流举动对女性进行调戏、侮辱，甚至可能发展成为集体轮奸。

三、性侵犯的表现形式

（一）语言侵犯

语言侵犯是指使用含有性色彩、性挑逗、淫秽或下流的语言，引起他人的不悦或不安，如色情笑话、下流玩笑、谈及个人性隐私及性生活，对相貌、衣着和身材给予有关性方面的评价等，当这些语言使听者产生心理上的不适或不安感时，即属语言侵犯。

（二）视觉侵犯

视觉侵犯是指通过黄色书刊、视频或暴露性器官等视觉性不良刺激，引起他人心理不适感和心理伤害，如露阴癖者暴露性器官，窥阴癖者偷窥他人洗澡、如厕等，强迫或引诱他人观看性表演、黄色视频、书刊、图画等，当引起心理不安或心理伤害时都属于视觉侵犯。

（三）动作侵犯

动作侵犯是指故意做出具有性暗示、性挑逗、性侮辱等手势、表情和动作，引起他人心理上的不悦或不安，如故意做出下流的手势、性挑逗的表情或动作、不怀好意地吹口哨或发出尖叫声、展示色情书刊和图片等。动作侵犯虽然没有身体上的接触，但同样可引起他人心理上的不安，因此也是一种性侵犯。

（四）环境侵犯

环境侵犯是指蓄意营造一个具有性色彩的环境，令他人处在这个环境中感到心理上的威胁或不安，如在特定场合展示色情刊物和书籍、播放色情影视、引诱或强迫他人共同观看等。

（五）身体侵犯

身体侵犯是指强行碰触他人身体中具有性含义的敏感部位，造成他人身心伤害的行为，包括强奸、猥亵行为、性骚扰等，如在公共汽车上故意紧贴他人身体，在公众场合故意碰撞，或强行拥抱、索吻等。

现实生活中性侵犯的表现形式多种多样，很多时候的性侵犯是综合性的。性侵犯多数情况下可能同时伴有语言、动作、视觉、听觉的侵犯，或身体的侵犯。青少年应注意辨识性侵犯，警惕和防范性侵犯对自己造成的心理及身体上的伤害。

四、性侵犯的伤害

性侵犯会给受害者尤其是青少年造成身体及心理上的伤害。心理伤害带来的阴影可能伴随受害者较长的时间，使受害者较长时间处于恐惧、焦虑和紧张状态。

（一）身体伤害

由于性侵犯常会采用暴力手段，这会对受害者造成身体器官，尤其是性器官的损伤，这种损伤可能是直接的，也可能是间接的。如暴力型的性侵犯，强奸、性虐待等对受害者的身体器官会产生直接的伤害。一些程度较为轻微的性侵犯如性骚扰，虽然不会对受害者身体器官造成直接的严重损害，但受到性骚扰之后的长期消极情绪，会导致相应的躯体疾病，比如头痛、失眠、乏力、消化不良、梦魇、盗汗等，这些不良情绪的长期持续，会使受害者身体健康受到严重影响。

（二）不良心理状态

一般侵犯者都采取诱骗、恐吓和暴力的手段，而且如果强奸得逞会给女性带来极大痛楚和恐惧感，这种恐惧往往难以承受，同时焦虑和紧张也是短时期难以消除的心理症状。当短暂的紧张、恐惧稍微平息后，随之而来的是受害人对由此而带来的今后一系列问题的焦虑和心悸，常会变得情绪低落、冷漠、呆滞，行为退缩、回避；以后会产生强烈的自卑心理，甚至有自杀的倾向。由性侵犯带来的耻辱感会对受害者的自尊和自信产生极大的损伤，使受害者自惭形秽，从而贬损和怀疑自己的价值，使受害者变得自卑自闭，不愿与人交往，对今后的学习、工作、生活产生持久的消极影响。

（三）心理疾病或心理障碍

由于性侵犯是在恐怖气氛中实施的一种违背受害人意志的强迫行为，这种侵害很可能导致受害者产生某些心理疾患。同时性侵犯的过程往往是在暴力的胁迫和野蛮的行为过程中度过的，这一切会给受害者留下痛苦的记忆。例如，女性受害者会把对罪犯的恐惧、憎恨与厌恶泛化到其他或全体男性上，当她再与男性交往时，会产生厌恶心理，导致异性交往障碍，或同性恋倾向。这种敌视和防卫心理会扩展到周围其他人，使受害者对周围的人都持猜疑、不信任的态度。这种高度警惕、不信任他人的心态会严重影响人际关系和人际交往，给她们的工作与社会生活带来困难。

（四）工作或学习伤害

由于性侵犯的羞辱和暴力的威胁，受害者常常在心理上留下难以磨灭的创伤，遭受侵害的情景往往历历在目，尤其是当接触到与受害时相似的环境条件时，触景生情，心惊肉跳，这种反应会持续较长的时间。如果受害者得不到家长或他人的关注和安慰，将长期在心绪不宁的状态下生活，以致无法再集中精力工作、学习和平静地生活，对其社会生活造成不可挽回的损失。

（五）恋爱婚姻伤害

受害者遭受性侵犯时常伴有恐惧、紧张、厌恶等心理体验。这种不愉快的体验会长期留在记忆里，并会对异性产生不良评价，这种不良评价的扩大化会造成与异性交往中的不信任感，对未来的恋爱婚姻心存畏惧，从而影响与异性的正常交往，进而影响到恋爱结婚。即使今后恋爱结婚，曾经遭受过的性侵犯也会给她们的恋爱婚姻蒙上阴影。

五、儿童青少年是性侵犯的主要受害对象

相对成年人来说，儿童青少年是社会中的弱势群体，心理及身体发育尚不完善，容易成为性侵犯者的目标与对象。

（一）儿童青少年在社会中处于弱势地位

儿童青少年身体发育尚未完全成熟，生活自理能力不强，自我保护的能力较弱，是社会中的弱势群体。从本质上来看，性侵犯是强势者对弱势者的欺辱。而成年人作为社会结构中的强势群体，容易将儿童青少年弱势群体作为侵犯对象。不良青年也会结帮结派，自恃其强势地位或帮派力量，对比他们弱的同龄对象进行性侵犯。

（二）儿童青少年心理不成熟

儿童青少年缺乏生活经验，社会阅历少，心理发育尚不成熟，无法对诸如恐吓、威胁等暴力行为做出正确的应对，往往因害怕、羞耻等心理影响而屈从于施暴者。这种普遍性的心理弱点给性侵犯者带来了可乘之机。

（三）维权意识缺乏

由于性教育不足或维权意识不足，儿童青少年对性侵犯行为不能做出正确判断，不知

道自己身体的哪些部分是不能被他人碰触的，不清楚哪些行为属于侵犯自己权利的行为，也不能明确地识别和分辨言行和举止属于正常行为还是性侵犯行为，对危险环境及行为缺乏应有的警惕，也缺乏对自己性权利的维护意识。

（四）自我防范能力薄弱

儿童青少年由于缺乏对性侵犯的识别能力及缺乏维权意识，自我防范的意识不强，同时对性侵犯缺少应有的戒备和防范，因此在遇到性侵犯时也不懂得怎样自救。由于缺乏自我保护能力，在遭受性侵犯时，缺乏应有的抵抗能力。

（五）性教育缺乏

儿童青少年缺乏识别性侵犯的能力，维权意识、自我防范意识和防范能力薄弱。造成这种现状的重要原因是性教育的缺乏。在我国，学校、家庭、社会对学生的性教育一直都不够重视，多数家长对性问题讳莫如深，不与子女讨论青春期的性问题，更不会讨论性侵犯的问题。学校教育中性教育及相关性侵犯知识的缺乏，也使学生形成了错误的性观念和性态度，认为性是丑陋的、低俗的、不可言说的。当受到性侵犯之后，不会维护自己的权益，甚至不敢告知父母和老师。

（六）性保护关注不够

在我国，社会、家庭及学校对学生的性保护关注不够。家长和学校往往对学生的学业成绩极为重视，将精力和注意力都放在学生或子女的学习上，但往往会忽略学生性心理成长过程中需要的关怀，对学生容易受性侵犯重视不够，甚至对子女或学生发生的异常情况也难以注意。疏于对学生性知识传递及性保护关注，往往使一些学生成了性侵犯的受害者。

第二节　几种主要的性侵犯及性自我防护

一、强奸

（一）强奸的概念

强奸（rape）的广义含义是指违背他人的意志，使用任何手段与他人发生性交行为。这里说的任何手段包括危及其人身安全、人身自由的强暴或非强暴手段，使受害者处于不能抗拒的状态。无论男女都可以成为强奸行为的加害者或受害者。西方某些国家的法律取此广义的强奸定义。狭义的强奸特指男性使用暴力或非暴力的手段，违背女性的意志，强行与她发生性交行为。我国法律现阶段采纳的是狭义的强奸定义。根据新刑法的具体规定，进行强奸的行为人只能是年满14周岁的男性，而强奸的受害人只能是女性，而男性无论年龄多大均不成为强奸的受害者。随着中国社会环境所发生的变化，在社会生活、法理和法律实践中，有必要采纳广义的强奸定义。

强奸的重要特征是违背妇女意志，即强行与不愿发生性关系的妇女发生性关系。这种"不愿"是指妇女对性行为不是出于完全的内心自愿。违背妇女意志的外在表现是男子在实施性行为时对妇女采取了强制手段。强制手段可分为三种：暴力手段、胁迫手段和其他手段。

1. 暴力手段

暴力手段指行为人以暴力直接作用于被害妇女的身体，达到强行性交目的的方法。常见的有：

（1）殴打式伤害的方法：如对被害妇女拳打脚踢，用凶器将被害妇女扎伤、打伤，使被害妇女不能反抗或不敢反抗。

（2）强拉硬拽的方法：将被害妇女强行拉拽到某一特定地点实施奸淫。

（3）捆绑的方法：强制将被害妇女的手、足等部位捆绑使其不能挣扎、反抗，从而达到强行奸淫的目的。

（4）堵嘴、卡脖子、撕扯衣裤的方法：强行堵住被害妇女的嘴巴，用手卡住被害妇女的脖子，使其不能呼救，强行扒下或撕扯被害妇女的衣物以达到奸淫的目的。

2. 胁迫手段

胁迫手段指行为人对被害妇女采取威胁、恫吓等精神上强制，迫使妇女不敢反抗而忍辱从奸的方法。常见的有：

（1）以暴力相威胁：向被害人扬言如不同意发生性关系就将其杀害、毁容或使其伤残等。

（2）以加害亲属相威胁：包括威胁被害人的丈夫、子女及其他直系亲属。

（3）以毁坏财产相威胁：威胁烧毁其住房、店铺，毁坏其庄稼，毒死其牲畜等。

（4）以揭发隐私、毁坏名誉相威胁：行为人知道被害人与他人有不正当性关系或违法行为，而以揭发相威胁，迫使被害人与其发生性关系。

（5）利用封建迷信、邪教进行威胁：行为人利用被害妇女的愚昧制造危机、恐慌，从而在精神上控制被害妇女，达到奸淫的目的。

（6）利用妇女孤立无援的境地进行胁迫。

（7）利用从属关系进行胁迫：从属关系包括养育关系、师徒关系、师生关系、上下级关系、雇佣关系等。

（8）乘人之危进行胁迫。

3. 其他手段

其他手段是指暴力、胁迫手段以外的，使被害妇女无法抗拒或不知抗拒的强奸犯罪方法。主要有：

（1）利用妇女重病无反抗能力强行与之发生性关系。

（2）利用妇女没有性自卫能力实施奸淫。如被害人年幼，或是精神病人、智障者等。

（3）利用妇女熟睡、昏迷、意识不清之机进行奸淫。

（4）以酒醉、药物麻醉等方法实施奸淫。

（5）以治病为名对妇女实施奸淫。

（6）冒充妇女丈夫、未婚夫、情夫进行奸淫。

用何种手段与妇女发生性关系是判断强奸与否的重要标志，也是量刑的依据。

强奸的类别之中，有几种不同的类型。例如，法定强奸是指与一个未到法定年龄的人

（我国为14岁，部分国家为16岁）性交；即使双方同意，如果其中一方不到法定年龄，仍然被认为是法定强奸。陌生人强奸是被一个陌生袭击者强奸。如果强奸是由受害者认识的人实施的，这叫作熟人强奸，或约会强奸。按照实施方式，强奸的类型大致可以分为三种：攻击型强奸、淫欲型强奸和冲动型强奸。前两类都具有事先预谋的性质，强奸者对实施强奸的时间、地点、对象和过程都有着明确的安排，因此危害性更大。从心理学、社会犯罪学的角度研究发现，强奸者的动机并不一定都是为了满足性欲，还有如仇恨、控制对方、显示权利或强大、变态性心理等动机。

（二）约会强奸

约会强奸是使人感到迷惑的熟人强奸的一种，即他们已经相互认识或短暂认识，或者他们以前曾经约会过，或者他们以前曾经自愿地发生过性行为，但只发生在双方本次约会时的强迫性交，就是约会强奸。美国的统计表明，熟人强奸的发生率高于陌生人强奸，熟人强奸分类中尤以约会强奸（date rape）的发生率最高。

约会强奸在中国还没有得到足够的认识，人们习惯地认为强奸似乎只会发生在陌生人之间，这是一种极大的误解。因为发生在约会者间的强奸，双方常常是熟识的朋友，因此比较容易以私下和解的方式处理，而不会经法律途径来解决，社会大众因此也较少耳闻此类案件。随着中国女性性别角色意识的觉醒，这类强奸案的揭露率会逐渐提高，有助于女性对约会强奸的认知。

传统的性别角色可能助长了熟人强奸或约会强奸的发生，以及阻碍了人们对这类强奸的辨识能力。如果人们以为，女性必定要服待男性和听从男性，而且把男性当作家中的"主宰"或是女性在社会上的"统帅"，那么在这种社会文化背景之下男女约会时，男性强迫女性发生性行为似乎是理所当然的，更何况有时候他们是恋爱关系或密友关系。只有全社会，尤其是当事者双方真正意识到，只要是违背一个人意志的性行为，哪怕是勉强同意的性行为，都是强奸行为。唯有达成这种程度的认识，人们才会以公平的眼光去看待所有的强奸事件。

男性和女性的心理特征和社会性别角色并没有好坏或优劣之分，然而他们在性别角色被塑造的过程中，被过度地"性别化"了。譬如，社会认为女孩子应与人和睦相处，避免伤害别人的情感，要学会顺从他人，不要自以为是。这些特质在一些场合，是很有价值的。因为它有助于群体中个人的沟通与和谐，促进社交活动顺利进展。然而在另一些场合，比如在一对一的约会场合，如果女孩子在原则问题上还是一味地顺从和谦让，会导致自己陷入被动不利的局面，甚至陷阱。社会培养男孩子，则要求他们有主见，有领导才能，要敢于坦率，善于表达自己的愿望或想法。这些性别角色特征，确实在社会生活中体现出了它们的积极价值。但是，如果在处理男女关系中，把这些特征再过度地演绎下去，自我表现，以至于发展到不考虑女友的想法和情感，就变得非常危险。

具体来说，约会强奸之所以发生，主要原因之一是对于在约会时是要发生亲密行为还是要发生性行为，男女双方尤其是恋爱双方缺乏沟通，因为许多人对于性都难以启齿，尤其是女性。女性经常不易对所熟识的人即使在恋爱约会时也不愿坦诚地向男友表明态度。如经常有女大学生非常苦恼地谈起自己的男友，说："我们的关系发展得很深了，也确定了恋爱关系。但每次见面，他都要提出那方面的要求。我也不想发生那样的行为，但又不想伤了男友的心。我不知道该怎么办。"不幸的是，约会双方之间的强迫性接触总是发生。

某些男性认为他们为了约会或维持恋爱关系，花了钱在女方身上，她就得和他有性交易。还有某些男性错误地认为女方努力挣扎，说"不"其实意味着"是"，因为她们喜欢被一个有主动性或攻击性的男性追求。有时还因为某些男性感到性行为本来就是他们做男人的权力，所以约会强奸就有可能发生。关于熟人强奸的"迷误"见表10-1。

表10-1 关于熟人强奸的"迷误"

误解	正解
强奸只是陌生人才会犯下的罪行。	大多数强奸犯是受害人认识的"正常"人。
被强奸的妇女是自作自受，尤其是她同意到男人家里和上了他的汽车的更是如此。	包括男人和女人，他们都不应该被强奸。到男人家里和坐他的汽车并不意味着她同意和他发生性行为。
与没有反抗的妇女发生性行为不是强奸。	无论反抗与否，违背妇女自己意愿的性行为就是强奸。
没有用枪和刀威逼而发生的性行为不是强奸。	无论是否使用了武器、拳头、口头威胁、毒品/酒、身体隔离，行为人的体格或精神状态如何或单纯的体重优势，只要是违背了个人意愿的性行为就是强奸。
如果一个女性让一个男人为她进餐、看电影或喝酒买单，她就应该和他有性关系。	无论男女约会花费如何昂贵，无人该为这些花费向任何人付出性交的代价。
同意和男人接吻、缠绵或爱抚意味着她已经同意和他发生性交。	无论性活动的进程如何，人人都有权利对性活动说"不"，而且这个"不"应该得到尊重。
当男人性兴奋时，他们不能控制自己与女人发生强迫的性行为。	即使男人在性兴奋后，他们仍然能够控制自己的生理能力。
当她们控告与她们约会的男人或相识的男人强奸的时候，是在说谎。	强奸确实是发生了的。无论是你认识的人，还是认识你的人，都可能是强奸者。

美国的青少年危险行为调查中关于约会强奸的统计数据显示，关于约会暴力，在调查之前的12个月中，全美约9%的学生曾经被男友或女友故意殴打、扇耳光或施行身体伤害。总的来说，非洲裔美国人中的约会暴力流行率（14%）比白人和西班牙裔美国学生中的（7%）要高；全美范围内，9%的学生曾被暴力强迫参与其所不愿的性交；女生（12%）被迫参与性交的发生率比男生（6%）要高，非洲裔美国人（12%）和西班牙裔美国人（10%）要比白人（7%）的高。

附:约会强奸药

20世纪90年代初,约会强奸药使约会强奸变得更复杂。一种早期的约会强奸药是氟硝西泮(别名罗眠乐,rohypnol)。它是一种处方药物,在世界上60个国家中合法销售,被用作镇静催眠药和前驱麻醉药。由于它的镇静催眠作用和除记忆效应,因此很适合用于约会强奸情景中。给药后无同意就可以解除抑制,实现性行为。它掺在酒里无色无味。吃了氟硝西泮的人不会记得发生过什么,或只会有一点非常模糊的印象。她们通常不确定自己被强奸了,除非第二天早上醒来后感到阴道异常或发现自己赤身裸体。侵犯者一般会说受害者是自愿发生性行为的,无法证明究竟。氟硝西泮达到血药浓度峰值需要一个小时,不过吸收后的4～30天可以在尿液中检测出来。

另一种约会强奸药俗称"G毒",学名为γ-羟基丁酸盐(gamma hydroxy butyrate,GHB),也是一种麻醉药品。G毒呈白色粉末状,溶于水后无色无味,液体表面会起一层"薄衣",恍似燕窝状,故被称为"燕窝",若溶于汽水或烈酒,则不会产生"薄衣",一般人更加难以察觉。女性服药后约半小时便会药力发作,出现神志不清,行为失控,会不断地说话,失去自我约束能力和自我形象维持能力,个人防卫意识大幅减弱,并有脱离现实世界的感觉及拥抱别人的冲动。所谓的催情功效,其实是女性服用后,丧失了自我约束能力,对他人的侵犯,不以为意。若再加上与酒精饮品同服,效果更快,对身体造成的伤害及危险性更大。女性服药后会昏睡、失去抵抗力及短暂失忆,即服药后一旦被强奸,事后会因记不起被奸经过,而无法提出检控,故GHB容易成为一些不法之徒迷奸女性的工具。GHB没有任何受批准的药物用途,还会引发抑郁、心脏病突发、昏迷和死亡。

第三种约会强奸药是盐酸氯胺酮(ketamine hydrochloride),俗称"K毒",又名开他敏,系麻醉药品,是联合国禁毒署宣布管制的麻醉药品。服用"K毒"后会令人变得迷糊,因此,"K毒"容易成为一些不法之徒迷奸女性的工具。药学专家指出:在服用"K毒"后,使用者会感到知觉、保护力及恐惧感减低,视觉模糊、痛楚减轻、产生刺激感及延长兴奋时间,愉快的梦样状态幻觉和谵妄,以及唾液分泌增多。大剂量服用后,会出现意识模糊、身体呈木僵状,呼吸抑制,甚至出现呼吸停止,以及四肢抽搐,所以有人称之为"摇脚丸"。

(三)强奸的危害后果

1.强奸创伤综合征

强奸引起的伤害多数时候是以心理伤害为主的,强奸或强奸未遂引起的心理上的伤害被学者称为"强奸创伤综合征"。这一术语是美国的一名护士伯吉斯和另一位社会学家霍姆斯特在1974年提出的。

强奸创伤综合征的发展包括两个阶段:第一个阶段称为急性期;第二个阶段称为重组期。

急性期指一名妇女在刚被强奸后到几星期之内这段时间。在这段时间里,被害妇女情绪非常不稳定,有的大哭大喊,有的表现出明显的恐惧、愤怒、焦虑和紧张,也有的表现出麻木、冷漠、行为呆滞迟缓。具体表现为:

(1)恐惧:恐惧是最主要的情绪。她们在急性期间,一直处于恐惧之中。这里有现实的恐惧，如害怕怀孕、害怕残废、害怕染病、害怕被别人歧视等，也有非现实的恐惧，即没有现实理由的恐惧。

（2）自责：自责也是普遍存在的情绪。她们会呆坐着，一连几个小时地责备自己。"我当时如果喊人就好了""如果反抗就好了""为什么当时那么傻，放着那么好的逃跑机会不跑呢"，"真不该那么晚了还出去"……甚至不合理地责备自己："我那天真不应该去上班，不然不会遇上那歹徒"。或者反反复复地想："我本应该这样做，就可以没事了。"表面上看，吸取教训、总结经验似乎是有益的，似乎可以增加女性的自卫知识，防止将来再被害。而实际上并非如此，在刚被害时，多想这些会增加悔恨、痛苦和内疚，使情绪更加低落。

（3）羞耻：羞耻感往往也很强烈。被害妇女有时在告发前，先把自己全身拼命洗干净，仿佛想洗掉耻辱。这种举动，会给公安机关的取证带来困难。羞耻感还会引起精神恍惚。"坐在椅子上望着墙，墙上立刻出现自己被强奸的情景，还围了许多人在一边看。"严重的自责和羞耻感有时会引起被害女孩的自伤或自杀。

（4）自卑：自卑感往往是由于封建贞操观引起的，或是由于社会对被害妇女歧视引起的。

不安全感几乎必然会存在。因为性攻击是无法预料的横祸。被害者平时有一套处世方法，感到自己能应付世界，而这一横祸却使她对此的信心完全被破坏。有些被害者表现出紧张焦虑，而大多数人却主要是陷入抑郁之中，不吃不喝、不言不语、终日以泪洗面。有些被害者表面看来比较平静，似乎她们已经很好地处理了自己的情绪。但是我们如果深入她们的内心，就会发现她们是在努力地克制着自己，不让自己情绪表现出来。因为她们一旦放松了这种克制，就有可能一下子失去控制，坠入严重的情绪混乱之中。这种深埋在心中的痛苦，是随时会爆发的一座地下火山。

另一种情绪是强烈的愤怒，这种情绪反而不是最多的，一个人如果太恐惧了，就难以有愤怒情绪了。愤怒可以激发被害者去报案，这是其益处。但是很多时间它会使被害妇女不理智地采用非法手段报复。

重组期指急性期后的一段很长的时间，往往要持续几个月甚至几年、几十年。在重组期，被害者的情绪平缓下来了，但是，仍旧有许多遗留下来的心理问题。具体表现在：

（1）没有安全感：她们有了一种难以消除的不安全感，变得十分谨小慎微，把自己的生活圈子缩得很小，性格显得孤僻和冷漠，而且常常变得很沉默。如果她在屋内被害，她会害怕待在屋里；如果在室外被害，又可能会害怕上街。她们还有可能害怕某些颜色或某种器物，原因是这种颜色或这个器物在强奸现场出现过。例如，某女孩被强奸时面前有个酒瓶子，从此她害怕任何玻璃瓶、玻璃杯或者玻璃门。害怕性生活更是极常见的问题。

（2）不信任他人：她们对他人的信任也遭到破坏，尤其是对男性，变得戒心重重。有些女孩子从此回避与男性的交往，厌恶追求她的男性。还有些走向另一个极端，变得放荡。这两种反应看起来相反，而实质来源于内心同一种观念："男人是可恨的，不可信任的"。

（3）损伤自信心：自信心受到严重的破坏。被害人经过这次事变后，对自己的自我保护能力、独立生活能力都产生了严重的怀疑。她们对某个亲人可能会格外依赖。自信心的损伤还会扩展到其他方面，使她产生"女孩子毕竟是个弱者"的观念，从而不再奋发图强，失去了生命活力。

由于封建贞操观的影响，她们的自尊心也受到了严重打击。被害妇女认为自己"肮脏""不纯洁了""不值钱了"，不配再有美好的婚姻和爱情了，从而影响到她未来的家庭生活。

多数被强奸的女性，以后性格沉郁、退缩；但是也有一部分产生了另一种变化，过低的自我认知和评价，使她们变得放荡、有攻击性，甚至会堕落。

约会强奸与被认识的人强奸，对女孩所造成的伤害包含了明显的、不明显的、即刻的和长远的伤害或心理冲突。当一名女性被男友强奸或被认识的人强奸时，她所受到的伤害并不比被陌生人强奸的程度低。在这些暴力犯罪中，不论加害者是谁，女性因此产生的身体上或情感上的痛苦都是很剧烈的。事实上，约会强奸常造成女性特别的伤痕，因为那会使她怀疑自己的判断力，并影响她今后的社交生活。与此类似的是，被认识的人强奸同样会使女性感到无法信任任何人，或者是不再相信自己的判断力。这时如果有人伴随在她周围，鼓励和帮助她，对其恢复是非常重要的。

2. 强奸可能发生的征象

无论实施何种强奸手段，事后男女双方，尤其女方的体表和体内一般都可能会出现异于事前的某些现象，这些现象便是强奸的征象。这些征象不仅是法医学鉴定所要掌握的，当事人了解也是必要的。

（1）身体伤害：强奸过程中，由于强奸者采用暴力，如打击头部、勒颈项部、压口鼻、抠弄外阴等，或被强奸者可能抵抗，强奸者及被强奸者可能有各种类型的身体损伤。由于强奸发生的地点及其他因素的影响，强奸所导致的损伤程度及部位无规律。一般受害人的损伤多发生在两大腿内侧、乳房、臀、外阴及处女膜，有时也发生于背部、手、腕和肘部及头颈部等。

（2）中毒：实施强奸的过程中，如果对被强奸者使用药品（如麻醉剂、镇静催眠药）或其他能消除被强奸者抵抗的物质（如常见的酒），可能造成被强奸者中毒。

（3）阴道内或/和体表、衣物上遗留有精液（斑）：阴道内有精液是性交的可靠证据。受害人的衣物上、体表，尤其外阴及会阴等部位遗有精液（斑）至少能说明发生过非性交的其他性行为（如强奸者尚未接触被强奸者的外阴时已射精）。

（4）其他征象：强奸发生后，有时在被强奸者的外阴、衣物表面附着有从对方身体上脱落的体毛（阴毛、汗毛和头发等）。偶尔，甚至可能在被强奸者的衣物表面发现从对方衣物上脱落的衣物纤维。

（5）如果能够鉴定强奸者，则在强奸者的阴茎外表沾染有被强奸者的血液（痕）或/和阴道内容物。阴茎插入阴道，可能伤及处女膜或阴道壁，或者在插入女子的外部性器官之前即被损伤。因此，阴茎表面可能会沾染上被强奸者的血液痕迹。同时，阴茎也会沾染阴道分泌物（含脱落的阴道上皮细胞）。

（四）被强奸后的对策

1. 强奸受害者的对策

强奸受害者的恢复因事件处理、心理及医疗过程不同而有所差异。统计数据表明，寻求某种咨询（危机干预、应急帮助、临床咨询、个别咨询或小组咨询）服务的受害者恢复得比较快。越是晚找人咨询和帮助，恢复过程就越慢和越困难。当然，与人倾诉是从不会晚的。

首先要知道，发生强奸事件绝对不是受害者本人的过错，不应该责备自己或受到他人的责备。

同时要知道，你一定不要独自忍受痛苦。有许多通情达理的朋友和社会服务人员一定会帮助你渡过难关。对受害者来说，最重要的是要找到能帮助你和值得你信任的人，使你能认清事实，做出正确判断，采取有效的解决措施。最可能给予帮助的人是心理咨询师、老师、家长、监护人、单位领导及其他富有同情心的成人，因为他们能够了解你，懂得如何帮助你。事情发生后，建议首先找这些人之一倾诉你的痛苦。如果打热线电话，不必暴露你的姓名。

还要认识到，不管强奸犯是谁，即使是自己的熟人或家人，强奸是对你实施的犯罪。所以，应该尽快打110电话向派出所报案。如果打算向加害人提出赔偿，通常需要在派出所做好笔录。

最后还要尽快去医院寻求详细检查和及时治疗，一是为了尽快恢复健康，二是要采集强奸的证据。

注意：

（1）强奸案检查的时效是五天以内。要收集强奸的证据，在五天之内不要淋浴、坐浴、冲洗、换衣服或去检查之前不要熨烫所穿衣物的任何部位。

（2）你可能需要预防性地治疗和包括艾滋病病毒在内的性病检查。

（3）你可能担心会意外怀孕，要知道3天之内进行紧急避孕是有效的。

（4）如果怀疑自己可能被迫服麻醉药（如约会强奸药，也称"迷幻药"），尿液检查得确诊三天。

（5）保管好处理危机事件全过程的所有开支单据，以备提出赔偿时做结算凭证。

寻求法律途径解决强奸案，对受害者来说，是很痛苦的事情，但确实是解决危机和获得补偿的必要途径。由于可能受到社会观念的影响，公安和司法人员对于熟人强奸案或约会强奸案也许难以做出公平的裁决。因此，如何采取法律行动，应当慎重考虑。在决定诉诸法律前，最好从精通法律和社会状况的律师或从司法人员那里获取帮助和建议。

2.受害者家长的对策

孩子受到伤害，如果家长还要责备她，那是非常糟糕的，要知道所发生的事情绝对不是她的过错。统计数据表明，大多数女孩不敢向父母说出强奸的真相，就是因为她们害怕父母埋怨和责备。例如，"我曾经告诉过你，不要……""叫你不要在晚上外出，你偏不听话"等，是绝对不合适的。

家长要将受害孩子的痛苦体验和需要看成头等重要的大事。家长，尤其是父母要懂得如何给受害的孩子提供一个宽松、充满爱心和能够依靠的家庭环境，要信任自己的孩子。由于我们的社会对强奸受害者的指导存有极大偏见，如果这时候，家长也不信任她，这无异于在她的"伤口上撒了一把盐"。家长要明确地告诉她，你是相信她的。家，在平时就是孩子们的避风港，遇到危机则更应该是"防空洞"，这个时候，她确实需要家长的支持，要听她的哭诉，让她在愿意的时候认真地听她倾诉。她非常需要朋友的关爱，父母首先就要做她的朋友，其次才是家长。她需要时间明辨事件的性质和后果。在她的脑海里，此时充满着不堪回首的记忆，这得需要时间让她遗忘。布置好家庭居住环境，让家变得更温馨，陪她出去走走，即使不说话，散散心也是有益的。让她自己做选择，不要强迫她做任何事情，因为她刚刚被人强迫过，此时她需要自主。给她处理危机的宽限时间，不要强制她恢复常态。家长向不相干人透露强奸事件是非常不合适的。家长也许认为要向人讨回公道，但也许你想要的"公道"并不是她所需要的公道，所以，不要在获得补偿方面违背她的愿望。如果家长想要获得赔偿，要端正自己的动机，并且与孩子取得一致。尽可能快地找专家咨询，要带她到医院及时检查和治疗。尽量做好各种准备和支持，帮助其渡过难关。

3. 受害者朋友的对策

作为受害人的朋友，你所能够做的就是要相信她，耐心地倾听她、支持她。别人可能怀疑或责备她，这时候她比任何时候都需要朋友。如果你自己不知道如何帮助朋友，可以主动找专家咨询，也可查资料，看是否有可信的参考资料可读，提醒她报案，及时陪她去医院检查和进行相关治疗。这样更能加深你们的关系，使你成为她更好的朋友。

4. 医生的处理和对策

对于强奸案的受害者，一般的身体检查和治疗，医生能够做出周到的处置。做好强奸的证据收集，即强奸的性法医学鉴定（条件充足特征），则需要遵循一定的规则和专门技能。强奸的性法医学鉴定的关键是要证实是否发生过性交或双方性器官是否直接接触。但是，切记，医生检查所收集到的证据，只能证明是否发生了性交，而证明不了是否强奸。强奸案的必需特征是性交违背了妇女的意愿，或被奸淫对象是14周岁以下的幼女，或失去防卫能力的女精神病人或女弱智者。只有把上述条件充足特征和必需特征联合考虑，强奸方能确立。

二、强制猥亵、侮辱妇女

强制猥亵、侮辱妇女是除强奸之外对妇女最为严重的性侵犯，是国家为保护妇女人身权利，通过《刑法》严厉打击的刑事犯罪。

我国《刑法》第二百三十七条规定："以暴力、胁迫或者其他方法强制猥亵妇女或侮辱妇女的，处五年以下有期徒刑或者拘役。聚众或者在公共场所当众犯前款罪的，处五年以上有期徒刑。猥亵儿童的，依照前两款的规定从重处罚。"所谓"强制"就是行为人采取了违背妇女意志的方法，对妇女进行猥亵或侮辱。这些方法包括暴力方法、胁迫方法和其他方法。

何谓"猥亵"和"侮辱"？根据我国《刑法》规定强制猥亵、侮辱妇女罪的立法意图，"猥亵"的含义是指以妇女作为侵害对象而实施的，能够刺激、兴奋、满足行为人或第三人性欲，损害善良的社会风俗，违反良好的性道德价值观念，且不属于奸淫妇女但又具有明显"性"的内容的行为。我国《刑法》规定的强制猥亵仅限于妇女，因此猥亵的行为内容只包括抠摸、舌舔、吮吸、亲吻、搂抱、鸡奸妇女等行为。"侮辱"的含义是指行为人基于性动机，针对妇女实施的各种淫秽下流的语言或动作，致使妇女的人格尊严受到侵害且不属于奸淫的行为。

常见的侮辱妇女的犯罪行为：追逐、堵截妇女或者结伙持械追逐、堵截妇女；在公共场所偷剪或强制剪妇女的头发、衣服；向妇女身体上泼洒腐蚀物、涂抹污物；在公共场所强制扒光妇女的衣服或故意使妇女的隐秘身体器官暴露；用暴力或胁迫手段迫使妇女显露生殖器官或者用生殖器官顶擦身体等。

强制猥亵、侮辱妇女罪的主体是年满16周岁、具备刑事责任能力的自然人。犯此罪的人大多数情况下是男性。但是在特殊情况下，妇女也可能犯此罪。妇女教唆或帮助男子强制对其他妇女进行猥亵，就可成为此罪的共犯。妇女如果直接实施强制猥亵、侮辱其他妇女等，就会单独成为此罪的犯罪主体。强制猥亵、侮辱妇女罪的重要构成要件是行为人采取了强制方法，没有采取强制方法的不构成此罪。一般性的猥亵、侮辱妇女则违反《治安管理处罚法》和《妇女权益保障法》的规定。《治安管理处罚法》第四十四条规定："猥亵他人的，或者在公共场所故意裸露身体，情节恶劣的，处五日以上十日以下拘留；猥亵智力残疾人、精神病人，不满十四周岁的人或者有其他严重情节的，处十日以上十五日以下拘留。"《妇女权益保障法》第四十二条规定："禁止用侮辱、诽谤等方式，损害妇女的人格尊严。禁止通过大众传播媒介或者其他方式贬低损害妇女人格。"要指出的是，《治安管理处罚法》第四十四条规定的"猥亵他人"中的"他人"，既包括妇女也包括男人。就是说受到猥亵的人可能是妇女，也可能是男人。侵犯的主体可能是男人，也可能是妇女。男女性都有可能因猥亵他人而犯法。在日常生活中要培养法制观念，尊重他人的人身权和人格权，不可因无知或法盲而犯法。

还需要指出的是，强制猥亵、侮辱妇女罪侵害的妇女是十四周岁以上的女性，如果是十四周岁以下的女性，则构成猥亵儿童罪。猥亵儿童罪的构成要件中不包括强制方法，行为人没有采取强制方法，而采取诱骗或给予等手段猥亵儿童的，都构成此罪，并从重处罚。此处所讲的"儿童"既包括女童，也包括男童。

三、儿童性侵害

(一)儿童性侵害概述

儿童性侵害是指对少年儿童在性方面的侮辱和伤害，加害者以权威、暴力、金钱或甜言蜜语引诱、胁迫儿童及少年，与其发生性活动。这些性活动包括：猥亵、乱伦、强暴、性交易、媒介卖淫等。也可表述为：一切通过武力、欺骗、讨好、物质诱惑或其他方式，把儿童引向性接触、以求达到侵犯者满足的行为。据美国"全国强奸、虐待、乱伦网"的数据，大约44%的强奸受害者在18岁以下；每20个受害者中有3个在12岁以下；五至八年级的女孩中有7%、九至十二年级的女孩中有12%的人自述曾经遭受过性虐待；93%的青少年强暴受害者认识施暴者；大约有75%的虐待受害者是女孩；将近30%的受害者是在4～7岁。法律执行机关记录在案的强暴中，有7%的受害者在18岁以下；34%的受害者在12岁以下，其中1/6的受害者在6岁以下。

美国人道协会指出，儿童性虐待的类别可以分为3种：

1.非接触的性侵害。如暴露、展示、提供给儿童色情资料，故意让儿童看到性交动作等。

2.有接触的性侵害。使儿童碰触成人的性器官、以阴茎或其他物体插入儿童的阴道或肛门等。

3.性剥削。勾引儿童从事性交易行为，或以儿童模特来摄制色情照片、影片等。

香港防止虐待儿童工作小组（Working Group on Child Abuse）对儿童性侵犯的定义是：涉及儿童的非法性活动，或虽不属违法，但所牵涉的儿童不能做出知情同意的性活动，就是儿童性侵犯，这包括：

1.无论发生在家中或其他地方，任何人直接或间接对儿童做出的性利用或侵犯。

2.侵犯者是儿童的父母、照顾者，或其他成人、儿童，他们个别或有组织地进行。

3.以奖赏或其他方式引诱儿童加以侵犯。

4.侵犯者是认识的人或陌生人。

按照中国新《刑法》的规定，奸淫幼女的受害人只能是不满14周岁的幼女。不管这样的幼女同意与否，只要与她发生性交行为或有性器官接触，就构成了奸淫幼女行为。法律之所以做这样的规定，就是为了保护未成年女性的利益，体现对未成年人的特殊保护。因为她们生理发育尚未成熟，而且缺乏辨认是非和自我保护能力，对性交行为和可能产生的后果缺乏真正的了解，容易上当受骗。同时，对幼女的性交行为，往往会严重损害她们的身心健康，影响她们的成长发育。实际上并非只有女童是儿童性侵害的对象，男童也同样有可能成为性侵害的对象。从身心发育保护角度考虑，我们认为女性也可能成为辱虐、猥亵和奸淫男女儿童的具体侵害者，而不仅是其他男性侵害者的协助者。

(二)儿童性侵害类型

1. 没有碰触的性侵害

没有碰触的性侵害包括口语上的性骚扰，色情电话，要求儿童观看色情节目或图画；侵犯者的性展示或强迫被侵犯者性展示、出示性挑逗材料等。

2. 碰触的性侵害

碰触的性侵害包括触摸隐私处、爱抚、口交、性器官插入或企图插入、强暴及乱伦等。

(三)儿童性侵害特征

1. 性侵害者及性侵害方式

性侵害者可以是家庭成员、亲属、家庭朋友或陌生人、成年人或年龄稍大的青少年。侵害的方式有性暴露、猥亵、性玩弄、奸淫等。

2. 受性侵害者

受性侵害者女孩多于男孩。女孩多受家庭成员的虐待，发生时年龄偏大，其方式多为性抚弄和性交。男孩常受家庭以外成员的虐待，发生时年龄偏小，其方式为阴茎-肛门性交，较多地使用暴力和伴有躯体虐待。男女儿童受害的高峰期是幼儿期和10～14岁。

3. 性侵害的后果

（1）即时后果：儿童性侵害的即时后果是受害者躯体损伤、精神创伤和行为变化。躯体损伤包括感染性病、内外生殖系统损伤、女童妊娠等。精神创伤伴有行为变化，主要为一种严重的急性心理障碍，表现为恐惧、焦虑、惊跳反应、创伤景象的重现和回忆、睡眠紊乱、情绪抑郁、愤怒；或者出现自伤、自杀、自暴自弃。

（2）后期心理变化：受害儿童的后期心理变化包括自尊心降低、敌意、多疑、抑郁、退缩、猜忌、对周围的人或事缺乏信任感，对成年男性恐惧，尤其对陌生人有所猜忌和不信任。也可出现各种神经症状表现。5岁以下儿童受到暴力性侵害一般会造成惊恐状态和夜惊、抽搐及某些发育障碍。学龄儿童则突然表现焦虑、恐惧、抑郁、失眠、癔症性发作、体重骤降、学习困难、学校适应不良、成绩下降、和同伴相处困难、逃学和离家出走；还出现胆小怕事，极端害怕某个亲戚或朋友；或变得具有攻击性或恶意伤害他人，常在内心认为自己是坏孩子。青春期受到性侵害除上述症状外，表现出强烈的反抗意识，特别是对母亲的强烈反抗。

（3）远期后果：男孩较少出现精神创伤，较多出现各种恶习和反社会行为，女孩则较多表现为焦虑和抑郁等情绪异常，如果没有得到适宜的帮助，她的噩梦会长期伴随。远期后果还包括不良性心理发展，如青春期出现过度自娱、过早发生性行为，甚至卖淫。成年后其性自尊降低、性功能可能紊乱，也可发展为同性恋、性行为变异或性犯罪。

（四）儿童性侵害的防范

在我国，整个社会还没有建立一个有效的机制来防范儿童的性侵害，甚至有关儿童性侵害的立法也是不健全的，同时性教育的水平及普及范围都是很低的。

儿童性侵害的预防需要关注。帮助儿童识别性侵害的实际情况和揭发辱虐行为，提高他们的能力是必要的。除此之外，家长和学校应该寻找适当的方法帮助儿童学习性侵害问题以及防止性侵害的基本方法，例如指导儿童分辨和成年人合适与不合适的接触，教导他们向不情愿和不舒服的接触说"不"，教育儿童将他们经历的不合适的接触告诉其信任的成年人，同时说服他们接受家庭和社区支持系统。

通过系统科学的性教育，教会孩子认识自己的身体。让儿童知道身体某些部位属于个人隐私，是别人不可随意触碰的。如胸部、两腿之间的私处、臀部等。教会儿童学习分辨不同形式的触摸，哪些是可以的，哪些是不可以的；如可以摸头、肩膀，但不可以触摸个人隐私的部位等。

教导儿童树立正确的性观念，任何人提出的性接触，都要断然拒绝。让儿童知道不正当的触摸可能来自陌生人，也可能来自熟人，应避免独自在无人的场所逗留。不要向网络上的陌生人透露个人信息，不要与网友私下会面；如果一个陌生人停下车问问题，不要靠近他的车；不要搭陌生成年人的便车，也不要单独与陌生成年人去任何地方；成年人不应以任何令人迷惑的或令人害怕的方式要求触碰你或要求你触碰他（她）。如果发生这样的事，拒绝并立刻告知你的父母；如果以上事情发生了，你没有按照上面去做的话，也不是你的错，不会受到惩罚。

（五）受性侵害儿童的救助

教育家长、教师以及其他成年人应该学习发现身体上或行为上的性侵害标志，并且注意儿童相关的反应。身体上的标志包括痛苦和生殖器部位的伤害。行为上的标志包括愤怒、紧张、带有侵略性、充满敌意和针对成人尤其是父母的破坏性行为。单一标志的出现并不一定就说明有性侵害的迹象，但是如果多个标志同时出现，就需要考虑是否遭到性侵害了。需要注意的是，成人应该相信孩子，保持冷静，不要责骂孩子，而且应该知道去哪里咨询及寻求帮助。成人还需要帮助孩子认识：有些秘密是不能保守的；有时候成年人也会犯错，做一些不应该做的事情；有时候要主动寻求帮助，有时候要帮助有需要的朋友。

受性侵害儿童的救助原则：

1. 及时将受害儿童保护起来，安抚和解除孩子的紧张和不安，避免再受到伤害或加深心理创伤。

2. 告诉孩子，不是她（他）的过错，不必过于内疚和自责。

3. 及时带孩子到医院接受身体检查和治疗，以最大限度减轻对儿童身体的伤害。

4. 寻找相关的警政、社会福利机构和心理专家等资源，一起协助验伤、破案、法律、心理咨询及治疗等需求。

联合国儿童基金会发布的一份题为"从虐待中受益"的报告显示：在全世界范围内，每年有上百万未成年人被强迫进行性交易。联合国儿童基金会执行主任卡萝尔·贝拉米在报告中说，这些孩子"像奴隶一样被贩卖，在本国内或跨国从事交易，被迫从事卖淫、儿童色情业或成为买卖婚姻的受害者"。1989年通过的《联合国儿童权利公约》规定，儿童有权利受到保护，不受任何形式的性侵犯和性虐待。目前，该公约已经得到191个国家和地区的批准。

四、性骚扰

（一）性骚扰的概念和起源

性骚扰一词是由美国密歇根大学教授凯瑟琳·麦金侬（Catharine A. Mackinnon）提出的。1974年，美国一位女职员为逃避上司的性挑逗，不得不辞去工作而成为失业者。在当时属于因"个人原因"辞职，按规定她无权享受失业救济，为此她求助于麦金侬教授。麦金侬对这位女职员的遭遇感到气愤，在处理这一案件时，她第一次使用"性骚扰"一词，并将其定义为：性骚扰是指处于权力不平等条件下强加的讨厌的性要求，其中包括言语的性暗示或戏弄，强行接吻，以使雇工失去工作的威胁做后盾，提出下流的要求并强迫发生性关系。同时麦金侬还指出，性骚扰是性别歧视的一种方式，是性暴力的一部分或延伸。

此后，各国（地区）的法律及理论界的相关研究对"性骚扰"做了相应的界定和表述，但由于各国社会制度、文化风俗、历史传统各异等原因，对性骚扰的理解也存在较大差异。

美国是最早将性骚扰纳入法律的国家，早在1964年就将其内容写入了《人权法》。1975年，美国联邦法院将"性骚扰"定义为"被迫和不受欢迎的与性有关的行为"。1980年，美国平等就业机会委员会（Employment Opportunity Commission）在《性别歧视指南》中宣告，性骚扰是美国1964年民事权利法中所指出的性别歧视的一种，并对性骚扰做出了原则性界定：凡任何不受欢迎或不想要的性接近、性要求和其他具有性意味的言语或者身体行为，发生于下列任一情况都称为性骚扰：①明示或暗示把屈从这类行为作为个人雇佣（包括筛选、录用、升迁、考核、退休等）的条件；②以屈服或拒绝该行为作为判定雇佣（包括录用、升迁、考核、退休等）的基础；③这类行为影响个人的工作表现，或制造一种压迫性、具敌意性或侵犯性的工作环境。《性别歧视指南》被认为是最早对工作环境中性骚扰加以界定的文件。

随着性骚扰案件在形式和内容上的日趋多样化，美国通过判例的形式不断扩大性骚扰的内涵与外延，将受害者由受雇者扩大到非受雇者，由仅限于女性和异性扩大到包含了男性和同性，骚扰方式也由工作场合的性骚扰扩大、延伸到非工作场合的性骚扰。例如，美国妇女教育课程国家顾问委员会专门对校园性骚扰做出界定："学术界的性骚扰是指教师使用权威去强调学生的性状态与性认同，致使学生无法享有完整的教育机会、权益与范围。"

此外，一些国际组织也对性骚扰这一话题给予高度关注。1993年联合国《消除对妇女暴力宣言》第二条第二款指出：性骚扰是在工作场所发生的对妇女的一种歧视形式。联合国《消除对妇女一切形式歧视公约》第19号建议将性骚扰定义为："一种不受欢迎的与性相关的行为，例如身体接触和接近、以性为借口的评论、以文字或者行为表现出来的与色情和性相关的要求。"国际劳工组织专家委员会采纳的性骚扰定义更为宽泛，认为性骚扰是指非本人意愿的性关注，包括：侮辱、评论、玩笑、暗示等以及对人衣着打扮、体形、年龄和家庭状况的不适当的品评等；与性相关联的淫荡的表情或者姿势；无必要的身体接触，例如触摸、爱抚、拧捏或者伤害等。欧盟于2002年9月23日制定的《关于落实男女平等待遇条例》将性骚扰定义为：性骚扰是指任何不是当事人所期待的、口头的或非口头的或身体的、带有性内涵的、对人的尊严带来损害，并造成一种威吓性的、侮辱和羞辱性的、敌视性工作氛围的行为。

我国直到20世纪末期才逐渐引入了性骚扰这个概念，性骚扰成为人们关注的话题和研究的课题。我国香港地区在1995年通过的《性别歧视条例》中关于性骚扰的定义是：一方向另一方做出不受欢迎、与性有关的冒犯行为，包括不情愿的身体接触、性贿赂，提出与性相关的行为作为给予某种利益的条件，此外还包括不涉及身体接触的言语、图文展示、眼神及姿势等。香港《公务员性骚扰投诉指引》定义：如果对女性提出不受欢迎的性需要或获取性方面的好处的要求，或对女性做出不受欢迎的涉及"性"的行径，并预期对方会感到受冒犯、侮辱或惊吓，就是对女性做出性骚扰。

我国台湾地区在2001年2月，就成立"性骚扰防止委员会"以及拟定《性骚扰防治法案（草案）》将性骚扰定义为："对他人实施违反其意愿而与性或性别有关的行为，包括性侵害犯罪和要求他人服从与性有关的行为，并以此作为他人获得工作、教育、训练或服务有关权益的条件，以及以展示或播送文字、图画、声音、影像或其他物品的方式或以歧视、侮辱的言行，使人心生畏惧、感受敌意或冒犯的情况，影响他人工作、教育、训练或服务的进行。"台湾2002年《〈两性工作平等法〉施行细则》中，将母法中第十二条的性骚扰进一步定义为："以轻佻、兴奋或满足与性有关之不受欢迎且令人感觉不舒服、不自在或有被侵犯之言语、肢体或视觉之明示或暗示行为之态度。"2002年在《两性工作平等法》中，对工作场合的性骚扰给予规定："本法所谓性骚扰，谓下列二款情形之一：①雇主明示或暗示受雇者或求职者以性要求、具有性意味或性别歧视之言词或行为，作为劳务契约成立、存续、变更或分发、配置、报酬、考绩、升迁、降调、奖惩等之交换条件。②受雇者于执行职务时，任何人以性要求、具有性意味或性别歧视之言词或行为，对其造成敌意性、胁迫性或冒犯性之工作环境，侵犯或干扰其人格尊严、人身自由或影响其工作表现。"台湾2005年2月5日公布的《性骚扰防治法》第二条规定："本法所称性骚扰，系指性侵害犯罪以外，对他人实施违反其意愿而与性或性别有关之行为，且有下列情形之一者：①以他人顺服或拒绝该行为，作为其获得、丧失或减损与工作、教育、训练、服务、计划、活动有关权益之条件。②以展示或播送文字、图画、声音、影像或其他物品之方式，或以歧视、侮辱之言行，或以他法，而有损害他人人格尊严，或造成使人心生畏怖、感受敌意或冒犯之情境，或影响其工作、教育、训练、服务、计划、活动或正常生活之进行。"

目前，我国大陆地区性骚扰的概念更多的是学者的理论探讨或是对国外性骚扰定义的沿用。1999年3月九届全国人大二次会议上，江西省人大常委会副主任陈癸尊等32名代表正式提交了《中华人民共和国反性骚扰法》的议案。在议案中，陈癸尊对"性骚扰"行为做了如下界定：性骚扰是指在工作中影响对方尊严和健康的非需要的带有性特征的行为或以性为基础的其他行为，包括不受欢迎的身体、语言等行为。我国学术界较为一致的认识是："性骚扰是违背当事人的意愿，采用一切与性有关的方式去挑逗、侮辱和侵犯他人的性权利，并给他人造成损害的行为。其行为方式包括口头性骚扰、行为性骚扰和环境性骚扰。"

（二）性骚扰与强奸及其他性暴力攻击行为的关系

一些国家，如以色列将强奸及其他暴力性攻击行为也归入性骚扰范畴。而包括我国在内的更多的国家，强奸和强制猥亵、侮辱妇女等其他性暴力攻击行为属刑法制裁范围，有其单独的罪名和相应的罚则。一般认为，性骚扰与强奸及其他暴力攻击行为的区别在于：

第一，强奸及其他性暴力攻击行为必须通过暴力的方式实施，使受害者不能反抗、不知反抗、不敢反抗，而性骚扰行为不以暴力强制为要件；

第二，强奸及其他性暴力攻击行为的目的是欲与受害者发生性关系，而性骚扰行为则不具有奸淫的目的；

第三，强奸及其他性暴力攻击行为以违背妇女意志为犯罪构成要件，而只要受害者不欢迎就可以构成性骚扰。

当然，在某些特定情况下，性骚扰、强制猥亵、强奸可以是一个连续的发展过程。实施者往往对看中的目标先进行长期持续的性骚扰，时机成熟或者遇到机会就进行强制猥亵，甚至实施强奸。

（三）同性的性骚扰

性骚扰在工作场所对女性来说的确是一个问题——有时也针对男性。大多数情况，我们听到的都是有关异性的性骚扰。但是，越来越多的同性性骚扰事件也被记录在案，而美国初级法院也在他们的发现中出现了前后矛盾的情况。一个法官驳回对性骚扰违法者的诉讼仅仅是因为受害者是同性恋。美国平等受雇机会委员会几年来一直认为民权法案并不关心性别问题。1998年高级法院驳回了一位工作在石油岗位上的男性对其他两位男性同事对他进行辱骂和威胁强奸的上诉。

男性和女性处理性骚扰的方式往往不一样。女性可能更倾向于告发骚扰的行为，而男性传统的处理方式则是选择不告发。男性的这种态度很有可能是导致男性之间性骚扰事件告发量少的原因。

同性的性骚扰案例很有可能成为媒体大肆报道的对象。而我国关于同性性侵害方面缺乏相应的法律条文和规定。

（四）性骚扰的危害

性骚扰行为，无论是对受害人，还是对侵害人，乃至对整个社会造成的危害都十分严重。

1. 对受害者的危害

（1）心理伤害。性骚扰会对受害者的心理健康产生不良影响，包括耻辱感、恐惧感、自我封闭和盲目依赖。屡次遭受性骚扰所带来的耻辱感，损害了受害者的自尊和自信，混淆了其自身的价值标准，使其变得自惭形秽。对于女性，遭受性骚扰会增加其对男性的恐惧以及影响对整体男性的看法；有的受害者还会有意识地把自己封闭起来，拒绝恋爱和结婚，成为性骚扰的牺牲品；由于胆小和恐惧，受到性骚扰的女性很可能产生盲目依赖感，急于想置身于某个男性的保护之下，增加不幸婚姻的可能性。由于性骚扰多数具有持续性和长期性，受害人长期忍受着巨大的心理压力，造成严重的心理创伤如精神紧张、失眠、忧郁、焦虑等，严重的甚至导致自杀。

（2）身体损害。在遭受性骚扰以后，受害者不仅会产生消极的情绪体验，还会发生相应的身体反应，包括头痛、恶心、消化不良、梦魇、盗汗、失眠、紧张、浑身无力等，这些症状若长期存在，会严重影响被害人的身体健康。另外，如果性骚扰的对象是幼儿，性骚扰行为本身有可能对其身体器官造成直接的损害。

（3）利益损害。性骚扰导致受害人生活在一种压抑的工作、学习氛围中，严重地干扰了其正常的工作和学习。在职场中长期遭受性骚扰者会因工作效率下降或拒绝性骚扰而辞职或被解职、降薪、降级等。就学生而言，性骚扰可以导致不良的学业经历，主要包括变动课程表、主修专业、项目，转院系及改变职业意向等；另外，性骚扰还可以导致道德感降低、旷课、对学校的满意度下降、成绩下降以及丧失升学机会等一系列不良后果。

2. 对侵害者的危害

（1）促成人格的偏颇。性骚扰者实施性骚扰是因为性骚扰行为能带来满足感，而对这种满足感的追求则成为其实施性骚扰的动力。当因为实施了性骚扰行为而得到性快感时，就有可能陷入一种难以自拔的境地，一而再再而三地对他人实施性骚扰。当性骚扰行为成为一种习惯时，就形成了性骚扰心理。具有性骚扰心理的人，兴趣爱好集中于性事上以及与异性有关的事物，故而造成了与社会、他人严重不相容性和不适应性，导致其人格的偏颇，甚至心理变态，而这种变态又反作用于人的品性，进一步促成其不良品行的形成与固化。

（2）引发性犯罪。性骚扰者的性骚扰心理，是诱发各种性犯罪的心理诱因之一。性骚扰心理一旦形成会成为一种自我放纵的心理习惯，使其不能自我克制各种性的诱惑。随着性骚扰快感的不断体验，这种不正常的性刺激不断强化，其生理的性冲动与伦理道德、社会规范、社会行为形成严重的矛盾。这一矛盾的进一步发展，就会导致性意志力的薄弱，遇到时机，就会由性骚扰心理外化为性犯罪行为。

（3）造成利益损失。发生在职业场所的性骚扰可以给侵害者带来利益损失，例如，性骚扰丑闻被揭露后，可能受到降职、降薪、调动、辞退等处罚，影响个人职业生涯和声誉；也会受到社会舆论的谴责；还会因此破坏其现有的恋爱、婚姻、家庭关系，影响本人的整体人格形象。

3. 对社会的危害

（1）败坏社会风气。性骚扰行为，尤其是男性对女性的性骚扰，不仅在客观上助长了社会不尊重女性的习惯，更在一定程度上败坏了社会风气。发生在职场中的性骚扰，特别是领导对下属的性骚扰，严重影响、破坏上下级关系，造成上下级之间的心理隔膜，影响单位的工作效率，败坏了单位的风气，损害了单位的声誉。发生在公共场所的性骚扰，会在更大的社会层面造成不良影响，败坏社会风气。

（2）危害社会治安。公共场所的性骚扰，不仅侵害了受害者的权利，也扰乱了社会治安秩序。性骚扰者面对对方的反抗、拒绝，可能会采取不正当手段报复，由此产生和激化更多的社会矛盾。被骚扰者面对骚扰者的骚扰行为，有时会采取极端的犯罪手段反抗，酿成血案。因此，性骚扰行为本身不仅是一种违法行为，也是引起其他犯罪的罪魁祸首之一。

（五）性骚扰的防范和应对

1. 工作场所性骚扰的防范和应对

如果你正在遭受性骚扰，有多种方法可以阻止它继续发生。对它不理不睬并不会保证以后不发生。因为骚扰者会以为你没有表示反抗就是默许或鼓励。根据美国反性骚扰机构的建议，通常有如下措施，值得我们借鉴。

（1）不要责备自己。不要假定是你的所作所为引起了性骚扰。记住性骚扰者的意向更多地在于实现自己的控制欲，他们的性需求则在其次。然而，在我国，社会比较普遍地认为可能是由于受害者自己的某些言行对性骚扰者起着"激发"作用，而受害者本人也往往羞愧和自责。这种观点应该得到纠正。

（2）要理直气壮地拒绝和反对。明确申明性骚扰者的行为使自己感到厌恶。当你在性骚扰发生的当时口头表示反对时，如果骚扰者仍然继续他们的性骚扰，要将你的反对意见写下来并复制一份，尤其是要将你所讨厌的性骚扰行为详细地写下来。还可以将性骚扰事件的日期、时间、地点、行为，性骚扰者的言行，你自己所表达的反对意见和目击证人用日志或日记的形式记录下来。在我国，受害者更是不愿意或不敢对性骚扰者说"不"，而且国人保存证据的意识更差。除了上述保存证据的方法外，还可以使用微型录音机、数码录音笔等来收集证据。

（3）不要自己在痛苦中保持沉默。应将性骚扰事件告诉朋友和家人，让他们关心和支持你。我国文化背景和社会环境一般对性骚扰受害者的理解和同情心不够，这是许多受害者保持沉默的原因之一。男性受害者更不愿意"泄露"自己受到性骚扰的事件，因为很少有人会相信一个男人也会受到性骚扰。

（4）把性骚扰事件告诉同事。既然性骚扰者一般会重犯，你可能会获悉同一个性骚扰者的其他受害者。你的同事会支持你和为你提供保护，如果他们有足够的警觉，他们可能会为你所受到的性骚扰作证。

（5）将性骚扰事件告诉工会干事。如果由于某种原因，你觉得不便于告诉工会干事，或你确信所在机构的工会干事不会对性骚扰事件做出适当的反应，可以与所在机构的职工代表联系。另外，还可向单位工会反映，你所在的工会领导应该能够帮助你。因为使所在单位领导明确他的责任，使他确知性骚扰事件真相以及给他阻止性骚扰的机会是非常重要的。

（6）要坚持所提出的"解决方案"对你没有负面影响。例如，雇主可能提出将你从性骚扰者身边调离。如果新工作是在不方便的地方，或对你的资历权利或提升机会不利时，你有权利坚持不是你而是性骚扰者应该承担这个结果。

（7）我国大陆地区，目前尚不存在一部专门的反性骚扰法，对性骚扰行为的规制主要涉及《中华人民共和国宪法》《民法通则》《刑法》和《中华人民共和国治安管理处罚法》等法律中的部分条款。2005年8月28日的《妇女权益保障法（修正案）》，第一次从基本法的高度对禁止性骚扰做出了规定。该法第四十八条规定："禁止对妇女实施性骚扰。受害妇女有权向单位和有关机关投诉。"第五十八条规定："违反本法规定，对妇女实施性骚扰，构成违反治安管理行为的，受害人可以提请公安机关对违法行为人依法给予行政处罚，也可以依法向人民法院提起民事诉讼。"

《妇女权益保障法（修正案）》对禁止性骚扰做出了规定，对保护妇女权益具有重大的现实意义和深远的历史意义。但总体而言，我国现行法律规定仍存在立法缺陷，如立案难、取证难、赔偿难、未制订任何惩罚性骚扰犯罪的条文等。只靠现行的法律、法规等来防止性骚扰问题，效果欠佳且进程缓慢。如果问题得不到解决，可以采取以下措施：

（1）可以向上一级的机构或组织、政府的信访办提出控诉。

（2）向有性骚扰案件代理经验的律师咨询。我国各个地方还有法律援助机构可以给经济困难者提供法律援助。

（3）如果性骚扰者的行为包括了袭击、殴打或强奸，可以向公安机关提出犯罪指控。

2. 学校内性骚扰的防范和应对

以下是美国大学妇女协会（American Association of University Women）主要针对中小学学生所提出的防范和应对对策，这对处理我国中小学校园性骚扰事件具有借鉴意义。

（1）正告性骚扰者停止他（她）的所作所为。明确告诉他（她），你对其所作所为感到讨厌。如果你觉得直接面对性骚扰者感到不舒服，就用文字告诉他。

（2）将性骚扰事件告诉家长、所信任的老师或学校指定的处理性骚扰事件的负责人。要有耐心和执着的态度。如果第一位学校领导对事件没有回应，找另外的领导，直到引起某位领导重视并采取行动为止。无论是同学还是成年人性骚扰你，法律规定学校必须维护你的权利和采取必要的行动。

（3）切记性骚扰是错误的、违法的和应当被制止的。不要认为（或相信他人说）发生性骚扰是你的过错。不要对正在发生的性骚扰事件采取忽视的态度，也不要指望它会自动停止。

（4）切记你正在约会的人、你过去约会的人或希望和你有某种关系的人可能会骚扰你。如果你感到恐惧、不安或因被某人用某种方式"挑逗"感到了威胁，告诉你信任的朋友或成人以获得帮助。

（5）把你所受到的性骚扰的经历记录下来。因为这将在你需要的时候帮助你回忆起某些细节。也可以将自己的感受写下来，它可能使你会感到好受一些。如果骚扰你的人或他的同伙给你任何纸条、电子邮件等，将它们保存下来，因为这些东西可能在证实性骚扰事件时会对你有用。

（6）帮助受害者和干预任何你所目击的性骚扰事件，并告诉你所信任的成年人。不要做旁观者！

（7）了解和熟悉学校性骚扰防治规则。它会告诉你如果经历性骚扰或目击性骚扰该怎样应对和作证。

五、性自我防护

性侵犯的防范包括两个方面：一方面是社会对性侵犯的防范；另一方面则是青少年学生自身的防范。

（一）社会对性侵犯的防范

1. 营造健康和安全的环境

社会、学校和家庭要为学生成长营造一个健康、安全的环境，避免学生遭受性侵犯。严厉打击性侵犯者，对其从严、从重惩处，是制止这类犯罪的有效措施。严厉的惩处，使性侵犯者畏惧刑罚的威严，而停止作恶，也起到"惩前毖后"的效果，对有潜在犯罪动机的人具有警告和预防作用。同时，对侵害者的严厉刑罚，也可以使受害者受到的痛苦和愤怒的感情得到一定的平复。

校园也较易成为性侵犯的高发地带，教师利用职务之便对儿童青少年实施性侵犯屡有报道，所以必须加强对拥有教育和管理权利的教师的思想道德建设，提高他们的道德素质。同时，进一步完善行之有效的规章制度，防止个别"害群之马"混入教师队伍。

2. 家长、学校要尽职尽责，保护学生不受侵害

保护学生是家长、监护人和学校的职责，我们不仅要关心学生的身体健康，防止交通意外，也要预防学生受到性侵犯的威胁。家长、监护人和学校要加强法制教育和性教育，要教导学生分辨哪些接触是正当的，哪些是不正当的，学会分辨一个人的行为是否合理，让孩子知道遇到危险时大声呼叫，采用正确的方法，并及时向家长和老师反映情况。

3. 加强青春期性保护教育，帮助儿童青少年学会性保护

社会、学校和家庭都要加强青春期性教育，通过青春期性教育课程，帮助儿童青少年学会性保护。首先是要帮助他们树立正确的性观念和性态度，这样当其受到性侵犯后就不会讳莫如深，难以启齿，能够及时告知家长或教师，因而能有效遏制性侵犯的进一步发生。其次，性保护教育要帮助儿童青少年明确自己的性权利，知道自己的隐私部位是不容他人故意碰触的，如女孩的乳房、阴部、臀部和男孩的阴囊、臀部等，都是属于自己的隐私部位，个人有权保护这些部位，任何人都无权出于任何目的抚摸、观看或者亵渎。再次，要教给儿童青少年一些防范性侵犯的方法和技巧，使他们能够远离性侵犯或者当性侵犯发生时能够有效地保护自己。

4. 关怀儿童青少年性心理成长，及时发现异常情况

家长和学校要关心儿童青少年的心理成长，要和子女或学生经常进行交流与沟通，以便能够及时发现异常反应。通常情况下，当事人被性侵犯后，一般都会有即时的情绪反应，如震惊、恐惧、不安、焦虑等，并且情绪反常，学习成绩下滑。而有些受性侵犯的儿童青少年可能出现明显的退缩性行为，变得依赖性极强，胆怯、自卑。还有一些受害者可能会有身体或器官的伤害。如性器官有明显的红肿、发炎，甚至染上性传播疾病、怀孕

等，这些都是明显的信号。有些受害者可能没有太大的情绪反应，但可能出现不明原因的身体疾病如头痛、胸闷、昏倒等，但其心理仍可能受到很大的伤害。当发现学生的行为及情绪反应有异时，应该及时地与其真诚沟通，表达我们的担忧与关心，特别是家长要以充分信任的态度，鼓励孩子讲出实情，给孩子以心理支持和精神温暖，对那些性侵犯情节严重的要向有关部门报告。

(二)性侵犯的自我防范

1. 坚决拒绝熟识男孩的非分要求

由于未成年人心理尚未成熟，阅历较浅，尚无法完全驾驭、把握复杂的情感生活，尤其是处于青春期的男孩，在与女孩单独相处时，往往容易产生某些性幻想与性冲动，如果自制力不足，很可能向女孩提出某些非分要求，甚至做出一些傻事。因此，未成年女孩在与熟识男孩交往时，应注意掌握以下一些原则：不单独和熟识男孩相处过久；不与熟识男孩一起看"少儿不宜"的黄色影片、光碟、书刊等；不与熟识男孩谈论有关身体隐秘部位的敏感话题。衣着得体，不要过度化妆或与年龄不相适宜的装束；举止沉稳大方，行为朴实。过分亲昵接触有可能进一步发展为性行为，尤其是无准备的性行为，会对女孩造成伤害。当遇到熟识男孩向自己提出过分要求时，应保持镇定，用理智的态度坚决拒绝，态度鲜明，并尽快离开令双方感到暧昧的环境。

2. 在人际交往中要具有一定的防范意识

从社会心理学的角度看，性侵犯是一种人际互动，是在人际接触和交往过程中产生的。所以女孩在交往过程中特别是在与异性交往的过程中要有足够的性保护意识。与人接触、交往时态度要落落大方、不卑不亢，与异性保持适度的距离和交往频率。对那些喜欢探询隐私，对性话题特别感兴趣的人，或者目光、表情、行为举止暧昧的人应特别警惕，尽量避免与其单独相处。在接触、交往过程中对于对方的不礼貌、不尊重，绝不可姑息和迁就或委曲求全，当发觉对方有性侵犯的企图时，要把自己的拒绝态度表示得明确而坚定，不要犹豫不决，不管对方是陌生人还是熟人，是老师还是亲友。过分顾及面子，很容易陷入被侵犯的境地。

女孩与年长的男性交往时应注意以下原则：拒绝与其单独会面；未经家长同意，拒绝接受任何年长异性的礼物；不搭乘陌生异性的车辆；独自在家，拒绝陌生异性进门。

3. 避免去容易产生性侵犯的场所

心理学研究表明，不同的情境会对个体的行为产生不同的作用。一些情境会产生抑制作用，迫使个体暂缓或者放弃某种行为，而另一些情境则会产生助长作用，促使个体进行某种行为。性侵犯行为发生也是如此。比如单独相处的情境及灯红酒绿的娱乐场所等，都有可能引起性侵犯者的行为动机，诱发性侵犯行为。因此，女孩要学会约束自己的行为，如上学、放学或外出游玩，应结伴而行；不独自一人到河边、山坡、树林等偏僻处读书、写生；不在深夜单独一人在偏僻小巷行走；不要单独和（或）陌生人相约到茶座、咖啡屋、KTV、网吧、酒吧、通宵电影院等潜在不安全因素的地方娱乐。

4. 树立自尊自强的个人形象

性侵犯是一种人际互动行为，既然是互动，必然会相互影响，即性侵犯者影响被侵犯对象，被侵犯对象也会影响性侵犯者。一个人的个性特征、言行举止、衣着打扮等都会对性侵犯者产生不同的暗示作用。一般来说，那些内向、胆怯自卑，缺少良好人际交往和人际关系的学生，或者举止轻浮随便，衣着暴露，喜欢与异性打打闹闹，贪财、爱占小便宜的学生较易成为性侵犯的对象；而那些一身正气、自尊自强、洁身自好的学生则会使性侵犯者望而却步。为了预防和避免性侵犯行为的发生，平时应当注意生活要检点，言谈举止要恰当，穿着不要过分暴露，同时自信自强，建立起良好的人际关系。

（三）性侵犯的应对方法

1. 遇到性侵犯行为时，头脑要冷静

许多性侵犯行为发生的初始阶段，比如那些非暴力性、发生在熟人之间的性侵犯或性骚扰往往是试探性的，性侵犯者会用一些带有性意味的言行来试探被侵犯者的态度，而其后的性侵犯行为是及时终止还是继续发展，取决于双方之间接着发生的相互作用。如果被侵犯者惊慌失措、一味退让，会强化侵犯者的侵犯行为，提高侵犯动机水平，使侵犯行为进一步发展；若能够冷静应对，态度明确，坚决拒绝或反抗，则使侵犯者受到挫折，会降低侵犯动机水平，使侵犯者终止进一步的侵犯行为。因此，当遭遇性侵犯时，一定要沉着冷静，保持头脑清醒。

2. 拒绝和反抗性侵犯行为时，方法要恰当

性侵犯发生时，被侵犯者要保持头脑冷静，根据当时的周围环境迅速思考对策。除非迫不得已，尽量避免与性侵犯者正面对抗，硬对着干有可能受到更大的伤害。若性侵犯发生在公共场所，可以大声斥责侵犯者，以引起周围人的关注。一般来说，侵犯者在公共场所大都不敢有进一步的举动。在晚上无人的场所，遇到性侵犯时一定要朝灯光明亮的大街或行人往来较多的地方跑，并大声呼救。坏人常常心虚，当遇到反抗和大声喊叫时，常常就会放弃侵犯行为。如果不能避免与侵犯者发生冲突，必须勇敢反抗，可以运用一些防身技巧，比如用脚猛踢侵犯者的下身，用手使劲捏捻侵犯者的阴囊，或打击侵犯者的下颌骨、眼睛等较为脆弱的部位以自救。同时还可狠抓侵犯者的脸部皮肉，同时记下对方的特征，如方言、容貌、个头等，设法留下证据以便侦破。

在遭遇性侵犯后，应尽快寻求帮助，必须及时告知家人或其他值得信任的人。获得他们的情感支持，增强战胜困难的信心和勇气，同时获得应对性侵犯的建议与策略，以免性侵犯进一步发生。还可以寻求法律和政府有关部门的帮助，运用法律和社会的力量来解决问题。对严重的、恶劣的性侵犯行为，如强奸、猥亵等性犯罪，必须通过法律进行惩处。

3. 遇到性侵犯或性骚扰时要注意收集相关证据

性侵犯或性骚扰证据收集不易，一般可以用以下几种方式来收集证据，以便以后采用法律或警告的手段制止性侵犯或性骚扰的发生。主要有：

（1）对于不堪入耳的黄色笑话进行的性骚扰，可以用录音留下证据，也可请在场的同事或朋友作证。

（2）对于用不堪入目的刊物进行的视觉侵犯，可将刊物扣下作为证据，如有同事朋友在场，可请其作证。

（3）对于不当的触摸，当场将不当之手抓住，请其他人评理，当场对质，或请在场的同事或朋友作证。

（4）对于以待遇、职位升迁作为代价而要求性服务时，应将这种要求录音存证，或者

因为拒绝提供性服务，以至于待遇被减低、职位被调降，应明确要求主管说明原因，并将减薪之前待遇或者降职之前职位，以及现工作以记录形式留存。

（5）对于不幸遭遇强制猥亵或强奸时，立刻向公安机关报案，并到医院做检查。

附：国外的经验

一、怎样保护自己不被性侵犯？

全美预防犯罪委员会的一些小建议：

1. 留意你的四周，谁在那儿，正在发生什么事。
2. 走路充满自信。你看起来越自信，你就显得越强大。
3. 专断一点，不要让任何人侵犯你的空间。
4. 相信自己的直觉。如果你在周围的环境里觉得不舒服，离开那里。
5. 即使只离开几分钟，也要锁好门窗。
6. 留意自己的钥匙。不要借给别人，不要落下，不要丢失，也不要把名字和地址留在钥匙圈上。
7. 当心不速之客。弄清楚谁在门的另一侧之前不要开门。
8. 小心孤立的场所。如地下车库、下班后的办公室及公寓洗衣房。
9. 避免独自走路或慢跑，尤其是晚上。留心自己的路线。
10. 待在交通通畅、照明良好的地方。
11. 走到家、汽车或者工作的地方，之前就准备好钥匙。
12. 在照明良好的地方停车，锁好车，即便只离开几分钟。
13. 在路况良好的街道上驾车，关好车门和车窗。
14. 绝不搭便车或者让别人搭便车。
15. 保持你的车状态良好，注满汽油。若车出了问题，用手机打电话求助。如果没有手机，那么关闭敞篷锁好门，在车后镜上贴上一个写着"求助！请报警！"的旗子。

二、帮助遭受强奸和性虐待的受害者

即使你不是一个专业的心理咨询师，如果遭受强奸或性虐待的人与你讲起他（她）们的经历，你仍然可以帮助他们，只要你记住以下几点：

1. 用支持而不带偏见的方式聆听他们的诉说，向他们表示你的同情与关怀。问问题但不要争论。
2. 鼓励他们说出自己对事件的看法。
3. 控制你自己的情绪。不要反应过激，也不要质疑受害者的判断。
4. 表示你相信所发生的事。
5. 让受害者知道并不是他们的错，也不应该怪他们自己。
6. 表示安慰和支持。
7. 帮助受害者集中精力在对受害者有用的行为上，例如寻求医学治疗或向警察报案。
8. 不要打断他们或者是问很多问题。
9. 在没得到当事人同意之前不要告诉其他人。
10. 受害者自己应该决定怎么做；你不能逼他们或替他们做任何决定。

11. 帮助他们找到专业的受害后的服务——专业的咨询、危机中心或家庭暴力指导中心，进行法律援助，继续的医疗帮助——同时陪伴他们，如果他们认为合适且需要的话。

12. 遭受强奸和性虐待的幸存者可能有不同的反应。他们可能歇斯底里，惊人地平静，或者任何在两者之间的反应。几乎所有的反应都是（或不是）"正常的"。

13. 让他们知道如果将来需要什么帮助，你随时可能为他们效劳。

14. 经常做必要的观察，看受害者恢复的过程进行得怎么样。

参考文献

[1] 王滨有，李枫.大学生性健康教育 [M].北京:人民卫生出版社，2009.

[2] 彭晓辉，阮芳斌.人的性与性的人 [M].北京:北京大学医学出版社，2007.

[3] 王滨有.性健康教育学 [M].北京:人民卫生出版社，2011.

[4] 胡佩诚.人类性学 [M].北京:人民卫生出版社，2010.

[5] 高桂云.美丽青春——谈谈健康的性知识 [M].北京:中共中央党校出版社，2004.

第十一章　性传播疾病

第一节　概论

　　性传播疾病（简称性病）指的是因通过性行为或类似性行为及间接性接触而传播的一组传染性疾病。这些性行为包括口交、肛交及阴道性交。目前，已经确认了有超过20种性传播疾病。按照我国原卫生部1991年8月12日发布的《性病防治管理办法》规定，我国纳入法定监测管理和重点防治的性病有8种，即梅毒、淋病、非淋菌性尿道炎（宫颈炎）、尖锐湿疣、生殖器疱疹、软下疳、性病性淋巴肉芽肿和艾滋病。性传播疾病还包括性相关疾病，如生殖器念珠菌病、滴虫病、阴虱病、乙型肝炎等。性相关疾病可能由生活在健康身体中的微生物引起。这些微生物在一些条件下能够致病，如压力、糖尿病、吸毒和其他健康问题，身体的化学平衡被打乱，使生殖系统发生疾病。性相关疾病是可以通过性行为传染给性伴侣的。

一、性传播疾病的流行状况及危害

　　性传播疾病既是人类最古老的疾病之一，也是全球范围内发病最广泛的传染病。据世界卫生组织估计，全球每年新发性传播疾病病例及引起的并发症，约占总人口数的7%～10%。新中国成立前，性病在我国曾猖獗流行，除梅毒外，淋病、软下疳和腹股沟肉芽肿等病种普遍存在，估计约有性病病人1000万人。新中国成立后在政府部门的努力下，我国性传播疾病流行得到了基本控制。近年来性传播疾病再度复燃。1987年16个试点城市报告性病有14 000例，发病率为26.04/10万。2000年我国性传播疾病的报告病例数为85.9万例，发病率为68.91/10万。由于感染者的症状不一定典型，不一定就诊，以及医生的诊断能力和实验室条件所限等多种原因，我国存在大量性传播疾病漏诊和漏报现象。据我国专家估计，我国实际性传播疾病发病例数可能是报告数的6～10倍或以上。

　　我国常见的性病为淋病、梅毒、生殖道沙眼衣原体、生殖器疱疹、尖锐湿疣、艾滋病等，列入法定报告传染病的性病为淋病、梅毒、艾滋病，其中梅毒、淋病近两年位居法定报告传染病的第6、7位，应视为重要的公共卫生问题之一。

　　在各种性传播疾病中，2000年以前，以淋病居首位，其中1991年占65.22%、2000年占33.25%；2001年起，非淋菌性尿道炎（宫颈炎）病例数超过了淋病居首位，其中2001年占31.89%、2002年占35.01%、2003年占35.03%、2004年占35.94%；尖锐湿疣发病率一直在稳步增长，病例数仅次于淋病和非淋菌性尿道炎（宫颈炎）；梅毒从20世纪90年代中期增长较快，2005年我国报告梅毒12.64万例，其发病率较2004年增长35.79%，而隐性梅毒激增，胎传梅毒也不断出现；其他性传播疾病，如生殖器疱疹近年来也在增加。

随着经济的发展和社会体制的变革，家庭与社会联系日益松散，对性行为的传统限制减弱了。越来越多的家庭双亲都在工作，更多的未成年人一天之中有很长的一段时间没人看管。青少年在一个成人较少监督的环境中成长。然而，青春期是身心迅速发展的时期，未成年人各方面发展速度不一致，生理比智力、社交能力和情感更快地成熟。当今的社会价值观使及时行乐成为时尚，"人人都这么做"的思想减弱了人们的责任感，人们对性行为的态度也有所改变。未成年人渴望独立，经常做出与性相关的行为，这使得他们可能会发生一些危险的性行为，但承担不了这些行为所带来的身体和情感上的后果。而更加频繁和过早的性行为意味着更多的人感染性病。他们对性健康和性病传播的知识知之甚少。这些因素使得更多的年轻人参与到了性行为中，导致了更高的性病感染率。

性传播疾病已成为当今世界严重的社会问题和公共卫生问题。尽管大多数性传播疾病不属于致死性疾病，但会对人的身心健康、家庭和谐以及社会发展构成威胁。不管是不是因为性行为而导致性病，都给病人精神带来很大影响。一些人会觉得感染性病的人不干净、邪恶、不道德；性病是对性行为的惩罚；只有那些社会经济地位低、受教育程度低的人才会患病。绝大多数性传播疾病病人表现为紧张、不安、担忧、自卑等程度不同的心理障碍。

二、性传播疾病传播的基本环节

（一）传染源

引起性传播疾病的病原体种类很多，至少包括50种，如病毒、衣原体、支原体、真菌、螺旋体和寄生虫等。主要病原体包括淋病奈瑟菌、梅毒螺旋体、沙眼衣原体、单纯疱疹病毒、人类乳头瘤病毒和杜克雷嗜血杆菌等。它们广泛存在于自然界中，必须在适宜的温度与湿度等条件下才能生长繁殖。人体生殖器官具备这些条件，当与性传播疾病感染者发生性接触时，由于双方生殖器、肛门和口腔等部位的皮肤黏膜紧密接触摩擦，从而形成温暖潮湿的接触面，且生殖器官相对比较脆弱，性传播疾病病原体很容易由感染者传给非感染者，从而引起性传播疾病的传播。其次，过度频繁清洁外生殖器官，会破坏人体天生的防御机制和适宜的酸碱环境，反而会增大性传播疾病传染的可能性。

人类是性传播疾病病原体的唯一宿主，性传播疾病病人和无症状感染者均是性传播疾病的传染源。

（二）传播途径

性传播疾病的传播途径主要包括性接触传播、血液及血制品传播、母婴垂直传播和间接接触传播。

1.性接触传播

无防护性性接触（性行为）是性传播疾病的最主要的传播途径。不同性行为方式传播性传播疾病的概率存在差异。性行为方式主要包括以下几种。

（1）性自慰（手淫）：自己通过手、性工具或其他物品，刺激自己的生殖器达到性快感。如果一个人单用性工具或物品，感染疾病的机会不大，但要防止被性工具伤害。

（2）性互慰（互相手淫）：两人或多人通过手、性工具或其他物品，刺激对方生殖器达到性快感。与他人共用无消毒处理的性工具或物品，可以引起性传播疾病感染。

（3）阴道交：阴茎插入阴道发生的性行为，只能在男女之间进行。无保护性的阴道交可引起性传播疾病传播。性传播疾病从男性感染者一次传染给女性的概率通常明显高于从女性感染者传给男性的概率。

（4）肛交：阴茎插入肛门发生的性行为。肛交可以发生在男男之间，也可发生在男女之间。不使用安全套等无保护性肛交是引起性传播疾病/艾滋病感染与传播的最危险性行为。此外，肛交还可以传染甲型肝炎、乙型肝炎及隐孢子虫病等。

（5）口交：口腔与生殖器接触发生的行为，包括用口刺激男性性伴的阴茎，也包括用口刺激女性外阴。口交也可引起性病的传播。

2. 血液及血制品传播

被输入含某种性传播疾病病原体的血液或血制品，或共用注射器、针头等也可引起某些性传播疾病传播，如艾滋病。

3. 母婴垂直传播

有些性传播疾病病原体可以通过胎盘传染给胎儿或在胎儿出生时经过母亲产道接触感染，或出生后因哺乳而感染。

4. 医源性感染

未经消毒或消毒不彻底的医疗器械等均可作为间接传播的媒介。

5. 间接接触感染

接触感染者污染的衣物、被褥、便器及浴盆等可能经破损皮肤或黏膜感染，尤其幼女。一般日常接触，如握手、拥抱、共餐等不会传染性传播疾病。性传播疾病是否引起间接传播在很大程度上取决于各种病原体在人体外存活的能力，一般性传播疾病病原体离开人体后，环境中的许多不利因素如干燥或大量水的冲洗，使之不能存活或被稀释而分散。只有在病原体离开病人很短的时间内再接触到其他人的易感部位，才能造成传播。如淋球菌在完全干燥的条件下1~2小时就能死亡，在共用被褥的条件下，该菌死亡前要到达健康成人尿道或宫颈黏膜引起感染的概率极低，几乎不可能形成传播。

（三）人类的易感性

人对性传播疾病病原体普遍易感，且无年龄和性别差异。人对性传播疾病既无先天性免疫力，也无稳固的后天获得性免疫力，可以反复感染性传播疾病。人感染性传播疾病后，若得不到及时有效的治疗，可迁延不愈，反复发作。

三、性传播疾病的预防

大多数性传播疾病与其他疾病一样有有效的治疗方法；然而有些性病却无法治愈（如生殖器疱疹）。现在仍然有些性病没有有效的治疗方法，不可避免地会导致残疾和死亡（如艾滋病）。有些性病即使治愈了，也会影响到他们的一生，如不育。因此，性传播疾病最好的方法是预防。

1. 节欲

尽量避免一时冲动，发生不安全性行为。

2. 减少性伴侣

与越多的人发生性行为，感染性传播疾病的可能性就越大，减少性伴侣可以降低感染性病的概率。如果你的性伴侣没有感染性病，而他（她）是你唯一的性伴侣，那你就不会因性接触而感染性病。

3. 少喝酒，不吸毒

酒和毒品会干扰人们做决定的能力，可以降低自制力，影响人的正常判断。因此，要预防性病也应节制可以降低自控力的药物。

4. 与新的性伴侣讨论性病问题

在性行为之前应与新的性伴侣讨论性病问题，以前是否感染过、是否有高风险行为及检查的结果都应该互相告知。这样的讨论还可以引起性伴侣重视，并一起做出限制性行为的决定。

5. 检查自己和性伴侣

检查自己和性伴侣可以抑制性病的传播。检查一下外阴的皮肤，看有没有疥疮、水疱或受感染的痛处。生殖器疣、软下疳和疱疹都可以这样被发现。注意异味。对于男性，可以挤一下尿道看有没有异常分泌物。你可以握住阴茎，轻柔但有力地挤一下尿道。对于女性，可以检查一下外阴，看有没有一些感染的外在迹象。另外，可以把手指插入阴道看有没有异常的分泌物。如果检查中你有所怀疑，应当限制性行为或使用避孕套来预防。

6. 使用避孕套

避孕套的气孔小，使引起性病的微生物无法穿透。因此性交和口交时使用乳胶避孕套是减少性病感染的有效方法。但是避孕套只能减少感染的风险但不能消除性病。避孕套不能预防那些通过身体其他部位传染的性病如疱疹、疣或体外寄生虫感染。

7. 避免高危行为

引起性病的微生物出现于精液和阴道分泌物中，未使用避孕套会使含有病菌的精液留在伴侣的体内。没有使用避孕套或阻隔膜的口交也会引起这样的问题。肛交是特别高风险的性行为，因为摩擦引起的裂隙会使病菌直接进入血液。另外，由于病菌存在于血液中，用含有一个人血液的针头或其他制品会使另一个人有感染疾病的可能性。共用针头是感染艾滋病病毒的常见方式之一。

8. 其他保护措施

性生活前和性生活后都清洗生殖器。定期进行体检。定期检查生殖器。不与人共用剃须刀和针头。不要接触刚和其他人接触过的毛巾、湿的床上用品或内衣物。如果发生性行为后尿道口、阴道或肛门等出现异常的分泌物、溃疡、水疱或赘生物等，请及时到正规医院的性病门诊或皮肤科检查。同时，暂停一切性活动。试图自己诊断和治疗是不明智的。遵照医生吩咐包括按时吃药和再次就医非常重要。如果你感染性病，应马上告知你的性伴侣，否则会造成性病的传播。

第二节　艾滋病

艾滋病，全称是获得性免疫缺陷综合征（acquired immune deficiency syndrome，AIDS），是由艾滋病病毒即人类免疫缺陷病毒（human immunodeficiency virus，HIV）引起的一种病死率极高的恶性传染病。最早是在1981年被一位美国医生发现的。当时，洛杉矶在原本健康的男同性恋病人中发现五例卡氏肺囊虫肺炎；此后不久，纽约和加利福尼亚又报道了一种非常罕见的癌症——卡波西肉瘤，这些病例全都出现于年轻的男同性恋者。这些发现使人们认识了艾滋病，它的特点就是免疫力低下引起的各种条件性疾病。艾滋病是一种综合征，因为它的特点是多种条件性疾病，而不是单一的疾病。获得性免疫缺陷综合征，也因它攻击并缓慢摧毁机体的免疫系统而得名。

一、流行状况

从1981年美国报告首例艾滋病病例后，艾滋病已成为人类面临的最灾难性的疾病。至2007年全球已有超过6000万人感染了艾滋病病毒，至少已有2000万人死于艾滋病。在2001年全世界就约有300万人死于艾滋病。全世界范围内，艾滋病在死因谱中排在第四位。2010年，全球共计发生270万例新发感染，180万人死于艾滋病病毒相关疾病。

从性别来看，女性艾滋病病毒感染者在全球所占的比例为50%，在非洲，女性感染者多于男性。从地区范围来看，非洲撒哈拉地区仍然是全世界艾滋病病毒感染最严重的地区，而亚洲拥有的艾滋病病毒感染者数仍居全世界第二位。各个群体艾滋病病毒的感染率不同。对15～24岁的人来说，艾滋病是第八大死亡原因；对25～44岁群体来说则排名第六。这表明艾滋病病毒是在十几或二十几岁感染，并在几年后发病。

我国自1985年发现首例艾滋病病毒感染病例以来，截至2010年8月，累计报告艾滋病病病毒感染者总数为361 599人，包括艾滋病患者127 203例和死亡报告65 104例。而据联合国艾滋病规划署估计，截至2009年年底，中国估计现有74万艾滋病病毒感染者和艾滋病病人。在估计现存的74万艾滋病病毒感染者中，44.3%经异性性途径传播，14.7%经同性性途径传播，32.2%经注射吸毒传播，7.8%通过商业捐献和输入受到感染的血液和血制品传播，1.0%经母婴传播。

我国艾滋病疫情在地区分布上很不均衡。目前，云南、河南、广西、新疆、广东和四川6省（区）累计报告的艾滋病病毒感染者和艾滋病患者数占全国累计报告数的80.5%。从性别分布上看，全国艾滋病病毒感染者以男性为主。截至2004年12月累计报告的106 990病例中，男性占71.6%。截至2010年8月，累计报告的艾滋病病毒感染者中30.1%为女性，男女性别比为2.32：1。值得注意的是，近年来新发现和报告的女性艾滋病病毒感染者的比例在逐年上升。因此，通过母婴传播途径感染艾滋病病毒的危险性在我国将会日趋严重。从年龄分布上看，青壮年仍是艾滋病病毒感染的主要人群，以20～29岁年龄组感染人数最多（约50%），其次为30～39岁年龄组（约30%）和40～49岁年龄组（约

10%）。

二、艾滋病的病原学

艾滋病病毒即人类免疫缺陷病毒（human immunodeficiency virus，HIV）呈球形或卵形，是带有包膜的 RNA 反转录病毒，属反转录病毒的一种。其基因组比已知任何一种病毒基因都复杂。主要攻击人体的辅助 T 淋巴细胞系统，一旦侵入机体细胞，病毒将会和人体细胞整合在一起，终生难以消除。

艾滋病病毒对外界的抵抗力较弱，比乙型肝炎病毒对外界的抵抗力弱得多；艾滋病病毒对热很敏感，在 56 ℃下经 30 分钟可灭活，60 ℃以上可被杀死；实验室条件下，艾滋病病毒在干燥的环境中很快失去活性，但 1～3 天后仍可检出；在血液中可存活几周；对紫外线不敏感；艾滋病病毒对化学品十分敏感，50%乙醇或乙醚、0.2%次氯酸钠、0.1%家用漂白粉、0.3%双氧水、0.5%来苏处理 5 分钟即可灭活，70%酒精溶液 1 分钟后艾滋病病毒被灭活，30%的酒精溶液需 5 分钟。

三、传播

艾滋病主要通过 3 种方式传播：

1. 性接触传播

性接触包括同性之间的性接触或异性之间的性接触。在世界范围内，异性性接触是艾滋病感染的主要方式，80%以上的成人艾滋病病毒感染者是通过异性性接触引起的，38%的女性病例由异性性传播引起，而男性则只有 5%。

最初艾滋病就是在同性恋者中发现的。相关研究发现，男性同性恋人群艾滋病病毒感染率在 1%以上。该人群的感染率较高与男男性行为方式和多性伴有关，且同性恋者避孕套使用率很不均衡，一般来讲低于 15%。

近年来，中国的艾滋病病毒感染方式有了较大变化，性接触传播途径已成为中国艾滋病的主要传播方式。从 2005 年至今，中国注射毒品传播和经血液途径传播艾滋病的比例在逐年下降，性传播比例则持续攀升。在 2011 年全国估计现存活的艾滋病病毒感染者和病人中，63.9%是通过性途径传播的。其中，同性性传播比例飙升，达到 17.4%。2014 年新报告的 8.7 万病例中，性途径传播占 91.5%，其中异性性传播占 66%，同性性传播占 25%。在全国 31 个省会城市，新报告的感染者，男同性恋占的比例，全国平均为 51%。在北方城市，像北京、哈尔滨、长春，男同性恋占将近 80%或更高。在中小城市，异性性传播占 65%左右，同性性传播占 32%～33%。在农村地区，异性性传播占 75%。在贵州、广西等农村地区，异性性传播占 90%。传播途径在全国各个地方分布不均衡。所以，在一些省会城市，男男性行为人群已经成为传播艾滋病病毒最危险的人群。

60 岁以上群体、青年学生在报告中所占比例上升，这是一个新特点。当前我国艾滋病病毒感染几乎波及所有人群，60 岁以上"艾滋老人"和 20 岁出头的"艾滋学生"数量逐年增加，中国疾控中心性病艾滋病预防控制中心提供的数据显示，2005 年至 2010 年，在艾滋病病毒感染者中，60 岁以上男性由 483 人逐年递增至 3031 人，所占比例由 2.2%扩大为 8.9%；在艾滋病病人中，60 岁以上男性由 237 人增至 2546 人，所占比例由 5.4%扩大为

11%。

2. 血液传播

血液传播包括输血液制品、接受器官移植、共用静脉注射针头吸毒或被艾滋病病毒污染的针头刺伤皮肤等。最常见的方式是吸毒（共用静脉注射针头）。到2001年9月底，全国有28个省、自治区、直辖市报告在吸毒者中发现了艾滋病病毒感染者，总数占全国艾滋病病毒感染者报告数的68.7%。共用被艾滋病病毒污染的针头是主要原因。

3. 母婴传播

感染了艾滋病病毒的母亲可通过胎盘、经产道分娩、哺乳等途径把疾病传染给胎儿和新生儿。

目前尚未发现艾滋病病毒可以通过呼吸道、食物、汗液、泪液、昆虫叮咬、握手、共用游泳池和厕所等途径传播的证据。

四、临床表现

艾滋病的病程可以分为四个阶段。

1. 急性感染期

本期的症状为非特异性，一般在感染艾滋病病毒后2～6周出现，大约50%～90%的感染者出现明显的急性感染期症状。是艾滋病病毒侵袭人体后对机体的刺激所引起的反应。病人主要表现为发热、皮疹、淋巴结肿大；还会发生乏力、出汗、恶心、呕吐、腹泻、咽炎等；有的还出现急性无菌性脑膜炎，表现为头痛、神经性症状和脑膜刺激征。上述表现多在1～2个月内消失。

研究证实，如果在首次暴露艾滋病病毒后的72小时内，通过预防性服用抗病毒药物可以降低艾滋病病毒感染发生的风险。

艾滋病病毒进入人体后，需要经过一段时间，血液才会产生艾滋病病毒抗体或达到能被检测出的浓度，在此期间抗体检测呈阴性，这段时间即为"窗口期"，通常是2～3个月，感染者体内的艾滋病病毒数量会在这时达到一个峰值，具有较强的传染性。急性感染期时，症状常较轻微，容易被忽略。急性感染期后，临床上出现一个长短不等的、相对健康的、无症状的潜伏期。

2. 潜伏期

潜伏期指的是从感染艾滋病病毒开始，到出现艾滋病临床症状和体征的时间。感染艾滋病病毒后，一般经历多年后才出现症状，艾滋病的平均潜伏期，现多认为是2～10年，大约10%的艾滋病病毒感染者在感染后的2～3年内发展成艾滋病，约5%的感染者感染12年以上无临床症状。多数人从感染艾滋病病毒开始到出现艾滋病临床症状和体征的时间平均为8～10年。潜伏期的长短差异的原因与个体的年龄、遗传、机体感染艾滋病病毒的剂量、型别、感染途径、毒株的毒力以及其他病原微生物感染的影响、个体免疫状态和一般营养健康状态有关。一般认为经血途径感染者此期较短（数个月至5年，平均2年），经性途径感染者较长（6～10年，平均8年）。

感染者在潜伏期内可以没有任何临床症状，但潜伏期不是静止期，更不是安全期，病毒在持续低度复制繁殖，具有强烈的破坏作用。患者表面上可以是完全健康的，但血液、精液或阴道分泌物中存在着大量艾滋病病毒，有很强的传染性。

艾滋病病毒感染者在潜伏期内无明显的临床症状和体征，这对早期发现病人及预防都造成很大困难。

3. 艾滋病前期

潜伏期后开始出现与艾滋病有关的症状和体征，直至发展成典型的艾滋病的一段时间为艾滋病前期。

临床表现有：

（1）淋巴结肿大，主要是浅表淋巴结肿大，是此期最主要的临床表现之一。约30%的病人临床上只有浅表淋巴结肿大，而无其他全身症状。

（2）全身症状。病人常有病毒性疾病的全身不适，肌肉疼痛、疲倦无力、周期性低热、盗汗等症状，约1/3的病人体重减轻10%以上；有的可出现反应性精神紊乱；3/4的病人可出现脾肿大。

（3）各种感染。患者经常出现各种特殊性或复发性的非致命性感染。如口腔毛状黏膜白斑病，是此期诊断艾滋病的重要线索。

4. 典型的艾滋病期

此期是艾滋病病毒感染的最终阶段，是艾滋病的终期，免疫功能全面崩溃，病人出现各种严重的综合病症，直至死亡。此期临床表现极为多样化，具有三个基本特点：

（1）严重的细胞免疫缺陷。持续的不规则低热、持续的慢性腹泻、盗汗、全身乏力严重等持续时间更长、程度更严重的全身性症状。

（2）发生各种致命性机会性感染。卡氏肺孢子虫肺炎、结核、隐孢子虫肠炎等。

（3）发生各种恶性肿瘤。卡波西肉瘤、伯基特淋巴瘤、免疫母细胞性淋巴瘤等。

五、诊断

艾滋病病毒检测目前常用抗体检测方法，分为初筛实验和确诊实验。

初筛艾滋病病毒抗体（+）的标本，需经两种不同原理的初筛试剂进行复测，如呈阳性或一阴一阳，送确认实验室，进入确认检测；艾滋病病毒抗体（−），因为有我们知道前面介绍的所谓"窗口期"，所以艾滋病病毒抗体（−）的被检测者应该在第一次检测三个月后再去检测一次。

六、治疗

迄今为止，在全世界范围内还没有找到根治艾滋病病毒感染的有效药物，也没有能有效预防其发生的疫苗。现在治疗多采用综合治疗：即抗艾滋病病毒治疗、预防和治疗机会性感染、增加机体免疫功能、支持疗法及心理咨询。其中以抗病毒治疗最为关键。抗病毒治疗可最大限度地抑制病毒复制，重建机体免疫功能，提高感染者生活质量，从而降低与减少与艾滋病病毒相关疾病的发生率和死亡率。高效抗反转录病毒联合疗法的应用，大大提高了抗艾滋病病毒的疗效，显著改善了患者的生活质量和预后。

2003年我国加大了对艾滋病病毒感染者和艾滋病病人的关怀救助，颁布了"四免一关怀"政策，即对农村居民和城镇未参加基本医疗保险等保障制度的经济困难人员中的艾滋病病人免费提供抗病毒药物；在全国范围内为自愿接受艾滋病咨询检测的人员免费提供咨询和初筛检测；为感染艾滋病病毒的孕妇提供免费母婴阻断药物及婴儿检测试剂；对艾滋病病人的孤儿免收上学费用；将生活困难的艾滋病病人纳入政府救助范围，按照国家有关规定给予必要的生活救济。积极扶持有生产能力的艾滋病病人，避免对艾滋病病毒感染者和病人的歧视。

七、艾滋病病毒/艾滋病的预防

在能够治愈艾滋病之前，预防艾滋病病毒感染和艾滋病对控制此传染病至关重要。目前预防有两个要点：①减少人们感染艾滋病病毒风险的行为；②改变行为方式来降低接触艾滋病病毒后被感染的概率。包括：坚持洁身自爱，不卖淫、嫖娼，避免婚前、婚外性行为；不吸毒，不与他人共用注射器；不擅自输血和使用血制品，要在医生的指导下使用；不借用或共用牙刷、剃须刀、刮脸刀等个人用品；受艾滋病病毒感染的妇女避免怀孕、哺乳。使用避孕套是性生活中最有效的预防性病和艾滋病的措施之一，为了避免有体液的交流，每次性交时一定要用避孕套。但是没有必要同时使用两个避孕套，同时使用两个避孕套反而容易造成破裂。要避免直接与艾滋病患者的血液、精液接触。

目前，国内外对多种生物预防技术开展了研究。"男性包皮环切术"已被证实有效并被广泛推广。男性包皮环切是通过外科手术切除阴茎上部分或所有的包皮，与干性外表皮肤表面相比，包皮的内部黏膜角质化低，含有大量艾滋病病毒易感的靶细胞，实验室研究表明，该细胞更易于被艾滋病病毒感染，通过切除包皮可以达到降低艾滋病病毒感染的概率。研究表明包皮环切能减少60%艾滋病病毒感染的危险。

第三节　梅毒

梅毒是由梅毒螺旋体引起的一种慢性全身性传染性疾病，是古老而常见的一种性病。梅毒在全球范围内广泛流行。在1949年前，梅毒是我国最主要的性病。新中国成立后，曾在1964年基本消灭了梅毒；改革开放后，梅毒又死灰复燃。近几年我国梅毒发病率急剧增加，尤其是无任何症状和体征的隐性梅毒激增，先天梅毒也不断出现。

一、病原学

梅毒由梅毒螺旋体引起，其生长需要温暖潮湿的环境。接触这种病菌几个小时后，病菌就可以侵入血液系统。但梅毒螺旋体系厌氧微生物，离开人体不易生存，煮沸、干燥、日光、肥皂水和一般消毒剂如过氧化氢溶液、酒精等均可迅速将其杀灭。但其耐寒力强，4℃可存活3天，-78℃存数年仍具有传染性。

二、传播

梅毒螺旋体只感染人类，人是梅毒螺旋体的唯一自然宿主。梅毒传染源主要是早期活动性梅毒病人和潜伏梅毒感染者。梅毒主要通过性行为、血液和母婴垂直传播。

性接触是梅毒传播最主要的传播途径，约95%患者通过性接触由皮肤黏膜微小破损传染。阴道性交、肛交和口交等性交方式都有可能传染梅毒。未经治疗的患者1~2年内具有强传染性，随着病期延长，传染性越来越小，感染4年以上的患者基本无传染性。

如果母亲感染了梅毒，通过胎盘可以传染给自己的胎儿（胎传梅毒）。一般在妊娠的前4个月，由于一层叫作细胞滋养层的保护，胎儿不易受梅毒螺旋体感染，所以，如果母亲在怀孕四个月之前接受治疗，胎儿不会感染梅毒。妊娠4个月后由于细胞滋养层萎缩，梅毒螺旋体可通过胎盘及脐静脉由母体传染给胎儿，可引起流产、早产、死产或胎传梅毒，其传染性随病期延长而逐渐减弱。未经治疗的一期梅毒、早期潜伏梅毒和晚期潜伏梅毒由孕妇垂直传播的概率分别为70%~100%、40%、10%。胎儿出生时经过母亲产道接触以及出生后哺乳均有被传染的可能性。

冷藏3天以内的梅毒患者血液仍具有传染性，输入这种患者的血液就可能发生感染。少数患者是由于接触到被梅毒螺旋体污染的衣裤、被褥、毛巾及浴具等而感染。

三、临床表现

梅毒早期即可侵犯全身各组织器官，但主要表现为生殖器和皮肤损害。若不及时彻底治愈，晚期梅毒可引起人体所有组织器官的损害和病变，导致死亡。

根据梅毒传染途径的不同，分为后天梅毒（获得性梅毒）和先天梅毒（胎传梅毒）。

（一）后天梅毒

后天梅毒有3个发展期。

1. 一期梅毒

一期梅毒以一种无痛创伤为特征，这种创伤称作硬下疳。硬下疳可以在感染后2~4周内出现，平均21天。见于外生殖器部位，男性好发于冠状沟与包皮系带的两侧或包皮内面，有时发生于龟头、阴茎、阴囊等处，常与性接触对方硬下疳的位置相对；女性好发于大小阴唇、阴蒂和子宫颈部位。因性交方式不同，硬下疳偶尔见于口唇、舌、咽、肛周、直肠、乳房及腋窝等处。但由于创伤经常隐藏于生殖器中，梅毒难以被发现。不管治疗与否，创伤都会在3~8周内消失，消失后多无明显痕迹。硬下疳出现1~2周后，与之对应的一侧或双侧腹股沟淋巴结逐渐肿大，一个或多个，质硬、无痛、互相孤立不粘连、不化脓破溃、可移动、可自行消退，但消退过程比硬下疳慢。

2. 二期梅毒

在感染后9~12周，或硬下疳消退后3~4周，一期梅毒未经治疗或治疗不彻底的情况下出现的损害为二期梅毒。最典型的特征是全身性的皮疹。80%~95%的患者可发生二期梅毒疹。皮疹呈多形性、广泛对称分布，轻度浸润，多无自觉症状，可自行消退。常见皮疹有斑疹、斑丘疹、丘疹、脓疱疹及鳞屑性皮损等多种疹型。这种皮疹内含有大量梅毒螺旋体，传染性很强。有时在这个阶段可以在口腔中看到黏膜斑块。可能会抑郁、高热、脱发。50%~80%的患者出现全身淋巴结无痛性肿大。在25%的二期梅毒病例中，脑脊液也可检查出阳性。这个阶段通常持续2~3个月。二期梅毒未经治疗或治疗不当，各种症状消失后当人体免疫功能降低时，皮疹又会重新出现。

3.三期梅毒

早期梅毒未经治疗或者治疗不充分，经过3～4年（最早2年，最晚20年）内可发生三期梅毒。40%的患者发生三期梅毒。最典型的特征是梅毒性树胶肿。多见于小腿。有些患者可见长骨骨膜炎和眼部各种炎症。10%的患者感染后3～20年出现神经系统症状和体征。

（二）先天梅毒

又称胎传梅毒。其发病经过与后天梅毒相似，特点是不发生硬下疳。

1.早期先天梅毒

年龄小于2岁发病，约2/3病儿在出生后3～8周发病。表现为：

（1）营养障碍：消瘦，皮肤松弛貌似老人，发育迟缓。

（2）皮肤黏膜损害：皮损多在出生后3周左右出现，表现为水疱——大疱型皮损、斑疹、丘疹及脓疱等类型，多见于掌跖、口周、臀部。口周及肛周皮损常融合成深红色浸润性斑，皮肤弹性降低，常形成放射性皲裂，愈后形成具有特征性的放射状瘢痕。

（3）其他：包括梅毒性鼻炎，骨软骨炎、骨膜炎、梅毒性指炎及虹膜炎等。多伴全身淋巴结肿大、肝脾肿大等。

2.晚期先天梅毒

年龄大于2岁发病，多在5～8岁发病。具体表现为：

（1）炎症性损害：损害仍有活动性。包括间质性角膜炎、神经性耳聋、鼻或腭树胶肿、克勒顿（Clutton）关节和胫骨骨膜炎等。

（2）标志性损害：损害无活动性。包括前额圆凸、马鞍鼻、佩刀胫、胸骨关节增厚等骨骼畸形；桑葚齿、哈钦森（Hutchinson）齿（上齿排列稀松、前后径大、上宽下窄、牙釉质薄，呈"螺丝刀"样）、牙齿畸形；口周皮肤呈放射状瘢痕等。

（三）潜伏梅毒

没有可见症状或者临床表现已消失，可以持续数年。梅毒血清学反应呈阳性，脑脊液检查也正常。其发生可能与机体免疫力较强有关。

四、诊断

若怀疑感染了梅毒，应该接受血液检查，不要认为硬下疳的消失就意味着没有感染梅毒。然而，感染初期的血清学检查结果可能会是阴性的；在硬下疳出现后2周左右，才开始逐渐转为阳性。因此应该重复检查。有条件的话，取早期梅毒皮损表面分泌物等做暗视野显微镜检查，看能否找到有活动能力的梅毒螺旋体来确诊是否感染。

五、治疗与判愈标准

目前的治疗以大剂量青霉素为首选治疗方案，对青霉素过敏者选用多西环素。

（一）治疗原则

1.及早发现，及时治疗。早期梅毒力争彻底治愈，晚期梅毒要控制症状，保护器官功能，延长寿命。

2.剂量足够，疗程规范。

3. 治疗后严格定期随访，追踪观察。

4. 对所有性伴侣应尽可能进行检查和治疗。

（二）判愈标准

梅毒经正规治疗后，需定期随访2～3年，包括全身体检和复查非梅毒螺旋体抗原血清学试验滴度，以了解梅毒治疗是否有效、是否治愈或复发。第一年每3个月复查1次，1年后每半年复查1次。非梅毒螺旋体抗原血清学试验以往为阳性，以后数次复查均为阴性，无症状复发，脑脊液检查呈阴性，为治愈。如出现非梅毒螺旋体抗原血清学试验由阴性转为阳性，或滴度升高2个稀释度（4倍）以上，或临床症状复发，为治疗失败或再感染。均应加倍剂量重复治疗，延长疗程（2个疗程，间隔2周）。此外，还应考虑做脑脊液检查以了解是否存在神经梅毒，并排除有无艾滋病病毒感染。

六、预防

1. 加强对梅毒预防知识的宣传，避免不安全（性）行为是预防梅毒的主要措施。

2. 重点发现早期梅毒病人，及早治疗，防止传播。

3. 对性伴侣进行检查和治疗，根据不同情况给予抗梅治疗或预防性抗梅治疗，治疗期间避免性接触。

4. 严格挑选血源，供血者均做梅毒血清学检测。

5. 对一些高危性行为人群定期进行血清学检测，以早发现感染者。

第四节 淋病

淋病通常指由淋病双球菌引起的泌尿生殖系统的化脓性感染，也包括眼、咽、直肠、盆腔等其他部位的淋球菌感染和播散性淋球菌感染。淋病潜伏期短，传染性强，可导致多种并发症和后遗症。

淋病为最古老的性病之一，历史悠久，何时起源不清。淋病在世界范围内广泛流行。在美国，淋病是仅次于衣原体感染的性传播疾病。20世纪70年代末，淋病为我国性传播疾病发病率最高的病种。我国1977年报告13万例淋病，1991—2006年期间，全国共报告淋病247万例，年均发病率为13.62/10万。1991—1999年期间发病率持续上升，1999年形成发病高峰，达22.78/10万；2000年开始下降，虽然2003年有所回升，2004年又形成一个发病高峰，但发病率只有17.34/10万，之后迅速下降至2006年的12.14/10万。

一、病原学

淋病由一种名为淋病双球菌的细菌引起，该细菌也叫作淋球菌。这种细菌生长于黏膜中，黏膜是身体各孔道的保护膜。淋球菌容易在口腔、喉、阴道、宫颈、尿道及直肠黏膜中生长。当受淋球菌感染的黏膜在性活动中与另一人的黏膜发生接触时，传染就会发生。因此，口交、肛交、阴道性交及接吻都会引起淋病的传播。

淋球菌对外界理化因子抵抗力较弱，不耐干与热，对各种消毒剂也很敏感。因此，淋球菌在体外只能存活几秒，通过厕纸、杯子、毛巾及其他物品传播的可能性几乎为零。有时淋球菌在人与人之间的传播过程中还会死亡。因此，接触并不意味着感染。

二、传播

淋病主要经不安全性行为传播。成人淋病几乎均是通过性行为感染的。有报道，淋病从男性感染者传染给女性的概率达90%以上，而从女性感染者传染给男性的概率为20%左右；间接传播主要是通过被淋球菌污染的物品传染，幼女多见（男：女＝1：5）。患淋病的产妇通过产道可将淋球菌传染给新生儿，引起新生儿眼炎等。

有人认为男性在一次与感染淋病的人性接触中，有10%的概率受到感染。而女性则有40%的概率受感染，因为阴道黏膜面积大，易受淋球菌感染。任何的黏膜刺激都会使淋球菌迅速进入女性体内。不管男性女性，多次性接触会使感染的概率上升到80%～90%。口交还会引起男性或女性淋菌性咽炎（喉咙淋病）。

人对淋球菌普遍易感，人是淋球菌的唯一天然宿主。病人及带菌者是主要传染源，其中轻症或无症状者更具传染风险。

少数儿童淋病可因性虐待感染。性虐待在西方国家是在新生儿期后、青春期前儿童淋病的最常见原因；在我国，儿童淋病多为与患淋病的父母密切接触和共用浴室用具而被感染，性虐待非我国儿童淋病的常见原因，但也应引起注意。

三、临床表现

男性比女性更易暴露出淋病症状。据文献报道，感染淋病后20%左右男性病人、60%左右的女性病人可长期无症状，或症状轻微，因此多不主动就医，尤其是女性病人。

男性在感染后2～10天内出现症状，其中3～5天最为常见。男性最常见的感染部位为尿道及直肠。症状包括突然的尿频、尿痛和尿道流脓。一些男性还会有腹股沟压痛和淋巴结肿大。肛门淋病还会出现黏膜疼痛、流脓和便痛。如果没有及时治疗，感染可逐渐上行蔓延至生殖道、尿道后部、前列腺、精囊和附睾。有时会引起急性前列腺炎，并伴随盆腔压痛、高热和尿潴留。20%可发生附睾炎，睾丸有坠重感，阴囊发炎，睾丸下部有时还会肿大，有可能引起不育。

高达60%的女性感染淋病后不出现症状。宫颈是女性主要被感染的部位，尽管有可能受感染，但症状可能不明显。主要表现为宫颈红肿、糜烂、触痛，有黄绿色脓性分泌物流出，有时可见出血。但很多时候可能被忽视，很多被确诊的女性患者不是因为怀疑性传播疾病而就医的。例如，许多女性在性伴侣被感染后或接受涂片培养的例行淋病检查后才知道自己感染淋病。盆腔炎是女性淋病的常见并发症。症状包括大于38 ℃的高热、偶尔的非月经性子宫出血、输卵管发炎及继发感染、阴道分泌物异常、腹痛等。由于机体防御机制遭到破坏，输卵管留下创伤，引起不孕。

泌尿生殖系统外淋病主要有淋菌性眼炎，新生儿多见，多由患淋病的母亲分娩时经产道传染，常双眼发病。而成人多为自我传染，一般单侧发病。根据性交的方式不同，淋病可出现在口腔、直肠等黏膜处。淋菌性咽炎主要由于口交所致，表现为咽痛、急性咽炎、扁桃体炎和颈淋巴结肿大。淋菌性直肠炎，主要由肛交传染，妇女也可由宫颈感染的分泌物自身感染。男性直肠感染淋病20%～30%是无症状带菌者。重者直肠明显痒痛、灼热、里急后重，脓血便，肛门有大量脓性分泌物；女性约5%～10%有症状，表现为肛门处红斑、水肿和肛门脓性分泌物。淋球菌还有可能经血液播散至全身，引起淋菌性败血症、不对称性淋菌性关节炎或腱鞘炎、淋菌性心内膜炎和脑膜炎等严重并发症。

四、治疗与判愈标准

常用药物为第三代头孢类抗生素。

1. 治疗原则

主要有：

（1）早期诊断、早期治疗。

（2）遵循及时、足量、规则的用药原则，根据不同病情采用相应的治疗方案。

（3）性伴侣如有感染应同时接受治疗。

（4）治疗后应进行随访和判愈。

（5）应注意同时有无衣原体或其他性传播疾病病原体感染。

2. 判愈标准

治疗结束后2周内，在无性接触史情况下符合如下标准：

（1）临床症状和体征完全消失。

（2）治疗结束后第7日、14日从患病部位取材做涂片及培养，均为阴性。

无并发症淋病患者经推荐方案规则治疗后，一般不需复诊做判愈试验。治疗后症状持续者应进行淋球菌培养，如分离得到淋球菌，应做药物敏感性试验，以选择有效药物治疗。经推荐方案治疗后再发病者，通常是由再感染引起，提示要加强对患者的教育和性伴侣的诊治。持续性尿道炎、宫颈炎或直肠炎也可由沙眼衣原体及其他微生物引起，应进行针对性检查，以做出判断，并加以治疗。部分淋菌性尿道炎经规则治疗后，仍有尿道不适者，查不到淋球菌和其他微生物，可能是尿道感染受损后未完全修复之故。

无并发症淋病经及时正确治疗，极易治愈。若治疗不彻底或不治疗，可发生严重并发症，导致前列腺炎、盆腔炎、尿道狭窄、宫外孕、不育、失明等。播散性淋病所致脑膜炎、心内膜炎，可引起生命危险。若合并艾滋病病毒，则预后极差。

五、预防

1. 提倡安全性行为。

2. 执行新生儿硝酸银溶液或其他抗生素液滴眼制度，防止发生淋菌性眼炎。

3. 完整的性传播疾病诊治服务还包括"4Cs"，即劝说病人遵医嘱完成规则治疗（Compliance）、向病人提供有关性传播疾病防治知识的咨询（Counseling）、性接触者追踪（Contact Tracing）、建议病人使用安全套（Condoms）并演示使用方法。

第五节 非淋菌性尿道炎(宫颈炎)

非淋菌性尿道炎（宫颈炎）（nongonococcal urethritis，NGU）通常是指男性性交后几日或几周发生尿道脓性或黏液脓性分泌物，可有尿道刺痒和尿痛，但分泌物镜检和培养均不能发现淋球菌。如发生在女性则宫颈可见水肿及黏液脓性分泌物，可有腹痛、白带多等症状，亦可无症状，称非淋菌性宫颈炎。

20世纪60年代以来，非淋菌性尿道炎（宫颈炎）发病率急剧升高，在欧美是报道最多的性传播疾病。我国自2001年以来，本病亦已居性传播疾病首位。衣原体感染每年发病人数不断地增加，从1998年突破10万，到2005年为25.8万。

一、病原学

非淋菌性尿道炎（宫颈炎）病原体中，约80%以上为沙眼衣原体和解脲支原体，10%～20%为滴虫、念珠菌、疱疹病毒、大肠杆菌或人乳头瘤病毒等微生物，由于这些病因所占比例小，这里暂不讨论。沙眼衣原体对热敏感，在56～60℃可存活5～10分钟，对低温抵抗力强，在-7℃可存活数年之久，冻干可保存30年以上。常用消毒剂（如0.1%甲醛液、0.5%苯酚和75%乙醇等）均可将其杀死。解脲支原体对外环境的抵抗力较弱，56℃下加热，5～10分钟即可将其杀死，常用消毒剂如甲醛、苯酚、来苏水等极易将其杀死。

二、传播

病人及带菌者是主要的传染源，其中轻症者或无症状者更具传染性。主要经不安全性行为传播。少数也可通过接触病人分泌物污染的衣物、床单、毛巾、浴盆和公共浴具等间接传播，另外，还有医源性传播，即通过消毒不彻底的检查器械传播。新生儿可经产道分娩时感染。

三、临床表现

泌尿生殖道衣原体感染被称为"沉默的性病"。这种疾病的早期症状通常很轻微，因此不易察觉。大多数病人无症状。有症状的病人一般在感染1～3周后才出现症状。对于男性，最常见的症状与淋病相似但程度较轻，包括排尿时的疼痛或灼热感，阴茎出现水样的排泄物。对于女性，常见症状包括尿痛、阴道分泌物增多，非月经期或性交后出血。

经母体产道使婴幼儿感染沙眼衣原体，可发生结膜炎，甚至间质性肺炎。

由于衣原体感染没有症状，或与淋病症状相似，许多衣原体感染病人没有得到治疗或治疗不当。女性没有治疗会引起盆腔炎，男性则会得附睾炎，还有可能引起不育。

四、治疗与判愈标准

早期衣原体感染比较容易治疗。治疗可以口服阿奇霉素，也可采用红霉素或氧氟沙星等。为降低二次感染的风险，病人的性伴侣也应接受体检与治疗，且不应与未接受治疗的性伴侣进行性生活。二次感染最需警惕。研究人员发现，近20%受衣原体感染过的青年女性在两年内再次被感染。

判愈标准：症状消失，无尿道分泌物，尿沉淀物涂片无白细胞，细胞涂片未见衣原体。在判愈时，一般不做病原体培养。

第六节 尖锐湿疣

尖锐湿疣（condyloma acuminatum，CA）又称生殖器疣或性传播疾病疣，是由一组叫作人乳头瘤病毒（human papilloma virus，HPV）的病毒引起的，常出现于生殖器表面及肛门周围的皮肤黏膜。对于女性，它常出现于阴唇、阴道下部、子宫颈和肛门外周；对于男性，它常出现于龟头、包皮、阴茎、阴囊及肛门外周。

尖锐湿疣是全球范围内广泛流行的性传播疾病之一，近年来发病率急剧上升。估计，美国有超过2000万妇女患有生殖器疣。10余年来本病在美国的发病数量增加了5倍。我国1987—1992年6年间报告尖锐湿疣51 037例，占性传播疾病的24%，仅次于淋病，占第二位。1998年报告21 948例，占性传播疾病的25.28%。2000年报告218 760例，占性传播疾病的25.47%。尖锐湿疣发病率逐年上升，目前已成为我国性传播疾病最常见的病种之一。

一、病原学

引起尖锐湿疣的病原体是人乳头瘤病毒，它是一种DNA病毒。人乳头瘤病毒可引起肛门周围、外阴、生殖道的良/恶性损害。人乳头瘤病毒具有潜在致癌性。

二、传播

人是人乳头瘤病毒的唯一宿主，该病毒只感染人的皮肤黏膜上皮细胞。尖锐湿疣主要通过性接触传播。患尖锐湿疣的男性，其女性性伴中可有1/2以上受到感染。患尖锐湿疣的产妇在分娩过程中可将病毒经产道传染给婴儿，或婴儿出生后与母亲密切接触感染。尖锐湿疣也可以通过污染的内裤、浴盆、浴巾、坐便器等传染，这样的病例占30%。

三、临床表现

大部分尖锐湿疣是亚临床的，就是病变非肉眼能辨认。不易被病人发现，也经常在体检中被医生忽视。

尖锐湿疣潜伏期一般为3周至8个月，平均约3个月。好发于任何年龄，16～35岁发病率最高。常见于外生殖器湿润处，如男性的冠状沟、龟头、包皮系带两侧或包皮内面，有时见于尿道口、阴茎、阴囊等处；女性好发于大小阴唇、尿道口、阴蒂、阴道壁、子宫颈、会阴处等，也可发生于肛周、直肠、口腔和乳房等部位，前者多见于有肛交史者。

初发皮疹为淡红色、淡褐色至深褐色带蒂突起或丘疹。逐渐发展为大小不等的赘生物，呈乳头样、鸡冠状或菜花样突起，表面凹凸不平，湿润柔软。大多数无自觉症状，有时伴有轻度瘙痒、灼痛等不适感。伴阴道损害者可出现白带增多，刺痒或性交后出血现象。发生于肛门、直肠者可有疼痛和里急后重感。

四、诊断与治疗

由于尖锐湿疣亚临床症状难以被发现，许多尖锐湿疣被忽略了。一些研究人员采用活组织切片检查。菌落原位杂交只能发现有限的HPV菌种。聚合酶链反应（PCR）可以发现更多的HPV。但这些检查都不是诊断和发现尖锐湿疣的例行检查。最常见的是在发现了体表的疣后才诊断出来。

生殖器疣的治疗通常采用冷冻疗法或药物鬼臼毒素等。冷冻疗法就是用液氮把疣冻住，这时组织会死亡，正常组织就会生长并替代。鬼臼毒素是一种刺激物，可以使包含着病毒的皮肤脱落。这两种疗法都不能杀死病毒，而只是除去受感染组织。特别大的疣可能还需手术。不管是哪种疗法，复发率都很高。一般认为，治疗后6个月不复发者，则复发机会减少。

五、预防

感染人乳头瘤病毒的危险因素包括：多性伴及过早发生性行为；人体免疫功能降低或身体衰弱，艾滋病病毒感染致人乳头瘤病毒感染概率增加等。因此，避免高危性行为、提高自我防护意识、不发生不安全性行为是预防尖锐湿疣发生的重要方面。对于已治愈的尖锐湿疣病人，要定期检查性伴有无尖锐湿疣或人乳头瘤病毒感染。因为大多数尖锐湿疣病人的再感染与其性伴患尖锐湿疣和人乳头瘤病毒感染有关，定期检查以减少病人治疗后再感染的机会。确诊尖锐湿疣后，应将自己患病的情况告诉家庭成员或集体生活中的其他人员，以便适当预防。在尖锐湿疣治愈之前，生活中应注意避免将其病变传染给他人，做到不要性交，不要在公共浴（泳）池洗澡、游泳，不要乱用他人物品；即使是经过治疗后尖锐湿疣损害已不存在，也应在相当长一段时间（至少在半年）内还应坚持做到。配偶患病后要禁止性生活。如果仅进行了物理治疗，虽然外阴部可见到的尖锐湿疣消失了，但仍带有人乳头瘤病毒，还应该接受全身及局部用药综合治疗后复查。在此期间如果发生性行为，可使用安全套进行防护。

第七节　生殖器疱疹

生殖器疱疹是由单纯疱疹病毒（HSV）感染泌尿生殖器及肛周皮肤黏膜而引起的一种慢性、复发性、难治愈的性传播疾病。

近20年，生殖器疱疹发病率迅速增加，据报道，美国2003年有4500万人感染生殖器疱疹。本病多发生于15～45岁性活跃人群，已成为不少国家和地区生殖器溃疡的首要病因。

在我国，生殖器疱疹是近年增长速度最快的性传播疾病。我国1998年性病监测点疫情报告显示年患病人数2765例，占3.18%，排第5位，年增长率69.42%。2000年上半年发病人数较1999年同期增加43.22%。

一、病原学

生殖器疱疹是由单纯疱疹病毒感染而引起的。单纯疱疹病毒是DNA病毒，分为单纯疱疹病毒1和单纯疱疹病毒2两个血清型。1型HSV（HSV-1）常见于腰以上体表；2型HSV（HSV-2）比较常见于腰以下。大部分（70%～90%）的生殖器疱疹由HSV-2引起，10%～30%由HSV-1引起。另外，生殖器疱疹还出现于腰以上。例如，当HSV通过口交传播时，口腔就可以发现疹疮。大部分感染过HSV-2的病人会复发。而HSV-1感染复发率却远远低于HSV-2。因此，识别病因还有助于治疗和咨询。单纯疱疹病毒通过皮肤黏膜的裂隙或损伤进入皮肤黏膜或直接接种于皮肤黏膜表面。在入侵部位的表皮内复制、蔓延、破坏细胞，产生病变。

单纯疱疹病毒2型不稳定，在体外不能生存，人是其唯一的宿主。

二、传播

生殖器疱疹病人或无症状的带毒者是主要的传染源，有皮肤损伤的患者传染性强。性接触是感染的主要原因，感染概率为50%～60%。HSV还可以通过胎盘传染给胎儿，在分娩时也可将病毒直接传染给新生儿而导致新生儿感染。通过接触有HSV污染的衣物、毛巾等也有可能传染。

三、临床表现

1. 原发性生殖器疱疹

初期（第一次感染）感染疱疹可能非常疼痛，也可能完全没有症状。50%的HSV-1感染者和70%～80%的HSV-2感染者没有典型的临床表现，是生殖器疱疹的主要传染源。从暴露至初期的潜伏期为2～14天，平均3～5天。在女性，子宫颈是感染的主要部位，阴道和外阴也可受感染。症状包括宫颈部位出现微小的水疱，其中包含清澈的液体，这些部位会变红。水疱形成时也正是病毒最具传染力之时。2～4天后水泡破溃形成糜烂或溃疡，然后自愈，伤口处结痂。在男性，水疱和溃疡可出现于龟头和阴茎，还可能引起尿道炎。不管男女，水疱还有可能出现于大腿和臀部。有些病人还会感觉到伤口处痒痛、灼痛。还会出现发热、头痛、乏力和腹股沟淋巴结肿痛等症状。一般持续2～3周。

抗体产生后，病毒就进入疱疹潜伏期。在这个阶段，病毒沿着传入神经进入骶神经节，处于休眠状态。这个时候患者没有症状，传染也非常少见。

2. 复发性生殖器疱疹

生殖器疱疹皮损消退后皮疹会反复发作，也称为生殖器疱疹复发期。许多病人在复发前有前驱症状。如伤口处痒痛、灼痛，复发感染的症状比初期感染轻，持续时间也较短，通常持续7～10天。生殖器疱疹复发的频率不尽相同：有的一生复发一两次，有的一个月内就会有好几次；据估计，40%的病例不再复发。有人推测压力、月经或者疾病会引起复发；然而，要弄清生殖器疱疹复发期的机制还需要更多的研究。

3. 单纯疱疹病毒与妊娠

近年发现，妊娠3个月内，患生殖器疱疹的孕妇可出现流产、早产，胎儿畸形或死胎；如胎儿幸存，出生时可发生先天性疱疹病毒感染。如出生时经产道感染（原发性生殖器疱疹20%～50%，复发性生殖器疱疹8%），出生后数日至数周可无临床症状，早期症状有吮奶较差、兴奋，随后可发生毒血症及脑炎，重者可导致死亡。如果妊娠时发现感染疱疹病毒，应采用剖宫产。

4. 与艾滋病病毒、宫颈癌的关系

生殖器部位单纯疱疹病毒感染伴发艾滋病病毒感染的阳性率比其他性传播疾病伴发艾滋病病毒感染的阳性率高。

一些传染病学的研究表明，感染HSV-2的妇女患宫颈癌的风险是常人的5倍，HSV-2与宫颈癌的发生可能有关，但目前尚无足够证据证实两者有必然联系。

四、诊断与治疗

大部分的诊断从症状得出：病人出现疱状伤口。诊断采用组织培养、血液检查、病毒培养等。病毒培养的阳性率为85%～95%，高于其他的实验室诊断方法，是诊断生殖器疱疹的金标准。

患生殖器疱疹的病人应接受一系列的抗病毒治疗，或通过抑制性的抗病毒治疗来减轻症状。生殖器疱疹没有治愈之法，目前常用的抗病毒药物阿昔洛韦可减轻症状、缩短病程和控制疱疹的传染与复发。

五、预防

1. 许多生殖器疱疹患者没有自觉症状，有些病人不知自己已受感染，加之复发期之间无症状，因此在性交中使用避孕套是预防感染的最有效途径。

2. 病人有伤口或症状时应限制性生活并告知性伴侣。

3. 因为有传染至胎儿的可能性，孕妇感染者应告知医务人员。

4. 由于生殖器疱疹和宫颈癌之间可能有联系，因此感染生殖器疱疹的妇女应每6～12个月接受一次巴氏涂片检查。

5. 不管检查结果如何，性伴侣都要接受检查和进行咨询。

6. 病人应被告知其更易受艾滋病病毒感染，因此，引起艾滋病病毒感染的高危行为应受限制。

第八节　其他可以通过性行为传播的疾病

阴道炎或阴道感染是对机体发生的改变而进行的反应，因此被称作性相关疾病。滴虫病、阴道念珠菌病和细菌性阴道病是三种可以传染的阴道炎，妇女感染也比较普遍。

一、细菌性阴道病

细菌性阴道病是目前育龄期妇女常见的阴道感染之一，是阴道内正常菌群失调所致的一种混合感染，主要由加特纳杆菌和某些厌氧菌共同引起。其发病可能与多个性伴侣、频繁性交或阴道灌洗使阴道碱化有关。

该病是一种可通过性传播的疾病。有调查资料显示：患病的女性，从丈夫尿道检出加特纳杆菌者占90%，尿培养阳性率高达80%，丈夫未经治疗，其妻子重复感染率很高。国内资料显示：性关系混乱的女性，本病发病率高达40%，患阴道炎的妇女做妇科检查，发现20%～30%为本病。

(一)病因

健康妇女阴道内附有众多菌群，包括乳酸杆菌、葡萄球菌、大肠杆菌、棒状杆菌、白色念珠菌等不少于37种，阴道内各种微生物之间相互制约，保持着协调平衡的状态，其中乳酸杆菌为优势菌，健康育龄妇女阴道内乳酸杆菌占90%以上，加特纳杆菌和厌氧菌在正常阴道内可有少量存活，但以乳酸杆菌为主要的控制菌群能产生过氧化氢，杀死厌氧菌，控制其过度繁殖。在人体内分泌功能失调或免疫功能降低、性关系混乱、性生活过度等因素作用下，阴道内的环境发生改变，厌氧菌大量繁殖，增长到正常时的1万～10万倍，抑制乳酸杆菌生长以致减少，不能控制加特纳杆菌过度繁殖而引发细菌性阴道病的发生。

细菌性阴道病还多见于老年妇女，这主要是由于老年妇女雌激素水平降低，局部抵抗力下降。当大量致病菌进入阴道或阴道处有外伤时，中年妇女也可能患此病。

(二)症状

细菌性阴道病没有很典型的症状，10%～50%感染者临床上没有任何症状。有些患者可见到阴道分泌物异常增多，呈稀薄均质状或稀糊状，为灰白色、灰黄色或乳黄色。阴部发出腐烂鱼虾的腥臭味。病人自己或靠近病人身边的人可以闻到，当病人坐了片刻起身走时，臭味发散更为明显。此外，由于碱性前列腺液在精液中进入阴道内与分泌物接触后，可分解出胺，故表现为性交时或性交后这股恶臭加重。月经期阴道pH值升高，故经期时或经期后臭味也可加重。此外，有些患者有不同程度的外阴瘙痒，一般无明显时间性，但在休息状态及心情紧张状态下痒感更加明显。

(三)治疗

治疗细菌性阴道病有不少有效药物，甲硝唑治疗本病最有效。但停药后容易复发。

(四)预防

预防细菌性阴道病要注意个人卫生和性卫生，尤其是在经期、产褥期禁忌性生活。患本病后，性伴要同时检查治疗，未治愈前，不要过性生活。定期的妇科检查可以预防和早期发现可能的妇科疾病。

二、阴道毛滴虫病

阴道毛滴虫病是由阴道毛滴虫引起的炎症性疾病，是妇科常见的疾病。阴道毛滴虫为单细胞微生物，寄生于阴道黏膜下，亦可寄生于泌尿道下部（尿道及尿道旁腺）及子宫颈管内，引起毛滴虫病。世界卫生组织（2004）统计，全世界每年大约有1亿人患阴道毛滴虫病。根据美国国家过敏和传染性疾病研究所提供的数据，美国每年约有300万个毛滴虫病病例。

(一)传播

阴道毛滴虫病由于可通过性接触传染，被世界卫生组织划为性传播疾病。世界卫生组织估计阴道毛滴虫病几乎占全世界可治愈的性传播疾病的1/2。国外资料表明，毛滴虫感染率与性接触次数有关，成年处女感染率为零。阴道毛滴虫病通常伴发其他性传播疾病，是高危性行为的敏感性标志。

常见传染方式是性交传播，如果女方患有毛滴虫病，性交时毛滴虫随着分泌物黏附在男性生殖器表面并进入尿道口内。同样，男性尿道内的毛滴虫可随着精液进入女性阴道内。但也可因长期暴露在潮湿（如湿浴巾、毛巾或其他衣物）中而感染。孕妇或服避孕药的妇女更易感染阴道毛滴虫病。这些女性体内孕激素浓度高，而孕激素可以增加阴道碱性，有利于毛滴虫生长。然而，据国内相关报道，不洁性接触传播较间接接触传播更为普遍。

(二)症状

阴道毛滴虫病的主要症状就是阴道会分泌有气味和气泡的、白色或黄绿色白带，从而刺激阴道和外阴。阴道毛滴虫病经常会伴随着尿道炎，出现尿道刺痒，排尿不畅。男性患阴道毛滴虫病后，50%～90%的病人无明显临床症状，即使出现症状也很轻微。因此，男性患阴道毛滴虫病往往得不到应有的重视。男性主要的症状是尿道炎，但其表现与其他原因引起的尿道炎症状很相似。

(三)治疗

对分泌物的显微镜检查可以查明病因。由于此疾病可以在性伴侣间传来传去（乒乓效应），双方都应在确诊阴道毛滴虫病后同时治疗。

甲硝唑（灭滴灵）是治疗阴道毛滴虫病的最有效药物。其他局部药物也可以使用。甲硝唑会降低白细胞数量，短期内可以恢复。如果需要第二轮用药，建议检查白细胞数。因为甲硝唑不能在怀孕前三个月使用，用药前一定要做妊娠检查。另外，使用甲硝唑时应同时戒酒，以免出现头痛、恶心等不良反应。

有阴道毛滴虫病史的妇女有较高的患宫颈癌的风险。拖延、不治疗或治疗不充分可能会有更高的患癌症的风险。

三、生殖器念珠菌病

生殖器念珠菌病是一种由真菌白色念珠菌引起的疾病，是一种易复发的常见病、多发病，可以通过性行为传播。生殖器念珠菌病包括女性外阴阴道念珠菌病和男性念珠菌性龟头炎。在许多国家，念珠菌阴道炎是妇女最常见的阴道感染；在美国，念珠菌阴道炎仅次于细菌性阴道病，是滴虫性阴道炎的4倍。一些资料表明，在没有症状的健康育龄妇女中，取阴道分泌物检查，约15%～30%发现念珠菌，平均为20%。未来月经的少女及绝经后的妇女阴道念珠菌病发病率较低。据统计，有3/4的妇女在一生中至少发生过一次念珠菌性阴道炎，其中，40%～50%可发展成为慢性。一些包皮偏长、局部温暖湿润，又不注意个人卫生的男性，也常会导致念珠菌生长。

（一）病因

念珠菌寄生于阴道中，是健康人体的正常菌群之一。它还会存在于口腔和肠道中。当有利于阴道的乳酸杆菌数量减少时，念珠菌就会大量生长并超过其他细菌。正常情况下，阴道中有乳酸杆菌生长，它可以维持正常的阴道偏酸性环境，抵抗许多致病微生物的感染，特别是由细菌引起的尿道和结肠感染。乳酸杆菌会由于健康状况恶化、免疫力降低、过度清洗和抗生素的使用（除了杀死目标细菌外还杀死乳酸杆菌）而减少。正常的酸性环境改变后，念珠菌会大量生长，产生病变，造成白色凝乳状的分泌物。

念珠菌病的传染方式主要是肠道传播、性传播、间接物品传播。性生活后，pH值为7.0以上的男性精液可中和偏酸性的阴道微环境，使阴道pH值升高，念珠菌大量繁殖。因此，女性性生活过频者，易发生阴道念珠菌病。过度清洗是诱发和加重外生殖器念珠菌感染的重要外在因素。过度清洗，会加重阴道局部微环境失衡。加上一些洗剂本身的刺激作用，阴道及外阴部皮肤保护层被破坏，不仅加重炎症症状，而且由于局部组织结构破坏，更有利于念珠菌的侵袭而致病。

（二）症状

患病后女性主要表现为外阴瘙痒、灼痛，严重时坐卧不宁，异常痛苦，感染时间久后会有性交痛和尿道灼热与不适感。部分患者阴道分泌物增多。分泌物特征为白色稠厚呈凝乳或豆腐渣样，妇科检查可以看到阴道壁上附有一层微白色的物质。外阴可见红斑、水肿，常伴有抓痕。

男性患者主要表现为念珠菌性包皮龟头炎，包皮或龟头发红、干燥、光滑，有刺痒。检查可见包皮内侧、龟头出现红色的小丘疹和白色奶酪样的分泌物，部分病人出现包皮水肿，间有散在的浅表的糜烂和小溃疡，反复发作者，包皮可出现干裂。

（三）治疗与预防

当女性出现外阴瘙痒或阴道分泌物改变，男性包皮部位或龟头出现异常后，应该及时去医疗服务机构进行检查和正规治疗。

口服避孕药和阴道除味喷雾剂可以改变阴道内环境，使其更有利于念珠菌的生长。穿紧身牛仔裤或难以吸收水分的内外裤、长时间接触潮湿的合成布料制成的浴巾会阻碍外阴周围空气的流动，使阴道分泌物长时间与阴道组织接触，有利于念珠菌的生长。另外，如果毛巾上的物质到了阴道，会使人易感染念珠菌，因为毛巾是念珠菌隐藏的地方。棉质衣物可以吸收正常分泌物。因此，好的卫生条件、卫生习惯和穿棉质内裤对预防念珠菌感染是有利的。

参考文献

[1] 王英，倪大新.2004—2007年中国法定报告性传播疾病流行病学特征分析［J］.疾病监测，2008，23（8）：481-483.

[2] 联合国艾滋病规划署驻华办事处.中国艾滋病形势与应对，2012［EB/OL］.www.Unaids.org.cn.

[3] 宋琴，袁家麟.我国艾滋病流行现状、流行因素及其防治对策［J］.职业与健康，2012，28（23）：2974.

第十二章　生殖系统感染和肿瘤

第一节　常见女性生殖系统感染

一、急性宫颈炎

急性宫颈炎（acute cervicitis）是宫颈受到病原体感染时所引起的急性炎症反应，也可以继发于子宫内膜或阴道的感染，多见于产褥感染及感染性流产。急性宫颈炎过去少见，近年来，随着性传播疾病发生率的增高，急性宫颈炎的发病率也较之前明显升高。

子宫颈上皮由宫颈阴道部的鳞状上皮及宫颈管黏膜的柱状上皮组成。鳞状上皮对炎症的抵抗力强，而宫颈管黏膜柱状上皮抵抗力弱，易受病原体的侵袭。

（一）病因及病原体

临床上最常见的急性宫颈炎为黏液脓性宫颈炎，特点是进行妇科检查时，于宫颈管或宫颈管棉拭子标本上肉眼见到脓性或黏液脓性分泌物，用棉拭子擦拭宫颈管时，容易诱发宫颈管内出血。黏液脓性宫颈炎的病原体主要为淋病双球菌及沙眼衣原体。近年来，随着性传播疾病的增多，过去一些不常见的病原体也被发现与急性宫颈炎有关。有学者发现脑膜炎奈瑟菌与急性宫颈炎的发生关系密切。还有学者认为，急性宫颈炎患者的宫颈分泌物中常能发现2型疱疹病毒（HSV-2），这说明HSV-2与急性宫颈炎发病有关。另外，人乳头瘤病毒（HPV）6、11、13、18型等也可引起宫颈炎。而HSV-2、HPV和宫颈癌密切相关。其次，急性宫颈炎可继发于急性子宫内膜炎及感染性流产，病原体沿着子宫内膜蔓延至宫颈管黏膜上皮。还有一种比较常见的病因是阴道内异物，如棉球、纱布等，使细菌大量繁殖，引起急性化脓性阴道炎、宫颈炎。

（二）症状和体征

部分患有急性宫颈炎的人没有自觉症状。有症状的女性主要表现为阴道分泌物明显增多，常呈黏液脓性。由于阴道分泌物的刺激，常有外阴瘙痒及灼热感，也可能会出现月经间期出血。有些女性出现下腹坠胀、腰酸并伴有尿频、尿急等下尿道感染症状。有些患者有性交痛、性交后出血，并可有体温升高等全身症状。妇科检查见宫颈充血、水肿、黏膜外翻，有脓性分泌物从宫颈管流出，宫颈触痛，质脆，触之易出血。如果为淋病双球菌感染，因可累及尿道旁腺、前庭大腺，可见尿道口、阴道口黏膜充血、水肿以及多量脓性分泌物。

（三）治疗

急性宫颈炎若治疗不及时、不恰当，可向上蔓延发展为急性子宫内膜炎、急性输卵管炎，进而发展为急性盆腔炎甚至败血症。如果治疗不彻底，可能会转变为慢性宫颈炎，所以治疗一定要及时、有效。根据症状及妇科检查结果，急性宫颈炎不难诊断。治疗方法主要是根据不同病原体对症治疗。

（四）预防

加强日常清洁卫生，重视洁身自好，避免性传播疾病。特别是在机体抵抗力下降的情况下应重视和加强自我保健。

二、慢性宫颈炎

慢性宫颈炎是妇科疾病发病率最高的疾病，半数以上已婚妇女均不同程度地患此病。2010年10月《中国卫生统计年鉴》公布的1999—2009年我国妇科疾病发病率中，宫颈炎的发病率1999年为10.34%，2009年为12.06%，占妇科疾病的40%以上，并在此期间具有一定的增长。慢性宫颈炎是妇女的常见病，慢性宫颈炎的发病率在妇科疾病中占首位。近年来的研究报道显示，宫颈癌的发生与慢性宫颈炎有密切的关系。

（一）病因及病原体

慢性宫颈炎病因复杂，迄今未完全阐明，多由急性宫颈炎未治疗或治疗不彻底转变而来，急性期潜伏在宫颈腺体或黏膜皱襞内的细菌未彻底清除而引起慢性炎症。部分患者无急性宫颈炎病，直接表现为慢性宫颈炎。主要病原体为葡萄球菌、链球菌、大肠埃希菌及厌氧菌。分娩、流产或宫腔手术或性生活损伤了宫颈，削弱了生殖道的局部生理防御功能，增加了感染的机会和条件，可使病原体侵入而引起感染。性传播疾病的病原体，如淋病双球菌、沙眼衣原体也与慢性宫颈炎有关。衣原体感染在女性生殖道中以宫颈内膜感染最多见，宫颈有黏液脓性分泌物者，衣原体的阳性检出率可达34%～63%。其次，慢性宫颈炎的发生与人乳头瘤病毒（HPV）、单纯疱疹病毒（HSV）以及衣原体（CT）感染也密切相关，慢性宫颈炎患者HPV、HSV、CT的检出率达74%，同时检出2种或3种者占32%，明显高于正常人群。卫生不良或雌激素缺乏，局部抗感染能力差，也易引起慢性宫颈炎。

（二）病理类型

慢性宫颈炎可分为以下五种类型。

1. 宫颈糜烂

宫颈糜烂是慢性宫颈炎最常见的一种病理改变。宫颈外口处的宫颈阴道部外观呈细颗粒状的红色区，称为宫颈糜烂。糜烂面为完整的宫颈管单层柱状上皮所覆盖，因柱状上皮较薄，其下间质透出呈红色，并非真性糜烂。由于宫颈管柱状上皮抵抗力低，病原体易侵入发生炎症。宫颈糜烂发生的机制仍不明确。值得注意的是，在一些生理情况如青春期、妊娠期或口服避孕药妇女，由于雌激素水平增高，宫颈管柱状上皮增生，原始鳞柱交界外移，可见宫颈外口呈红色，细颗粒状，形似糜烂，为生理性宫颈糜烂。当雌激素水平下降时，柱状上皮又可退回宫颈管。宫颈糜烂根据糜烂深浅程度分为3型：在炎症初期，糜烂面仅为单层柱状上皮所覆盖，表面平坦，称为单纯性糜烂；随后由于腺上皮过度增生并伴有间质增生，糜烂面凹凸不平呈颗粒状，称为颗粒型糜烂；当间质增生显著时，表面不平现象更加明显呈乳突状，称为乳突型糜烂。根据糜烂面积大小可将宫颈糜烂分为3度：轻度为糜烂面小于整个宫颈面积的1/3；中度为糜烂面占整个宫颈面积的1/3～2/3；重度为糜烂面占整个宫颈面积的2/3以上。

2. 宫颈息肉

慢性炎症长期刺激使宫颈管局部黏膜增生并向宫颈外口突出而形成息肉，息肉可为一个或多个不等，色红，呈舌形，直径一般约为1 cm，质软而脆，易出血，蒂细长。根部多附着于宫颈外口，少数在宫颈管壁。光镜下见息肉中心为结缔组织伴有充血、水肿及炎性细胞浸润，表面覆盖单层高柱状上皮，与宫颈管上皮相同。由于炎症存在，除去息肉后仍易复发。宫颈息肉极少恶变，恶变率<1%。

3. 宫颈黏膜炎

病变局限于宫颈管黏膜及黏膜下组织，宫颈阴道部外观光滑，宫颈外口可见有脓性分泌物，有时宫颈管黏膜增生向外突出，可见宫颈口充血、发红。由于宫颈管黏膜及黏膜下组织充血、水肿，炎性细胞浸润和结缔组织增生，可使宫颈肥大。

4. 宫颈腺囊肿

在宫颈糜烂愈合过程中，新生的鳞状上皮覆盖宫颈腺管口或伸入腺管，将腺管口阻塞；腺管周围的结缔组织增生或瘢痕形成压迫腺管，使腺管变窄甚至阻塞，腺体分泌物引流受阻、潴留形成囊肿。部分宫颈腺囊肿可发生于生理性宫颈糜烂愈合时，而并非炎症表现。检查时见宫颈表面突出多个青白色小囊泡，内含无色黏液。若囊肿感染，则外观呈现淡黄色小囊泡。

5. 宫颈肥大

由于慢性炎症的长期刺激，宫颈组织充血、水肿，腺体和间质增生，还可能在腺体深部有黏液潴留形成囊肿，使宫颈呈不同程度肥大、硬度增加，但表面多光滑，有时可见到宫颈腺囊肿突起。

(三)症状与体征

慢性宫颈炎的主要症状是阴道分泌物增多。分泌物呈乳白色黏液状，有时呈淡黄色脓性，可有血性白带或性交后出血，血性白带或性交后出血有时为慢性宫颈炎的唯一症状。当炎症涉及膀胱下结缔组织时，可出现尿急、尿频。若炎症沿宫骶韧带扩散到盆腔，可有腰骶部疼痛、下腹坠痛等。宫颈黏稠脓性分泌物不利于精子穿过，可造成不孕。妇科检查时可见宫颈有不同程度糜烂、肥大、充血、水肿，有时质较硬，有时可见息肉及宫颈腺囊肿。

由于宫颈糜烂与宫颈上皮内瘤样病变和早期宫颈癌从外观上难以鉴别，需常规做宫颈刮片、宫颈管吸片，必要时做阴道镜检查及活组织检查以明确诊断。

(四)治疗

慢性宫颈炎主要以局部治疗为主。根据不同的病理类型采用不同的治疗方法。物理治疗是宫颈糜烂最常用的有效治疗方法。常用的方法有激光、冷冻、红外线凝结及微波等，各种治疗方法大同小异。局部药物治疗适用于糜烂面积小和炎症浸润较浅的病例。宫颈息肉要进行息肉摘除手术。

(五)预防

慢性宫颈炎的预防措施包括：

1.大力开展生殖健康教育，普及妇女卫生保健知识和性知识。

2.培养良好的健康生活方式与良好的行为模式，认识慢性宫颈炎的早期改变，提高自我预防的能力，注意性生活的卫生，避免多个性伴侣。在月经期、流产后和阴道炎患病和治疗期间，禁止性生活。

3.避免早婚早育，做好避孕节育，避免人工流产，因意外怀孕或自愿要求行人工流产术，要保证在正规的医疗机构进行手术，以免造成子宫颈的损伤等；生产时注意保护，避免分娩时器械损伤宫颈，产后发现宫颈裂伤及时缝合。

4.保持外阴清洁，每天用清水清洗，避免过度使用冲洗液，以免造成阴道酸碱紊乱造成阴道天然防护屏障的破坏，尽量避免穿过紧的内裤造成局部不通气。

5.定期体检和进行妇科检查，外阴瘙痒和白带异常者及时进行妇科检查，出现白带增多、颜色由透明状变成白色或黄白色脓性或带血及有异味等症状，就应警惕慢性宫颈炎的可能，定期检查以保持自身生殖系统的健康。

6.患有急性宫颈炎应该积极采取有效和正规的治疗。

三、盆腔炎

盆腔炎指女性上生殖道及其周围组织的炎症，主要包括子宫内膜炎、输卵管炎、输卵管卵巢脓肿、盆腔腹膜炎。炎症可局限于一个部位，也可同时存在于几个部位，最常见的是输卵管炎、输卵管卵巢炎。盆腔炎大多发生在性活跃期、有月经的妇女。初潮前、绝经后或未婚者，一般很少发生盆腔炎。盆腔炎有急性和慢性两类。急性盆腔炎发展可引起弥漫性腹膜炎、败血症、感染性休克，严重者可危及生命。慢性盆腔炎症往往是急性期治疗不彻底迁延而来，其发病时间长，病情较顽固，并可反复发作，导致不孕、输卵管妊娠、慢性盆腔痛，严重影响妇女健康。

(一)病因及病原体

盆腔炎的病原体有两个来源：

1.内源性病原体

来自原寄居于阴道内的菌群，包括需氧菌及厌氧菌，可以仅为需氧菌或仅为厌氧菌感染，但以需氧菌及厌氧菌混合感染多见。主要的需氧菌及兼性厌氧菌有金黄色葡萄球菌、溶血性链球菌、大肠埃希菌；厌氧菌有脆弱类杆菌、消化球菌、消化链球菌。厌氧菌感染后容易形成盆腔脓肿、感染性血栓静脉炎，脓液有粪臭并有气泡。

2.外源性病原体

主要为性传播疾病的病原体，如衣原体、淋病双球菌及支原体，还有绿脓杆菌、结核杆菌等。

(二)症状与体征

1.急性盆腔炎可因炎症轻重及范围大小而有不同的症状。较轻者无症状或症状轻微。常见的症状为下腹部痛、发热、阴道分泌物增多。腹痛表现为持续性、活动或性交后加重。若病情严重可有高热、头痛、食欲不振。有些患者有腹膜炎症状，如恶心、呕吐、腹胀、腹泻等消化系统症状。月经期发病可出现经量增多、经期延长。若有脓肿形成，可有下腹包块及局部压迫刺激症状；膀胱刺激症状，如排尿困难、尿频；直肠刺激症状，如腹泻、里急后重感和排便困难。

2.慢性盆腔炎主要表现为：

（1）慢性盆腔痛。有腹部坠胀、疼痛及腰骶酸痛等症状，常在劳累、性交后及月经前后加剧。

（2）可以造成不孕及异位妊娠。输卵管粘连阻塞可导致不孕或异位妊娠，盆腔炎是输卵管阻塞的主要病因。盆腔炎后不孕发生率为20%～30%。有文献报道1次盆腔炎发作，不孕危险为13%，2次为36%，3次为60%～75%。

（3）月经异常：慢性盆腔炎有时表现为月经异常，如月经量增多，月经失调等。

部分病程较长患者可出现神经衰弱症状，如精神不振、失眠、周身不适等。当患者抵抗力差时，盆腔炎会再次急性或亚急性发作。

（三）治疗

目前急性盆腔炎主要的治疗方法为抗生素药物治疗。经恰当的抗生素积极治疗，绝大多数急性盆腔炎能彻底治愈。而慢性盆腔炎由于病程长，多采用综合治疗。

（四）预防

盆腔炎的主要高危因素有不当的宫腔内手术操作后感染，如刮宫术、输卵管通液术等，由于手术消毒不严格或术前适应证选择不当，导致下生殖道内源性菌群的病原体上行感染。有些下生殖道的性传播疾病，如淋病双球菌性宫颈炎、细菌性阴道病与盆腔炎密切相关。有些研究表明支原体、衣原体感染的女性易患盆腔炎。其次，盆腔炎多发生在性活跃期妇女，尤其是性交年龄早、有多个性伴侣、性交过频、性伴侣有性传播疾病者。此外，低收入人群、不注意性卫生保健者，盆腔炎的发生率较高。使用不洁的月经垫、经期性交等均可以引起盆腔炎。因此，预防盆腔炎要重视个人的性卫生保健，预防高危性行为的发生。选择正规合适的妇科医院或门诊进行性相关疾病的治疗是保障个体性健康的明智选择。一旦患有急性盆腔炎，应该遵循医嘱，及时治疗，彻底治愈，防止转变为慢性盆腔炎。

第二节　常见男性生殖系统感染

一、前列腺炎

前列腺炎是泌尿外科最为常见的疾病，多见于青壮年男性。1995年，美国国立卫生研究院（National Institutes of Health，NIH）制定了一种新的前列腺炎分类方法，将前列腺炎分为4型。

Ⅰ型：急性细菌性前列腺炎，是一种前列腺的急性感染，有严重的前列腺炎症状，前列腺液白细胞呈阳性，细菌培养呈阳性。

Ⅱ型：慢性细菌性前列腺炎，是前列腺的慢性感染或前列腺复发的感染，前列腺炎症状一般，前列腺液白细胞呈阳性，细菌培养呈阳性。

Ⅲ型：慢性非细菌性前列腺炎/慢性骨盆疼痛综合征（CP/CPPS），进一步分为ⅢA型（炎症性慢性骨盆疼痛综合征）和ⅢB型（非炎症性慢性骨盆疼痛综合征），两者都有前列腺炎的盆底部疼痛症状，细菌培养呈阴性；前者在患者的前列腺液、精液或前列腺按摩后的尿液中发现有诊断意义的白细胞，后者则不存在具有诊断意义的白细胞。

Ⅳ型：慢性炎症性无症状性前列腺炎（AIP）：患者没有客观症状，是在其他相关疾病检查中发现前列腺液、精液或者前列腺按摩后的尿液中发现具有诊断意义的白细胞。

其中非细菌性前列腺炎较细菌性前列腺炎更多见。

国外文献报道，慢性前列腺炎的发病率为2.0%～16.0%。国内有学者对北京、合肥、西安、广州和兰州5市15 000例男性开展调查，得到我国男性慢性前列腺炎症的发病率为8.4%。发病率存在两个高峰，即30～39岁为第1个发病高峰，发病率为34.4%，60～69岁为第2个发病高峰，发病率为36.4%。

尽管前列腺炎是泌尿外科诊断发现最多的疾病之一，但报道的发病率却有可能低于实际情况，因为：

（1）慢性前列腺炎并不会威胁生命，大部分患者对其危害认识不够，不一定及时寻求医疗帮助；

（2）患者的症状不典型且复杂多样化，容易造成误诊；

（3）无症状的慢性前列腺炎患者几乎很少在临床发现，一般是体检、尸检或有性功能障碍的男性就诊时才被发现；

（4）医生的水平和对前列腺疾病认识的差异也对慢性前列腺炎的准确诊断有影响。

（一）病因及病原体

只有少数患者有急性病史，多表现为慢性、复发性经过。Ⅰ型及Ⅱ型前列腺炎主要致病因素为病原体感染，病原体随尿液侵入前列腺，导致感染。Ⅲ型发病机制未明，病因学十分复杂，存在广泛争议。多数学者认为其主要病因可能是病原体感染、排尿功能障碍、精神心理因素、神经内分泌因素、免疫反应异常、氧化应激学说、下尿路上皮功能障碍等。Ⅳ型缺少相关发病机制的研究，可能与Ⅲ型的部分病因和发病机制相同。最近研究还发现尿液的尿酸盐不仅对前列腺有刺激作用，还可沉淀成结石，堵塞腺管，作为细菌的庇护场所。这些发现在一定程度上阐明前列腺炎综合征其实是多种疾病的共同表现，而且临床表现复杂多变，可产生各种并发症，也可自行缓解。

（二）症状与体征

Ⅰ型，又称为急性细菌性前列腺炎，症状较典型，多发生于青壮年，表现为盆部及会阴部疼痛，伴尿频、尿急、尿痛以及排尿困难等症状，甚至可出现尿潴留及血尿，大部分患者有明显的全身症状，如高热、寒战等，不积极治疗可出现败血症。Ⅱ型和Ⅲ型临床症状相似，表现为疼痛：经常会出现在会阴、肛门周围、下腹部，也可出现在阴茎、睾丸、腹股沟等处，而且在横膈膜以下、膝以上都可能有不同程度的反射痛；尿路刺激症状：如尿频、尿急、尿痛以及尿末滴白等；性功能障碍症状：如早泄、射精后疼痛、血精等；同时，可出现精神紧张等症状。Ⅳ型无前列腺炎的相关临床症状，往往是在做其他病症检查，如前列腺增生、血前列腺特异抗原（PSA）升高等，活检前列腺组织、精液常规等时发现有炎症表现。

（三）治疗

目前对前列腺炎的治疗方法主要为抗感染治疗及对症治疗。但多数抗生素不能透入前列腺，以及致病因素的性质、病理变化、患者机体的生理状态和对治疗药物的反应性不同等，目前的临床治疗效果并不理想。

（四）预防

有学者研究认为食用辛辣刺激食物、酗酒、吸烟、长时间久坐、憋尿习惯、骑跨动作、频繁性生活等饮食习惯和生活方式是前列腺炎发病的高危因素。

因此，良好的生活习惯，不吸烟、不酗酒，避免高危生活方式是预防前列腺炎的关键。

二、急性附睾炎

急性附睾炎是男性生殖器非特异性感染之一，也是前列腺手术后及经尿道操作尤其是长期留置导尿管后常见的并发症，与男性不育症密切相关。随着性传播疾病的增多，性传播疾病相关的急性附睾炎也相应增多。急性附睾炎诊治不及时可能转化成慢性附睾炎，双侧慢性附睾炎可诱发不育症，并可成为慢性性病的传染源，还可并发性功能障碍，严重危害男性的健康和家庭幸福。

美国调查各种诊所就诊的6000名18岁以上男性患者，急性附睾炎占0.29%；前列腺手术后留置导尿管的病人中急性附睾炎的发生率约为6%～13%；长期留置导尿管的病人中急性附睾炎的发生率约为20%。急性附睾炎多于青壮年男性发病，还可在多个年龄阶段发病，从婴幼儿到老年人均可发病，但大多数发病患者的年龄在30岁左右；中老年男性发病率相对较低，多是由经尿道的操作及留置导尿管引起。

（一）病因及病原体

急性附睾炎可由多种病原菌引起，大多是细菌感染所导致，即附睾的非特异性感染性疾病。致病菌以大肠杆菌、链球菌等革兰氏阴性杆菌和葡萄球菌等少数革兰氏阳性球菌多见。另一类引起附睾炎发病的病原体，主要是引起性病尿道炎的沙眼衣原体、解脲支原体、淋球菌等病原体。急性附睾炎也可由真菌引起，但少见，是全身性真菌感染的一部分。极少数急性附睾炎还可由结核杆菌引起。在发达国家，35岁以下青壮年急性附睾炎主要由沙眼衣原体、淋球菌等病原体所致；而35岁以上男性、小儿及医源性急性附睾炎多由革兰氏阴性杆菌引起，革兰氏阳性球菌常常是血行性急性附睾炎的致病菌。

近年来，由于青壮年男性工作压力大、夜生活多、体力消耗过度，性生活不检点，性传播疾病引起的附睾炎发病率逐年升高，尤其是淋球菌性附睾炎。发病可能与无规律的性生活、勃起后不射精、性交中断或长途骑车、长时间坐位工作致局部充血、血液瘀滞和受压等有关。急性附睾炎也可由白塞病、多发性结节性动脉炎、Henoch-Schonlein紫斑、脉管炎、胺碘酮等非感染性因素引起。膀胱肿瘤术后，经尿道化疗药物的灌注，亦可引起急性附睾炎。阴囊外伤后致附睾血肿也可引起急性附睾炎的发生，也有少数特发性急性附睾炎与过敏反应有关，部分尚无明确原因。

（二）症状与体征

急性附睾炎一般起病突然，有的可在夜间睡眠时发病。患侧阴囊胀痛不适，有沉坠感，局部疼痛较重。阴囊皮肤明显红肿、发热、肿胀、疼痛，疼痛可向同侧精索、下腹部以及会阴部放射，还可出现腰骶部、耻骨、腹股沟区的酸胀感。站立或行走时加剧，可影响行走。全身症状明显，常有寒战、高热，体温可达 40 ℃，并伴有恶心、呕吐；疲惫乏力，同时可有周身不适；还可伴有尿频、尿急、尿痛等尿路刺激症状。

急性附睾炎可能导致局部脓肿的形成和睾丸梗死。前者一般是由于治疗不当或治疗不及时所致；后者可能是精索血管血栓形成所致，还可能是精索血管受压所致的睾丸缺血性坏死。另一个主要并发症就是不育，多见于双侧附睾炎，淋病性附睾炎不育发生率更高，此外，约27%的附睾炎病人血清中发现有抗精子抗体。急性炎症也可致附睾管的堵塞，影响精子的输出，从而导致不育。双侧急性附睾炎及时治疗后，附睾大小虽可恢复正常、无硬结，但也可导致生育能力下降以及不育。

（三）治疗

治疗急性附睾炎，目前使用抗生素、精索封闭治疗，局部理疗，热敷，抬高阴囊等保守方法，严重时采用手术治疗。急性附睾炎给予及时诊断并恰当的治疗后，治愈率高，较少出现并发症。早治疗不仅可以缩短疗程，而且可以提高治愈率，一般可恢复正常而不发生并发症。但少数急性附睾炎未彻底治疗而转化成慢性附睾炎，导致不育及性病的传播等并发症。因此，及时、有效的治疗是关键。

第三节　生殖系统常见肿瘤

一、子宫肌瘤

子宫肌瘤是女性生殖器最常见的良性肿瘤，也是人体最常见的肿瘤。主要由平滑肌细胞增生而成，其间有少量纤维结缔组织。多见于30～50岁妇女，以40～50岁最多见，20岁以下少见。其发病率较难统计，根据尸检资料，35岁以上妇女约20%有子宫肌瘤，因很多患者无症状，或因肌瘤很小，因此临床报道的发病率远较其真实的发病率低。子宫肌瘤按照肌瘤与子宫肌壁的关系分3类：肌壁间肌瘤，肌瘤位于子宫肌壁内，周围均被肌层包围，占60%～70%；浆膜下肌瘤，肌瘤突起在子宫表面，约占20%；黏膜下肌瘤，肌瘤向子宫内方向生长，突出于宫腔，仅由黏膜覆盖，占10%～15%。

（一）病因

确切病因尚不明确。细胞遗传学研究显示，25%～50%的子宫肌瘤存在细胞遗传学的异常，子宫肌瘤细胞中雌激素受体和组织中雌二醇含量较正常子宫肌组织高。实验结果证明，肌瘤是一种依赖于雌激素生长的肿瘤。雌激素可促进子宫肌瘤增大，故子宫肌瘤多发生于生育年龄妇女，尤其是在高雌激素环境中，如妊娠、外源性高雌激素等情况下，生长明显，绝经后肌瘤停止生长，甚至萎缩。孕激素可刺激子宫肌瘤细胞核分裂，促进肌瘤生长。

（二）症状

症状出现与肌瘤部位、生长速度及肌瘤变性关系密切。多无明显症状。症状与肌瘤大小、数目多少关系不大。常见症状有：

1. 月经改变

月经改变为子宫肌瘤的主要症状，出现于半数或更多的患者。其中以周期性出血（月经量过多、经期延长或者月经周期缩短）为多，约占2/3，而非周期性（持续性或不规则）出血约占1/3。出血主要由壁肌瘤和黏膜下肌瘤引起。周期性出血多发生在壁间肌瘤，而黏膜下肌瘤则常常表现为不规则出血，浆膜下肌瘤很少引起子宫出血。

2. 腹部包块

有些患者会出现腹部胀大，下腹部正中摸到块状物。当清晨充盈膀胱将子宫推向上方时更易触及，质地坚硬，形态不规则。

3. 白带增多

肌壁间肌瘤使宫腔面积增大，内膜腺体分泌增多，并伴有盆腔充血致使白带增多；悬吊于阴道内的黏膜下肌瘤，其表面易感染、坏死，产生大量脓血性排液及腐肉样组织排出，伴臭味。

4. 压迫症状

根据肌瘤部位不同及肌瘤大小，可压迫膀胱出现尿频、排尿障碍、尿潴留等。压迫输尿管可致肾盂积水。压迫直肠可致排便困难等。

5. 不孕

文献报道约有25%～40%的患者出现不孕。可能是肌瘤压迫输卵管使之扭曲，或使宫腔变形，妨碍受精卵着床。

6. 贫血

由于长期月经过多可能导致继发性贫血。

（三）治疗

根据患者年龄、生育要求、症状、肌瘤大小等情况全面考虑治疗方式。肌瘤小且无症状，通常不需治疗，尤其接近绝经年龄患者，雌激素水平降低，肌瘤可自然萎缩或消失，每3～6个月随访一次。对于肌瘤较大或者症状明显的患者，可以采取药物和手术治疗。

（四）预防

子宫肌瘤的形成与长期大量雌激素刺激有关，而动物实验表明，高脂肪食物促进了某些激素的生成和释放，故肥胖妇女子宫肌瘤的发生率明显较高。因此培养良好的饮食习惯，坚持低脂肪饮食，对子宫肌瘤有一定的抑制作用。

二、宫颈癌

宫颈癌又称宫颈浸润癌，是宫颈被覆上皮和腺上皮发生的恶性肿瘤，是最常见的妇科恶性肿瘤。宫颈癌占女性生殖系统恶性肿瘤的半数以上，其死亡率为妇女恶性肿瘤的首位，发病率仅次于乳腺癌，位居第二位。由被覆上皮发生的主要是鳞状细胞癌，简称鳞癌；由腺上皮发生的是腺癌。宫颈癌中95%是鳞癌，且几乎都发生在已婚多产的妇女。宫颈癌中5%为腺癌,未婚女性中发生宫颈癌者常为腺癌。全世界每年有46万新发病例,约有25万人死于宫颈癌。在我国,宫颈癌的发病年龄有所不同,一般宫颈原位癌为35~55岁,浸润癌为40~70岁。2002—2012年,宫颈癌的发病率呈稳步上升和年轻化趋势。由于性观念的改变、环境污染和不良卫生习惯,小于30岁的宫颈癌患者明显增多。30岁左右的女性患宫颈癌的比例已上升到总数的5%,最小的患者年仅18岁。由于宫颈癌有较长的癌前病变阶段,因此宫颈细胞学检查可使宫颈癌得到早期诊断与早期治疗。近40年国内外均已普遍开展宫颈脱落细胞学筛查,宫颈癌发病率明显下降,死亡率也随之不断下降。

(一)病因

宫颈癌病因至今尚未完全阐明。根据国内外资料,认为其发病与多性伴、过早性生活、早年分娩、密产、多产、经济状况低下、种族和地理环境因素有关。研究发现,初次性交年龄在15岁以前,且有≥6个性伴侣者,其患宫颈癌的危险性将增加5~10倍。在未婚及未产女性中,宫颈癌发病率明显较低。多次结婚也是高危因素。高危男子是宫颈癌危险因素的论点已被重视,凡配偶有阴茎癌、前列腺癌或其前妻曾患宫颈癌的男子均为高危男子,与高危男子有性接触的妇女,易患宫颈癌。近年发现通过性交感染某些病毒如单纯疱疹病毒2型、人乳头瘤病毒(HPV)、人巨细胞病毒等可能与宫颈癌发病有一定关系。分子生物学研究结果显示90%以上宫颈癌伴有HPV感染。除此之外,宫颈癌还和种族因素有一定关系,例如犹太人宫颈癌发生率就极低。

(二)病理改变

多数宫颈癌起源于宫颈移行带。移行带区成熟的化生鳞状上皮对致癌物的刺激相对不敏感。但未成熟的化生鳞状上皮代谢活跃,在一些物质(如人乳头瘤病毒、精子或精液组蛋白等)的刺激下,可发生细胞分化不良、排列紊乱,细胞核异常、有丝分裂增加,形成宫颈鳞状上皮内瘤变(CIN)。随着CIN继续发展,突破上皮基底膜,浸润间质,则形成宫颈浸润癌。

早期HPV感染时,病变的宫颈上皮变成典型的挖空细胞(koilocytosis)。在这些细胞中可见大量的HPV-DNA和病毒壳抗原。随着CIN病变严重,HPV复制减少,病毒壳抗原消失。但具有转录活性的HPV-DNA片段可整合到宿主细胞,导致宿主细胞的恶性转化。HPV感染多不能持久,常自然被抑制或消失。许多HPV感染妇女并无临床症状。临床上可见许多CIN自然消退。当HPV感染持久存在时,在一些其他因素(如吸烟、使用避孕药、性传播疾病等)作用下,可诱发CIN。随着分子生物学发展和临床研究深入,发现CIN并不会全部发展为宫颈癌。CIN Ⅰ(轻度不典型增生)较少发展为浸润癌;CIN Ⅱ(中度不典型增生)和CIN Ⅲ(重度不典型增生)可能发展为浸润癌。CIN Ⅰ主要与HPV6、11、31和35亚型有关;CIN Ⅱ和Ⅲ主要与HPV16、18和33亚型有关。目前已知HPV6、11、42、43、44亚型属低危型,一般不诱发癌变;而HPV16、18、31、33、35、39、45、51、52、56或58亚型属高危型,可诱发癌变。

(三)症状与体征

早期宫颈癌常无症状,妇科检查也无明显体征,于性交、妇检后产生接触性出血,与慢性宫颈炎无明显区别,有时甚至见宫颈光滑,尤其是老年妇女宫颈已萎缩者。有些宫颈管癌患者，病灶位于宫颈管内，宫颈阴道部外观正常，易被忽略而漏诊或误诊。随着疾病的发展，患者主要的症状有：

1.阴道流血

阴道不规则出血是宫颈癌病人的主要症状（80%～85%），尤其是绝经后的阴道出血更应引起注意。年轻患者常表现为接触性出血，发生在性生活后或妇科检查后。出血量可多可少，根据病灶大小、侵及间质内血管的情况而定。早期出血量少，晚期病灶较大，表现为出血量多，一旦侵蚀较大血管可能引起致命性大出血。年轻患者也可表现为经期延长、周期缩短、经量增多等。老年患者常出现绝经后不规则阴道流血。一般外生型癌出血较早，血量也多；内生型癌出血较晚。

2.阴道分泌物增多

阴道分泌物增多是宫颈癌病人的主要症状，多发生在阴道出血以前，表现为阴道白带增多。最初阴道分泌物可以没有任何气味，随着癌瘤的生长，癌瘤继发感染、坏死则分泌物量增多，如淘米水样或混杂血液，并带有恶臭味。晚期因癌组织破溃、坏死，继发感染有大量脓性或米汤样恶臭白带。

3.晚期癌的症状

根据病灶侵犯范围出现继发性症状。病灶组织延伸，侵犯骨盆壁，压迫周围神经，临床表现为坐骨神经或一侧骶、髂部的持续性疼痛。肿瘤压迫或侵蚀输尿管，管道狭窄、阻塞导致肾盂积水，表现为尿频、尿急、一侧腰痛，甚至剧痛，进一步发展为肾衰竭，以至尿毒症。淋巴系统受侵袭导致淋巴管阻塞，回流受阻而出现下肢水肿和疼痛等症状。病灶压迫直肠时，患者肛门坠胀、大便秘结、里急后重。到疾病末期，患者出现恶病质。

外生型宫颈癌最常见。妇科检查可见宫颈口形状如菜花状突出组织。开始时为息肉样或乳头状隆起，继而发展为向阴道内突出的菜花状赘生物，较脆，触之易出血。合并感染时表面覆有灰白色渗出物，触之易出血。内生型癌灶向宫颈深部组织浸润，使宫颈扩张并侵犯子宫峡部。宫颈肥大而硬，表面光滑或仅见轻度糜烂，整个宫颈段膨大如桶状。

（四）治疗

宫颈癌作为一种恶性肿瘤，一旦诊断正确，就应拟定最恰当的综合治疗方案。早期一般以手术治疗为主，中晚期采用放射治疗或放射与手术相结合的综合治疗为主，可配合化疗及中医药治疗。

（五）预防

普及防癌知识，开展性卫生教育，是减小宫颈癌发病率的有效措施。凡已婚妇女，特别是围绝经期妇女有月经异常或性交后出血者，应警惕生殖道癌的可能，及时就医。凡有性生活者应每1～2年妇科检查一次，做到早发现、早诊断和早治疗，应常规做宫颈刮片细胞学检查，有异常者应进一步处理。积极治疗中、重度宫颈糜烂；及时诊断和治疗CIN，以阻断宫颈癌的发生。

资料显示，有70%的宫颈癌是由HPV16和HPV18这两种亚型病毒引起的，每年全球因此死亡的女性近24万人。HPV感染者发展为宫颈癌的概率是0.2%。感染该病毒后，一般要经过10～15年才发展为宫颈癌，因此一级预防和二级预防很重要。一级预防是疫苗，全球第一个肿瘤疫苗——HPV疫苗已经诞生，疫苗最佳接种年龄是15岁。该疫苗的推出，将是人类首次真正尝试通过疫苗将一种癌症消除。

三、卵巢肿瘤

卵巢肿瘤是女性生殖器常见肿瘤。卵巢恶性肿瘤是女性生殖器三大恶性肿瘤之一。至今缺乏有效的早期诊断方法，卵巢恶性肿瘤 5 年存活率仍较低（25%～30%）。随着宫颈癌及子宫内膜癌诊断和治疗的进展，卵巢癌已成为严重威胁妇女生命的肿瘤。卵巢肿瘤组织学类型多且有良性、交界性（低度潜在恶性瘤）及恶性之分。卵巢位于盆腔深部，肿瘤不易早期发现，预后差，应提高警惕。

（一）卵巢肿瘤的类型

卵巢肿瘤的种类繁多。其中最常见的有以下几种：

1. 上皮性肿瘤

这类肿瘤较常见，占卵巢肿瘤的 50%～70%，其中以浆液性肿瘤最多见，其次为黏液性肿瘤。以其组织学及细胞学特点，各有良性、交界性及恶性之分，其恶性类型占卵巢恶性肿瘤的 85%～90%。

2. 生殖细胞肿瘤

生殖细胞肿瘤来源于胚胎时期的生殖细胞，约占卵巢肿瘤的 25%，在生殖细胞肿瘤中，良性有成熟型囊性畸胎瘤（皮样囊肿），恶性有内胚囊瘤、未成熟畸胎瘤及无性细胞瘤等。

3. 性索间质肿瘤

性索间质肿瘤占卵巢肿瘤的 5%，主要有颗粒细胞瘤、卵泡膜细胞瘤及纤维瘤。

4. 继发性（转移性）肿瘤

这类肿瘤约占卵巢肿瘤的 5%～10%，最常见的是来自胃肠道的转移癌，镜下可见印戒细胞，又称库肯勃氏瘤。

（二）病因

卵巢肿瘤的病因尚不十分清楚。高危因素有：

1. 持续排卵

目前认为"持续排卵"可导致卵巢表面上皮不断损伤与修复，诱导上皮细胞恶性转化。基于此理论，未产妇、初潮过早、绝经延迟的女性在其一生中由于排卵次数过多，卵巢癌风险增加；而妊娠与哺乳期卵巢长期无排卵，为卵巢癌的保护性因素。流行病学调查发现，多次妊娠、母乳喂养及口服避孕药可减少卵巢癌的发病率，可能与排卵次数减少有关。有研究显示，经产妇与未生育女性相比，卵巢癌发病风险下降且随产次增加风险持续降低，每妊娠 1 次卵巢癌风险降低 10%～15%。

2. 激素替代治疗

有研究认为激素替代治疗可增加卵巢癌发病风险。绝经后女性使用单纯雌激素替代治疗，卵巢癌风险显著增高，并且风险值与激素替代治疗持续时间有关。

3. 遗传因素

在所有的高危因素中，遗传因素与卵巢上皮性癌的风险最确切。随着遗传学、分子遗传学以及分子生物学等学科的发展，越来越多的证据充分证明了遗传因素在卵巢癌发病中的作用。有证据显示，5%～10%的卵巢癌与遗传因素有关。普通女性一生中罹患卵巢癌的风险为1.4%，如果其一级亲属中1人曾患卵巢癌，其罹患卵巢癌的风险增加为5%，如果一级亲属中2～3人曾患卵巢癌，其风险增加为7.2%。

常见的有BRCA1、BRCA2基因突变的遗传性卵巢癌综合征。

4. 饮食

高脂肪饮食以及肥胖为卵巢癌高危因素。而多食蔬菜以及水果等素食的人群卵巢癌风险较低。发达国家饮食结构中肉食较多，其卵巢癌发病率较发展中国家高。有研究表明，进肉食多与进肉食最少的女性相比，卵巢癌风险增加；相反，蔬菜水果对卵巢癌具有保护作用。澳洲的一项研究显示，超重与肥胖为卵巢癌高危因素。有报道，咖啡与糖可增加卵巢癌风险，而饮茶对卵巢癌具有保护作用，且随着饮茶时间的延长，其保护作用越强。其他饮食因素如纤维素、胡萝卜素以及维生素等均被认为可在一定程度上降低卵巢癌风险，但目前尚未定论。

（三）症状与体征

1. 卵巢良性肿瘤发展缓慢。早期肿瘤较小，多无症状，腹部无法扪及，往往在妇科检查时偶然发现。肿瘤增至中等大时，常感腹胀或腹部扪及肿块，逐渐增大，块物边界清楚。妇科检查在子宫一侧或双侧触及球形肿块，囊性或实性，表面光滑，与子宫无粘连，蒂长者活动良好。若肿块占满盆、腹腔出现压迫症状，如尿频、便秘、气急、心悸等，腹部隆起，块物活动度差，叩诊呈实音，无移动性浊音。

2. 卵巢恶性肿瘤早期无明显症状，常因其他原因做妇科检查时偶然发现。一旦出现症状常表现为腹胀、腹部肿块及腹水等。症状轻重取决于：①肿瘤的大小、位置、侵犯邻近器官的程度；②肿瘤的组织学类型；③有无并发症。肿瘤若向周围组织浸润或压迫神经，可引起腹痛、腰痛或下肢疼痛；若压迫盆腔静脉，出现下肢浮肿；若为功能性肿瘤，产生相应的雌激素或雄激素过多症状。晚期时表现为消瘦、严重贫血等恶病质征象。三合诊检查在阴道后穹隆触及盆腔内散在质硬结节或肿块，肿块多为双侧，实性或半实性，表面高低不平，固定不动，常伴有腹水。有时在腹股沟、腋下或锁骨上可触及肿大的淋巴结。

（四）治疗

治疗首选手术治疗。根据患者年龄、对生育的要求、肿瘤的性质、临床分期以及患者全身情况等综合分析而确定手术范围。若为恶性肿瘤，依据术中冰冻检查确定的病理类型，决定手术范围及术后辅以相应的化学药物治疗或放射治疗。

（五）预防

卵巢恶性肿瘤的病因尚不清楚，难以预防。积极采取下述措施，会有所裨益。

1. 高危因素的预防

提倡合理膳食，控制高脂肪食物的摄入。

2. 开展普查普治

30岁以上妇女每年应行妇科检查，高危人群最好每半年检查一次，以排除卵巢肿瘤。若配合B超检查，CA125、AFP检测等更好。

3. 早期发现及处理

卵巢实性肿瘤或囊肿直径>5 cm者，应及时手术切除。青春期前、绝经期后或生育年龄口服避孕药的妇女，发现卵巢囊肿大应考虑为卵巢肿瘤。盆腔肿块诊断不清或治疗无效者，应及早行腹腔镜检查或剖腹探查。

4. 预防性使用药物

目前有多种药物被认为可降低卵巢癌风险，包括维生素D、非甾体消炎药、口服避孕药等。其中对口服避孕药的研究最为广泛，被认为效果最确切。口服避孕药可抑制排卵，其对卵巢癌的保护作用已被大量研究所证实。卵巢癌高危人群可以口服避孕药来预防。

四、前列腺癌

近年来，我国前列腺癌的发病率明显升高。前列腺癌发病率存在着地域和种族差异。到目前为止，非洲裔美国男性前列腺癌的发病率是世界上最高的，而亚洲男性，包括日本、中国等国的男性其前列腺癌的发病率是最低的。前列腺癌与年龄的相关性在上皮性肿瘤中是最高的。男性在40岁左右，前列腺癌的发生率开始增加，然后持续呈对数增长。

(一)病因

前列腺癌是遗传因素和环境因素共同作用的多因子遗传病。流行病学研究表明，前列腺癌患者的一级男性亲属，患此病的危险性比普通人高2～3倍；与没有家族史的男性相比，有2个前列腺癌患者的一级亲属，危险性提高5倍；有2个以上的，危险性提高10倍以上。研究资料表明，雄激素受体基因、甾类Ⅱ型5α-还原酶基因、CYP17基因、维生素D受体（VDR）基因的变异可能与前列腺癌的发生有关。环境因素中饮食、疾病等一些因素也可能是前列腺癌的高危因素。一系列研究发现，高脂肪摄入与前列腺癌危险性有关。脂肪摄入较高的人群发生前列腺癌的危险性高于脂肪摄入低的人群。前列腺癌危险性增加与性传播疾病史有关，尤其是淋病，有此病史的男性，前列腺癌危险性增加2～3倍。雄激素水平可能也与前列腺癌的发生有关。

(二)症状与体征

前列腺癌早期可无症状，随肿瘤增长和疾病发展可出现下列症状：

1. 膀胱出口堵塞或输尿管堵塞可出现尿频、尿急、尿失禁、排尿困难和脓尿。

2. 盆腔淋巴结转移可压迫引起下肢水肿。

3. 骨转移可出现骨痛、病理性骨折和神经压迫症状。

(三)治疗

前列腺癌的治疗方法有手术治疗、放射治疗、内分泌治疗、化疗、免疫治疗及冷冻治疗等，具体治疗方案应根据病人的年龄、一般状况、肿瘤的分期而定。

(四)预防

高脂肪的摄入和前列腺癌的发生有一定的关系。控制脂肪的摄入，合理膳食可以在一定程度上预防前列腺癌的发生。前列腺特异抗原（PSA）是一种发现早期前列腺癌的有效筛查手段。对50岁以上男性进行PSA筛查可以早期发现前列腺癌病人，对早期治疗病人及提高前列腺癌病人的预后都有积极意义。

五、乳腺癌

乳腺癌是发生在乳腺上皮组织的恶性肿瘤，是女性主要恶性肿瘤之一。全球乳腺癌发病率自20世纪70年代末开始一直呈上升趋势。各国因地理环境、生活习惯的不同，乳腺癌的发病率有很大差异。北美和北欧大多数国家是女性乳腺癌的高发区，南美和南欧一些国家为中等，而亚洲、拉丁美洲和非洲的大部分地区为低发区。在北美、欧洲等发达国家，女性乳腺癌的发病率居女性恶性肿瘤发病率的首位。

中国不是乳腺癌的高发国家，但近年来乳腺癌的发病率明显增高。国家癌症中心和原卫生部疾病预防控制局2012年公布的2009年乳腺癌发病数据显示：全国肿瘤登记地区乳腺癌发病率位居女性恶性肿瘤的第1位，女性乳腺癌发病率（粗率）全国合计为42.55/10万，城市为51.91/10万，农村为23.12/10万。乳腺癌在我国各地区的发病率也不相同，上海、北京、天津及沿海地区是我国乳腺癌的高发地区，上海最高。女性乳腺癌各年龄组发病率：0~24岁年龄段处于较低水平，25岁后逐渐上升，50~54岁组达到高峰，55岁以后逐渐下降。

(一)病因

乳腺癌的病因尚未完全阐明。绝经前和绝经后雌激素变化是刺激发生乳腺癌的明显因素。

1. 遗传因素

乳腺癌家族史是乳腺癌发生的危险因素，有以下情况应高度怀疑妇女具有乳腺癌的遗传素质：父系或母系中有多个亲属患乳腺癌，同时有乳腺癌和卵巢癌家族史，有双侧或早期乳腺癌的家族史；以及携带与乳腺癌相关的突变基因，现已知的与乳腺癌相关的突变基因有BRCA1、BRCA2，还有P53、PTEN等。与这些基因突变相关的乳腺癌称为遗传性乳腺癌，占全部乳腺癌的5%~10%。

2. 婚姻、月经因素

未婚是导致乳腺癌的危险因素之一。事实表明，修女、独身女性、结婚较迟和婚姻持续时间短的女性，乳腺癌的发病率普遍较高。初产年龄大于30岁将增加乳腺癌的危险性。哺乳月数多对乳腺癌的发生有保护作用，有学者研究认为泌乳在5年以上，可以使乳腺癌的危险性降低30%。研究证明，初潮年龄在13岁以前者，比在13岁以后者患乳腺癌危险性增加4倍以上。45岁绝经比50岁绝经者，患乳腺癌的危险性减少30%。

3. 乳腺良性疾病

乳腺癌的危险性与乳腺良性疾病的组织学类型有关，非增生性病变，并不增加乳腺癌的发病率，而增生性病变发生乳腺癌的相对危险性升高。

4. 生活方式因素

长期服用外源性雌激素；绝经后肥胖；长期过量饮酒，摄入过量肉类、煎蛋、黄油、奶酪、甜食、动物脂肪等可增加乳腺癌危险性；绿色蔬菜、水果、鲜鱼、低脂奶制品则可减少乳腺癌的危险性。乳腺癌死亡率与人均年脂肪消耗量呈正比关系。专家对乳腺癌发生率高的美国居民的饮食构成与乳腺癌发生率低的中国居民饮食构成的对比分析发现，总脂肪每人每日消耗量，美国人是中国人的2.5倍。

(二)症状与体征

乳腺癌早期往往没有典型的症状和体征，不易引起重视，常通过体检或乳腺癌筛查发现。以下为乳腺癌的典型体征。

1.乳腺肿块

80%的乳腺癌患者以乳腺肿块首诊。患者常无意中发现乳腺肿块，多为单发，质硬，边缘不规则，表面欠光滑。大多数乳腺癌为无痛性肿块，仅少数伴有不同程度的隐痛或刺痛。

2.乳头溢液

非妊娠期从乳头流出血液、浆液、乳汁、脓液，或停止哺乳半年以上仍有乳汁流出。

3.皮肤改变

乳腺癌引起皮肤改变可出现多种体征，最常见的是肿瘤侵犯了连接乳腺皮肤和深层胸肌筋膜的Cooper韧带，使其缩短并失去弹性，牵拉相应部位的皮肤，出现"酒窝征"，即乳腺皮肤出现一个小凹陷，像小酒窝一样。若癌细胞阻塞了淋巴管，则会出现"橘皮样改变"，即乳腺皮肤出现许多小点状凹陷，就像橘子皮一样。乳腺癌晚期，癌细胞沿淋巴管、腺管或纤维组织浸润到皮内并生长，在主癌灶周围的皮肤形成散在分布的质硬结节，即所谓"皮肤卫星结节"。

4.乳头、乳晕异常

肿瘤位于或接近乳头深部，可引起乳头回缩。肿瘤距乳头较远，乳腺内的大导管受到侵犯而短缩时，也可引起乳头回缩或抬高。乳头湿疹样癌，表现为乳头皮肤瘙痒、糜烂、破溃、结痂、脱屑伴灼痛，以致乳头回缩。

5.腋窝淋巴结肿大

初期可出现同侧腋窝淋巴结肿大，肿大的淋巴结质硬、散在、可推动。随着病情发展，淋巴结逐渐融合，并与皮肤和周围组织粘连、固定。晚期可在锁骨上和对侧腋窝摸到转移的淋巴结。

(三)治疗

多年来，临床实践已经证实，对大多数癌瘤来说，若想提高治愈率，单靠改进治疗方法，收效是难以令人满意的。就乳腺癌来讲，近数十年来，国内外在治疗方法上虽然经过了多方面的改进，但其病死率未见明显下降，究其原因，最主要的仍是由于就诊较晚，在所治疗的病人中，中晚期病例占多数。我们提倡检出早期癌以减少晚期癌的出现，这是提高乳腺癌生存率的有效途径。现代对早期乳腺癌的诊断要求应是微小癌（直径≤0.5 cm）和临床上触不到肿块的T_0癌，因为此类癌甚少转移，经手术治疗后，其10年生存率一般可达90%以上。早期检出此类癌，将有可能对生存率起到积极的作用。

随着对乳腺癌生物学行为认识的不断深入，以及治疗理念的转变与更新，乳腺癌的治疗进入了综合治疗时代，形成了乳腺癌局部治疗与全身治疗并重的治疗模式。医生会根据肿瘤的分期和患者的身体状况，酌情采用手术、放疗、化疗、内分泌治疗、生物靶向治疗及中医药辅助治疗等多种手段。

(四)预防

乳腺癌的病因尚不完全清楚，所以还没有确切的预防乳腺癌的方法。从流行病学调查分析，乳腺癌的预防可以考虑以下几个方面：

1.建立良好的生活方式，调整好生活节奏，保持心情舒畅。

2.坚持体育锻炼，积极参加社交活动，避免和减少精神、心理紧张因素，保持心态平和。

3.养成良好的饮食习惯。婴幼儿时期注意营养均衡，提倡母乳喂养；儿童发育期减少摄入过量的高蛋白和低纤维饮食；青春期不要大量摄入脂肪和动物蛋白，加强身体锻炼；绝经后控制总热量的摄入，避免肥胖。平时养成不过量摄入肉类、煎蛋、黄油、奶酪、甜食等饮食习惯，少食腌、熏、炸、烤食品，增加食用新鲜蔬菜、水果、维生素、胡萝卜素、橄榄油、鱼、豆类制品等。

4.积极治疗乳腺疾病。

5.不乱用外源性雌激素。

6.不长期过量饮酒。

7.了解一些乳腺疾病的科普知识，掌握乳腺自我检查方法，养成定期乳腺自查习惯，在乳房部位发现可疑肿块时及时去医院就诊。

参考文献

［1］乐杰.妇产科学［M］.6版.北京:人民卫生出版社，2004.

［2］孙秀丽，刘海棠.急性宫颈炎［J］.中国临床医生，2001，29（4）:7-8.

［3］陈伟环.影响继发性不孕的相关因素分析［J］.中国优生与遗传杂志，2009，17（11）:110-111.

［4］Liang C C，Li H J，Wang Z P，et al. The prevalence of prostatitis-like symptoms in China［J］.J Urol，2009，182（4）:558-563.

［5］贾金铭.中国中西医结合男科学［M］.北京:中国医药科技出版社，2005.

［6］刘继红，熊承良.性功能障碍学［M］.北京:中国医药科技出版社，2004.

［7］吴惠兴.前列腺炎的分类、诊断及鉴别诊断［J］.中国全科医学，2003，6（2）:104-105.

［8］米华，陈凯，莫曾南.中国慢性前列腺炎的流行病学特征［J］.中华男科学杂志，2012，18（7）:579-581.

第十三章　生殖损伤的表现和预防

随着生育水平的下降和逐步过渡到零增长，人口素质、分布和结构方面的问题逐渐凸显出来，提高人口素质特别是出生人口素质已经成为一个十分紧迫和重要的人口问题。当今世界各国的竞争是以经济和科技实力为基础的综合国力的较量。而科技进步、经济繁荣和社会发展，最终取决于劳动者素质的提高。因此，人口素质是当代的重大问题，它包括健康素质、科学文化素质、思想品德素质等多个方面。而健康素质是人口素质的基础，包括先天的和出生后的躯体和智力的生长发育、疾病、寿命、死亡等因素。实行优生可为提高健康素质提供生物学基础。优生是人类长期进化和发展过程中在生育上的理想要求，因此，人类生殖健康越来越受到重视。

由于生殖健康关系到人类的生存和繁衍，环境因素对生殖健康的影响越来越受到人们的关注，已有报道认为机体接触有毒有害化学物时，在尚无明显中毒迹象的情况下，可能已对生殖发育造成不良影响。生殖损伤的机制较为复杂，既有直接的毒性作用，如对父母生殖系统、胎盘及胎儿结构与功能的损伤，也有间接的毒性作用，如引起母体发热而造成的胎儿出生缺陷等。人们对环境因素影响生殖和胎儿发育的认识，是在经历了一系列由环境因素引起畸胎的悲剧之后，随着现代科学技术的进步逐渐成熟的。通过对可能致生殖损伤的化学物及其他有害因素进行动物实验研究，主动探讨生殖损伤的机制，可以为预防环境中有害因素致生殖损伤提供一定的线索。

现已明确，只要采取得力措施，诸多有害环境因素对胚胎、胎儿及出生后的婴幼儿生长发育造成的危害是可以预防的。

第一节　雄性动物生殖损伤的表现

近年来，从器官水平、细胞水平、分子水平和基因水平对外源化学物致雄性动物生殖损伤的研究报道剧增。主要化学物包括：

（1）金属与类金属，如铅、汞、镍、砷、镉等；

（2）有机化合物，如苯、正己烷、甲醛、辛基酚、壬基酚、双酚 A、丙烯腈、苯并芘等；

（3）农药，如敌敌畏、敌百虫、毒死蜱等；

（4）药物，如维生素 A、维生素 B_6、环磷酰胺等；

（5）物理与生物因素，如电离辐射、非电离辐射、弓形虫速殖子、微囊藻毒素等；

（6）其他因素，如氟、吸烟、饮酒、水中有机物质以及污染的水源等。

外源化学物对雄性动物的生殖损伤主要有以下方面的表现：

一、致雄性动物生殖器官形态学的改变

通过脏器称重和计算脏器系数，以及借助光学显微镜和电子显微镜，可以比较直观地了解生殖器官和组织的损伤程度。

（一）对生殖器官脏器湿重和脏器系数的影响

脏器的湿重在一定程度上反映脏器的损伤状况，体重由于受到饲料、饮水等因素的影响，波动比较大，而脏器湿重比较恒定。脏器系数又称脏体比，即脏器的重量与其体重的比值。在正常状态下动物各脏器的脏器系数较恒定，若脏器系数增大或减小，在一定程度上可反映脏器的肿大或缩小。脏器发生充血、水肿、增生肥大等现象时，则会引起脏器系数的增大；脏器发生萎缩或其他退行性改变以后，脏器系数会相应地缩小。脏器系数的变化，在一定程度上可以间接说明脏器的损伤程度。

（二）对雄性动物生殖器官组织形态学的影响

睾丸和附睾光镜下可见：睾丸生精上皮细胞的层数减少，次级精母细胞脱落，细胞稀疏，胞质中有大小不等的空泡变性、细胞核皱缩、溶解，细胞质嗜伊红染色，胞质不完整，间质结缔组织增生，间隙扩大，可见有新生的间质细胞团等；附睾管内仅含极少量精子，多为生精小管脱落的次级精母细胞和精子细胞，附睾管上皮细胞变性、萎缩，而附睾管内结缔组织增生等。

睾丸和附睾电镜下可见：生精细胞排列紊乱，细胞器多变性，精原细胞和支持细胞的线粒体空泡化，嵴消失，内质网肿胀；生精细胞的凋亡，表现为细胞膜完整，细胞质空泡化，核固缩成一个均质致密的团块等。

二、对雄性动物睾丸细胞的毒性

对睾丸细胞毒性的研究，主要是从对生精细胞的影响、对支持细胞的影响和对间质细胞的影响三方面展开的。外源化学物对睾丸细胞的影响，对精原细胞主要表现为细胞凋亡增加，在有丝分裂中出现分裂异常等；精子主要表现为数量的减少、形态的异常、运动的变化等。间质细胞和支持细胞在睾丸中发挥着重要的作用，包括支持功能、内分泌功能，以及形成血-睾屏障等，对支持细胞产生部分或完全损伤时可表现为早期引起精子细胞脱落和支持细胞胞浆的严重空泡化等。外源性化学物质可以引起睾丸细胞数量的减少，形态和功能的损伤，凋亡增加和死亡，甚至导致生殖功能的进一步损伤。

三、与雄性动物生殖相关激素水平的变化

下丘脑-垂体-睾丸轴（HPTA）是雄性生殖系统激素分泌的一个完整的精密系统，下丘脑分泌促性腺激素释放激素（GnRH），GnRH与腺垂体GnRH受体结合，刺激腺垂体嗜碱性粒细胞释放间质细胞刺激素（ICSH）和卵泡刺激素（FSH），经血液循环到达睾丸，刺激睾丸间质细胞合成睾酮（T）和雌二醇（E_2），HPTA分泌的这些激素通过正负反馈调

节睾丸的功能，外源化学物通过影响这些激素的水平，导致生殖系统内分泌的改变，引起生殖系统损伤。

四、对雄性动物睾丸某些酶活性的影响

睾丸细胞中各种酶类参与其活动，这些酶指标的改变会影响正常的生理功能，对动物的生殖功能产生影响。

目前研究较多的酶类是：

（1）睾丸标志性酶，如乳酸脱氢酶同工酶、葡萄糖-6-磷酸脱氢酶、琥珀酸脱氢酶、山梨醇脱氢酶、生精细胞端粒酶反转录酶等；

（2）氧化还原酶类，如超氧化物歧化酶、谷胱甘肽过氧化物酶、过氧化氢酶等；

（3）水解酶，如 Na^+-K^+-ATP 酶、Mg^{2+}-ATP 酶、Ca^{2+}-ATP 酶、碱性磷酸酶、酸性磷酸酶等；

（4）合成酶，如 17β-羟基类固醇脱氢酶、一氧化氮合酶等；

（5）转移酶，如谷胱甘肽转移酶等。

这些酶类活性的异常会引起相应反应物及产物的改变，如脂质过氧化物（MDA）含量变化等，可通过研究这些指标的改变发现外源化合物引起损伤的靶分子和靶部位。

五、对睾丸某些遗传物质的影响

DNA 的主要功能是储存和传递遗传信息，DNA 的复制是遗传信息传递和细胞分裂繁殖的基础，在正常情况下，DNA 通过半保留复制的方式将遗传信息传递给下一代，但是在 DNA 发生改变的时候，也可以将错误的遗传信息传递给下一代。染色体是基因的载体，生物的形态结构和生理生化功能都是由基因控制的。外源化学物可以引起生殖细胞基因突变、DNA 的改变、染色体异常等，导致错误遗传信息的表达，出现机体内一些低表达水平的物质高表达，一些不表达的物质异常地表达。

六、对睾丸某些生化指标的影响

外源化学物可引起细胞内某些与生殖相关的金属元素含量的改变，包括钙（Ca）、镁（Mg）等常量元素与锌（Zn）、铜（Cu）和铁（Fe）等必需微量元素的变化，这些元素在维持生殖细胞结构、功能、形态和数量等方面起着重要的作用。还有一些研究观察到与细胞代谢相关的乳酸含量变化等现象。

七、对雄性动物生殖行为的影响

某些外源化学物可引起动物一些生殖行为的改变，如射精次数、捕捉次数增加，射精潜伏期和射精间隔期延长等。如一定剂量的电磁波辐射直接照射小鼠一段时间后，小鼠的捕捉潜伏期明显延长，捕捉次数明显减少，随着时间的延长，次数逐渐增加。

八、对雄性动物生殖器官肿瘤的影响

关于外源化学物引起雄性动物生殖器官肿瘤的研究较少，但可见化学物诱导睾丸间质

细胞瘤的报道。

第二节　雌性动物生殖损伤的表现

外源化学物对雌性动物的生殖发育毒性是指外源化学物对雌性生殖功能或能力以及对后代产生的不良效应。生殖毒性既可发生于卵母细胞、受精卵、胚胎形成期，也可发生于妊娠期、分娩和哺乳期。由于生殖系统及其功能有多个组织器官参与，也涉及许多内在和外在因素。因此，外源化学物对雌性动物的毒性作用也往往表现在多环节、多部位。如引起卵巢及内分泌系统的变化；致动情周期和性行为改变；以及影响生育力和妊娠结局等。

一、对卵巢的影响

卵巢由卵泡和支持细胞组成。卵泡的发育是一个连续的过程，一般可以划分为原始卵泡、初级卵泡、次级卵泡和成熟卵泡四个阶段。卵泡发育过程受到外源化学物损伤时可以表现为，卵母细胞第一极体释放率降低，成熟卵泡闭锁，甚至出现卵泡变性坏死等。近年来有研究发现金属、有机化学物、农药与杀虫剂及药物等外源化学物可致卵泡发育障碍。

二、对雌性动物生殖内分泌的影响

卵巢功能和生殖周期受神经内分泌的调节。外源化学物影响了下丘脑-垂体-卵巢轴的任何一个环节即可对雌性生殖产生损害作用。研究报道，氯化汞、苯、四氯化碳、开蓬（kepone）、多氯联苯等能够改变下丘脑-垂体-卵巢轴功能。近年来动物实验研究表明，有机化合物、农药与杀虫剂等均可干扰下丘脑-垂体-卵巢轴，导致生殖激素水平发生变化。

某些物理因素如气温也可对雌性动物内分泌产生影响。如研究表明，大鼠在（3±1）℃接受低温冷冻刺激28天，大鼠血清雌二醇（E_2）水平显著下降；老年组大鼠较青年组大鼠下降明显。

三、对卵巢生殖机能的影响

（一）对雌性动物动情周期的影响

雌性动物从一次发情开始到下一次发情开始的时间间隔为性周期（动情周期），人类则称为月经周期。研究显示，一定剂量的氯化镉在一定时间内可延长雌性大鼠的动情周期、动情间期，动情周期异常率明显增高；镉、正己烷、辛基酚、甲氧滴滴涕等都可影响大鼠或小鼠的动情周期。

（二）对动物排卵及受孕力的影响

研究报道，氯化镉可以抑制雌性大鼠卵巢的排卵功能，且排卵数目随剂量的增加而减少，呈剂量-效应关系；当饮用水中加入一定浓度二甲基甲酰胺时，发现雌性小鼠的生育力下降，表现为产仔数量减少；双酚A等可造成小鼠妊娠率和着床数减少；大鼠通过灌胃给予乐果，染毒10周，0.1 mg/kg剂量组大鼠表现为生育力降低等。

四、发育毒性

(一)胚胎死亡

研究报道，在雌性猴妊娠第12天，采用灌胃法一次性给予二噁英，剂量为1.0 μg/kg、2.0 μg/kg和4.0 μg/kg，染毒组12只猴子有10只在孕第22～32天发生早期胚胎丢失；雌性小鼠分为2组，亲代照射组和宫内照射组，暴露于40 μW/cm² 微波中辐射3周，结果发现亲代照射组和宫内照射组子鼠出生存活率和哺育成活率均有下降的趋势。

(二)先天缺陷

研究发现，用一定剂量的丙烯酰胺对雌性小鼠注射染毒，交配后随着染毒时间的延长，活胎中骨骼畸形率增加；用全胚胎体外培养显示，当培养基中铅的浓度为30 mg/L时，45%的大鼠胚胎出现畸形，体外铅处理可导致子鼠神经管闭合不全、脑发育不良所致的小头畸形；大鼠孕第6～15天经口敌百虫染毒，腭裂和开眼症发生率显著增高等。

(三)发育迟缓

研究发现，雌性大鼠妊娠第7～16天皮下注射一定剂量丙烯腈，其死胎率、吸收胎率升高，胎鼠平均体重、体长、尾长减小。

(四)功能不全

1. 性别比例改变

研究发现，小鼠灌胃敌百虫，子鼠中雄性小鼠的数量高于雌性小鼠；将鲫鱼在不同温度下培育，发现温度可以影响子代鲫鱼的雌雄比例等。

2. 对雄性子代的影响

孕前、孕期以及哺乳期接触外源化学物，在母体尚无明显中毒迹象的情况下，雄性子代可以表现出一定的生殖发育毒性。如一定量的醋酸铅在孕第9～17天给予大鼠，观察到子代雄鼠的精子相对密度和精子活力降低，精子畸形率增加，顶体异常精子百分率增加。

3. 对雌性子代的影响

研究发现，孕期母鼠接触三丁基氯化锡，可抑制雌性子代大鼠的生长发育，并可引起雌性子代FSH及E_2水平的升高，成年雌性小鼠卵巢重量降低等。

五、对雌性动物生殖器官肿瘤的影响

近年来，外源化学物对雌性动物生殖器官肿瘤的研究比较少。曾有炔诺酮和炔异诺酮等致小鼠卵巢肿瘤的报道。

第三节　人类生殖损伤的表现

人类从生活环境及职业活动中，常常接触到外源性有害因素。近年来就环境有害因素对生殖毒性影响的研究越来越受到人们的关注和重视。据估计，美国有20%的夫妇发生非

自愿性不育，30%以上的胚胎在发育早期死亡，大约15%的已知妊娠出现自发流产，出生时大约有3%的存活胎儿有各种发育缺陷，1岁时增加到6%~7%，学龄期则高达12%~14%。

迄今为止，关于金属与类金属、有机化合物、农药、药物等化学因素和物理因素，以及生物因素对人类生殖健康的影响屡有报道。

一、男性生殖损伤的表现

环境有害因素对男性生殖毒性主要有生殖器官、性腺轴及性激素水平、精子质量、性行为与生育力和对其配偶妊娠结局及其子代的影响等。主要表现：

（一）男性不育

男性不育是指夫妇同居一年以上，未使用任何避孕措施，由于男方因素造成的女方不孕。凡能够影响精子发生和功能的化学物均可能与男性不育有关。据报道，近半个世纪以来，由于环境、心理、社会等因素的影响，男性精子数量和质量出现了明显的下降趋势，男女不育不孕的比例也由3∶7上升到5∶5，男性生殖健康正受到严重威胁。

（二）男性性功能障碍

性功能障碍是指性生活各有关环节的功能发生了改变，从而影响正常性生活的总称。常见的男性性功能障碍有：性功能减退、性欲低下、勃起功能障碍、早泄、不射精、遗精、逆行射精等。正常的生殖器官及神经内分泌调节等是维持男性正常性活动的基础，性行为很大程度上依赖于神经与内分泌系统的相互作用。二噁英、己烯雌酚、多氯联苯以及某些抗高血压药物可通过干扰或抑制血清T的分泌而影响男性正常的性功能。

二、女性生殖损伤的表现

（一）月经异常

女性生殖内分泌系统主要由下丘脑-垂体-卵巢轴组成，凡能够干扰这一反馈环路的化学物，都可影响黄体生成素（LH）、卵泡刺激素（FSH）、雌二醇（E_2）及黄体酮（P）的合成和分泌，造成异常月经周期的发生。正常月经周期为24~35天，经期持续2~7天，平均失血量为20~60 mL。在初潮2年后，月经周期超过42天或小于21天及出血超过7天应被视为不正常。出现重度痛经也为月经异常。

（二）不孕

正常妊娠需要健康的配子、精卵成功结合、适合孕卵着床和发育的内环境，其中任何条件发生变化，都可能导致不孕。化学物可能通过干扰生殖内分泌的调节间接干扰排卵，也可能直接作用于卵巢引起卵母细胞破坏，使正常卵子无法形成而导致不孕。某些化学物可能通过阻断精卵结合而无法形成受精卵，而另外一些化学物可能通过影响体内激素的合成与分泌，改变子宫腔内环境，使早期妊娠失去所需的激素支持而引起受精卵着床困难或发育不良。

（三）不良妊娠

化学物引起的不良妊娠结局通常包括自然流产、先天缺陷、死胎、低出生体重儿等，可能都与化学物引起的生殖系统损伤有关。自然流产是指胚体或胎体因某种原因自动脱离母体而排出。引起自然流产的危险因素包括染色体异常、卵巢黄体分泌黄体酮不足、吸烟和饮酒等。目前化学因素对胚体发育的威胁越来越引起人们的关注。

三、对胚胎/胎儿发育的影响

(一)表现

1. 生长迟缓

生长迟缓指胚胎的发育过程较正常的发育过程缓慢，即胎儿宫内生长迟缓，亦称胎儿营养不良综合征。胎儿生长发育与遗传、营养、环境及调节胎儿生长的激素等很多因素有关。当胎儿生长受到某些不利因素影响时，即可发生胎儿宫内生长迟缓。凡孕周超过 37 周，胎儿体重不足 2500 g 者即为胎儿宫内生长迟缓。胎儿宫内生长迟缓严重者可发生远期智力低下或运动神经系统功能障碍，是围生儿发病及死亡的重要原因之一。许多环境因素也会增加低出生体重的危险性。

2. 结构异常

结构异常是指胎儿形态结构异常，即畸形。致畸作用所表现的形态结构异常，在出生后通常立即可被发现。在妊娠期接触能引起子代畸形的外源化学物称为致畸物。如果诱发的畸形是在无明显母体毒性剂量下出现的，那么该物质就可能是一种选择性致畸物。

3. 功能缺陷

功能缺陷即生理、生化、免疫、代谢、神经活动及行为的缺陷或异常。大多在出生后一定时间才被发现，因为正常情况下，有些功能在出生后一定时间内才发育完全，如听力或视力异常、行为发育迟缓等。

4. 发育生物体死亡

发育生物体死亡包括受精卵未发育即死亡或胚泡未着床即死亡（早早孕丢失），或着床后发育到某一阶段死亡。早期死亡被吸收或自子宫排出（自然流产），晚期死亡称为死胎。能引起胚体死亡和畸形的毒物多数能引起生长迟缓。在胚胎发育初期，胚胎对治疗药物和环境因素的影响极为敏感，此时各种有害因素都可导致胚胎的损伤甚至丢失。

(二)影响因素

1. 母体因素

化学毒物对妊娠母体的有害效应，表现为增重减慢、功能异常、临床症状甚至死亡；也可直接（特异）或间接（非特异）地影响子代的发育过程。其影响因素主要包括遗传、疾病、营养、应激等，也可以通过胎盘毒性影响发育。

(1)遗传因素：孕母的遗传结构是影响发育结果的一个决定性因素，如唇腭裂的发病率依赖于母体基因型而非胚胎基因型，白人的发病率比黑人更高。

(2)疾病：未控制的母体糖尿病、某些母体感染，可经过疾病相关的母体变化或直接经胎盘感染对胎儿产生不利影响，如巨细胞病毒感染与胎儿死亡、小头畸形、智力发育延缓、先天性失明和耳聋有关联。在人类妊娠最初三个月内母体发热与中枢神经系统畸形有关。

(3)营养：已知蛋白质、热量、维生素、微量元素及辅酶因子的缺乏对妊娠有不利的影响。美国医学研究理事会研究发现，有生育神经管缺陷（NTD）婴儿危险的妊娠妇女，孕期每日补充4 mg叶酸，NTD再发率降低70%以上。

（4）应激：不同形式的母体毒性可通过诱导生理学的应激反应产生发育毒性。

（5）对胎盘的毒性：胎盘是母体和胎儿进行物质交换的结构，提供营养、气体交换和废物移出。胎盘还产生维持妊娠的关键激素，而且能代谢和（或）储存外源化学物。胎盘也可成为毒作用的靶器官。

2. 父亲因素

人群流行病学研究发现，某些出生缺陷也与男性因素有关，这种出生缺陷被称为父源性出生缺陷。

（1）遗传缺陷：有出生缺陷的男性，其后代出现出生缺陷的概率是正常人的2倍，甚至高于母亲有出生缺陷的后代，其中患与父亲相同缺陷的危险性是正常人的7倍。20~24岁的父亲所生的后代，与25~29岁的父亲所生的后代相比更容易得腹裂畸形，40岁以上父亲所生的后代患13号染色体三体综合征较少，但患乳腺癌的概率增加。

（2）环境因素：父源性暴露可以引起的子代发育异常，包括流产、死胎、低出生体重、畸形、功能障碍等，甚至可能与儿童期肿瘤相关。人们很早就发现电池厂、铅矿和职业性接触二溴氯丙烷、有机溶剂等工厂的男工，容易出现少精、无精、生殖细胞发育不全和不育，而且其妻子流产、死胎的发生率也有增加。父亲杀虫剂暴露与隐睾病相关，可增加儿童神经系统肿瘤危险性；父亲吸烟与尿道下裂相关；油漆工父亲其子代神经系统肿瘤发生危险增高；木工增加儿童白血病的危险。

（3）不良生活习惯：近年来，人们越来越关注父母嗜酒引起的出生缺陷，即胎儿酒精综合征（FAS），典型的表现为面部畸形、宫内和产后生长迟缓、精神运动和智力发育障碍等。研究表明，不仅母亲孕期饮酒可以引起FAS，孕前父亲大量饮酒也可影响胚胎发育，引起流产、死胎、低出生体重、智力发育障碍和哭闹、多动等行为异常。吸烟也能影响精子发生，并具有发育毒性。每天半包烟或以上能够使精子数目减少20%，可以引起精子DNA损伤，染色体畸变，精子畸形率增加。吸烟引起的胚胎毒性表现有流产、死胎、低出生体重、疾病易感性增加等，还有报道父亲严重吸烟的婴幼儿生存能力下降，儿童肿瘤发病率增加35%。

3. 污染物的理化性质

污染物进入母体是否能透过胎盘影响胎儿发育取决于该物质的理化特性，如物质的相对分子质量大小、电荷、脂溶性与蛋白结合力以及组织贮存等。相对分子质量小、极性小、高脂溶性、电荷呈中性的化学物质易通过胎盘。如甲基汞能迅速通过胎盘，分布在胎膜、子宫壁、胎儿脑和脊髓等部位，对中枢神经系统产生一系列损害。

4. 致畸物的强度

致畸物质在阈值量以下无致畸作用，同一发育阶段随致畸物的剂量或强度增加致致畸频率的升高或致畸范围增大，剂量再增大可使胚胎死亡。

5. 胚胎发育阶段的敏感性

妊娠3~8周（胚期）为器官形成期，是发生结构畸形的关键期，也叫致畸敏感期。大多数器官对致畸作用有特殊的敏感期，即所谓的时间"靶窗"。器官形成期暴露也可能引起胚胎死亡。在这一时期外源化学物发育毒性的表现以结构畸形最为突出，也可以有胚胎死亡和生长迟缓。不同器官、组织或系统的致畸敏感期见图13-1。

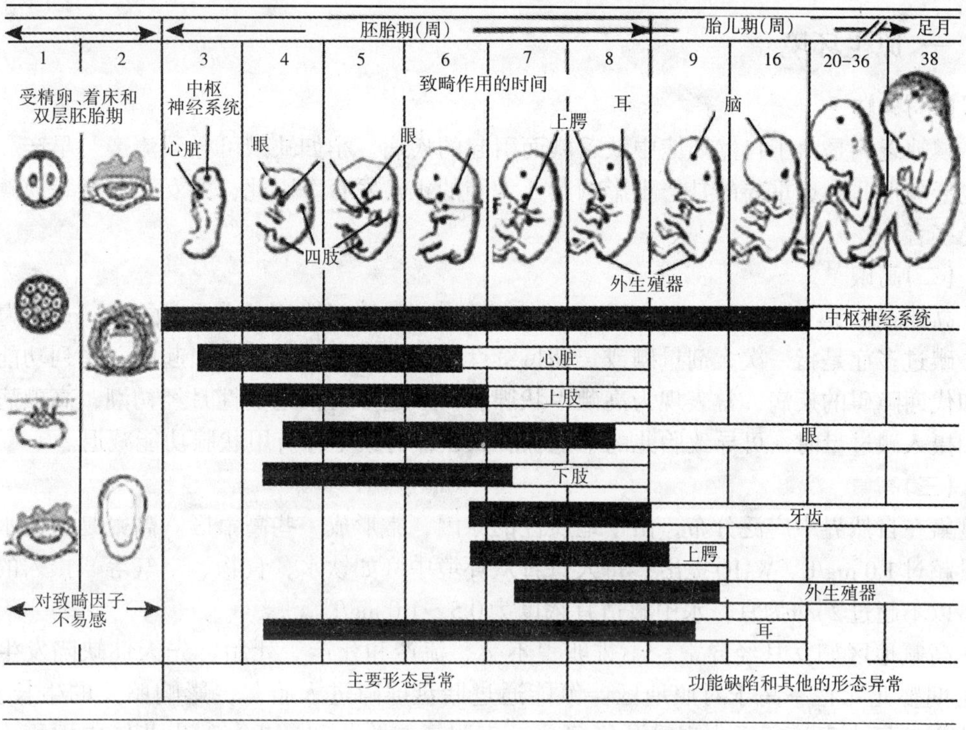

图13-1　不同器官、组织或系统的致畸敏感期

注：▬▬▬表示对致畸因子高度敏感期

　　从妊娠56～58天开始直到分娩为胎儿期。胎儿期以组织分化、生长和生理学的成熟为主。在胎儿期接触发育毒物很可能对生长和功能成熟产生影响，如免疫系统、中枢神经系统和生殖器官的功能异常等。这些改变出生前表现不明显，需要出生后对子代进行仔细观察和检查才能发现。某些结构变化在胎儿期也能发生，但是通常是变形（干扰先前正常的结构）或异常而非畸形。在胎儿期毒性暴露的一些效应可能需要多年才变得明显。所以，胎儿期外源化学物的不良作用主要表现为生长迟缓、特异的功能障碍、经胎盘致癌，偶见死胎。

第四节　常见致生殖损伤的环境因素

　　环境是指人类的生存环境，包括自然环境和生活环境。广义讲，环境是指与人类生存有关的物理、化学、生物、行为、社会经济因素以及人类自身状况的总称，是一个非常复杂的体系。良好的自然环境为人类和其他生物提供了生存和发展的条件。但当环境因素的强度或浓度超过或低于一定限量，对人体健康，包括生殖健康产生不良影响时，则称之为环境有害因素。环境有害因素涵盖了原生环境、环境污染、生活接触、职业接触等所有的环境有害因子。

一、原生环境

(一)碘缺乏

碘缺乏病是由于自然环境中缺乏碘而引起的疾病。孕妇缺碘可导致流产、早产、死产和先天畸形儿，更重要的是严重影响胎儿大脑的正常发育。因此，妇女和儿童是缺碘的主要受害者。

(二)高碘

高碘是指碘过多，2001年世界卫生组织（WHO）提出尿碘中位数≥300 μg/L为碘过多。碘过多症是指一次大剂量碘或长期持续性摄入较高剂量的碘所引起的一系列功能、形态和代谢障碍的疾病，常表现为高碘甲状腺肿。碘过多可推迟女性月经初潮；高碘病区的孕妇摄入碘过量时，可导致胎儿的甲状腺肿大，伴有或不伴有甲状腺功能减退。

(三)高氟

氟在自然界中广泛分布，由于地质性的原因，常形成一些高氟区。高氟是指饮水中含氟量超过1.0 mg/L。WHO提出，每人每日从环境中（如饮水、食物、空气等）摄入的总氟量，以不超过2 mg为宜，水中氟适宜浓度为0.5～1.0 mg/L。

高氟地区妇女月经异常、不排卵、不孕、流产和死产、死胎、先天性缺陷发生率和围生期婴儿死亡率高于对照地区。氟能通过胎盘屏障进入胎儿，影响胎儿的生长发育，如地方性氟中毒流行区出现乳牙氟斑牙，表明氟在胎儿和（或）新生儿体内蓄积，并可达到对牙齿有害的剂量，乳牙氟斑牙是先天性的缺陷。研究表明，地方性氟中毒流行区中，胎儿大脑、海马及小脑皮质神经细胞发育较差，细胞体积小，分布密集，胎儿体内的氟可透过血-脑屏障蓄积于脑组织中，脑内去甲肾上腺素、5-羟色胺和α_1受体含量明显降低，致使神经组织细胞发育迟缓。

二、常见的环境污染物

(一)铅

铅是人体非必需的，具有神经毒性的微量元素，广泛存在于环境中。空气、土壤、水、食物、生活用具、油漆、汽车尾气、化妆品以及某些药物都含有铅，因而非职业接触人群的体内可以普遍检出铅。孕妇和儿童是铅污染的敏感人群。生命早期的铅暴露不仅危害儿童期智能和行为发育，而且对成年后心血管异常、骨质疏松等也有影响。许多研究证明，铅的毒性作用存在剂量-效应关系。孕妇血铅或新生儿脐血铅超过0.483 μmol/L时，可能影响新生儿神经行为能力，包括视听能力；血铅在0.483～0.965 μmol/L时可产生脑损伤；随着孕妇体内铅水平的增加，对其胎儿及出生后婴儿的影响越大，铅影响胎儿脑发育，或使婴儿的听力减退、智力低下，或记忆、思维、判断功能产生不可恢复的损伤等；铅可以通过乳汁对乳儿产生影响。

(二)砷

砷在自然界中分布很广，多以重金属砷化物和硫砷化物形式混存于金属矿石中。由于地质的演变，这些砷化物溶于地下水中，形成高砷地下水；含砷的矿物在冶炼和焙烧时或含砷的煤燃烧时，砷以蒸气状态逸散，在空气中迅速形成氧化砷污染空气；工农业生产中，砷被用来制造砷酸盐、硬质合金、药物、杀虫剂、除草剂等，含砷农药的喷洒及工业废水的排放造成土壤、空气和水的污染。砷的化合物可经消化道、呼吸道和皮肤进入人体。国际癌症研究所（IARC）已将砷及其化合物定为 A 类致癌物，即人类致癌物。有报道，炼砷的妇女出现月经周期延长、经期缩短、经量减少及痛经。研究表明，高砷地区流产率和妊娠异常者显著高于对照区；砷可经胎盘进入胎儿体内，砷的致畸作用已基本趋于肯定。另有报道，瑞典含砷量较高的金属冶炼厂，其周围的先天畸形儿及多发畸形儿的发生率明显较高。也有研究表明，母亲砷中毒，婴儿吃母乳可引发砷中毒；哺乳期妇女服含砷药物后，其乳汁中可发现砷。

（三）甲基汞

甲基汞是有机汞中的烷基汞类，进入人体后遍布全身器官组织中，主要损害神经系统，最严重的是脑组织，其损害是不可逆的。甲基汞是公认的"全球性环境污染物"。随着工农业的发展，汞的用途越来越广，氯碱工业、塑料工业、电子电池工业排放的废水是水体汞污染的主要来源，环境中任何形式的汞（金属汞、无机汞和有机汞等）均可在一定条件下转化为剧毒的甲基汞，如汞矿冶炼排放含汞废水，可污染土壤，最终转移到水体中沉降于底泥，水体和底泥中的无机汞在微生物的作用下可转化为甲基汞，水生生物摄入甲基汞并蓄积在体内，通过食物链逐级富集，鱼、贝体内甲基汞浓度高出水中甲基汞浓度数万倍，人们因食用污染的鱼、贝而中毒；有些工业（氯乙烯、乙醛）可直接排放甲基汞废水；有机汞农药的使用，也是造成大气、土壤、水体和粮食中汞污染的重要来源。已证明甲基汞是人类的致畸物。甲基汞中毒症状与摄入量有关，急性中毒妇女可不孕；亚急性或慢性中毒孕妇可发生流产、死产；轻型或不典型中毒孕妇可分娩先天性水俣病儿；摄入更少量甲基汞孕妇可分娩精神迟钝儿。在日本甲基汞污染地区，除诊断为先天性水俣病外，还有大量精神迟钝儿，感觉障碍，或说话、动作笨拙。先天性水俣病是世界上第一个因水体污染甲基汞而发生的先天缺陷。母亲在妊娠时通过食物摄入了甲基汞，通过胎盘屏障及血-脑屏障，引起发育中的胎儿弥漫性的脑损伤，导致中枢神经系统发育障碍。患儿主要临床表现：严重精神迟钝，协调障碍，共济失调，步行困难，语言、咀嚼及咽下困难，生长发育不良，肌肉萎缩，癫痫发作，斜视等。多在出生 3 个月后发病，先天性水俣病儿在接受母乳喂养时，可加重甲基汞的危害。

（四）环境内分泌干扰物

环境内分泌干扰物（EEDs）也称环境激素，指可通过干扰生物或人体内保持自身平衡和调节发育过程中天然激素的合成、分泌、运输、结合、反应和代谢等，从而对生物或人体的生殖系统、神经系统和免疫系统等功能产生影响的外源性化学物质，主要是通过人类的生产和生活活动排放到环境中的有机污染物。目前，已知的EEDs至少有70多种，其中40余种是农药的组分。EEDs主要以除草剂、杀虫剂、杀菌剂、防腐剂、塑料增塑剂和软化剂、洗涤剂、医用品和药物、食品添加剂、残留农药、化妆品、汽油排放物及日常生活用品等形式进入环境中，对人体可能产生有害作用。EEDs可通过食物链或直接接触等途径进入人体，在脂肪中蓄积。胎儿经胎盘从母体获得，婴儿通过母乳可受到污染。单个EEDs具有很弱的激素样作用，但数种EEDs在体内的协同作用很强，可达数千倍。出生前后和青春期是敏感期。流行病学研究资料表明，人类精子数量减少和质量下降，生育力降低，某些生殖系统肿瘤如前列腺癌、睾丸癌和乳腺癌、子宫癌发生率的增加，不孕不育症、子宫内膜异位症、早产、出生缺陷发生率的增加等，均可能与化学物质的内分泌干扰作用有关。EEDs还可能与神经功能异常、甲状腺癌、青春期早熟和肥胖等有关。

三、主要不良生活接触

(一)吸烟

吸烟是一种成瘾性行为，可引发多种疾病和死亡，如心脏病发作、脑卒中、肺癌和慢性阻塞性肺部疾患等。我国有3亿多烟民主动吸烟，还有无数被动吸烟者。妇女和儿童在家中或在公共场所，被动接受烟气的机会很多。不吸烟者每次被动吸烟15分钟以上，则称为被动吸烟者。香烟燃烧过程中会产生很多有害物质，如一氧化碳、尼古丁（烟碱）、焦油、放射性物质、重金属（如镉、铅）等。其毒性作用是复杂而多样的，可以有单独作用，也可产生联合作用。主动吸烟和被动吸烟的毒性作用是一样的。妇女吸烟可影响卵巢功能，可导致月经初潮推迟、月经周期紊乱、痛经和绝经期提前等；吸烟者的流产发生率高于不吸烟者；吸烟是否可诱发先天畸形，目前还没有一致的报道。孕期吸烟量与出生体重降低呈剂量-反应关系，而且不论孕妇年龄、产次、体重、身高、孕周、社会经济状况等的差别如何，都存在这种关系。在围生期死亡中，胎盘早剥、前置胎盘、早产和肺炎等死因在吸烟产妇中占较大比例。吸烟与儿童期癌症有关，香烟中多环芳烃、亚硝胺是经胎盘致癌物。吸烟孕妇（包括被动吸烟）血及胎儿脐血中已检出苯并芘。有报道儿童急性白血病增高与其母亲吸烟有关系。丈夫吸烟造成自身生育能力的异常及怀孕妻子被动吸烟，可导致妻子不良妊娠结局及新生儿出生缺陷的发生。每天吸烟20支以上的男子，其子代唇裂和心脏缺损等先天缺陷的发生率是不吸烟者子女的2倍，尿道狭窄发生率是不吸烟者子女的2.5倍。

(二)酗酒

酒的主要成分为乙醇（酒精），乙醇为公认致畸物，过量饮酒可损伤机体的多种器官。有资料表明，男性酗酒者发生睾丸萎缩、不育、性欲低下和阳痿者占70%～80%。有报道，酒精摄入量在1.5 g/kg体重时，饮酒后10～16小时，血浆睾酮水平下降25%，男性酗酒者在出现肝脏疾病之前就可能出现性功能障碍。酒精中毒肝硬化的男子常见有睾丸萎缩、精子生成严重障碍。酒精对女性生殖功能也有明显不良影响，酒精在体内的代谢产物乙醛对下丘脑-垂体-性腺轴、肝脏均有明显损害，造成内分泌紊乱、月经不调、正常排卵受抑制。实验动物饲以乙醇后可见卵巢、子宫和输卵管萎缩。酒精能迅速通过胎盘进入胎儿的血液循环，因胎儿无乙醇脱氢酶，摄入酒精几小时后，母血酒精浓度下降，而胎血仍保持较高浓度；酒精代谢产物乙醛先在母体内形成，然后经胎盘转运至胎儿，破坏胎儿自身蛋白质的合成，或阻碍氨基酸经胎盘转运，影响胎儿生长发育。母亲饮酒其母乳中酒精水平与母血中水平相似，通过哺乳可影响乳儿的智力发育等；孕期饮酒也经常发生妊娠并发症，如胎盘早剥、胎儿窘迫症、羊水感染、胎粪污染等；慢性酗酒者尿锌排出量增加，可引起胎儿锌、B族维生素和氨基酸缺乏；孕早期接受高浓度乙醇时可以改变胎儿激素合成类型，或释放一种引起胎儿形态异常的物质；妊娠末三个月酗酒者，其下一代可出现生长迟缓和智力低下。

胎儿酒精综合征（FAS），是指由于母亲长期大量饮酒，或者在受孕前亲代一方大量饮酒发生慢性或急性酒精中毒，导致其后代躯体、精神、行为、智力等方面的诸多异常，其中以中枢神经系统的异常表现为主。世界范围内FAS的发病率平均为1‰。

（三）吸毒

吸毒又称药物滥用，是指非医疗滥用一些具有成瘾性的药物。吸毒这一社会公害对全世界构成严重威胁。随着我国女性吸毒人数增加，亦对下一代造成严重危害。目前世界上主要滥用的毒品有大麻、海洛因、阿片、可卡因和苯丙胺等。妇女吸毒可导致中枢神经系统及下丘脑功能失调，造成月经紊乱甚至闭经；吸毒一个月即可出现月经不调，吸毒时间越长，月经紊乱发生率越高，即使停止吸毒后数月也不能恢复。吸毒母亲常合并有性病、肝炎、艾滋病等，是给胎婴儿传播艾滋病病毒、肝炎病毒或梅毒的高风险人群。孕妇吸毒，毒品可经胎盘进入胎儿体内，一般1小时后即在胎儿体内测出毒品。滥用阿片、吗啡、海洛因和冰毒等成瘾性较强的毒品都可致畸，危及胎儿大脑、心脏、生殖器和四肢等；孕妇吸毒后胎盘发生病理性改变，绒毛基底膜增厚，血管内膜损伤，血流灌注不足，造成胎儿宫内发育迟缓的发生率高。妊娠中晚期因停止吸毒使子宫敏感而导致一些孕妇早产。出生低体重或出现新生儿药物戒断综合征而导致婴儿死亡率高。胎儿期接触毒品的儿童会出现学习困难和语言障碍。

新生儿药物戒断（停药）综合征：妇女孕期吸毒可导致胎儿药物依赖，出生后离开了母体原有的环境，常出现新生儿药物戒断综合征。主要症状有：出生后数小时可出现烦躁不安、尖声哭闹、喂奶困难、打哈欠、出汗、心动过速，严重者可四肢抽搐、强直或因惊厥而死亡。这些症状在出生后2～4天达到高潮，持续时间从几天到数月不等。症状出现与否与母亲滥用药物的剂量、时间（特别是分娩前最后一次用药剂量和时间）和方式有关。

四、其他环境问题

（一）医疗照射

孕期子宫内胎儿受到电离辐射照射称宫内照射或胎内照射。医疗照射中以X射线诊断的影响最大，如节育环透视、放射性介入、CT等。它是公众所受电离辐射的最大外照射人工来源。外照射是指来自体外的放射线对机体的照射；内照射是放射性核素进入体内，对机体的电离辐射作用。研究表明，小剂量照射性腺时，会出现生殖功能的改变，如妇女月经周期延长而血量减少。停止接触后可以恢复且不影响受孕。大剂量照射性腺时，一般认为吸收剂量大于3.0 Gy时，可造成性腺不可逆的损伤，甚至闭经而导致不孕。孕妇受射线照射可引起流产、早产或先天畸形等。据报道，孕12周以前受1.0～2.0 Gy照射可引起神经系统、眼和骨骼的严重畸形，如小头症、小眼等；妊娠20周以后接受同样剂量照射，其子代未见明显畸形出现。电离辐射引起的发育障碍，其严重程度和特点与受照射时的胎龄和所受剂量大小密切相关。宫内照射与儿童期癌症的关系目前研究结果并不一致。避免或减少医疗照射是最好的保健措施。

（二）家用电器

目前，电冰箱、电视、电脑、微波炉、电磁炉、空调、电热毯等家用电器已进入大多数家庭。已知各种家用电器、医疗保健器、移动通信设备，只要处于使用状态，周围就会产生电磁辐射。电磁波按照频率由低到高组成整个电磁波谱：音频（甚低频）、视频（低频到高频）、射频（低频到超高频）、微波（特高频到超高频）。对人体的危害，高频以热效应为主；低频以非热效应为主。家用电器所发生的电磁辐射，多属于低频、低强度，产生长期慢性积累的损伤。当积累到一定程度时会出现神经衰弱综合征、以心血管系统为主的自主神经系统改变、造血系统改变及免疫系统改变等。研究发现，人体对电磁辐射最敏感期是胚胎器官发生期，胎儿对电磁场的敏感性较成人高2～3倍，其中又以发育期的脑对电磁场最敏感。

目前研究较多的是视屏作业（VDT作业）以及电热毯对生殖健康的影响。以下简单介绍研究较多的电热毯和微波炉的有关资料。

电热毯：电热毯是家用电器中人体暴露于电磁场强度较大，且时间较长的电磁辐射发生源。对合格的电热毯进行测试时发现，躺在电热毯上的人体存在感应电压，其值可达40～70伏特，电流15微安，能使试电笔发光，这个电流虽然微小，但对孕妇腹中的胎儿则存在潜在的危险。有报道，电热毯有可能使流产增多，胎儿发育迟缓。流行病学研究发现，妊娠12周以内，使用电热毯，与自然流产率增高有关联。孕早期使用电热毯最易使胎儿的心脏、神经、骨骼等重要器官组织受到影响。母体于整个孕期暴露于电热毯，可影响子代出生后早期脑内神经递质的代谢。电热毯温度越高，电磁场对胎儿的影响越大。

微波炉：微波炉是电磁波最强的一种电器。国内外均有报道，因微波炉质量不好或使用不当造成微波泄漏，对孕妇和胎儿可能有不良影响，有导致流产或致畸的个案报道。一般情况下，孕妇接触微波炉，未见对胎儿有不良影响的报道。

（三）化妆品

现今，化妆品种类颇多，化学成分复杂，已潜伏大量隐患。据报道，化妆品中有些组分属毒性化合物，如冷烫液中的硫代甘醇酸，染发剂中的对苯二胺、2,4-二氨基苯甲醚等属高毒类化合物，对皮肤和眼有强刺激作用。某些化妆品还可能含致癌、致突变、致畸物质，如美国对127种化妆品的毒性分析表明，其中有一半产品含过量的致癌物质亚硝基二乙醇胺。化妆品在生产或流通过程中可受到微生物污染或化学物质污染，如铅、汞、砷、镉等重金属污染。涂抹化妆品时的吸附、渗透作用，如口红的油脂通常是羊毛脂，可吸附空气中的微生物、微量铅及其他的重金属离子，通过羊毛脂的渗透作用或唾液可使有毒、有害物质进入体内影响健康。

一般用途化妆品的毒性很低，而特殊用途化妆品，如美白祛斑、染发、烫发、除臭等化妆品的安全问题应引起高度重视。

长期化妆、染发和烫发的育龄妇女，怀孕前建议停用含铅、汞等的化妆品；孕妇慎用化妆品，不宜使用染发剂、烫发精等特殊用途的化妆品。

（四）食品污染

食品在种植、养殖、生产、加工、贮存、运输、销售、烹饪等环节中，有可能受到有害物质的污染。常见的食品污染来源主要有生物性污染、化学性污染及放射性污染。化学性污染的来源很广，包括工业三废不合理排放，造成汞、镉、铅、砷等金属类毒物污染；农药使用不当，造成二噁英及其类似物（包括多氯联苯）对粮食作物、蔬菜、瓜果的污染；劣质包装中的有害物质对食品的污染；滥用食品添加剂对食品的污染等。生物性食品污染，包括致病微生物、寄生虫以及霉菌毒素造成的食品污染等。食品污染对人体可产生不同程度的急性食源性疾病。

食品污染对生殖健康的影响主要有：

1. 致畸

已知与食品污染有关的致畸物质有：甲基汞，可引起先天性水俣病，导致胎儿脑损伤，中枢神经系统发育障碍等；多氯联苯、农药、环境激素、铅、砷等，通过母体可影响胎儿发育或使胎儿畸形等。

2. 有些食品污染可诱发生殖系统肿瘤

据报道，有机氯农药的蓄积量与乳腺癌的发病有关；二噁英可能与子宫内膜异位症的发病有关。

3. 食物污染

黄曲霉毒素 B_1 或 N-亚硝基化合物的危害：①黄曲霉毒素 B_1 主要污染粮油食品，是强致癌物。动物实验表明，含黄曲霉毒素 B_1 的发霉花生、玉米、稻谷、小麦、棉籽、花生油等，能引起胎鼠死亡及发生无脑、脑小、唇裂畸形等。②N-亚硝基化合物，来自亚硝酸盐及胺类。亚硝酸盐主要来自不新鲜的蔬菜，亦可来自添加硝酸盐或亚硝酸盐作为发色剂的腌肉；胺类来自肉、鱼等动物蛋白质的分解产物。亚硝酸盐可造成人体尤其是婴幼儿的血液失去携氧功能，出现中毒症状；还可与胃肠中的胺类物质合成极强的致癌物质——亚硝胺，常导致胃癌和食道癌；另外，一些加工食品如熏鱼、腌肉、腊肠、酸菜、啤酒及发酵食品均含有一定量的 N-亚硝基化合物，含量一般在 5 μg/kg 以下，个别腊肠、腌肉及咸鱼中含量较高。亚硝胺是一类很强的致癌性物质，有的甚至可通过胎盘或乳汁影响下一代。动物试验表明，亚硝胺可使子代发生各种畸形，如脑积水、露脑、小脑畸形及四肢畸形等。

（五）咖啡因

咖啡因是一种中枢神经兴奋剂，广泛存在于各种饮料、咖啡、茶、可乐和药物中。孕早期接触咖啡因，可影响胎儿生长发育；儿童如过多饮用咖啡因，可出现头痛、头晕、烦躁、心率加快、呼吸急促等症状。美国研究发现，凡饮用含咖啡因饮料多的儿童少年，夜间入睡慢、睡眠减少、容易醒，白天易犯困，注意力不易集中；由于咖啡因增加尿钙的排泄，可影响儿童少年骨骼的正常发育。

流行病学调查表明，妇女饮入大量咖啡因，可使不孕的发生率增加。据报道，咖啡因能通过胎盘屏障；由于咖啡因具有收缩血管的作用，可使胎盘绒毛膜血流量显著减少，可引发流产、胎儿发育迟缓等；宫内发育不良的新生儿或低出生体重儿，围产期的发病率和死亡率均较高。咖啡因可通过乳汁影响乳儿的生长发育，乳母饮茶或咖啡后的 1 小时之内，乳汁中咖啡因含量可达到峰值。有关咖啡因引起胎儿出生缺陷的报道，资料较少，但动物实验已证明咖啡因有致畸作用，发现咖啡因可使孕小鼠子代发生腭裂、脑露、脊柱裂、骨骼发育障碍等，用大鼠实验同样发现咖啡因可诱发子代脑积水、气管或心脏异位、缺肾、骨骼畸形等。孕妇、哺乳期妇女和儿童应少喝含咖啡因的饮料；某些受孕困难的妇女应限制咖啡的饮用量；建议孕妇每天最多饮两杯煮咖啡或更少。

五、职业有害因素

人一生的职业活动期与生育期是重叠的。生殖系统在解剖、结构、代谢和功能上都十分复杂，具有独特的成熟过程。职业有害因素可以影响生殖活动的各个环节，不仅影响劳动者本身，而且可通过劳动者影响子代的发育和健康。

（一）化学性有害因素

女性的皮肤柔嫩，皮下脂肪丰富，而且在特殊生理条件（月经、妊娠、哺乳及更年期）时，机体发生代谢改变，使妇女对有毒化学物质的敏感性增加。此外，有的化学物可以经过胎盘屏障或乳汁分泌而影响下一代的健康。化学性因素种类繁多，危害严重。

1. 金属及类金属

（1）铅：铅是一种古老的工业毒物，早在1929年，Nordstrom就报道收音机、电视机生产过程中接触铅的女工自然流产率显著高于正常值。铅作业工人，特别是铅中毒或铅吸收的工人，精子数减少，精子畸形率增高，精子活动力下降。父亲接触铅可影响胎儿发育，男女任何一方从事铅作业，均可使女方流产、早产发生率增高。

（2）汞：汞对男女性腺功能均有毒性作用。职业性接触汞的妇女可引起月经紊乱及异常妊娠（自然流产、早产、难产及畸形）发生率明显增高。慢性汞中毒可致女性卵巢严重萎缩，卵泡消失。有机汞、无机汞均可蓄积在胎盘、胎膜，出现胎盘结构和生物化学功能的改变。汞能通过不同途径传递给胎儿或婴幼儿，孕妇血中的汞能迅速沉积于胎盘，影响胎盘功能，导致胎儿宫内发育迟缓。汞蒸气可迅速通过胎盘到达胎儿脑组织，并产生广泛损害。

（3）砷：砷能透过胎盘进入胎儿体内。在一般人群中，母血、脐带血和胎盘中砷含量都极低。Nordstrom等报道，瑞典北部某金属冶炼厂的女工妊娠期间接触砷，新生儿先天畸形发生率和多发畸形的新生儿都高于对照组。有机砷也极易透过人体胎盘。

2. 有机溶剂

有机溶剂用途广泛，种类繁多，包括各种脂肪族烃（如汽油、环己烷）、芳香烃（如苯、甲苯、二甲苯）、醇类（如甲醇、乙醇）、醚类（如乙醚）、酮类（如丙酮、丁酮）、酯类（如硫酸二甲酯）、酰胺类（如二甲基甲酰胺）、二硫化碳等。接触有机溶剂的作业有油漆、干洗、清洁去油污、艺术品制作等。大多数有机溶剂易通过胎盘屏障。有些溶剂，如二硫化碳对女性生殖功能和胎儿的神经系统发育有不良影响。

3. 农药

职业人群在农药生产、运输、保存和使用的过程中会接触到农药，整个社会人群还可与被农药污染的食品、饮水等接触。农药的种类繁多，世界范围内已登记的农药有效成分有数千种，我国目前使用的也有近千种。我国在农药的使用过程中，配伍使用的现象非常普遍，达到使用品种的60%以上，农药的毒性相差悬殊，混配使用的时候往往产生相加甚至协同作用，增加农药的危害。有机磷酸酯类农药是我国生产和使用最多的一类农药，也是农药中职业危害较严重的一类。有机磷酸酯为脂溶性，女性吸收快且在机体内储存时间较男性长，能通过胎盘屏障进入胎儿体内，也可通过抑制胎盘中酯酶活性，影响胎儿营养的利用。此外，有机磷农药还可以影响母体激素水平，如马拉硫磷能降低机体甲状腺素水平，母体接触这类物质后有可能通过多种途径导致胎儿和新生儿甲状腺素缺乏，从而影响生长发育。

4. 其他因素

（1）抗癌药物：许多抗癌药物，如环磷酰胺、甲氨蝶呤、长春新碱等，均具有致畸性。对职业接触的医院护士的流行病学调查结果显示，子代出生缺陷患病率显著增高。

（2）性激素：己烯雌酚的职业接触为制药工业，女工可出现雌激素水平升高，表现为月经间期出血、乳房增大及压痛。妊娠期间服用己烯雌酚还会导致女性后代的阴道透明细胞腺癌。

（二）物理性有害因素

1. 高温与低温作业

女性体内脂肪含量高，体重较轻，使其在体温调节和热适应方面与男性有所差异，在高温或低温作业时的不适感较男性严重。长期高温作业，会引起女性卵巢功能降低，雌激素活性下降，表现为月经周期延长。而低温作业，尤其是月经期会使子宫瘀血、经血减少、痛经、闭经或月经淋漓不断。大量的研究表明，温度过高对睾丸的精子生成具有明显的不良影响。

2. 噪声

长期接触一定强度的噪声对人体健康的影响是全身性的。接触噪声的女工多有月经紊乱现象，具体表现为月经周期异常、经期延长、出血量增多及痛经等。妊娠期接触噪声，出现妊娠剧吐、妊娠期高血压疾病的发病率增高。噪声对胎儿的发育也有不良影响，Lalande等曾报道，噪声可影响胎儿的听觉发育，发现妊娠期接触85 dB以上的噪声，其子代听力损失的发生率明显增高。噪声还会使子女的智力发育受到一定影响。

3. 电离辐射

生殖细胞对电离辐射的敏感性较高，可发生基因突变和染色体畸变，表现为不孕、流产、死产和先天畸形，以及某些遗传学疾病。着床前期辐射的主要效应是致死效应，能引起细胞死亡而被吸收，或造成流产；器官形成期，辐射的主要效应是发生畸形；胎儿期抗辐射的能力增强，辐射的效应是发育障碍，包括神经系统和生殖系统发育障碍等。许多放射性物质可通过乳汁分泌。宫内照射致儿童期癌症的潜在危险目前尚无定论。

4. 微波

通常把波长在 1 mm～1 m 的电磁波称为微波，以功率密度（mW/cm²）衡量其辐射作用的强弱。微波对机体的影响很广泛，可对生殖系统产生不良作用。职业性接触微波照射时，部分男工有性功能减退。睾丸局部接受微波照射后，可出现精子数量明显减少，并表现为暂时性的不育。一般在脱离照射后3个月，多数人都可恢复。

5. 视屏作业

视屏作业（VDT）是指电子计算机视屏显示终端操作人员的工作，简称VDT作业。视屏作业的职业危害，特别是对生殖功能的影响曾一度在国际上引起恐慌。随着工作的深入，机器防护设备的改进和防护知识的普及，人们已有初步了解。对3000台以上的视屏进行测定，其X射线最大剂量低于卫生标准。VDT作业对生殖系统的影响迄今尚无明确结论，但不能认为其对孕妇及其子代毫无作用，尽管VDT作业所产生的电离辐射、射频辐射等强度均在卫生标准以下，甚至无法用辐射仪器测出，但是否有联合作用，有待进一步研究。如何进行 VDT 作业妇女孕期保健，应慎重对待，建议孕妇尽量减少 VDT 作业的时间，每周不超过 20 小时，每天不超过 4 小时。

(三)繁重劳动及不良体位

在从事搬运重物等负重作业时，腹压增高会影响女性的生殖功能，引起盆腔瘀血、月经失调，主要表现为月经过多。此外，还会使盆底肌肉韧带松弛，子宫颈下降，子宫体部向上后方倾斜、后屈，造成子宫变位，甚至子宫脱垂。如有分娩损伤或体质较弱等因素，则更易引发子宫脱垂。孕妇从事负重作业易导致流产和早产、胎儿宫内发育迟缓等。对未成年妇女来说，可使髋骨受到极大负担，影响骨盆的正常发育，如骨盆狭窄或扁平骨盆。

长期立位作业会影响下肢静脉回流，导致盆腔内脏器充血，同时腹压增高，导致月经不调，以至痛经，甚至子宫后倾。如果劳动组织不合理，还会引发流产或早产。长期座位作业，会导致盆底组织松弛无力，易引起便秘和痛经。同时，长期座位作业由于下肢静脉回流受阻，可致盆腔充血，也会引起月经异常，如果发生感染，会加剧盆腔内生殖器官的炎症。

(四)职业紧张

女性的家庭责任和工作责任同时存在，参加职业活动的妇女与男性相比，处于多重任务的紧张状态下。妇女参加职业活动虽然能增强自尊感和应对能力，但同时也增加了职业紧张，如工作压力大，冲突明显等。日本劳动部曾报告有 52% 的妇女正经历着职业紧张状态。适度的紧张是个体必需且有益的，但长期过度紧张不仅会影响作业能力，还会使健康受损，导致机体出现心理、生理和行为异常。紧张能够导致月经稀少、闭经、痛经，早产、胎儿低出生体重、流产。研究发现，职业紧张是女性卵巢早衰的危险因素之一；职业紧张是胚胎停育、稽留流产的危险因素；丈夫职业紧张，其妻子发生胚胎停育的危险性显著增加；职业紧张可使男性血清 T 降低，FSH 升高。

第五节　环境因素致生殖损伤的预防

出生缺陷是影响出生人口素质的重要问题之一。我国在出生缺陷预防和干预方面已做了不少工作。主要体现在：

1.开展了婚前检查和优生及遗传咨询；

2.实施了孕产妇系统管理，进行围生期保健；

3.开展了病残儿鉴定；

4.引进和推广了一些适宜的干预技术，开展出生缺陷的产前筛查和新生儿筛查等；

5.加强了优生优育的健康教育，提高了人民群众的优生保健知识和意识；

6.其他的公共卫生活动，如加强卫生监督、控制职业危害、治理环境污染、性病控制管理等，对预防出生缺陷的发生均起到了一定的作用。

一、环境有害因素致生殖损伤的预防策略

(一)加强环境有害因素致生殖损伤的科学研究

1. 研究环境因素在先天缺陷发生上的病因学作用

先天缺陷的病因，多数尚不清楚。根据近代医学的观点，先天缺陷的发生与其他疾病一样，往往并非出于单一病因。单纯遗传因素起决定性作用者约占25%；单独环境因素起决定性作用者约占10%；大多数出生缺陷是遗传和环境两种因素相互作用的结果，约占65%。由此可以清楚地看出，环境因素在先天缺陷发生上的重要作用。例如，苯丙酮尿症是一种常染色体隐性遗传病，但其能否发病，却与是否摄入含苯丙氨酸的饮食有关。胎儿出生后采用低苯丙氨酸饮食，可控制其致病基因使患儿不发病，这是利用环境条件，使不良基因型的表现型得到改善的例子。又如，己烯雌酚（DES）是目前已证实的人类经胎盘致癌的物质，也是第一个被证明的经胎盘致癌物。自1938年合成此药后，作为安胎剂在孕妇中广泛应用。20世纪60年代末有人注意到，患有阴道细胞腺癌的青年妇女，其母亲多有孕期用过DES的历史。用放射性核素标记DES动物实验证明其可通过胎盘，并能于胎仔生殖道中蓄积达相当的数量；小鼠于孕第9～16天时皮下注射DES，其仔鼠出现生殖道病变；雄性仔鼠可出现附睾囊肿、睾丸硬结、小阴茎畸形及发生不育等。上述实验表明了DES在经胎盘致癌的病因学上所起的重要作用。

2. 发现环境中致生殖损伤的物质

随着现代科技和工业的高速发展，环境污染的加剧、生态环境的恶化、药物的毒副作用等都是世界范围的严重问题。目前的研究已肯定，有些环境因素如电离辐射、宫内感染、甲基汞、铅和某些药物等都具有发育毒性作用。但对众多环境有害因素的发育毒性还处于未知阶段。据估计，约20%的人类畸形是由于已知遗传性疾病所致，另有3%～5%是由于染色体畸变所致。已知环境因素可致畸的有：辐射（<0.1%），感染（2%～3%），母体代谢异常（1%～2%），药物和环境化学物（4%～6%），环境因素与基因相互作用的结果或不明原因者占65%～70%。而唯有能够识别影响发育的环境有害因子，才能设法加以控制。对于一些新合成的化合物，由于缺乏其对人类危害的资料，动物实验是获得有关其对胚胎和胎仔发育毒性资料的重要途径。例如，多氯联苯（PCBs）对胎儿发育的影响，于1968年在日本，由于食用了被PCBs污染的米糠油而引起一次大规模的食物中毒。中毒的孕妇所娩出的新生儿，皮肤黏膜发暗，有色素沉着，有严重痤疮，出生时体重低于正常婴儿。后经动物实验，对恒河猴孕期于饲料中投以PCBs 5.0 mg/kg，发现其子猴在出生后2个月出现PCBs中毒症状，新生子猴体重较轻，生长迟缓。证明了PCBs是致发育毒性物质。美国有人用五大湖流域中PCBs含量很高的鲤鱼配制饲料喂养水貂进行多代繁殖实验，发现0.25 mg/kg、0.5 mg/kg和1.0 mg/kg的PCBs，可使母体体重降低，发情期延迟，分娩率减少；胎仔死亡率增加，重量减轻，存活数减少。

3. 研究生殖损伤的作用机制

通过发育毒理学实验研究，可认识外源性化学物质（含药物）对胎（婴）儿损伤的作用机制。外源化学物诱发畸形的机制是非常复杂的。尽管人类对外源化学物致畸作用的研究和认识已有30多年的历史，但其确切机制仍未完全阐明。根据目前人们的认识水平，

外源化学物的致畸作用机制大致包括以下几个方面：

(1) 基因突变和染色体畸变；

(2) 生物合成的原料和能量不足；

(3) 细胞毒作用；

(4) 酶的抑制；

(5) 对生物膜结构的损伤；

(6) 非特异性发育毒性作用；

(7) 干扰母体和胎盘的正常功能。

在环境化学物致畸作用及其机制研究中曾发生过惨痛的教训，使人们对致畸物质的认识逐渐加深。例如，反应停是一种温和的镇静催眠剂，毒性低，对早孕反应具有良好的疗效。在大鼠和小鼠的实验中，未见有致畸作用，但在人类能导致明显的致畸后果，出现短肢畸形。现已证明，反应停本身并无致畸毒性，当在人体内转化为环氧化代谢产物后，就可产生致畸作用，而此转化过程，只在对反应停致畸作用敏感的种群发生。通过发育毒性作用机制研究可加深对环境致发育毒性因子的认识。

4. 研究优生保健对策

通过动物实验对发育毒物的发现和毒性作用机制的研究，是制定优生保健对策的基础，应利用发育毒性研究成果，从提高人口素质的角度，对现有的卫生标准进行重新审定，为制定有关优生的母婴保健对策提供科学依据。例如，禁止致畸物质的使用及投放市场、创造良好的环境条件以及合理的营养等都是开展优生保健的重要措施。

5. 发育毒性物质危险度评价

为了确认和控制环境因素对子代发育的毒害作用，对环境中某些化学物质的发育毒性进行危险度评价是十分必要的。这对于防止环境污染、加强对发育毒性物质的管理，以保证优生优育、提高人类健康素质具有十分重要的意义。

(二) 建立与完善出生缺陷监测系统

在妇幼系统医院监测和家庭分娩围生儿监测两种方式的基础上，充分发挥卫计监测系统的网络优势，实施出生缺陷的群体监测，掌握出生缺陷发生动态，为及时调整整体干预方案提供有力支持。

(三) 加强三级预防

提高出生人口素质的关键是以预防为主。因此，世界卫生组织提出预防出生缺陷的"三级"策略，即严格把好孕前、孕期和新生儿保健关，应用孕前高危人群筛查、产前筛查、诊断，遗传病诊断及新生儿疾病筛查技术，尽早发现出生缺陷和遗传性疾病，并及时进行妥善处理。

1. 健康教育、自我保健、特异预防属于一级预防，是针对出生缺陷的发生原因进行预防，其主要目的是控制和消除病因，以预防出生缺陷的发生。一是为进行健康教育和针对各种引起出生缺陷发生的病因或危险因素采取控制手段，包括婚前检查、遗传咨询、选择最佳的生育年龄、孕早期保健以及特异预防。二是采取干预技术，如孕前和孕早期补充叶酸，预防神经管畸形的发生等；孕前和孕早期通过筛查梅毒以及配套的治疗方案以预防先天梅毒儿的发生等。

（1）健康教育：开展以健康的饮食、健康的行为、健康的环境、健康的妇女、健康的婴儿为主题的优生教育活动。目前健康教育已成为各国实现人人享有卫生保健这个战略目标的一个重要支柱。

（2）自我保健：指个人在疾病发生前就进行干预以促进健康，增强机体的生理、心理素质和社会适应能力。如孕妇通过合理营养、预防感染、谨慎用药、戒烟戒酒、避免接触放射线和有毒有害物质、避免接触高温环境等来预防出生缺陷的发生。

（3）特异预防：指对明确病因（危险因素）或具备特异预防手段的疾病所采取的措施，在预防和消除病因上起主要作用。预防的方法可分为行为预防、营养预防、疫苗预防、药物预防、手术预防等。

2.产前筛查属于二级预防，指早发现、早诊断和早采取措施。其主要目的为预防出生缺陷儿的出生。在孕早期（9～13周）和孕中期（14～20周）通过各种血清学检查、物理诊断或染色体分析等技术，对高危孕妇实施产前筛查，及时发现出生缺陷。

二、职业有害因素致生殖损伤的预防策略

职业因素有关生殖健康的关键问题在于预防职业有害因素对胚胎发生及胎儿发育的不良影响，其影响取决于有害职业因素的质和量。职业有害因素对生殖健康影响的预防也要遵循三级预防原则：一级预防就是要控制职业有害因素，使其强度或浓度降低到对人体无害的水平；二级预防就是要加强健康监护，对职业接触男性或女性的异常现象要做到早期发现、早期诊断、早期治疗，以便获得较好的补救效果；三级预防就是要对已经发生的异常现象进行适当的处理，尽量将损害减少到最低限度。同时加强作业环境监测，做好就业前体检和定期健康检查，切实搞好职业健康保健，提高接触职工的自我保护意识。根据职业特点加强职业妇女的围生保健和职业男性的生殖健康保护。随着科学技术的发展和水平的提高，还应大量开展研究工作，努力发现哪些职业有害因素具有生殖毒性或对胚胎和胎儿发育有不良影响，以便有的放矢地采取有效措施。职业有害因素对生殖健康影响的预防应从以下几方面着手：

（一）改善劳动条件

改善劳动条件，使职业环境中有害因素的浓度（或强度）降低到国家规定的卫生标准以下，这是最根本的劳动保护对策，属一级预防，也是职业优生的对策之一。在制订或修订有害职业因素的卫生标准时，必须对其生殖发育毒性进行评价，卫生标准须能保证人类的生殖健康及胎（婴）儿的正常发育成长。

（二）加强职业妇女的保健

除常规的婚育保健，孕期及产前、产后保健外，应着重加强职业妇女经期、孕期保健。

1.经期保健

女职工在经期禁忌从事的劳动范围：

（1）冷水作业分级标准中规定的第二级、第三级、第四级冷水作业；

（2）低温作业分级标准中规定的第二级、第三级、第四级低温作业；

（3）体力劳动强度分级标准中规定的第三级、第四级体力劳动强度作业；

（4）高处作业分级标准中规定的第三级、第四级高处作业。

2. 孕期及哺乳期保健

（1）严格遵守《女职工劳动保护特别规定》（2012年）第六条的规定：女职工在孕期不能适应原劳动的，用人单位应当根据医疗机构的证明，予以减轻劳动量或者安排其他能够适应的劳动。对怀孕7个月以上的女职工，用人单位不得延长劳动时间或者安排夜班劳动，并应当在劳动时间内安排一定的休息时间。怀孕女职工在劳动时间内进行产前检查，所需时间计入劳动时间。

（2）女职工在孕期禁忌从事的劳动范围：

①作业场所空气中铅及其化合物、汞及其化合物、苯、镉、铍、砷、氰化物、氮氧化物、一氧化碳、二硫化碳、氯、己内酰胺、氯丁二烯、氯乙烯、环氧乙烷、苯胺、甲醛等有毒物质浓度超过国家职业卫生标准的作业；

②从事抗癌药物、己烯雌酚生产，接触麻醉剂气体等的作业；

③非密封源放射性物质的操作，核事故与放射事故的应急处置；

④高处作业分级标准中规定的高处作业；

⑤冷水作业分级标准中规定的冷水作业；

⑥低温作业分级标准中规定的低温作业；

⑦高温作业分级标准中规定的第三级、第四级的作业；

⑧噪声作业分级标准中规定的第三级、第四级的作业；

⑨体力劳动强度分级标准中规定的第三级、第四级体力劳动强度的作业；

⑩在密闭空间、高压室作业或者潜水作业，伴有强烈振动的作业，或者需要频繁弯腰、攀高、下蹲的作业。

（3）女职工在哺乳期禁忌从事的劳动范围：

①孕期禁忌从事的劳动范围的第一项、第三项、第九项；

②作业场所空气中锰、氟、溴、甲醇、有机磷化合物、有机氯化合物等有毒物质浓度超过国家职业卫生标准的作业。

3. 开展妇科病的防治工作

防治危害妇女健康最常见的疾病，如子宫颈糜烂、子宫脱垂、阴道滴虫、癌症等。对患有妇科疾病的女工，应根据情况适当调整其工作，如子宫位置不正或慢性附件炎症患者应脱离重体力劳动。

4. 宣传和普及妇女劳动卫生知识

应大力开展职业妇女健康教育，向各级领导、工会、安监、妇联和女职工本人普及妇女劳动卫生知识，宣传贯彻妇女劳动保护政策，采取切实预防措施，并形成制度，才能保证妇女劳动卫生工作的顺利开展。

5. 妇女个人的劳动卫生防护措施

职业性有害因素对健康的效应往往是工作环境、个人生活习惯等因素综合作用的结果，除了法律规定的妇女劳动保护对策外，职业女性在生产和生活过程中也可以通过一些个人行为预防职业性有害因素对健康的危害，例如戒烟、戒酒等。

6. 开展妇女劳动保护的科学研究

（1）研究妇女在双重负担中的能量消耗、全身振动对妇女健康的影响、妇女对高温的易患性、体位和静力负荷对下肢血管的影响，特别是对多次分娩妇女的影响，以及人类工效学等。

（2）研究社会心理因素对劳动妇女的影响。

（3）研究化学因素对生殖功能的危害的性别差异。

（4）研究化学因素的联合作用等。

（三）加强职业男工的保健

随着我国工业化的快速发展，男性生殖健康备受影响。由于精子细胞形成的复杂机制及精子的特殊结构，导致精子DNA对环境影响有很高的易感性。精子DNA损伤与生殖健康密切相关，包括受精、植入、胚胎质量和自然流产等。因此，待生育男性应在日常生活中注意自我保护，避免接触有毒有害物质，同时应控制个人行为，进行孕前优生检查。

参考文献

［1］李芝兰，张敬旭.生殖与发育毒理学［M］.北京:北京大学医学出版社，2012.

［2］庄志雄.靶器官毒理学［M］.北京:化学工业出版社，2006.

［3］王心如.毒理学基础［M］.5版.北京:人民卫生出版社，2008.

［4］杨克敌.环境优生学［M］.北京:人民卫生出版社，2007.

［5］周树森，符绍莲，赵树芬.妇女环境和职业保健［M］.北京:中国协和医科大学出版社，2008.

［6］金泰廙.职业卫生与职业医学［M］.5版.北京:人民卫生出版社，2005.

［7］邱琇，王临虹.压力与职业女性健康［J］.中国生育健康杂志，2006，17（4）:250-253.

［8］闫娅妮.卵巢早衰危险因素的病例对照研究［D］.唐山:华北煤炭医学院，2010.

［9］张雪艳，顾依群，王金玲，等.北京市某区胚胎停育环境危险因素初步研究［J］.环境与职业医学，2008，25（4）:346-349.

［10］顾依群，张雪艳，刘晓红，等.胚胎停育患者配偶接触的危险因素分析［J］.中国职业医学，2008，35（3）:217-218.

［11］Zhang X，Li J，Gu Y，et al. A pilot study on environmental and behavioral factors related to missed abortion ［J］. Environ Health Prev Med，2011，16（4）:273-278.

［12］杨华.职业紧张对男性列车乘警生殖激素水平的影响［D］.福州:福建医科大学，2010.

［13］Lewis S E，Agbaje I M. Using the alkaline comet assay in prognostic tests for male infertility and assisted reproductive technology outcomes ［J］. Mutagenesis，2008，23（3）:163-170.

附　录

中华人民共和国婚姻法

第一章　总则

第一条　本法是婚姻家庭关系的基本准则。

第二条　实行婚姻自由、一夫一妻、男女平等的婚姻制度。

保护妇女、儿童和老人的合法权益。

实行计划生育。

第三条　禁止包办、买卖婚姻和其他干涉婚姻自由的行为。禁止借婚姻索取财物。

禁止重婚。禁止有配偶者与他人同居。禁止家庭暴力。禁止家庭成员间的虐待和遗弃。

第四条　夫妻应当互相忠实，互相尊重；家庭成员间应当敬老爱幼，互相帮助，维护平等、和睦、文明的婚姻家庭关系。

第二章　结婚

第五条　结婚必须男女双方完全自愿，不许任何一方对他方加以强迫或任何第三者加以干涉。

第六条　结婚年龄，男不得早于二十二周岁，女不得早于二十周岁。晚婚晚育应予鼓励。

第七条　有下列情形之一的，禁止结婚：

（一）直系血亲和三代以内的旁系血亲；

（二）患有医学上认为不应当结婚的疾病。

第八条　要求结婚的男女双方必须亲自到婚姻登记机关进行结婚登记。符合本法规定的，予以登记，发给结婚证。取得结婚证，即确立夫妻关系。未办理结婚登记的，应当补办登记。

第九条　登记结婚后，根据男女双方约定，女方可以成为男方家庭的成员，男方可以成为女方家庭的成员。

第十条　有下列情形之一的，婚姻无效：

（一）重婚的；

（二）有禁止结婚的亲属关系的；

（三）婚前患有医学上认为不应当结婚的疾病，婚后尚未治愈的；

（四）未到法定婚龄的。

第十一条　因胁迫结婚的，受胁迫的一方可以向婚姻登记机关或人民法院请求撤销该婚姻。受胁迫的一方撤销婚姻的请求，应当自结婚登记之日起一年内提出。被非法限制人身自由的当事人请求撤销婚姻的，应当自恢复人身自由之日起一年内提出。

第十二条　无效或被撤销的婚姻，自始无效。当事人不具有夫妻的权利和义务。同居期间所得的财产，由当事人协议处理；协议不成时，由人民法院根据照顾无过错方的原则判决。对重婚导致的婚姻无效的财产处理，不得侵害合法婚姻当事人的财产权益。当事人所生的子女，适用本法有关父母子女的规定。

第三章　家庭关系

第十三条　夫妻在家庭中地位平等。

第十四条　夫妻双方都有各用自己姓名的权利。

第十五条　夫妻双方都有参加生产、工作、学习和社会活动的自由，一方不得对他方加以限制或干涉。

第十六条　夫妻双方都有实行计划生育的义务。

第十七条　夫妻在婚姻关系存续期间所得的下列财产，归夫妻共同所有：

（一）工资、奖金；

（二）生产、经营的收益；

（三）知识产权的收益；

（四）继承或赠予所得的财产，但本法第十八条第三项规定的除外；

（五）其他应当归共同所有的财产。

夫妻对共同所有的财产，有平等的处理权。

第十八条　有下列情形之一的，为夫妻一方的财产：

（一）一方的婚前财产；

（二）一方因身体受到伤害获得的医疗费、残疾人生活补助费等费用；

（三）遗嘱或赠予合同中确定只归夫或妻一方的财产；

（四）一方专用的生活用品；

（五）其他应当归一方的财产。

第十九条　夫妻可以约定婚姻关系存续期间所得的财产以及婚前财产归各自所有、共同所有或部分各自所有、部分共同所有。约定应当采用书面形式。没有约定或约定不明确的，适用本法第十七条、第十八条的规定。

夫妻对婚姻关系存续期间所得的财产以及婚前财产的约定，对双方具有约束力。

夫妻对婚姻关系存续期间所得的财产约定归各自所有的，夫或妻一方对外所负的债务，第三人知道该约定的，以夫或妻一方所有的财产清偿。

第二十条　夫妻有互相扶养的义务。

一方不履行扶养义务时，需要扶养的一方，有要求对方付给扶养费的权利。

第二十一条　父母对子女有抚养教育的义务；子女对父母有赡养扶助的义务。

　　父母不履行抚养义务时，未成年的或不能独立生活的子女，有要求父母付给抚养费的权利。

　　子女不履行赡养义务时，无劳动能力的或生活困难的父母，有要求子女付给赡养费的权利。

　　禁止溺婴、弃婴和其他残害婴儿的行为。

　　第二十二条　子女可以随父姓，可以随母姓。

　　第二十三条　父母有保护和教育未成年子女的权利和义务。在未成年子女对国家、集体或他人造成损害时，父母有承担民事责任的义务。

　　第二十四条　夫妻有相互继承遗产的权利。

　　父母和子女有相互继承遗产的权利。

　　第二十五条　非婚生子女享有与婚生子女同等的权利，任何人不得加以危害和歧视。

　　不直接抚养非婚生子女的生父或生母，应当负担子女的生活费和教育费，直至子女能独立生活为止。

　　第二十六条　国家保护合法的收养关系。养父母和养子女间的权利和义务，适用本法对父母子女关系的有关规定。

　　养子女和生父母间的权利和义务，因收养关系的成立而消除。

　　第二十七条　继父母与继子女间，不得虐待或歧视。

　　继父或继母和受其抚养教育的继子女间的权利和义务，适用本法对父母子女关系的有关规定。

　　第二十八条　有负担能力的祖父母、外祖父母，对于父母已经死亡或父母无力抚养的未成年的孙子女、外孙子女，有抚养的义务。有负担能力的孙子女、外孙子女，对于子女已经死亡或子女无力赡养的祖父母、外祖父母，有赡养的义务。

　　第二十九条　有负担能力的兄、姐，对于父母已经死亡或父母无力抚养的未成年的弟、妹，有扶养的义务。由兄、姐抚养长大的有负担能力的弟、妹，对于缺乏劳动能力又缺乏生活来源的兄、姐，有扶养的义务。

　　第三十条　子女应当尊重父母的婚姻权利，不得干涉父母再婚以及婚后的生活。子女对父母的赡养义务，不因父母的婚姻关系变化而终止。

第四章　离婚

　　第三十一条　男女双方自愿离婚的，准予离婚。双方必须到婚姻登记机关申请离婚。婚姻登记机关查明双方确实是自愿并对子女和财产问题已有适当处理时，发给离婚证。

　　第三十二条　男女一方要求离婚的，可由有关部门进行调解或直接向人民法院提出离婚诉讼。

　　人民法院审理离婚案件，应当进行调解；如感情确已破裂，调解无效，应准予离婚。

　　有下列情形之一，调解无效的，应准予离婚：

　　（一）重婚或有配偶者与他人同居的；

　　（二）实施家庭暴力或虐待、遗弃家庭成员的；

　　（三）有赌博、吸毒等恶习屡教不改的；

（四）因感情不和分居满二年的；

（五）其他导致夫妻感情破裂的情形。

一方被宣告失踪，另一方提出离婚诉讼的，应准予离婚。

第三十三条　现役军人的配偶要求离婚，须得军人同意，但军人一方有重大过错的除外。

第三十四条　女方在怀孕期间、分娩后一年内或中止妊娠后六个月内，男方不得提出离婚。女方提出离婚的，或人民法院认为确有必要受理男方离婚请求的，不在此限。

第三十五条　离婚后，男女双方自愿恢复夫妻关系的，必须到婚姻登记机关进行复婚登记。

第三十六条　父母与子女间的关系，不因父母离婚而消除。离婚后，子女无论由父或母直接抚养，仍是父母双方的子女。

离婚后，父母对于子女仍有抚养和教育的权利和义务。

离婚后，哺乳期内的子女，以随哺乳的母亲抚养为原则。哺乳期后的子女，如双方因抚养问题发生争执不能达成协议时，由人民法院根据子女的权益和双方的具体情况判决。

第三十七条　离婚后，一方抚养的子女，另一方应负担必要的生活费和教育费的一部分或全部，负担费用的多少和期限的长短，由双方协议；协议不成时，由人民法院判决。

关于子女生活费和教育费的协议或判决，不妨碍子女在必要时向父母任何一方提出超过协议或判决原定数额的合理要求。

第三十八条　离婚后，不直接抚养子女的父或母，有探望子女的权利，另一方有协助的义务。

行使探望权利的方式、时间由当事人协议；协议不成时，由人民法院判决。

父或母探望子女，不利于子女身心健康的，由人民法院依法中止探望的权利；中止的事由消失后，应当恢复探望的权利。

第三十九条　离婚时，夫妻的共同财产由双方协议处理；协议不成时，由人民法院根据财产的具体情况，照顾子女和女方权益的原则判决。

夫或妻在家庭土地承包经营中享有的权益等，应当依法予以保护。

第四十条　夫妻书面约定婚姻关系存续期间所得的财产归各自所有，一方因抚育子女、照料老人、协助另一方工作等付出较多义务的，离婚时有权向另一方请求补偿，另一方应当予以补偿。

第四十一条　离婚时，原为夫妻共同生活所负的债务，应当共同偿还。共同财产不足清偿的，或财产归各自所有的，由双方协议清偿；协议不成时，由人民法院判决。

第四十二条　离婚时，如一方生活困难，另一方应从其住房等个人财产中给予适当帮助。具体办法由双方协议；协议不成时，由人民法院判决。

第五章　救助措施与法律责任

第四十三条　实施家庭暴力或虐待家庭成员，受害人有权提出请求，居民委员会、村民委员会以及所在单位应当予以劝阻、调解。

对正在实施的家庭暴力，受害人有权提出请求，居民委员会、村民委员会应当予以劝阻；公安机关应当予以制止。

实施家庭暴力或虐待家庭成员，受害人提出请求的，公安机关应当依照治安管理处罚的法律规定予以行政处罚。

第四十四条 对遗弃家庭成员，受害人有权提出请求，居民委员会、村民委员会以及所在单位应当予以劝阻、调解。

对遗弃家庭成员，受害人提出请求的，人民法院应当依法做出支付扶养费、抚养费、赡养费的判决。

第四十五条 对重婚的，对实施家庭暴力或虐待、遗弃家庭成员构成犯罪的，依法追究刑事责任。受害人可以依照刑事诉讼法的有关规定，向人民法院自诉；公安机关应当依法侦查，人民检察院应当依法提起公诉。

第四十六条 有下列情形之一，导致离婚的，无过错方有权请求损害赔偿：

（一）重婚的；

（二）有配偶者与他人同居的；

（三）实施家庭暴力的；

（四）虐待、遗弃家庭成员的。

第四十七条 离婚时，一方隐藏、转移、变卖、毁损夫妻共同财产，或伪造债务企图侵占另一方财产的，分割夫妻共同财产时，对隐藏、转移、变卖、毁损夫妻共同财产或伪造债务的一方，可以少分或不分。离婚后，另一方发现有上述行为的，可以向人民法院提起诉讼，请求再次分割夫妻共同财产。

人民法院对前款规定的妨害民事诉讼的行为，依照民事诉讼法的规定予以制裁。

第四十八条 对拒不执行有关扶养费、抚养费、赡养费、财产分割、遗产继承、探望子女等判决或裁定的，由人民法院依法强制执行。有关个人和单位应负协助执行的责任。

第四十九条 其他法律对有关婚姻家庭的违法行为和法律责任另有规定的，依照其规定。

第六章　附则

第五十条 民族自治地方的人民代表大会有权结合当地民族婚姻家庭的具体情况，制定变通规定。自治州、自治县制定的变通规定，报省、自治区、直辖市人民代表大会常务委员会批准后生效。自治区制定的变通规定，报全国人民代表大会常务委员会批准后生效。

第五十一条 本法自1981年1月1日起施行。

1950年5月1日颁行的《中华人民共和国婚姻法》，自本法施行之日起废止。

中华人民共和国人口与计划生育法

第一章　总则

第一条　为了实现人口与经济、社会、资源、环境的协调发展，推行计划生育，维护公民的合法权益，促进家庭幸福、民族繁荣与社会进步，根据宪法，制定本法。

第二条　我国是人口众多的国家，实行计划生育是国家的基本国策。

国家采取综合措施，控制人口数量，提高人口素质。

国家依靠宣传教育、科学技术进步、综合服务、建立健全奖励和社会保障制度，开展人口与计划生育工作。

第三条　开展人口与计划生育工作，应当与增加妇女受教育和就业机会、增进妇女健康、提高妇女地位相结合。

第四条　各级人民政府及其工作人员在推行计划生育工作中应当严格依法行政，文明执法，不得侵犯公民的合法权益。

计划生育行政部门及其工作人员依法执行公务受法律保护。

第五条　国务院领导全国的人口与计划生育工作。

地方各级人民政府领导本行政区域内的人口与计划生育工作。

第六条　国务院计划生育行政部门负责全国计划生育工作和与计划生育有关的人口工作。

县级以上地方各级人民政府计划生育行政部门负责本行政区域内的计划生育工作和与计划生育有关的人口工作。

县级以上各级人民政府其他有关部门在各自的职责范围内，负责有关的人口与计划生育工作。

第七条　工会、共产主义青年团、妇女联合会及计划生育协会等社会团体、企业事业组织和公民应当协助人民政府开展人口与计划生育工作。

第八条　国家对在人口与计划生育工作中做出显著成绩的组织和个人，给予奖励。

第二章　人口发展规划的制定与实施

第九条　国务院编制人口发展规划，并将其纳入国民经济和社会发展计划。县级以上地方各级人民政府根据全国人口发展规划以及上一级人民政府人口发展规划，结合当地实际情况编制本行政区域的人口发展规划，并将其纳入国民经济和社会发展计划。

第十条　县级以上各级人民政府根据人口发展规划，制定人口与计划生育实施方案并组织实施。

县级以上各级人民政府计划生育行政部门负责实施人口与计划生育实施方案的日常工作。

乡、民族乡、镇的人民政府和城市街道办事处负责本管辖区域内的人口与计划生育工作，贯彻落实人口与计划生育实施方案。

第十一条　人口与计划生育实施方案应当规定控制人口数量、加强母婴保健、提高人口素质的措施。

第十二条　村民委员会、居民委员会应当依法做好计划生育工作。

机关、部队、社会团体、企业事业组织应当做好本单位的计划生育工作。

第十三条　计划生育、教育、科技、文化、卫生、民政、新闻出版、广播电视等部门应当组织开展人口与计划生育宣传教育。

大众传媒负有开展人口与计划生育的社会公益性宣传的义务。

学校应当在学生中，以符合受教育者特征的适当方式，有计划地开展生理卫生教育、青春期教育或者性健康教育。

第十四条　流动人口的计划生育工作由其户籍所在地和现居住地的人民政府共同负责管理，以现居住地为主。

第十五条　国家根据国民经济和社会发展状况逐步提高人口与计划生育经费投入的总体水平。各级人民政府应当保障人口与计划生育工作必要的经费。

各级人民政府应当对贫困地区、少数民族地区开展人口与计划生育工作给予重点扶持。

国家鼓励社会团体、企业事业组织和个人为人口与计划生育工作提供捐助。

任何单位和个人不得截留、克扣、挪用人口与计划生育工作费用。

第十六条　国家鼓励开展人口与计划生育领域的科学研究和对外交流与合作。

第三章　生育调节

第十七条　公民有生育的权利，也有依法实行计划生育的义务，夫妻双方在实行计划生育中负有共同的责任。

第十八条　国家稳定现行生育政策，鼓励公民晚婚晚育，提倡一对夫妻生育一个子女；符合法律、法规规定条件的，可以要求安排生育第二个子女。具体办法由省、自治区、直辖市人民代表大会或者其常务委员会规定。

少数民族也要实行计划生育，具体办法由省、自治区、直辖市人民代表大会或者其常务委员会规定。

第十九条　实行计划生育，以避孕为主。

国家创造条件，保障公民知情选择安全、有效、适宜的避孕节育措施。实施避孕节育手术，应当保证受术者的安全。

第二十条　育龄夫妻应当自觉落实计划生育避孕节育措施，接受计划生育技术服务指导。

预防和减少非意愿妊娠。

第二十一条　实行计划生育的育龄夫妻免费享受国家规定的基本项目的计划生育技术服务。

前款规定所需经费，按照国家有关规定列入财政预算或者由社会保险予以保障。

第二十二条　禁止歧视、虐待生育女婴的妇女和不育的妇女。禁止歧视、虐待、遗弃女婴。

第四章　奖励与社会保障

第二十三条　国家对实行计划生育的夫妻，按照规定给予奖励。

第二十四条　国家建立、健全基本养老保险、基本医疗保险、生育保险和社会福利等社会保障制度，促进计划生育。

国家鼓励保险公司举办有利于计划生育的保险项目。

有条件的地方可以根据政府引导、农民自愿的原则，在农村实行多种形式的养老保障办法。

第二十五条　公民晚婚晚育，可以获得延长婚假、生育假的奖励或者其他福利待遇。

第二十六条　妇女怀孕、生育和哺乳期间，按照国家有关规定享受特殊劳动保护并可以获得帮助和补偿。

公民实行计划生育手术，享受国家规定的休假；地方人民政府可以给予奖励。

第二十七条　自愿终身只生育一个子女的夫妻，国家发给《独生子女父母光荣证》。

获得《独生子女父母光荣证》的夫妻，按照国家和省、自治区、直辖市有关规定享受独生子女父母奖励。

法律、法规或者规章规定给予终身只生育一个子女的夫妻奖励的措施中由其所在单位落实的，有关单位应当执行。

独生子女发生意外伤残、死亡，其父母不再生育和收养子女的，地方人民政府应当给予必要的帮助。

第二十八条　地方各级人民政府对农村实行计划生育的家庭发展经济，给予资金、技术、培训等方面的支持、优惠；对实行计划生育的贫困家庭，在扶贫贷款、以工代赈、扶贫项目和社会救济等方面给予优先照顾。

第二十九条　本章规定的奖励措施，省、自治区、直辖市和较大的市的人民代表大会及其常务委员会或者人民政府可以依据本法和有关法律、行政法规的规定，结合当地实际情况，制定具体实施办法。

第五章　计划生育技术服务

第三十条　国家建立婚前保健、孕产期保健制度，防止或者减少出生缺陷，提高出生婴儿健康水平。

第三十一条　各级人民政府应当采取措施，保障公民享有计划生育技术服务，提高公民的生殖健康水平。

第三十二条　地方各级人民政府应当合理配置、综合利用卫生资源，建立、健全由计划生育技术服务机构和从事计划生育技术服务的医疗、保健机构组成的计划生育技术服务网络，改善技术服务设施和条件，提高技术服务水平。

第三十三条　计划生育技术服务机构和从事计划生育技术服务的医疗、保健机构应当在各自的职责范围内，针对育龄人群开展人口与计划生育基础知识宣传教育，对已婚育龄妇女开展孕情检查、随访服务工作，承担计划生育、生殖保健的咨询、指导和技术服务。

第三十四条　计划生育技术服务人员应当指导实行计划生育的公民选择安全、有效、适宜的避孕措施。

对已生育子女的夫妻，提倡选择长效避孕措施。

国家鼓励计划生育新技术、新药具的研究、应用和推广。

第三十五条 严禁利用超声技术和其他技术手段进行非医学需要的胎儿性别鉴定；严禁非医学需要的选择性别的人工终止妊娠。

第六章　法律责任

第三十六条 违反本法规定，有下列行为之一的，由计划生育行政部门或者卫生行政部门依据职权责令改正，给予警告，没收违法所得；违法所得一万元以上的，处违法所得二倍以上六倍以下的罚款；没有违法所得或者违法所得不足一万元的，处一万元以上三万元以下的罚款；情节严重的，由原发证机关吊销执业证书；构成犯罪的，依法追究刑事责任：

（一）非法为他人施行计划生育手术的；

（二）利用超声技术和其他技术手段为他人进行非医学需要的胎儿性别鉴定或者选择性别的人工终止妊娠的；

（三）实施假节育手术、进行假医学鉴定、出具假计划生育证明的。

第三十七条 伪造、变造、买卖计划生育证明，由计划生育行政部门没收违法所得，违法所得五千元以上的，处违法所得二倍以上十倍以下的罚款；没有违法所得或者违法所得不足五千元的，处五千元以上二万元以下的罚款；构成犯罪的，依法追究刑事责任。

以不正当手段取得计划生育证明的，由计划生育行政部门取消其计划生育证明；出具证明的单位有过错的，对直接负责的主管人员和其他直接责任人员依法给予行政处分。

第三十八条 计划生育技术服务人员违章操作或者延误抢救、诊治，造成严重后果的，依照有关法律、行政法规的规定承担相应的法律责任。

第三十九条 国家机关工作人员在计划生育工作中，有下列行为之一，构成犯罪的，依法追究刑事责任；尚不构成犯罪的，依法给予行政处分；有违法所得的，没收违法所得：

（一）侵犯公民人身权、财产权和其他合法权益的；

（二）滥用职权、玩忽职守、徇私舞弊的；

（三）索取、收受贿赂的；

（四）截留、克扣、挪用、贪污计划生育经费或者社会抚养费的；

（五）虚报、瞒报、伪造、篡改或者拒报人口与计划生育统计数据的。

第四十条 违反本法规定，不履行协助计划生育管理义务的，由有关地方人民政府责令改正，并给予通报批评；对直接负责的主管人员和其他直接责任人员依法给予行政处分。

第四十一条 不符合本法第十八条规定生育子女的公民，应当依法缴纳社会抚养费。

未在规定的期限内足额缴纳应当缴纳的社会抚养费的，自欠缴之日起，按照国家有关规定加收滞纳金；仍不缴纳的，由做出征收决定的计划生育行政部门依法向人民法院申请强制执行。

第四十二条 按照本法第四十一条规定缴纳社会抚养费的人员，是国家工作人员的，还应当依法给予行政处分；其他人员还应当由其所在单位或者组织给予纪律处分。

第四十三条 拒绝、阻碍计划生育行政部门及其工作人员依法执行公务的，由计划生育行政部门给予批评教育并予以制止；构成违反治安管理行为的，依法给予治安管理处罚；构成犯罪的，依法追究刑事责任。

第四十四条　公民、法人或者其他组织认为行政机关在实施计划生育管理过程中侵犯其合法权益，可以依法申请行政复议或者提起行政诉讼。

第七章　附则

第四十五条　流动人口计划生育工作的具体管理办法、计划生育技术服务的具体管理办法和社会抚养费的征收管理办法，由国务院制定。

第四十六条　中国人民解放军执行本法的具体办法，由中央军事委员会依据本法制定。

第四十七条　本法自 2002 年 9 月 1 日起施行。

计划生育技术服务管理条例

2001年6月13日中华人民共和国国务院令第309号公布，根据2004年12月10日《国务院关于修改〈计划生育技术服务管理条例〉的决定》修订

第一章 总则

第一条 为了加强对计划生育技术服务工作的管理，控制人口数量，提高人口素质，保障公民的生殖健康权利，制定本条例。

第二条 在中华人民共和国境内从事计划生育技术服务活动的机构及其人员应当遵守本条例。

第三条 计划生育技术服务实行国家指导和个人自愿相结合的原则。

公民享有避孕方法的知情选择权。国家保障公民获得适宜的计划生育技术服务的权利。

国家向农村实行计划生育的育龄夫妻免费提供避孕、节育技术服务，所需经费由地方财政予以保障，中央财政对西部困难地区给予适当补助。

第四条 国务院计划生育行政部门负责管理全国计划生育技术服务工作。国务院卫生行政等有关部门在各自的职责范围内，配合计划生育行政部门做好计划生育技术服务工作。

第五条 计划生育技术服务网络由计划生育技术服务机构和从事计划生育技术服务的医疗、保健机构组成，并纳入区域卫生规划。

国家依靠科技进步提高计划生育技术服务质量，鼓励研究、开发、引进和推广计划生育新技术、新药具。

第二章 技术服务

第六条 计划生育技术服务包括计划生育技术指导、咨询以及与计划生育有关的临床医疗服务。

第七条 计划生育技术指导、咨询包括下列内容：

（一）生殖健康科普宣传、教育、咨询；

（二）提供避孕药具及相关的指导、咨询、随访；

（三）对已经施行避孕、节育手术和输卵（精）管复通手术的，提供相关的咨询、随访。

第八条 县级以上城市从事计划生育技术服务的机构可以在批准的范围内开展下列与计划生育有关的临床医疗服务：

（一）避孕和节育的医学检查；

（二）计划生育手术并发症和计划生育药具不良反应的诊断、治疗；

（三）施行避孕、节育手术和输卵（精）管复通手术；

（四）开展围绕生育、节育、不育的其他生殖保健项目。具体项目由国务院计划生育行政部门、卫生行政部门共同规定。

第九条 乡级计划生育技术服务机构可以在批准的范围内开展下列计划生育技术服务项目：

（一）放置宫内节育器；

（二）取出宫内节育器；

（三）输卵（精）管结扎术；

（四）早期人工终止妊娠术。

乡级计划生育技术服务机构开展上述全部或者部分项目的，应当依照本条例的规定，向所在地设区的市级人民政府计划生育行政部门提出申请。设区的市级人民政府计划生育行政部门应当根据其申请的项目，进行逐项审查。对符合本条例规定条件的，应当予以批准，并在其执业许可证上注明获准开展的项目。

第十条 乡级计划生育技术服务机构申请开展本条例第九条规定的项目，应当具备下列条件：

（一）具有1名以上执业医师或者执业助理医师；其中，申请开展输卵（精）管结扎术、早期人工终止妊娠术的，必须具备1名以上执业医师；

（二）具有与申请开展的项目相适应的诊疗设备；

（三）具有与申请开展的项目相适应的抢救设施、设备、药品和能力，并具有转诊条件；

（四）具有保证技术服务安全和服务质量的管理制度；

（五）符合与申请开展的项目有关的技术标准和条件。

具体的技术标准和条件由国务院卫生行政部门会同国务院计划生育行政部门制定。

第十一条 各级计划生育行政部门和卫生行政部门应当定期互相通报开展与计划生育有关的临床医疗服务的审批情况。

计划生育技术服务机构开展本条例第八条、第九条规定以外的其他临床医疗服务，应当依照《医疗机构管理条例》的有关规定进行申请、登记和执业。

第十二条 因生育病残儿要求再生育的，应当向县级人民政府计划生育行政部门申请医学鉴定，经县级人民政府计划生育行政部门初审同意后，由设区的市级人民政府计划生育行政部门组织医学专家进行医学鉴定；当事人对医学鉴定有异议的，可以向省、自治区、直辖市人民政府计划生育行政部门申请再鉴定。省、自治区、直辖市人民政府计划生育行政部门组织的医学鉴定为终局鉴定。具体办法由国务院计划生育行政部门会同国务院卫生行政部门制定。

第十三条 向公民提供的计划生育技术服务和药具应当安全、有效，符合国家规定的质量技术标准。

第十四条 国务院计划生育行政部门定期编制并发布计划生育技术、药具目录，指导列入目录的计划生育技术、药具的推广和应用。

第十五条 开展计划生育科技项目和计划生育国际合作项目，应当经国务院计划生育行政部门审核批准，并接受项目实施地县级以上地方人民政府计划生育行政部门的监督管理。

第十六条 涉及计划生育技术的广告，其内容应当经省、自治区、直辖市人民政府计划生育行政部门审查同意。

第十七条 从事计划生育技术服务的机构施行避孕、节育手术、特殊检查或者特殊治疗时，应当征得受术者本人同意，并保证受术者的安全。

第十八条 任何机构和个人不得进行非医学需要的胎儿性别鉴定或者选择性别的人工终止妊娠。

第三章 机构及其人员

第十九条 从事计划生育技术服务的机构包括计划生育技术服务机构和从事计划生育技术服务的医疗、保健机构。

第二十条 从事计划生育技术服务的机构，必须符合国务院计划生育行政部门规定的设置标准。

第二十一条 设立计划生育技术服务机构，由设区的市级以上地方人民政府计划生育行政部门批准，发给《计划生育技术服务机构执业许可证》，并在《计划生育技术服务机构执业许可证》上注明获准开展的计划生育技术服务项目。

第二十二条 从事计划生育技术服务的医疗、保健机构，由县级以上地方人民政府卫生行政部门审查批准，在其《医疗机构执业许可证》上注明获准开展的计划生育技术服务项目，并向同级计划生育行政部门通报。

第二十三条 乡、镇已有医疗机构的，不再新设立计划生育技术服务机构；但是，医疗机构内必须设有计划生育技术服务科（室），专门从事计划生育技术服务工作。乡、镇既有医疗机构，又有计划生育技术服务机构的，各自在批准的范围内开展计划生育技术服务工作。乡、镇没有医疗机构，需要设立计划生育技术服务机构的，应当依照本条例第二十一条的规定从严审批。

第二十四条 计划生育技术服务机构从事产前诊断的，应当经省、自治区、直辖市人民政府计划生育行政部门同意后，由同级卫生行政部门审查批准，并报国务院计划生育行政部门和国务院卫生行政部门备案。

从事计划生育技术服务的机构使用辅助生育技术治疗不育症的，由省级以上人民政府卫生行政部门审查批准，并向同级计划生育行政部门通报。使用辅助生育技术治疗不育症的具体管理办法，由国务院卫生行政部门会同国务院计划生育行政部门制定。使用辅助生育技术治疗不育症的技术规范，由国务院卫生行政部门征求国务院计划生育行政部门意见后制定。

第二十五条 从事计划生育技术服务的机构的执业许可证明文件每三年由原批准机关校验一次。

从事计划生育技术服务的机构的执业许可证明文件不得买卖、出借、出租，不得涂改、伪造。

从事计划生育技术服务的机构的执业许可证明文件遗失的，应当自发现执业许可证明文件遗失之日起30日内向原发证机关申请补发。

第二十六条 从事计划生育技术服务的机构应当按照批准的业务范围和服务项目执业，并遵守有关法律、行政法规和国务院卫生行政部门制定的医疗技术常规和抢救与转诊制度。

第二十七条 县级以上地方人民政府计划生育行政部门应当对本行政区域内的计划生

育技术服务工作进行定期检查。

　　第二十八条　国家建立避孕药具流通管理制度。具体办法由国务院药品监督管理部门会同国务院计划生育行政部门及其他有关主管部门制定。

　　第二十九条　计划生育技术服务人员中依据本条例的规定从事与计划生育有关的临床服务人员，应当依照执业医师法和国家有关护士管理的规定，分别取得执业医师、执业助理医师、乡村医生或者护士的资格，并在依照本条例设立的机构中执业。在计划生育技术服务机构执业的执业医师和执业助理医师应当依照执业医师法的规定向所在地县级以上地方人民政府卫生行政部门申请注册。具体办法由国务院计划生育行政部门、卫生行政部门共同制定。

　　个体医疗机构不得从事计划生育手术。

　　第三十条　计划生育技术服务人员必须按照批准的服务范围、服务项目、手术术种从事计划生育技术服务，遵守与执业有关的法律、法规、规章、技术常规、职业道德规范和管理制度。

第四章　监督管理

　　第三十一条　国务院计划生育行政部门负责全国计划生育技术服务的监督管理工作。县级以上地方人民政府计划生育行政部门负责本行政区域内计划生育技术服务的监督管理工作。

　　县级以上人民政府卫生行政部门依据本条例的规定，负责对从事计划生育技术服务的医疗、保健机构的监督管理工作。

　　第三十二条　国家建立计划生育技术服务统计制度和计划生育技术服务事故、计划生育手术并发症和计划生育药具不良反应的鉴定制度和报告制度。

　　计划生育手术并发症鉴定和管理办法由国务院计划生育行政部门会同国务院卫生行政部门制定。

　　从事计划生育技术服务的机构发生计划生育技术服务事故、发现计划生育手术并发症和计划生育药具不良反应的，应当在国务院计划生育行政部门规定的时限内同时向所在地人民政府计划生育行政部门和卫生行政部门报告；对计划生育技术服务重大事故、计划生育手术严重的并发症和计划生育药具严重的或者新出现的不良反应，应当同时逐级向上级人民政府计划生育行政部门、卫生行政部门和国务院计划生育行政部门、卫生行政部门报告。

　　第三十三条　国务院计划生育行政部门会同国务院卫生行政部门汇总、分析计划生育技术服务事故、计划生育手术并发症和计划生育药具不良反应的数据，并应当及时向有关部门通报。国务院计划生育行政部门应当按照国家有关规定及时公布计划生育技术服务重大事故、计划生育手术严重的并发症和计划生育药具严重的或者新出现的不良反应，并可以授权省、自治区、直辖市计划生育行政部门及时公布和通报本行政区域内计划生育技术服务事故、计划生育手术并发症和计划生育药具不良反应。

第五章 罚则

第三十四条 计划生育技术服务机构或者医疗、保健机构以外的机构或者人员违反本条例的规定，擅自从事计划生育技术服务的，由县级以上地方人民政府计划生育行政部门依据职权，责令改正，给予警告，没收违法所得和有关药品、医疗器械；违法所得5000元以上的，并处违法所得2倍以上5倍以下的罚款；没有违法所得或者违法所得不足5000元的，并处5000元以上2万元以下的罚款；造成严重后果，构成犯罪的，依法追究刑事责任。

第三十五条 计划生育技术服务机构违反本条例的规定，未经批准擅自从事产前诊断和使用辅助生育技术治疗不育症的，由县级以上地方人民政府卫生行政部门会同计划生育行政部门依据职权，责令改正，给予警告，没收违法所得和有关药品、医疗器械；违法所得5000元以上的，并处违法所得2倍以上5倍以下的罚款；没有违法所得或者违法所得不足5000元的，并处5000元以上2万元以下的罚款；情节严重的，并由原发证部门吊销计划生育技术服务的执业资格。

第三十六条 违反本条例的规定，逾期不校验计划生育技术服务执业许可证明文件，继续从事计划生育技术服务的，由原发证部门责令限期补办校验手续；拒不校验的，由原发证部门吊销计划生育技术服务的执业资格。

第三十七条 违反本条例的规定，买卖、出借、出租或者涂改、伪造计划生育技术服务执业许可证明文件的，由原发证部门责令改正，没收违法所得；违法所得3000元以上的，并处违法所得2倍以上5倍以下的罚款；没有违法所得或者违法所得不足3000元的，并处3000元以上5000元以下的罚款；情节严重的，并由原发证部门吊销相关的执业资格。

第三十八条 从事计划生育技术服务的机构违反本条例第三条第三款的规定，向农村实行计划生育的育龄夫妻提供避孕、节育技术服务，收取费用的，由县级地方人民政府计划生育行政部门责令退还所收费用，给予警告，并处所收费用2倍以上5倍以下的罚款；情节严重的，并对该机构的正职负责人、直接负责的主管人员和其他直接责任人员给予降级或者撤职的行政处分。

第三十九条 从事计划生育技术服务的机构违反本条例的规定，未经批准擅自扩大计划生育技术服务项目的，由原发证部门责令改正，给予警告，没收违法所得；违法所得5000元以上的，并处违法所得2倍以上5倍以下的罚款；没有违法所得或者违法所得不足5000元的，并处5000元以上2万元以下的罚款；情节严重的，并由原发证部门吊销计划生育技术服务的执业资格。

第四十条 从事计划生育技术服务的机构违反本条例的规定，使用没有依法取得相应的医师资格的人员从事与计划生育技术服务有关的临床医疗服务的，由县级以上人民政府卫生行政部门依据职权，责令改正，没收违法所得；违法所得3000元以上的，并处违法所得1倍以上3倍以下的罚款；没有违法所得或者违法所得不足3000元的，并处3000元以上5000元以下的罚款；情节严重的，并由原发证部门吊销计划生育技术服务的执业资格。

第四十一条 从事计划生育技术服务的机构出具虚假证明文件，构成犯罪的，依法追究刑事责任；尚不构成犯罪的，由原发证部门责令改正，给予警告，没收违法所得；违法所得5000元以上的，并处违法所得2倍以上5倍以下的罚款；没有违法所得或者违法所得不足 5000 元的，并处 5000 元以上 2 万元以下的罚款；情节严重的，并由原发证部门吊销计划生育技术服务的执业资格。

第四十二条 计划生育行政部门、卫生行政部门违反规定，批准不具备规定条件的计划生育技术服务机构或者医疗、保健机构开展与计划生育有关的临床医疗服务项目，或者不履行监督职责，或者发现违法行为不予查处，导致计划生育技术服务重大事故发生的，对该部门的正职负责人、直接负责的主管人员和其他直接责任人员给予降级或者撤职的行政处分；构成犯罪的，依法追究刑事责任。

第六章 附则

第四十三条 依照本条例的规定，乡级计划生育技术服务机构开展本条例第九条规定的项目发生计划生育技术服务事故的，由计划生育行政部门行使依照《医疗事故处理条例》有关规定由卫生行政部门承担的受理、交由负责医疗事故技术鉴定工作的医学会组织鉴定和赔偿调解的职能；对发生计划生育技术服务事故的该机构及其有关责任人员，依法进行处理。

第四十四条 设区的市级以上地方人民政府计划生育行政部门应当自《国务院关于修改〈计划生育技术服务管理条例〉》的决定施行之日起 6 个月内，对本行政区域内已经获得批准开展本条例第九条规定的项目的乡级计划生育技术服务机构，依照本条例第十条规定的条件重新进行检查；对不符合条件的，应当责令其立即停止开展相应的项目，并收回原批准文件。

第四十五条 在乡村计划生育技术服务机构或者乡村医疗、保健机构中从事计划生育技术服务的人员，符合本条例规定的，可以经认定取得执业资格；不具备本条例规定条件的，按照国务院的有关规定执行。

第四十六条 本条例自 2001 年 10 月 1 日起施行。

人类辅助生殖技术管理办法

第一章　总　则

第一条　为保证人类辅助生殖技术安全、有效和健康发展，规范人类辅助生殖技术的应用和管理，保障人民健康，制定本办法。

第二条　本办法适用于开展人类辅助生殖技术的各类医疗机构。

第三条　人类辅助生殖技术的应用应当在医疗机构中进行，以医疗为目的，并符合国家计划生育政策、伦理原则和有关法律规定。

禁止以任何形式买卖配子、合子、胚胎。医疗机构和医务人员不得实施任何形式的代孕技术。

第四条　卫生部主管全国人类辅助生殖技术应用的监督管理工作。县级以上地方人民政府卫生行政部门负责本行政区域内人类辅助生殖技术的日常监督管理。

第二章　审　批

第五条　卫生部根据区域卫生规划、医疗需求和技术条件等实际情况，制订人类辅助生殖技术应用规划。

第六条　申请开展人类辅助生殖技术的医疗机构应当符合下列条件：

（一）具有与开展技术相适应的卫生专业技术人员和其他专业技术人员；

（二）具有与开展技术相适应的技术和设备；

（三）设有医学伦理委员会；

（四）符合卫生部制定的《人类辅助生殖技术规范》的要求。

第七条　申请开展人类辅助生殖技术的医疗机构应当向所在地省、自治区、直辖市人民政府卫生行政部门提交下列文件：

（一）可行性报告；

（二）医疗机构基本情况（包括床位数、科室设置情况、人员情况、设备和技术条件情况等）；

（三）拟开展的人类辅助生殖技术的业务项目和技术条件、设备条件、技术人员配备情况；

（四）开展人类辅助生殖技术的规章制度；

（五）省级以上卫生行政部门规定提交的其他材料。

第八条　申请开展丈夫精液人工授精技术的医疗机构，由省、自治区、直辖市人民政府卫生行政部门审查批准。省、自治区、直辖市人民政府卫生行政部门收到前条规定的材料后，可以组织有关专家进行论证，并在收到专家论证报告后30个工作日内进行审核，审核同意的，发给批准证书；审核不同意的，书面通知申请单位。

对申请开展供精人工授精和体外受精－胚胎移植技术及其衍生技术的医疗机构，由省、自治区、直辖市人民政府卫生行政部门提出初审意见，卫生部审批。

第九条 卫生部收到省、自治区、直辖市人民政府卫生行政部门的初审意见和材料后，聘请有关专家进行论证，并在收到专家论证报告后45个工作日内进行审核，审核同意的，发给批准证书；审核不同意的，书面通知申请单位。

第十条 批准开展人类辅助生殖技术的医疗机构应当按照《医疗机构管理条例》的有关规定，持省、自治区、直辖市人民政府卫生行政部门或者卫生部的批准证书到核发其医疗机构执业许可证的卫生行政部门办理变更登记手续。

第十一条 人类辅助生殖技术批准证书每2年校验一次，校验由原审批机关办理。校验合格的，可以继续开展人类辅助生殖技术；校验不合格的，收回其批准证书。

第三章 实施

第十二条 人类辅助生殖技术必须在经过批准并进行登记的医疗机构中实施。未经卫生行政部门批准，任何单位和个人不得实施人类辅助生殖技术。

第十三条 实施人类辅助生殖技术应当符合卫生部制定的《人类辅助生殖技术规范》的规定。

第十四条 实施人类辅助生殖技术应当遵循知情同意原则，并签署知情同意书。涉及伦理问题的，应当提交医学伦理委员会讨论。

第十五条 实施供精人工授精和体外受精－胚胎移植技术及其各种衍生技术的医疗机构应当与卫生部批准的人类精子库签订供精协议。严禁私自采精。

医疗机构在实施人类辅助生殖技术时应当索取精子检验合格证明。

第十六条 实施人类辅助生殖技术的医疗机构应当为当事人保密，不得泄露有关信息。

第十七条 实施人类辅助生殖技术的医疗机构不得进行性别选择。法律法规另有规定的除外。

第十八条 实施人类辅助生殖技术的医疗机构应当建立健全技术档案管理制度。

供精人工授精医疗行为方面的医疗技术档案和法律文书应当永久保存。

第十九条 实施人类辅助生殖技术的医疗机构应当对实施人类辅助生殖技术的人员进行医学业务和伦理学知识的培训。

第二十条 卫生部指定卫生技术评估机构对开展人类辅助生殖技术的医疗机构进行技术质量监测和定期评估。技术评估的主要内容为人类辅助生殖技术的安全性、有效性、经济性和社会影响。监测结果和技术评估报告报医疗机构所在地的省、自治区、直辖市人民政府卫生行政部门和卫生部备案。

第四章 处罚

第二十一条 违反本办法规定，未经批准擅自开展人类辅助生殖技术的非医疗机构，按照《医疗机构管理条例》第四十四条规定处罚；对有上述违法行为的医疗机构，按照《医疗机构管理条例》第四十七条和《医疗机构管理条例实施细则》第八十条的规定处罚。

第二十二条 开展人类辅助生殖技术的医疗机构违反本办法，有下列行为之一的，由省、自治区、直辖市人民政府卫生行政部门给予警告、3万元以下罚款，并给予有关责任人行政处分；构成犯罪的，依法追究刑事责任：

（一）买卖配子、合子、胚胎的；

（二）实施代孕技术的；

（三）使用不具有《人类精子库批准证书》机构提供的精子的；

（四）擅自进行性别选择的；

（五）实施人类辅助生殖技术档案不健全的；

（六）经指定技术评估机构检查技术质量不合格的；

（七）其他违反本办法规定的行为。

第五章 附则

第二十三条 本办法颁布前已经开展人类辅助生殖技术的医疗机构，在本办法颁布后3个月内向所在地省、自治区、直辖市人民政府卫生行政部门提出申请，省、自治区、直辖市人民政府卫生行政部门和卫生部按照本办法审查，审查同意的，发给批准证书；审查不同意的，不得再开展人类辅助生殖技术服务。

第二十四条 本办法所称人类辅助生殖技术是指运用医学技术和方法对配子、合子、胚胎进行人工操作，以达到受孕目的的技术，分为人工授精和体外受精－胚胎移植技术及其各种衍生技术。

人工授精是指用人工方式将精液注入女性体内以取代性交途径使其妊娠的一种方法。根据精液来源不同，分为丈夫精液人工授精和供精人工授精。

体外受精－胚胎移植技术及其各种衍生技术是指从女性体内取出卵子，在器皿内培养后，加入经技术处理的精子，待卵子受精后，继续培养，到形成早期胚胎时，再转移到子宫内着床，发育成胎儿直至分娩的技术。

第二十五条 本办法自2001年8月1日起实施。

人类精子库管理办法

第一章　总则

第一条　为了规范人类精子库管理，保证人类辅助生殖技术安全、有效应用和健康发展，保障人民健康，制定本办法。

第二条　本办法所称人类精子库是指以治疗不育症以及预防遗传病等为目的，利用超低温冷冻技术，采集、检测、保存和提供精子的机构。

人类精子库必须设置在医疗机构内。

第三条　精子的采集和提供应当遵守当事人自愿和符合社会伦理原则。

任何单位和个人不得以盈利为目的进行精子的采集与提供活动。

第四条　卫生部主管全国人类精子库的监督管理工作。县级以上地方人民政府卫生行政部门负责本行政区域内人类精子库的日常监督管理。

第二章　审批

第五条　卫生部根据我国卫生资源、对供精的需求、精子的来源、技术条件等实际情况，制订人类精子库设置规划。

第六条　设置人类精子库应当经卫生部批准。

第七条　申请设置人类精子库的医疗机构应当符合下列条件：

（一）具有医疗机构执业许可证；

（二）设有医学伦理委员会；

（三）具有与采集、检测、保存和提供精子相适应的卫生专业技术人员；

（四）具有与采集、检测、保存和提供精子相适应的技术和仪器设备；

（五）具有对供精者进行筛查的技术能力；

（六）应当符合卫生部制定的《人类精子库基本标准》。

第八条　申请设置人类精子库的医疗机构应当向所在地省、自治区、直辖市人民政府卫生行政部门提交下列资料：

（一）设置人类精子库可行性报告；

（二）医疗机构基本情况；

（三）拟设置人类精子库的建筑设计平面图；

（四）拟设置人类精子库将开展的技术业务范围、技术设备条件、技术人员配备情况和组织结构；

（五）人类精子库的规章制度、技术操作手册等；

（六）省级以上卫生行政部门规定的其他材料。

第九条　省、自治区、直辖市人民政府卫生行政部门收到前条规定的材料后，提出初步意见，报卫生部审批。

第十条　卫生部收到省、自治区、直辖市人民政府卫生行政部门的初步意见和材料后，聘请有关专家进行论证，并在收到专家论证报告后45个工作日内进行审核，审核同意的，发给人类精子库批准证书；审核不同意的，书面通知申请单位。

第十一条　批准设置人类精子库的医疗机构应当按照《医疗机构管理条例》的有关规定，持卫生部的批准证书到核发其医疗机构执业许可证的卫生行政部门办理变更登记手续。

第十二条　人类精子库批准证书每2年校验1次。校验合格的，可以继续开展人类精子库工作；校验不合格的，收回人类精子库批准证书。

第三章　精子采集与提供

第十三条　精子的采集与提供应当在经过批准的人类精子库中进行。未经批准，任何单位和个人不得从事精子的采集与提供活动。

第十四条　精子的采集与提供应当严格遵守卫生部制定的《人类精子库技术规范》和各项技术操作规程。

第十五条　供精者应当是年龄在22～45周岁之间的健康男性。

第十六条　人类精子库应当对供精者进行健康检查和严格筛选，不得采集有下列情况之一的人员的精液：

（一）有遗传病家族史或者患遗传性疾病；

（二）精神病患者；

（三）传染病患者或者病源携带者；

（四）长期接触放射线和有害物质者；

（五）精液检查不合格者；

（六）其他严重器质性疾病患者。

第十七条　人类精子库工作人员应当向供精者说明精子的用途、保存方式以及可能带来的社会伦理等问题。人类精子库应当和供精者签署知情同意书。

第十八条　供精者只能在一个人类精子库中供精。

第十九条　精子库采集精子后，应当进行检验和筛查。精子冷冻6个月后，经过复检合格，方可向经卫生行政部门批准开展人类辅助生殖技术的医疗机构提供，并向医疗机构提交检验结果。未经检验或检验不合格的，不得向医疗机构提供。

严禁精子库向医疗机构提供新鲜精子。

严禁精子库向未经批准开展人类辅助生殖技术的医疗机构提供精子。

第二十条　一个供精者的精子最多只能提供给5名妇女受孕。

第二十一条　人类精子库应当建立供精者档案，对供精者的详细资料和精子使用情况进行计算机管理并永久保存。

人类精子库应当为供精者和受精者保密，未经供精者和受精者同意不得泄露有关信息。

第二十二条　卫生部指定卫生技术评估机构，对人类精子库进行技术质量监测和定期检查。监测结果和检查报告报人类精子库所在地的省、自治区、直辖市人民政府卫生行政部门和卫生部备案。

第四章 处罚

第二十三条 违反本办法规定，未经批准擅自设置人类精子库，采集、提供精子的非医疗机构，按照《医疗机构管理条例》第四十四条的规定处罚；对有上述违法行为的医疗机构，按照《医疗机构管理条例》第四十七条和《医疗机构管理条例实施细则》第八十条的规定处罚。

第二十四条 设置人类精子库的医疗机构违反本办法，有下列行为之一的，省、自治区、直辖市人民政府卫生行政部门给予警告、1万元以下罚款，并给予有关责任人员行政处分；构成犯罪的，依法追究刑事责任：

（一）采集精液前，未按规定对供精者进行健康检查的；

（二）向医疗机构提供未经检验的精子的；

（三）向不具有人类辅助生殖技术批准证书的机构提供精子的；

（四）供精者档案不健全的；

（五）经评估机构检查质量不合格的；

（六）其他违反本办法规定的行为。

第五章 附则

第二十五条 本办法颁布前已经设置人类精子库的医疗机构，在本办法颁布后3个月内向所在地省、自治区、直辖市人民政府卫生行政部门提出申请，省、自治区、直辖市人民政府卫生行政部门和卫生部按照本办法审查，审查同意的，发给人类精子库批准证书；审查不同意的，不得再设置人类精子库。

第二十六条 本办法自2001年8月1日起实施。

中华人民共和国母婴保健法

第一章 总则

第一条 为了保障母亲和婴儿健康，提高出生人口素质，根据宪法，制定本法。

第二条 国家发展母婴保健事业，提供必要条件和物质帮助，使母亲和婴儿获得医疗保健服务。

国家对边远贫困地区的母婴保健事业给予扶持。

第三条 各级人民政府领导母婴保健工作。

母婴保健事业应当纳入国民经济和社会发展计划。

第四条 国务院卫生行政部门主管全国母婴保健工作，根据不同地区情况提出分级分类指导原则，并对全国母婴保健工作实施监督管理。

国务院其他有关部门在各自职责范围内，配合卫生行政部门做好母婴保健工作。

第五条 国家鼓励、支持母婴保健领域的教育和科学研究，推广先进、实用的母婴保健技术，普及母婴保健科学知识。

第六条 对在母婴保健工作中做出显著成绩和在母婴保健科学研究中取得显著成果的组织和个人，应当给予奖励。

第二章 婚前保健

第七条 医疗保健机构应当为公民提供婚前保健服务。

婚前保健服务包括下列内容：

（一）婚前卫生指导：关于性卫生知识、生育知识和遗传病知识的教育；

（二）婚前卫生咨询：对有关婚配、生育保健等问题提供医学意见；

（三）婚前医学检查：对准备结婚的男女双方可能患影响结婚和生育的疾病进行医学检查。

第八条 婚前医学检查包括对下列疾病的检查：

（一）严重遗传性疾病；

（二）指定传染病；

（三）有关精神病。

经婚前医学检查，医疗保健机构应当出具婚前医学检查证明。

第九条 经婚前医学检查，对患指定传染病在传染期内或者有关精神病在发病期内的，医师应当提出医学意见；准备结婚的男女双方应当暂缓结婚。

第十条 经婚前医学检查，对诊断患医学上认为不宜生育的严重遗传性疾病的，医师应当向男女双方说明情况，提出医学意见；经男女双方同意，采取长效避孕措施或者施行结扎手术后不生育的，可以结婚。但《中华人民共和国婚姻法》规定禁止结婚的除外。

第十一条　接受婚前医学检查的人员对检查结果持有异议的，可以申请医学技术鉴定，取得医学鉴定证明。

第十二条　男女双方在结婚登记时，应当持有婚前医学检查证明或者医学鉴定证明。

第十三条　省、自治区、直辖市人民政府根据本地区的实际情况，制定婚前医学检查制度实施办法。

省、自治区、直辖市人民政府对婚前医学检查应当规定合理的收费标准，对边远贫困地区或者交费确有困难的人员应当给予减免。

第三章　孕产期保健

第十四条　医疗保健机构应当为育龄妇女和孕产妇提供孕产期保健服务。

孕产期保健服务包括下列内容：

（一）母婴保健指导：对孕育健康后代以及严重遗传性疾病和碘缺乏病等地方病的发病原因、治疗和预防方法提供医学意见；

（二）孕妇、产妇保健：为孕妇、产妇提供卫生、营养、心理等方面的咨询和指导以及产前定期检查等医疗保健服务；

（三）胎儿保健：为胎儿生长发育进行监护，提供咨询和医学指导；

（四）新生儿保健：为新生儿生长发育、哺乳和护理提供医疗保健服务。

第十五条　对患严重疾病或者接触致畸物质，妊娠可能危及孕妇生命安全或者可能严重影响孕妇健康和胎儿正常发育的，医疗保健机构应当予以医学指导。

第十六条　医师发现或者怀疑患严重遗传性疾病的育龄夫妻，应当提出医学意见。育龄夫妻应当根据医师的医学意见采取相应的措施。

第十七条　经产前检查，医师发现或者怀疑胎儿异常的，应当对孕妇进行产前诊断。

第十八条　经产前诊断，有下列情形之一的，医师应当向夫妻双方说明情况，并提出终止妊娠的医学意见：

（一）胎儿患严重遗传性疾病的；

（二）胎儿有严重缺陷的；

（三）因患严重疾病，继续妊娠可能危及孕妇生命安全或者严重危害孕妇健康的。

第十九条　依照本法规定施行终止妊娠或者结扎手术，应当经本人同意，并签署意见。本人无行为能力的，应当经其监护人同意，并签署意见。

依照本法规定施行终止妊娠或者结扎手术的，接受免费服务。

第二十条　生育过严重缺陷患儿的妇女再次妊娠前，夫妻双方应当到县级以上医疗保健机构接受医学检查。

第二十一条　医师和助产人员应当严格遵守有关操作规程，提高助产技术和服务质量，预防和减少产伤。

第二十二条　不能住院分娩的孕妇应当由经过培训合格的接生人员实行消毒接生。

第二十三条　医疗保健机构和从事家庭接生的人员按照国务院卫生行政部门的规定，出具统一制发的新生儿出生医学证明；有产妇和婴儿死亡以及新生儿出生缺陷情况的，应当向卫生行政部门报告。

第二十四条 医疗保健机构为产妇提供科学育儿、合理营养和母乳喂养的指导。

医疗保健机构对婴儿进行体格检查和预防接种，逐步开展新生儿疾病筛查、婴儿多发病和常见病防治等医疗保健服务。

第四章 技术鉴定

第二十五条 县级以上地方人民政府可以设立医学技术鉴定组织，负责对婚前医学检查、遗传病诊断和产前诊断结果有异议的进行医学技术鉴定。

第二十六条 从事医学技术鉴定的人员，必须具有临床经验和医学遗传学知识，并具有主治医师以上的专业技术职务。

医学技术鉴定组织的组成人员，由卫生行政部门提名，同级人民政府聘任。

第二十七条 医学技术鉴定实行回避制度。凡与当事人有利害关系，可能影响公正鉴定的人员，应当回避。

第五章 行政管理

第二十八条 各级人民政府应当采取措施，加强母婴保健工作，提高医疗保健服务水平，积极防治由环境因素所致严重危害母亲和婴儿健康的地方性高发性疾病，促进母婴保健事业的发展。

第二十九条 县级以上地方人民政府卫生行政部门管理本行政区域内的母婴保健工作。

第三十条 省、自治区、直辖市人民政府卫生行政部门指定的医疗保健机构负责本行政区域内的母婴保健监测和技术指导。

第三十一条 医疗保健机构按照国务院卫生行政部门的规定，负责其职责范围内的母婴保健工作，建立医疗保健工作规范，提高医学技术水平，采取各种措施方便人民群众，做好母婴保健服务工作。

第三十二条 医疗保健机构依照本法规定开展婚前医学检查、遗传病诊断、产前诊断以及施行结扎手术和终止妊娠手术的，必须符合国务院卫生行政部门规定的条件和技术标准，并经县级以上地方人民政府卫生行政部门许可。

严禁采用技术手段对胎儿进行性别鉴定，但医学上确有需要的除外。

第三十三条 从事本法规定的遗传病诊断、产前诊断的人员，必须经过省、自治区、直辖市人民政府卫生行政部门的考核，并取得相应的合格证书。

从事本法规定的婚前医学检查、施行结扎手术和终止妊娠手术的人员以及从事家庭接生的人员，必须经过县级以上地方人民政府卫生行政部门的考核，并取得相应的合格证书。

第三十四条 从事母婴保健工作的人员应当严格遵守职业道德，为当事人保守秘密。

第六章 法律责任

第三十五条 未取得国家颁发的有关合格证书的，有下列行为之一，县级以上地方人民政府卫生行政部门应当予以制止，并可以根据情节给予警告或者处以罚款：

（一）从事婚前医学检查、遗传病诊断、产前诊断或者医学技术鉴定的；

（二）施行终止妊娠手术的；

（三）出具本法规定的有关医学证明的。

上款第（三）项出具的有关医学证明无效。

第三十六条　未取得国家颁发的有关合格证书，施行终止妊娠手术或者采取其他方法终止妊娠，致人死亡、残疾、丧失或者基本丧失劳动能力的，依照刑法第一百三十四条、第一百三十五条的规定追究刑事责任。

第三十七条　从事母婴保健工作的人员违反本法规定，出具有关虚假医学证明或者进行胎儿性别鉴定的，由医疗保健机构或者卫生行政部门根据情节给予行政处分；情节严重的，依法取消执业资格。

第七章　附则

第三十八条　本法下列用语的含义：

指定传染病，是指《中华人民共和国传染病防治法》中规定的艾滋病、淋病、梅毒、麻风病以及医学上认为影响结婚和生育的其他传染病。

严重遗传性疾病，是指由于遗传因素先天形成，患者全部或者部分丧失自主生活能力，后代再现风险高，医学上认为不宜生育的遗传性疾病。

有关精神病，是指精神分裂症、躁狂抑郁型精神病以及其他重型精神病。

产前诊断，是指对胎儿进行先天性缺陷和遗传性疾病的诊断。

第三十九条　本法自1995年6月1日起施行。

附：刑法有关条款

第一百三十四条　故意伤害他人身体的，处三年以下有期徒刑或者拘役。

犯前款罪，致人重伤的，处三年以上七年以下有期徒刑；致人死亡的，处七年以上有期徒刑或者无期徒刑。本法另有规定的，依照规定。

第一百三十五条　过失伤害他人致人重伤的，处二年以下有期徒刑或者拘役；情节特别恶劣的，处二年以上七年以下有期徒刑。本法另有规定的，依照规定。

中华人民共和国妇女权益保障法

（1992年4月3日第七届全国人民代表大会第五次会议通过，根据2005年8月28日第十届全国人民代表大会常务委员会第十七次会议《关于修改〈中华人民共和国妇女权益保障法〉的决定》修正）

第一章　总则

第一条　为了保障妇女的合法权益，促进男女平等，充分发挥妇女在社会主义现代化建设中的作用，根据宪法和我国的实际情况，制定本法。

第二条　妇女在政治的、经济的、文化的、社会的和家庭的生活等各方面享有同男子平等的权利。

实行男女平等是国家的基本国策。国家采取必要措施，逐步完善保障妇女权益的各项制度，消除对妇女一切形式的歧视。

国家保护妇女依法享有的特殊权益。

禁止歧视、虐待、遗弃、残害妇女。

第三条　国务院制定中国妇女发展纲要，并将其纳入国民经济和社会发展规划。

县级以上地方各级人民政府根据中国妇女发展纲要，制定本行政区域的妇女发展规划，并将其纳入国民经济和社会发展计划。

第四条　保障妇女的合法权益是全社会的共同责任。国家机关、社会团体、企业事业单位、城乡基层群众性自治组织，应当依照本法和有关法律的规定，保障妇女的权益。

国家采取有效措施，为妇女依法行使权利提供必要的条件。

第五条　国家鼓励妇女自尊、自信、自立、自强，运用法律维护自身合法权益。

妇女应当遵守国家法律，尊重社会公德，履行法律所规定的义务。

第六条　各级人民政府应当重视和加强妇女权益的保障工作。

县级以上人民政府负责妇女儿童工作的机构，负责组织、协调、指导、督促有关部门做好妇女权益的保障工作。

县级以上人民政府有关部门在各自的职责范围内做好妇女权益的保障工作。

第七条　中华全国妇女联合会和地方各级妇女联合会依照法律和中华全国妇女联合会章程，代表和维护各族各界妇女的利益，做好维护妇女权益的工作。

工会、共产主义青年团，应当在各自的工作范围内，做好维护妇女权益的工作。

第八条　对保障妇女合法权益成绩显著的组织和个人，各级人民政府和有关部门给予表彰和奖励。

第二章　政治权利

第九条　国家保障妇女享有与男子平等的政治权利。

第十条　妇女有权通过各种途径和形式，管理国家事务，管理经济和文化事业，管理社会事务。

制定法律、法规、规章和公共政策，对涉及妇女权益的重大问题，应当听取妇女联合会的意见。

妇女和妇女组织有权向各级国家机关提出妇女权益保障方面的意见和建议。

第十一条　妇女享有与男子平等的选举权和被选举权。

全国人民代表大会和地方各级人民代表大会的代表中，应当有适当数量的妇女代表。国家采取措施，逐步提高全国人民代表大会和地方各级人民代表大会的妇女代表的比例。

居民委员会、村民委员会成员中，妇女应当有适当的名额。

第十二条　国家积极培养和选拔女干部。

国家机关、社会团体、企业事业单位培养、选拔和任用干部，必须坚持男女平等的原则，并有适当数量的妇女担任领导成员。

国家重视培养和选拔少数民族女干部。

第十三条　中华全国妇女联合会和地方各级妇女联合会代表妇女积极参与国家和社会事务的民主决策、民主管理和民主监督。

各级妇女联合会及其团体会员，可以向国家机关、社会团体、企业事业单位推荐女干部。

第十四条　对于有关保障妇女权益的批评或者合理建议，有关部门应当听取和采纳；对于有关侵害妇女权益的申诉、控告和检举，有关部门必须查清事实，负责处理，任何组织或者个人不得压制或者打击报复。

第三章　文化教育权益

第十五条　国家保障妇女享有与男子平等的文化教育权利。

第十六条　学校和有关部门应当执行国家有关规定，保障妇女在入学、升学、毕业分配、授予学位、派出留学等方面享有与男子平等的权利。

学校在录取学生时，除特殊专业外，不得以性别为由拒绝录取女性或者提高对女性的录取标准。

第十七条　学校应当根据女性青少年的特点，在教育、管理、设施等方面采取措施，保障女性青少年身心健康发展。

第十八条　父母或者其他监护人必须履行保障适龄女性儿童少年接受义务教育的义务。

除因疾病或者其他特殊情况经当地人民政府批准的以外，对不送适龄女性儿童少年入学的父母或者其他监护人，由当地人民政府予以批评教育，并采取有效措施，责令送适龄女性儿童少年入学。

政府、社会、学校应当采取有效措施，解决适龄女性儿童少年就学存在的实际困难，并创造条件，保证贫困、残疾和流动人口中的适龄女性儿童少年完成义务教育。

第十九条　各级人民政府应当依照规定把扫除妇女中的文盲、半文盲工作，纳入扫盲和扫盲后继续教育规划，采取符合妇女特点的组织形式和工作方法，组织、监督有关部门具体实施。

第二十条　各级人民政府和有关部门应当采取措施，根据城镇和农村妇女的需要，组织妇女接受职业教育和实用技术培训。

第二十一条 国家机关、社会团体和企业事业单位应当执行国家有关规定，保障妇女从事科学、技术、文学、艺术和其他文化活动，享有与男子平等的权利。

第四章　劳动和社会保障权益

第二十二条 国家保障妇女享有与男子平等的劳动权利和社会保障权利。

第二十三条 各单位在录用职工时，除不适合妇女的工种或者岗位外，不得以性别为由拒绝录用妇女或者提高对妇女的录用标准。

各单位在录用女职工时，应当依法与其签订劳动（聘用）合同或者服务协议，劳动（聘用）合同或者服务协议中不得规定限制女职工结婚、生育的内容。

禁止录用未满十六周岁的女性未成年人，国家另有规定的除外。

第二十四条 实行男女同工同酬。妇女在享受福利待遇方面享有与男子平等的权利。

第二十五条 在晋职、晋级、评定专业技术职务等方面，应当坚持男女平等的原则，不得歧视妇女。

第二十六条 任何单位均应根据妇女的特点，依法保护妇女在工作和劳动时的安全和健康，不得安排不适合妇女从事的工作和劳动。

妇女在经期、孕期、产期、哺乳期受特殊保护。

第二十七条 任何单位不得因结婚、怀孕、产假、哺乳等情形，降低女职工的工资，辞退女职工，单方解除劳动（聘用）合同或者服务协议。但是，女职工要求终止劳动（聘用）合同或者服务协议的除外。

各单位在执行国家退休制度时，不得以性别为由歧视妇女。

第二十八条 国家发展社会保险、社会救助、社会福利和医疗卫生事业，保障妇女享有社会保险、社会救助、社会福利和卫生保健等权益。

国家提倡和鼓励为帮助妇女开展的社会公益活动。

第二十九条 国家推行生育保险制度，建立健全与生育相关的其他保障制度。

地方各级人民政府和有关部门应当按照有关规定为贫困妇女提供必要的生育救助。

第五章　财产权益

第三十条 国家保障妇女享有与男子平等的财产权利。

第三十一条 在婚姻、家庭共有财产关系中，不得侵害妇女依法享有的权益。

第三十二条 妇女在农村土地承包经营、集体经济组织收益分配、土地征收或者征用补偿费使用以及宅基地使用等方面，享有与男子平等的权利。

第三十三条 任何组织和个人不得以妇女未婚、结婚、离婚、丧偶等为由，侵害妇女在农村集体经济组织中的各项权益。

因结婚男方到女方住所落户的，男方和子女享有与所在地农村集体经济组织成员平等的权益。

第三十四条 妇女享有的与男子平等的财产继承权受法律保护。在同一顺序法定继承人中，不得歧视妇女。

丧偶妇女有权处分继承的财产，任何人不得干涉。

第三十五条　丧偶妇女对公、婆尽了主要赡养义务的，作为公、婆的第一顺序法定继承人，其继承权不受子女代位继承的影响。

第六章　人身权利

第三十六条　国家保障妇女享有与男子平等的人身权利。

第三十七条　妇女的人身自由不受侵犯。禁止非法拘禁和以其他非法手段剥夺或者限制妇女的人身自由；禁止非法搜查妇女的身体。

第三十八条　妇女的生命健康权不受侵犯。禁止溺、弃、残害女婴；禁止歧视、虐待生育女婴的妇女和不育的妇女；禁止用迷信、暴力等手段残害妇女；禁止虐待、遗弃病、残妇女和老年妇女。

第三十九条　禁止拐卖、绑架妇女；禁止收买被拐卖、绑架的妇女；禁止阻碍解救被拐卖、绑架的妇女。

各级人民政府和公安、民政、劳动和社会保障、卫生等部门按照其职责及时采取措施解救被拐卖、绑架的妇女，做好善后工作，妇女联合会协助和配合做好有关工作。任何人不得歧视被拐卖、绑架的妇女。

第四十条　禁止对妇女实施性骚扰。受害妇女有权向单位和有关机关投诉。

第四十一条　禁止卖淫、嫖娼。

禁止组织、强迫、引诱、容留、介绍妇女卖淫或者对妇女进行猥亵活动。

禁止组织、强迫、引诱妇女进行淫秽表演活动。

第四十二条　妇女的名誉权、荣誉权、隐私权、肖像权等人格权受法律保护。

禁止用侮辱、诽谤等方式损害妇女的人格尊严。禁止通过大众传播媒介或者其他方式贬低损害妇女人格。未经本人同意，不得以盈利为目的，通过广告、商标、展览橱窗、报纸、期刊、图书、音像制品、电子出版物、网络等形式使用妇女肖像。

第七章　婚姻家庭权益

第四十三条　国家保障妇女享有与男子平等的婚姻家庭权利。

第四十四条　国家保护妇女的婚姻自主权。禁止干涉妇女的结婚、离婚自由。

第四十五条　女方在怀孕期间、分娩后一年内或者终止妊娠后六个月内，男方不得提出离婚。女方提出离婚的，或者人民法院认为确有必要受理男方离婚请求的，不在此限。

第四十六条　禁止对妇女实施家庭暴力。

国家采取措施，预防和制止家庭暴力。

公安、民政、司法行政等部门以及城乡基层群众性自治组织、社会团体，应当在各自的职责范围内预防和制止家庭暴力，依法为受害妇女提供救助。

第四十七条　妇女对依照法律规定的夫妻共同财产享有与其配偶平等的占有、使用、收益和处分的权利，不受双方收入状况的影响。

夫妻书面约定婚姻关系存续期间所得的财产归各自所有，女方因抚育子女、照料老人、协助男方工作等承担较多义务的，有权在离婚时要求男方予以补偿。

第四十八条　夫妻共有的房屋，离婚时，分割住房由双方协议解决；协议不成的，由人民法院根据双方的具体情况，按照照顾子女和女方权益的原则判决。夫妻双方另有约定的除外。

夫妻共同租用的房屋，离婚时，女方的住房应当按照照顾子女和女方权益的原则解决。

第四十九条　父母双方对未成年子女享有平等的监护权。

父亲死亡、丧失行为能力或者有其他情形不能担任未成年子女的监护人的，母亲的监护权任何人不得干涉。

第五十条　离婚时，女方因实施绝育手术或者其他原因丧失生育能力的，处理子女抚养问题，应在有利子女权益的条件下，照顾女方的合理要求。

第五十一条　妇女有按照国家有关规定生育子女的权利，也有不生育的自由。

育龄夫妻双方按照国家有关规定计划生育，有关部门应当提供安全、有效的避孕药具和技术，保障实施节育手术的妇女的健康和安全。

国家实行婚前保健、孕产期保健制度，发展母婴保健事业。各级人民政府应当采取措施，保障妇女享有计划生育技术服务，提高妇女的生殖健康水平。

第八章　法律责任

第五十二条　妇女的合法权益受到侵害的，有权要求有关部门依法处理，或者依法向仲裁机构申请仲裁，或者向人民法院起诉。

对有经济困难需要法律援助或者司法救助的妇女，当地法律援助机构或者人民法院应当给予帮助，依法为其提供法律援助或者司法救助。

第五十三条　妇女的合法权益受到侵害的，可以向妇女组织投诉，妇女组织应当维护被侵害妇女的合法权益，有权要求并协助有关部门或者单位查处。有关部门或者单位应当依法查处，并予以答复。

第五十四条　妇女组织对于受害妇女进行诉讼需要帮助的，应当给予支持。

妇女联合会或者相关妇女组织对侵害特定妇女群体利益的行为，可以通过大众传播媒介揭露、批评，并有权要求有关部门依法查处。

第五十五条　违反本法规定，以妇女未婚、结婚、离婚、丧偶等为由，侵害妇女在农村集体经济组织中的各项权益的，或者因结婚男方到女方住所落户，侵害男方和子女享有与所在地农村集体经济组织成员平等权益的，由乡镇人民政府依法调解；受害人也可以依法向农村土地承包仲裁机构申请仲裁，或者向人民法院起诉，人民法院应当依法受理。

第五十六条　违反本法规定，侵害妇女的合法权益，其他法律、法规规定行政处罚的，从其规定；造成财产损失或者其他损害的，依法承担民事责任；构成犯罪的，依法追究刑事责任。

第五十七条　违反本法规定，对侵害妇女权益的申诉、控告、检举，推诿、拖延、压制不予查处，或者对提出申诉、控告、检举的人进行打击报复的，由其所在单位、主管部门或者上级机关责令改正，并依法对直接负责的主管人员和其他直接责任人员给予行政处分。

国家机关及其工作人员未依法履行职责，对侵害妇女权益的行为未及时制止或者未给予受害妇女必要帮助，造成严重后果的，由其所在单位或者上级机关依法对直接负责的主管人员和其他直接责任人员给予行政处分。

违反本法规定，侵害妇女文化教育权益、劳动和社会保障权益、人身和财产权益以及婚姻家庭权益的，由其所在单位、主管部门或者上级机关责令改正，直接负责的主管人员和其他直接责任人员属于国家工作人员的，由其所在单位或者上级机关依法给予行政处分。

第五十八条 违反本法规定，对妇女实施性骚扰或者家庭暴力，构成违反治安管理行为的，受害人可以提请公安机关对违法行为人依法给予行政处罚，也可以依法向人民法院提起民事诉讼。

第五十九条 违反本法规定，通过大众传播媒介或者其他方式贬低损害妇女人格的，由文化、广播电影电视、新闻出版或者其他有关部门依据各自的职权责令改正，并依法给予行政处罚。

第九章　附则

第六十条 省、自治区、直辖市人民代表大会常务委员会可以根据本法制定实施办法。

民族自治地方的人民代表大会，可以依据本法规定的原则，结合当地民族妇女的具体情况，制定变通的或者补充的规定。自治区的规定，报全国人民代表大会常务委员会批准后生效；自治州、自治县的规定，报省、自治区、直辖市人民代表大会常务委员会批准后生效，并报全国人民代表大会常务委员会备案。

第六十一条 本法自1992年10月1日起施行。

中华人民共和国传染病防治法

（1989年2月21日第七届全国人民代表大会常务委员会第六次会议通过，2004年8月28日第十届全国人民代表大会常务委员会第十一次会议修订）

第一章 总则

第一条 为了预防、控制和消除传染病的发生与流行，保障人体健康和公共卫生，制定本法。

第二条 国家对传染病防治实行预防为主的方针，防治结合、分类管理、依靠科学、依靠群众。

第三条 本法规定的传染病分为甲类、乙类和丙类。

甲类传染病是指：鼠疫、霍乱。

乙类传染病是指：传染性非典型肺炎、艾滋病、病毒性肝炎、脊髓灰质炎、人感染高致病性禽流感、麻疹、流行性出血热、狂犬病、流行性乙型脑炎、登革热、炭疽、细菌性和阿米巴性痢疾、肺结核、伤寒和副伤寒、流行性脑脊髓膜炎、百日咳、白喉、新生儿破伤风、猩红热、布鲁氏菌病、淋病、梅毒、钩端螺旋体病、血吸虫病、疟疾。

丙类传染病是指：流行性感冒、流行性腮腺炎、风疹、急性出血性结膜炎、麻风病、流行性和地方性斑疹伤寒、黑热病、包虫病、丝虫病，除霍乱、细菌性和阿米巴性痢疾、伤寒和副伤寒以外的感染性腹泻病。

上述规定以外的其他传染病，根据其暴发、流行情况和危害程度，需要列入乙类、丙类传染病的，由国务院卫生行政部门决定并予以公布。

第四条 对乙类传染病中传染性非典型肺炎、炭疽中的肺炭疽和人感染高致病性禽流感，采取本法所称甲类传染病的预防、控制措施。其他乙类传染病和突发原因不明的传染病需要采取本法所称甲类传染病的预防、控制措施的，由国务院卫生行政部门及时报经国务院批准后予以公布、实施。

省、自治区、直辖市人民政府对本行政区域内常见、多发的其他地方性传染病，可以根据情况决定按照乙类或者丙类传染病管理并予以公布，报国务院卫生行政部门备案。

第五条 各级人民政府领导传染病防治工作。

县级以上人民政府制定传染病防治规划并组织实施，建立健全传染病防治的疾病预防控制、医疗救治和监督管理体系。

第六条 国务院卫生行政部门主管全国传染病防治及其监督管理工作。县级以上地方人民政府卫生行政部门负责本行政区域内的传染病防治及其监督管理工作。

县级以上人民政府其他部门在各自的职责范围内负责传染病防治工作。

军队的传染病防治工作，依照本法和国家有关规定办理，由中国人民解放军卫生主管部门实施监督管理。

第七条　各级疾病预防控制机构承担传染病监测、预测、流行病学调查、疫情报告以及其他预防、控制工作。

医疗机构承担与医疗救治有关的传染病防治工作和责任区域内的传染病预防工作。城市社区和农村基层医疗机构在疾病预防控制机构的指导下，承担城市社区、农村基层相应的传染病防治工作。

第八条　国家发展现代医学和中医药等传统医学，支持和鼓励开展传染病防治的科学研究，提高传染病防治的科学技术水平。

国家支持和鼓励开展传染病防治的国际合作。

第九条　国家支持和鼓励单位和个人参与传染病防治工作。各级人民政府应当完善有关制度，方便单位和个人参与防治传染病的宣传教育、疫情报告、志愿服务和捐赠活动。

居民委员会、村民委员会应当组织居民、村民参与社区、农村的传染病预防与控制活动。

第十条　国家开展预防传染病的健康教育。新闻媒体应当无偿开展传染病防治和公共卫生教育的公益宣传。

各级各类学校应当对学生进行健康知识和传染病预防知识的教育。

医学院校应当加强预防医学教育和科学研究，对在校学生以及其他与传染病防治相关人员进行预防医学教育和培训，为传染病防治工作提供技术支持。

疾病预防控制机构、医疗机构应当定期对其工作人员进行传染病防治知识、技能的培训。

第十一条　对在传染病防治工作中做出显著成绩和贡献的单位和个人，给予表彰和奖励。

对因参与传染病防治工作致病、致残、死亡的人员，按照有关规定给予补助、抚恤。

第十二条　在中华人民共和国领域内的一切单位和个人，必须接受疾病预防控制机构、医疗机构有关传染病的调查、检验、采集样本、隔离治疗等预防、控制措施，如实提供有关情况。疾病预防控制机构、医疗机构不得泄露涉及个人隐私的有关信息、资料。

卫生行政部门以及其他有关部门、疾病预防控制机构和医疗机构因违法实施行政管理或者预防、控制措施，侵犯单位和个人合法权益的，有关单位和个人可以依法申请行政复议或者提起诉讼。

第二章　传染病预防

第十三条　各级人民政府组织开展群众性卫生活动，进行预防传染病的健康教育，倡导文明健康的生活方式，提高公众对传染病的防治意识和应对能力，加强环境卫生建设，消除鼠害和蚊、蝇等病媒生物的危害。

各级人民政府农业、水利、林业行政部门按照职责分工负责指导和组织消除农田、湖区、河流、牧场、林区的鼠害与血吸虫危害，以及其他传播传染病的动物和病媒生物的危害。

铁路、交通、民用航空行政部门负责组织消除交通工具以及相关场所的鼠害和蚊、蝇等病媒生物的危害。

第十四条 地方各级人民政府应当有计划地建设和改造公共卫生设施，改善饮用水卫生条件，对污水、污物、粪便进行无害化处置。

第十五条 国家实行有计划的预防接种制度。国务院卫生行政部门和省、自治区、直辖市人民政府卫生行政部门，根据传染病预防、控制的需要，制定传染病预防接种规划并组织实施。用于预防接种的疫苗必须符合国家质量标准。

国家对儿童实行预防接种证制度。国家免疫规划项目的预防接种实行免费。医疗机构、疾病预防控制机构与儿童的监护人应当相互配合，保证儿童及时接受预防接种。具体办法由国务院制定。

第十六条 国家和社会应当关心、帮助传染病病人、病原携带者和疑似传染病病人，使其得到及时救治。任何单位和个人不得歧视传染病病人、病原携带者和疑似传染病病人。

传染病病人、病原携带者和疑似传染病病人，在治愈前或者在排除传染病嫌疑前，不得从事法律、行政法规和国务院卫生行政部门规定禁止从事的易使该传染病扩散的工作。

第十七条 国家建立传染病监测制度。

国务院卫生行政部门制定国家传染病监测规划和方案。省、自治区、直辖市人民政府卫生行政部门根据国家传染病监测规划和方案，制定本行政区域的传染病监测计划和工作方案。

各级疾病预防控制机构对传染病的发生、流行以及影响其发生、流行的因素，进行监测；对国外发生、国内尚未发生的传染病或者国内新发生的传染病，进行监测。

第十八条 各级疾病预防控制机构在传染病预防控制中履行下列职责：

（一）实施传染病预防控制规划、计划和方案；

（二）收集、分析和报告传染病监测信息，预测传染病的发生、流行趋势；

（三）开展对传染病疫情和突发公共卫生事件的流行病学调查、现场处理及其效果评价；

（四）开展传染病实验室检测、诊断、病原学鉴定；

（五）实施免疫规划，负责预防性生物制品的使用管理；

（六）开展健康教育、咨询，普及传染病防治知识；

（七）指导、培训下级疾病预防控制机构及其工作人员开展传染病监测工作；

（八）开展传染病防治应用性研究和卫生评价，提供技术咨询。

国家、省级疾病预防控制机构负责对传染病发生、流行以及分布进行监测，对重大传染病流行趋势进行预测，提出预防控制对策，参与并指导对暴发的疫情进行调查处理，开展传染病病原学鉴定，建立检测质量控制体系，开展应用性研究和卫生评价。

设区的市和县级疾病预防控制机构负责传染病预防控制规划、方案的落实，组织实施免疫、消毒、控制病媒生物的危害，普及传染病防治知识，负责本地区疫情和突发公共卫生事件监测、报告，开展流行病学调查和常见病原微生物检测。

第十九条 国家建立传染病预警制度。

国务院卫生行政部门和省、自治区、直辖市人民政府根据传染病发生、流行趋势的预测，及时发出传染病预警，根据情况予以公布。

第二十条　县级以上地方人民政府应当制定传染病预防、控制预案，报上一级人民政府备案。

传染病预防、控制预案应当包括以下主要内容：

（一）传染病预防控制指挥部的组成和相关部门的职责；

（二）传染病的监测、信息收集、分析、报告、通报制度；

（三）疾病预防控制机构、医疗机构在发生传染病疫情时的任务与职责；

（四）传染病暴发、流行情况的分级以及相应的应急工作方案；

（五）传染病预防、疫点疫区现场控制，应急设施、设备、救治药品和医疗器械以及其他物资和技术的储备与调用。

地方人民政府和疾病预防控制机构接到国务院卫生行政部门或者省、自治区、直辖市人民政府发出的传染病预警后，应当按照传染病预防、控制预案，采取相应的预防、控制措施。

第二十一条　医疗机构必须严格执行国务院卫生行政部门规定的管理制度、操作规范，防止传染病的医源性感染和医院感染。

医疗机构应当确定专门的部门或者人员，承担传染病疫情报告、本单位的传染病预防、控制以及责任区域内的传染病预防工作；承担医疗活动中与医院感染有关的危险因素监测、安全防护、消毒、隔离和医疗废物处置工作。

疾病预防控制机构应当指定专门人员负责对医疗机构内传染病预防工作进行指导、考核，开展流行病学调查。

第二十二条　疾病预防控制机构、医疗机构的实验室和从事病原微生物实验的单位，应当符合国家规定的条件和技术标准，建立严格的监督管理制度，对传染病病原体样本按照规定的措施实行严格监督管理，严防传染病病原体的实验室感染和病原微生物的扩散。

第二十三条　采供血机构、生物制品生产单位必须严格执行国家有关规定，保证血液、血液制品的质量。禁止非法采集血液或者组织他人出卖血液。

疾病预防控制机构、医疗机构使用血液和血液制品，必须遵守国家有关规定，防止因输入血液、使用血液制品引起经血液传播疾病的发生。

第二十四条　各级人民政府应当加强艾滋病的防治工作，采取预防、控制措施，防止艾滋病的传播。具体办法由国务院制定。

第二十五条　县级以上人民政府农业、林业行政部门以及其他有关部门，依据各自的职责负责与人畜共患传染病有关的动物传染病的防治管理工作。

与人畜共患传染病有关的野生动物、家畜家禽，经检疫合格后，方可出售、运输。

第二十六条　国家建立传染病菌种、毒种库。

对传染病菌种、毒种和传染病检测样本的采集、保藏、携带、运输和使用实行分类管理，建立健全严格的管理制度。

对可能导致甲类传染病传播的以及国务院卫生行政部门规定的菌种、毒种和传染病检测样本，确需采集、保藏、携带、运输和使用的，须经省级以上人民政府卫生行政部门批准。具体办法由国务院制定。

第二十七条　对被传染病病原体污染的污水、污物、场所和物品，有关单位和个人必须在疾病预防控制机构的指导下或者按照其提出的卫生要求，进行严格消毒处理；拒绝消毒处理的，由当地卫生行政部门或者疾病预防控制机构进行强制消毒处理。

第二十八条 在国家确认的自然疫源地计划兴建水利、交通、旅游、能源等大型建设项目的，应当事先由省级以上疾病预防控制机构对施工环境进行卫生调查。建设单位应当根据疾病预防控制机构的意见，采取必要的传染病预防、控制措施。施工期间，建设单位应当设专人负责工地上的卫生防疫工作。工程竣工后，疾病预防控制机构应当对可能发生的传染病进行监测。

第二十九条 用于传染病防治的消毒产品、饮用水供水单位供应的饮用水和涉及饮用水卫生安全的产品，应当符合国家卫生标准和卫生规范。

饮用水供水单位从事生产或者供应活动，应当依法取得卫生许可证。

生产用于传染病防治的消毒产品的单位和生产用于传染病防治的消毒产品，应当经省级以上人民政府卫生行政部门审批。具体办法由国务院制定。

第三章 疫情报告、通报和公布

第三十条 疾病预防控制机构、医疗机构和采供血机构及其执行职务的人员发现本法规定的传染病疫情或者发现其他传染病暴发、流行以及突发原因不明的传染病时，应当遵循疫情报告属地管理原则，按照国务院规定的或者国务院卫生行政部门规定的内容、程序、方式和时限报告。

军队医疗机构向社会公众提供医疗服务，发现前款规定的传染病疫情时，应当按照国务院卫生行政部门的规定报告。

第三十一条 任何单位和个人发现传染病病人或者疑似传染病病人时，应当及时向附近的疾病预防控制机构或者医疗机构报告。

第三十二条 港口、机场、铁路疾病预防控制机构以及国境卫生检疫机关发现甲类传染病病人、病原携带者、疑似传染病病人时，应当按照国家有关规定立即向国境口岸所在地的疾病预防控制机构或者所在地县级以上地方人民政府卫生行政部门报告并互相通报。

第三十三条 疾病预防控制机构应当主动收集、分析、调查、核实传染病疫情信息。接到甲类、乙类传染病疫情报告或者发现传染病暴发、流行时，应当立即报告当地卫生行政部门，由当地卫生行政部门立即报告当地人民政府，同时报告上级卫生行政部门和国务院卫生行政部门。

疾病预防控制机构应当设立或者指定专门的部门、人员负责传染病疫情信息管理工作，及时对疫情报告进行核实、分析。

第三十四条 县级以上地方人民政府卫生行政部门应当及时向本行政区域内的疾病预防控制机构和医疗机构通报传染病疫情以及监测、预警的相关信息。接到通报的疾病预防控制机构和医疗机构应当及时告知本单位的有关人员。

第三十五条 国务院卫生行政部门应当及时向国务院其他有关部门和各省、自治区、直辖市人民政府卫生行政部门通报全国传染病疫情以及监测、预警的相关信息。

毗邻的以及相关的地方人民政府卫生行政部门，应当及时互相通报本行政区域的传染病疫情以及监测、预警的相关信息。

县级以上人民政府有关部门发现传染病疫情时，应当及时向同级人民政府卫生行政部门通报。

中国人民解放军卫生主管部门发现传染病疫情时，应当向国务院卫生行政部门通报。

第三十六条　动物防疫机构和疾病预防控制机构，应当及时互相通报动物间和人间发生的人畜共患传染病疫情以及相关信息。

第三十七条　依照本法的规定负有传染病疫情报告职责的人民政府有关部门、疾病预防控制机构、医疗机构、采供血机构及其工作人员，不得隐瞒、谎报、缓报传染病疫情。

第三十八条　国家建立传染病疫情信息公布制度。

国务院卫生行政部门定期公布全国传染病疫情信息。省、自治区、直辖市人民政府卫生行政部门定期公布本行政区域的传染病疫情信息。

传染病暴发、流行时，国务院卫生行政部门负责向社会公布传染病疫情信息，并可以授权省、自治区、直辖市人民政府卫生行政部门向社会公布本行政区域的传染病疫情信息。

公布传染病疫情信息应当及时、准确。

第四章　疫情控制

第三十九条　医疗机构发现甲类传染病时，应当及时采取下列措施：

（一）对病人、病原携带者，予以隔离治疗，隔离期限根据医学检查结果确定；

（二）对疑似病人，确诊前在指定场所单独隔离治疗；

（三）对医疗机构内的病人、病原携带者、疑似病人的密切接触者，在指定场所进行医学观察和采取其他必要的预防措施。

拒绝隔离治疗或者隔离期未满擅自脱离隔离治疗的，可以由公安机关协助医疗机构采取强制隔离治疗措施。

医疗机构发现乙类或者丙类传染病病人，应当根据病情采取必要的治疗和控制传播措施。

医疗机构对本单位内被传染病病原体污染的场所、物品以及医疗废物，必须依照法律、法规的规定实施消毒和无害化处置。

第四十条　疾病预防控制机构发现传染病疫情或者接到传染病疫情报告时，应当及时采取下列措施：

（一）对传染病疫情进行流行病学调查，根据调查情况提出划定疫点、疫区的建议，对被污染的场所进行卫生处理，对密切接触者，在指定场所进行医学观察和采取其他必要的预防措施，并向卫生行政部门提出疫情控制方案；

（二）传染病暴发、流行时，对疫点、疫区进行卫生处理，向卫生行政部门提出疫情控制方案，并按照卫生行政部门的要求采取措施；

（三）指导下级疾病预防控制机构实施传染病预防、控制措施，组织、指导有关单位对传染病疫情的处理。

第四十一条　对已经发生甲类传染病病例的场所或者该场所内的特定区域的人员，所在地的县级以上地方人民政府可以实施隔离措施，并同时向上一级人民政府报告；接到报告的上级人民政府应当即时做出是否批准的决定。上级人民政府做出不予批准决定的，实施隔离措施的人民政府应当立即解除隔离措施。

在隔离期间，实施隔离措施的人民政府应当对被隔离人员提供生活保障；被隔离人员有工作单位的，所在单位不得停止支付其隔离期间的工作报酬。

隔离措施的解除，由原决定机关决定并宣布。

第四十二条 传染病暴发、流行时，县级以上地方人民政府应当立即组织力量，按照预防、控制预案进行防治，切断传染病的传播途径，必要时，报经上一级人民政府决定，可以采取下列紧急措施并予以公告：

（一）限制或者停止集市、影剧院演出或者其他人群聚集的活动；

（二）停工、停业、停课；

（三）封闭或者封存被传染病病原体污染的公共饮用水源、食品以及相关物品；

（四）控制或者扑杀染疫野生动物、家畜家禽；

（五）封闭可能造成传染病扩散的场所。

上级人民政府接到下级人民政府关于采取前款所列紧急措施的报告时，应当即时做出决定。

紧急措施的解除，由原决定机关决定并宣布。

第四十三条 甲类、乙类传染病暴发、流行时，县级以上地方人民政府报经上一级人民政府决定，可以宣布本行政区域部分或者全部为疫区；国务院可以决定并宣布跨省、自治区、直辖市的疫区。县级以上地方人民政府可以在疫区内采取本法第四十二条规定的紧急措施，并可以对出入疫区的人员、物资和交通工具实施卫生检疫。

省、自治区、直辖市人民政府可以决定对本行政区域内的甲类传染病疫区实施封锁；但是，封锁大、中城市的疫区或者封锁跨省、自治区、直辖市的疫区，以及封锁疫区导致中断干线交通或者封锁国境的，由国务院决定。

疫区封锁的解除，由原决定机关决定并宣布。

第四十四条 发生甲类传染病时，为了防止该传染病通过交通工具及其乘运的人员、物资传播，可以实施交通卫生检疫。具体办法由国务院制定。

第四十五条 传染病暴发、流行时，根据传染病疫情控制的需要，国务院有权在全国范围或者跨省、自治区、直辖市范围内，县级以上地方人民政府有权在本行政区域内紧急调集人员或者调用储备物资，临时征用房屋、交通工具以及相关设施、设备。

紧急调集人员的，应当按照规定给予合理报酬。临时征用房屋、交通工具以及相关设施、设备的，应当依法给予补偿；能返还的，应当及时返还。

第四十六条 患甲类传染病、炭疽死亡的，应当将尸体立即进行卫生处理，就近火化。患其他传染病死亡的，必要时，应当将尸体进行卫生处理后火化或者按照规定深埋。

为了查找传染病病因，医疗机构在必要时可以按照国务院卫生行政部门的规定，对传染病病人尸体或者疑似传染病病人尸体进行解剖查验，并应当告知死者家属。

第四十七条 疫区中被传染病病原体污染或者可能被传染病病原体污染的物品，经消毒可以使用的，应当在当地疾病预防控制机构的指导下，进行消毒处理后，方可使用、出售和运输。

第四十八条　发生传染病疫情时，疾病预防控制机构和省级以上人民政府卫生行政部门指派的其他与传染病有关的专业技术机构，可以进入传染病疫点、疫区进行调查、采集样本、技术分析和检验。

第四十九条　传染病暴发、流行时，药品和医疗器械生产、供应单位应当及时生产、供应防治传染病的药品和医疗器械。铁路、交通、民用航空经营单位必须优先运送处理传染病疫情的人员以及防治传染病的药品和医疗器械。县级以上人民政府有关部门应当做好组织协调工作。

第五章　医疗救治

第五十条　县级以上人民政府应当加强和完善传染病医疗救治服务网络的建设，指定具备传染病救治条件和能力的医疗机构承担传染病救治任务，或者根据传染病救治需要设置传染病医院。

第五十一条　医疗机构的基本标准、建筑设计和服务流程，应当符合预防传染病医院感染的要求。

医疗机构应当按照规定对使用的医疗器械进行消毒；对按照规定一次使用的医疗器具，应当在使用后予以销毁。

医疗机构应当按照国务院卫生行政部门规定的传染病诊断标准和治疗要求，采取相应措施，提高传染病医疗救治能力。

第五十二条　医疗机构应当对传染病病人或者疑似传染病病人提供医疗救护、现场救援和接诊治疗，书写病历记录以及其他有关资料，并妥善保管。

医疗机构应当实行传染病预检、分诊制度；对传染病病人、疑似传染病病人，应当引导至相对隔离的分诊点进行初诊。医疗机构不具备相应救治能力的，应当将患者及其病历记录复印件一并转至具备相应救治能力的医疗机构。具体办法由国务院卫生行政部门规定。

第六章　监督管理

第五十三条　县级以上人民政府卫生行政部门对传染病防治工作履行下列监督检查职责：

（一）对下级人民政府卫生行政部门履行本法规定的传染病防治职责进行监督检查；

（二）对疾病预防控制机构、医疗机构的传染病防治工作进行监督检查；

（三）对采供血机构的采供血活动进行监督检查；

（四）对用于传染病防治的消毒产品及其生产单位进行监督检查，并对饮用水供水单位从事生产或者供应活动以及涉及饮用水卫生安全的产品进行监督检查；

（五）对传染病菌种、毒种和传染病检测样本的采集、保藏、携带、运输、使用进行监督检查；

（六）对公共场所和有关单位的卫生条件和传染病预防、控制措施进行监督检查。

省级以上人民政府卫生行政部门负责组织对传染病防治重大事项的处理。

第五十四条　县级以上人民政府卫生行政部门在履行监督检查职责时，有权进入被检查单位和传染病疫情发生现场调查取证，查阅或者复制有关的资料和采集样本。被检查单位应当予以配合，不得拒绝、阻挠。

第五十五条 县级以上地方人民政府卫生行政部门在履行监督检查职责时，发现被传染病病原体污染的公共饮用水源、食品以及相关物品，如不及时采取控制措施可能导致传染病传播、流行的，可以采取封闭公共饮用水源、封存食品以及相关物品或者暂停销售的临时控制措施，并予以检验或者进行消毒。经检验，属于被污染的食品，应当予以销毁；对未被污染的食品或者经消毒后可以使用的物品，应当解除控制措施。

第五十六条 卫生行政部门工作人员依法执行职务时，应当不少于两人，并出示执法证件，填写卫生执法文书。

卫生执法文书经核对无误后，应当由卫生执法人员和当事人签名。当事人拒绝签名的，卫生执法人员应当注明情况。

第五十七条 卫生行政部门应当依法建立健全内部监督制度，对其工作人员依据法定职权和程序履行职责的情况进行监督。

上级卫生行政部门发现下级卫生行政部门不及时处理职责范围内的事项或者不履行职责的，应当责令纠正或者直接予以处理。

第五十八条 卫生行政部门及其工作人员履行职责，应当自觉接受社会和公民的监督。单位和个人有权向上级人民政府及其卫生行政部门举报违反本法的行为。接到举报的有关人民政府或者其卫生行政部门，应当及时调查处理。

第七章 保障措施

第五十九条 国家将传染病防治工作纳入国民经济和社会发展计划，县级以上地方人民政府将传染病防治工作纳入本行政区域的国民经济和社会发展计划。

第六十条 县级以上地方人民政府按照本级政府职责负责本行政区域内传染病预防、控制、监督工作的日常经费。

国务院卫生行政部门会同国务院有关部门，根据传染病流行趋势，确定全国传染病预防、控制、救治、监测、预测、预警、监督检查等项目。中央财政对困难地区实施重大传染病防治项目给予补助。

省、自治区、直辖市人民政府根据本行政区域内传染病流行趋势，在国务院卫生行政部门确定的项目范围内，确定传染病预防、控制、监督等项目，并保障项目的实施经费。

第六十一条 国家加强基层传染病防治体系建设，扶持贫困地区和少数民族地区的传染病防治工作。

地方各级人民政府应当保障城市社区、农村基层传染病预防工作的经费。

第六十二条 国家对患有特定传染病的困难人群实行医疗救助，减免医疗费用。具体办法由国务院卫生行政部门会同国务院财政部门等部门制定。

第六十三条 县级以上人民政府负责储备防治传染病的药品、医疗器械和其他物资，以备调用。

第六十四条 对从事传染病预防、医疗、科研、教学、现场处理疫情的人员，以及在生产、工作中接触传染病病原体的其他人员，有关单位应当按照国家规定，采取有效的卫生防护措施和医疗保健措施，并给予适当的津贴。

第八章　法律责任

第六十五条　地方各级人民政府未依照本法的规定履行报告职责，或者隐瞒、谎报、缓报传染病疫情，或者在传染病暴发、流行时，未及时组织救治、采取控制措施的，由上级人民政府责令改正，通报批评；造成传染病传播、流行或者其他严重后果的，对负有责任的主管人员，依法给予行政处分；构成犯罪的，依法追究刑事责任。

第六十六条　县级以上人民政府卫生行政部门违反本法规定，有下列情形之一的，由本级人民政府、上级人民政府卫生行政部门责令改正，通报批评；造成传染病传播、流行或者其他严重后果的，对负有责任的主管人员和其他直接责任人员，依法给予行政处分；构成犯罪的，依法追究刑事责任：

（一）未依法履行传染病疫情通报、报告或者公布职责，或者隐瞒、谎报、缓报传染病疫情的；

（二）发生或者可能发生传染病传播时未及时采取预防、控制措施的；

（三）未依法履行监督检查职责，或者发现违法行为不及时查处的；

（四）未及时调查、处理单位和个人对下级卫生行政部门不履行传染病防治职责的举报的；

（五）违反本法的其他失职、渎职行为。

第六十七条　县级以上人民政府有关部门未依照本法的规定履行传染病防治和保障职责的，由本级人民政府或者上级人民政府有关部门责令改正，通报批评；造成传染病传播、流行或者其他严重后果的，对负有责任的主管人员和其他直接责任人员，依法给予行政处分；构成犯罪的，依法追究刑事责任。

第六十八条　疾病预防控制机构违反本法规定，有下列情形之一的，由县级以上人民政府卫生行政部门责令限期改正，通报批评，给予警告；对负有责任的主管人员和其他直接责任人员，依法给予降级、撤职、开除的处分，并可以依法吊销有关责任人员的执业证书；构成犯罪的，依法追究刑事责任：

（一）未依法履行传染病监测职责的；

（二）未依法履行传染病疫情报告、通报职责，或者隐瞒、谎报、缓报传染病疫情的；

（三）未主动收集传染病疫情信息，或者对传染病疫情信息和疫情报告未及时进行分析、调查、核实的；

（四）发现传染病疫情时，未依据职责及时采取本法规定的措施的；

（五）故意泄露传染病病人、病原携带者、疑似传染病病人、密切接触者涉及个人隐私的有关信息、资料的。

第六十九条　医疗机构违反本法规定，有下列情形之一的，由县级以上人民政府卫生行政部门责令改正，通报批评，给予警告；造成传染病传播、流行或者其他严重后果的，对负有责任的主管人员和其他直接责任人员，依法给予降级、撤职、开除的处分，并可以依法吊销有关责任人员的执业证书；构成犯罪的，依法追究刑事责任：

（一）未按照规定承担本单位的传染病预防、控制工作，医院感染控制任务和责任区域内的传染病预防工作的；

（二）未按照规定报告传染病疫情，或者隐瞒、谎报、缓报传染病疫情的；

（三）发现传染病疫情时，未按照规定对传染病病人、疑似传染病病人提供医疗救护、现场救援、接诊、转诊的，或者拒绝接受转诊的；

（四）未按照规定对本单位内被传染病病原体污染的场所、物品以及医疗废物实施消毒或者无害化处置的；

（五）未按照规定对医疗器械进行消毒，或者对按照规定一次使用的医疗器具未予销毁，再次使用的；

（六）在医疗救治过程中未按照规定保管医学记录资料的；

（七）故意泄露传染病病人、病原携带者、疑似传染病病人、密切接触者涉及个人隐私的有关信息、资料的。

第七十条 采供血机构未按照规定报告传染病疫情，或者隐瞒、谎报、缓报传染病疫情，或者未执行国家有关规定，导致因输入血液引起经血液传播疾病发生的，由县级以上人民政府卫生行政部门责令改正，通报批评，给予警告；造成传染病传播、流行或者其他严重后果的，对负有责任的主管人员和其他直接责任人员，依法给予降级、撤职、开除的处分，并可以依法吊销采供血机构的执业许可证；构成犯罪的，依法追究刑事责任。

非法采集血液或者组织他人出卖血液的，由县级以上人民政府卫生行政部门予以取缔，没收违法所得，可以并处十万元以下的罚款；构成犯罪的，依法追究刑事责任。

第七十一条 国境卫生检疫机关、动物防疫机构未依法履行传染病疫情通报职责的，由有关部门在各自职责范围内责令改正，通报批评；造成传染病传播、流行或者其他严重后果的，对负有责任的主管人员和其他直接责任人员，依法给予降级、撤职、开除的处分；构成犯罪的，依法追究刑事责任。

第七十二条 铁路、交通、民用航空经营单位未依照本法的规定优先运送处理传染病疫情的人员以及防治传染病的药品和医疗器械的，由有关部门责令限期改正，给予警告；造成严重后果的，对负有责任的主管人员和其他直接责任人员，依法给予降级、撤职、开除的处分。

第七十三条 违反本法规定，有下列情形之一，导致或者可能导致传染病传播、流行的，由县级以上人民政府卫生行政部门责令限期改正，没收违法所得，可以并处五万元以下的罚款；已取得许可证的，原发证部门可以依法暂扣或者吊销许可证；构成犯罪的，依法追究刑事责任：

（一）饮用水供水单位供应的饮用水不符合国家卫生标准和卫生规范的；

（二）涉及饮用水卫生安全的产品不符合国家卫生标准和卫生规范的；

（三）用于传染病防治的消毒产品不符合国家卫生标准和卫生规范的；

（四）出售、运输疫区中被传染病病原体污染或者可能被传染病病原体污染的物品，未进行消毒处理的；

（五）生物制品生产单位生产的血液制品不符合国家质量标准的。

第七十四条 违反本法规定，有下列情形之一的，由县级以上地方人民政府卫生行政部门责令改正，通报批评，给予警告，已取得许可证的，可以依法暂扣或者吊销许可证；

造成传染病传播、流行以及其他严重后果的，对负有责任的主管人员和其他直接责任人员，依法给予降级、撤职、开除的处分，并可以依法吊销有关责任人员的执业证书；构成犯罪的，依法追究刑事责任：

（一）疾病预防控制机构、医疗机构和从事病原微生物实验的单位，不符合国家规定的条件和技术标准，对传染病病原体样本未按照规定进行严格管理，造成实验室感染和病原微生物扩散的；

（二）违反国家有关规定，采集、保藏、携带、运输和使用传染病菌种、毒种和传染病检测样本的；

（三）疾病预防控制机构、医疗机构未执行国家有关规定，导致因输入血液、使用血液制品引起经血液传播疾病发生的。

第七十五条　未经检疫出售、运输与人畜共患传染病有关的野生动物、家畜家禽的，由县级以上地方人民政府畜牧兽医行政部门责令停止违法行为，并依法给予行政处罚。

第七十六条　在国家确认的自然疫源地兴建水利、交通、旅游、能源等大型建设项目，未经卫生调查进行施工的，或者未按照疾病预防控制机构的意见采取必要的传染病预防、控制措施的，由县级以上人民政府卫生行政部门责令限期改正，给予警告，处五千元以上三万元以下的罚款；逾期不改正的，处三万元以上十万元以下的罚款，并可以提请有关人民政府依据职责权限，责令停建、关闭。

第七十七条　单位和个人违反本法规定，导致传染病传播、流行，给他人人身、财产造成损害的，应当依法承担民事责任。

第九章　附则

第七十八条　本法中下列用语的含义：

（一）传染病病人、疑似传染病病人：指根据国务院卫生行政部门发布的《中华人民共和国传染病防治法规定管理的传染病诊断标准》，符合传染病病人和疑似传染病病人诊断标准的人。

（二）病原携带者：指感染病原体无临床症状但能排出病原体的人。

（三）流行病学调查：指对人群中疾病或者健康状况的分布及其决定因素进行调查研究，提出疾病预防控制措施及保健对策。

（四）疫点：指病原体从传染源向周围播散的范围较小或者单个疫源地。

（五）疫区：指传染病在人群中暴发、流行，其病原体向周围播散时所能波及的地区。

（六）人畜共患传染病：指人与脊椎动物共同罹患的传染病，如鼠疫、狂犬病、血吸虫病等。

（七）自然疫源地：指某些可引起人类传染病的病原体在自然界的野生动物中长期存在和循环的地区。

（八）病媒生物：指能够将病原体从人或者其他动物传播给人的生物，如蚊、蝇、蚤类等。

（九）医源性感染：指在医学服务中，因病原体传播引起的感染。

（十）医院感染：指住院病人在医院内获得的感染，包括在住院期间发生的感染和在医院内获得出院后发生的感染，但不包括入院前已开始或者入院时已处于潜伏期的感染。医院工作人员在医院内获得的感染也属医院感染。

（十一）实验室感染：指从事实验室工作时，因接触病原体所致的感染。

（十二）菌种、毒种：指可能引起本法规定的传染病发生的细菌菌种、病毒毒种。

（十三）消毒：指用化学、物理、生物的方法杀灭或者消除环境中的病原微生物。

（十四）医疗机构：指按照《医疗机构管理条例》取得医疗机构执业许可证，从事疾病诊断、治疗活动的机构。

第七十九条 传染病防治中有关食品、药品、血液、水、医疗废物和病原微生物的管理以及动物防疫和国境卫生检疫，本法未规定的，分别适用其他有关法律、行政法规的规定。

第八十条 本法自2004年12月1日起施行。

艾滋病防治条例

第一章 总则

第一条 为了预防、控制艾滋病的发生与流行，保障人体健康和公共卫生，根据传染病防治法，制定本条例。

第二条 艾滋病防治工作坚持预防为主、防治结合的方针，建立政府组织领导、部门各负其责、全社会共同参与的机制，加强宣传教育，采取行为干预和关怀救助等措施，实行综合防治。

第三条 任何单位和个人不得歧视艾滋病病毒感染者、艾滋病病人及其家属。艾滋病病毒感染者、艾滋病病人及其家属享有的婚姻、就业、就医、入学等合法权益受法律保护。

第四条 县级以上人民政府统一领导艾滋病防治工作，建立健全艾滋病防治工作协调机制和工作责任制，对有关部门承担的艾滋病防治工作进行考核、监督。

县级以上人民政府有关部门按照职责分工负责艾滋病防治及其监督管理工作。

第五条 国务院卫生主管部门会同国务院其他有关部门制定国家艾滋病防治规划；县级以上地方人民政府依照本条例规定和国家艾滋病防治规划，制定并组织实施本行政区域的艾滋病防治行动计划。

第六条 国家鼓励和支持工会、共产主义青年团、妇女联合会、红十字会等团体协助各级人民政府开展艾滋病防治工作。

居民委员会和村民委员会应当协助地方各级人民政府和政府有关部门开展有关艾滋病防治的法律、法规、政策和知识的宣传教育，发展有关艾滋病防治的公益事业，做好艾滋病防治工作。

第七条 各级人民政府和政府有关部门应当采取措施，鼓励和支持有关组织和个人依照本条例规定以及国家艾滋病防治规划和艾滋病防治行动计划的要求，参与艾滋病防治工作，对艾滋病防治工作提供捐赠，对有易感染艾滋病病毒危险行为的人群进行行为干预，对艾滋病病毒感染者、艾滋病病人及其家属提供关怀和救助。

第八条 国家鼓励和支持开展与艾滋病预防、诊断、治疗等有关的科学研究，提高艾滋病防治的科学技术水平；鼓励和支持开展传统医药以及传统医药与现代医药相结合防治艾滋病的临床治疗与研究。

国家鼓励和支持开展艾滋病防治工作的国际合作与交流。

第九条 县级以上人民政府和政府有关部门对在艾滋病防治工作中做出显著成绩和贡献的单位和个人，给予表彰和奖励。

对因参与艾滋病防治工作或者因执行公务感染艾滋病病毒，以及因此致病、丧失劳动能力或者死亡的人员，按照有关规定给予补助、抚恤。

第二章　宣传教育

第十条　地方各级人民政府和政府有关部门应当组织开展艾滋病防治以及关怀和不歧视艾滋病病毒感染者、艾滋病病人及其家属的宣传教育，提倡健康文明的生活方式，营造良好的艾滋病防治的社会环境。

第十一条　地方各级人民政府和政府有关部门应当在车站、码头、机场、公园等公共场所以及旅客列车和从事旅客运输的船舶等公共交通工具显著位置，设置固定的艾滋病防治广告牌或者张贴艾滋病防治公益广告，组织发放艾滋病防治宣传材料。

第十二条　县级以上人民政府卫生主管部门应当加强艾滋病防治的宣传教育工作，对有关部门、组织和个人开展艾滋病防治的宣传教育工作提供技术支持。

医疗卫生机构应当组织工作人员学习有关艾滋病防治的法律、法规、政策和知识；医务人员在开展艾滋病、性病等相关疾病咨询、诊断和治疗过程中，应当对就诊者进行艾滋病防治的宣传教育。

第十三条　县级以上人民政府教育主管部门应当指导、督促高等院校、中等职业学校和普通中学将艾滋病防治知识纳入有关课程，开展有关课外教育活动。

高等院校、中等职业学校和普通中学应当组织学生学习艾滋病防治知识。

第十四条　县级以上人民政府人口和计划生育主管部门应当利用计划生育宣传和技术服务网络，组织开展艾滋病防治的宣传教育。

计划生育技术服务机构向育龄人群提供计划生育技术服务和生殖健康服务时，应当开展艾滋病防治的宣传教育。

第十五条　县级以上人民政府有关部门和从事劳务中介服务的机构，应当对进城务工人员加强艾滋病防治的宣传教育。

第十六条　出入境检验检疫机构应当在出入境口岸加强艾滋病防治的宣传教育工作，对出入境人员有针对性地提供艾滋病防治咨询和指导。

第十七条　国家鼓励和支持妇女联合会、红十字会开展艾滋病防治的宣传教育，将艾滋病防治的宣传教育纳入妇女儿童工作内容，提高妇女预防艾滋病的意识和能力，组织红十字会会员和红十字会志愿者开展艾滋病防治的宣传教育。

第十八条　地方各级人民政府和政府有关部门应当采取措施，鼓励和支持有关组织和个人对有易感染艾滋病病毒危险行为的人群开展艾滋病防治的咨询、指导和宣传教育。

第十九条　广播、电视、报刊、互联网等新闻媒体应当开展艾滋病防治的公益宣传。

第二十条　机关、团体、企业事业单位、个体经济组织应当组织本单位从业人员学习有关艾滋病防治的法律、法规、政策和知识，支持本单位从业人员参与艾滋病防治的宣传教育活动。

第二十一条　县级以上地方人民政府应当在医疗卫生机构开通艾滋病防治咨询服务电话，向公众提供艾滋病防治咨询服务和指导。

第三章　预防与控制

第二十二条　国家建立健全艾滋病监测网络。

国务院卫生主管部门制定国家艾滋病监测规划和方案。省、自治区、直辖市人民政府卫生主管部门根据国家艾滋病监测规划和方案，制定本行政区域的艾滋病监测计划和工作方案，组织开展艾滋病监测和专题调查，掌握艾滋病疫情变化情况和流行趋势。

疾病预防控制机构负责对艾滋病发生、流行以及影响其发生、流行的因素开展监测活动。

出入境检验检疫机构负责对出入境人员进行艾滋病监测，并将监测结果及时向卫生主管部门报告。

第二十三条　国家实行艾滋病自愿咨询和自愿检测制度。

县级以上地方人民政府卫生主管部门指定的医疗卫生机构，应当按照国务院卫生主管部门会同国务院其他有关部门制定的艾滋病自愿咨询和检测办法，为自愿接受艾滋病咨询、检测的人员免费提供咨询和初筛检测。

第二十四条　国务院卫生主管部门会同国务院其他有关部门根据预防、控制艾滋病的需要，可以规定应当进行艾滋病检测的情形。

第二十五条　省级以上人民政府卫生主管部门根据医疗卫生机构布局和艾滋病流行情况，按照国家有关规定确定承担艾滋病检测工作的实验室。

国家出入境检验检疫机构按照国务院卫生主管部门规定的标准和规范，确定承担出入境人员艾滋病检测工作的实验室。

第二十六条　县级以上地方人民政府和政府有关部门应当依照本条例规定，根据本行政区域艾滋病的流行情况，制定措施，鼓励和支持居民委员会、村民委员会以及其他有关组织和个人推广预防艾滋病的行为干预措施，帮助有易感染艾滋病病毒危险行为的人群改变行为。

有关组织和个人对有易感染艾滋病病毒危险行为的人群实施行为干预措施，应当符合本条例的规定以及国家艾滋病防治规划和艾滋病防治行动计划的要求。

第二十七条　县级以上人民政府应当建立艾滋病防治工作与禁毒工作的协调机制，组织有关部门落实针对吸毒人群的艾滋病防治措施。

省、自治区、直辖市人民政府卫生、公安和药品监督管理部门应当互相配合，根据本行政区域艾滋病流行和吸毒者的情况，积极稳妥地开展对吸毒成瘾者的药物维持治疗工作，并有计划地实施其他干预措施。

第二十八条　县级以上人民政府卫生、人口和计划生育、工商、药品监督管理、质量监督检验检疫、广播电影电视等部门应当组织推广使用安全套，建立和完善安全套供应网络。

第二十九条　省、自治区、直辖市人民政府确定的公共场所的经营者应当在公共场所内放置安全套或者设置安全套发售设施。

第三十条　公共场所的服务人员应当依照《公共场所卫生管理条例》的规定，定期进行相关健康检查，取得健康合格证明；经营者应当查验其健康合格证明，不得允许未取得健康合格证明的人员从事服务工作。

第三十一条 公安、司法行政机关对被依法逮捕、拘留和在监狱中执行刑罚以及被依法收容教育、强制戒毒和劳动教养的艾滋病病毒感染者和艾滋病病人，应当采取相应的防治措施，防止艾滋病传播。

对公安、司法行政机关依照前款规定采取的防治措施，县级以上地方人民政府应当给予经费保障，疾病预防控制机构应当予以技术指导和配合。

第三十二条 对卫生技术人员和在执行公务中可能感染艾滋病病毒的人员，县级以上人民政府卫生主管部门和其他有关部门应当组织开展艾滋病防治知识和专业技能的培训，有关单位应当采取有效的卫生防护措施和医疗保健措施。

第三十三条 医疗卫生机构和出入境检验检疫机构应当按照国务院卫生主管部门的规定，遵守标准防护原则，严格执行操作规程和消毒管理制度，防止发生艾滋病医院感染和医源性感染。

第三十四条 疾病预防控制机构应当按照属地管理的原则，对艾滋病病毒感染者和艾滋病病人进行医学随访。

第三十五条 血站、单采血浆站应当对采集的人体血液、血浆进行艾滋病检测；不得向医疗机构和血液制品生产单位供应未经艾滋病检测或者艾滋病检测阳性的人体血液、血浆。

血液制品生产单位应当在原料血浆投料生产前对每一份血浆进行艾滋病检测；未经艾滋病检测或者艾滋病检测阳性的血浆，不得作为原料血浆投料生产。

医疗机构应当对因应急用血而临时采集的血液进行艾滋病检测，对临床用血艾滋病检测结果进行核查；对未经艾滋病检测、核查或者艾滋病检测阳性的血液，不得采集或者使用。

第三十六条 采集或者使用人体组织、器官、细胞、骨髓等的，应当进行艾滋病检测；未经艾滋病检测或者艾滋病检测阳性的，不得采集或者使用。但是，用于艾滋病防治科研、教学的除外。

第三十七条 进口人体血液、血浆、组织、器官、细胞、骨髓等，应当经国务院卫生主管部门批准；进口人体血液制品，应当依照药品管理法的规定，经国务院药品监督管理部门批准，取得进口药品注册证书。

经国务院卫生主管部门批准进口的人体血液、血浆、组织、器官、细胞、骨髓等，应当依照国境卫生检疫法律、行政法规的有关规定，接受出入境检验检疫机构的检疫。未经检疫或者检疫不合格的，不得进口。

第三十八条 艾滋病病毒感染者和艾滋病病人应当履行下列义务：

（一）接受疾病预防控制机构或者出入境检验检疫机构的流行病学调查和指导；

（二）将感染或者发病的事实及时告知与其有性关系者；

（三）就医时，将感染或者发病的事实如实告知接诊医生；

（四）采取必要的防护措施，防止感染他人。

艾滋病病毒感染者和艾滋病病人不得以任何方式故意传播艾滋病。

第三十九条 疾病预防控制机构和出入境检验检疫机构进行艾滋病流行病学调查时，

被调查单位和个人应当如实提供有关情况。

未经本人或者其监护人同意，任何单位或者个人不得公开艾滋病病毒感染者、艾滋病病人及其家属的姓名、住址、工作单位、肖像、病史资料以及其他可能推断出其具体身份的信息。

第四十条 县级以上人民政府卫生主管部门和出入境检验检疫机构可以封存有证据证明可能被艾滋病病毒污染的物品，并予以检验或者进行消毒。经检验，属于被艾滋病病毒污染的物品，应当进行卫生处理或者予以销毁；对未被艾滋病病毒污染的物品或者经消毒后可以使用的物品，应当及时解除封存。

第四章 治疗与救助

第四十一条 医疗机构应当为艾滋病病毒感染者和艾滋病病人提供艾滋病防治咨询、诊断和治疗服务。

医疗机构不得因就诊的病人是艾滋病病毒感染者或者艾滋病病人，推诿或者拒绝对其其他疾病进行治疗。

第四十二条 对确诊的艾滋病病毒感染者和艾滋病病人，医疗卫生机构的工作人员应当将其感染或者发病的事实告知本人；本人为无行为能力人或者限制行为能力人的，应当告知其监护人。

第四十三条 医疗卫生机构应当按照国务院卫生主管部门制定的预防艾滋病母婴传播技术指导方案的规定，对孕产妇提供艾滋病防治咨询和检测，对感染艾滋病病毒的孕产妇及其婴儿，提供预防艾滋病母婴传播的咨询、产前指导、阻断、治疗、产后访视、婴儿随访和检测等服务。

第四十四条 县级以上人民政府应当采取下列艾滋病防治关怀、救助措施：

（一）向农村艾滋病病人和城镇经济困难的艾滋病病人免费提供抗艾滋病病毒治疗药品；

（二）对农村和城镇经济困难的艾滋病病毒感染者、艾滋病病人适当减免抗机会性感染治疗药品的费用；

（三）向接受艾滋病咨询、检测的人员免费提供咨询和初筛检测；

（四）向感染艾滋病病毒的孕产妇免费提供预防艾滋病母婴传播的治疗和咨询。

第四十五条 生活困难的艾滋病病人遗留的孤儿和感染艾滋病病毒的未成年人接受义务教育的，应当免收杂费、书本费；接受学前教育和高中阶段教育的，应当减免学费等相关费用。

第四十六条 县级以上地方人民政府应当对生活困难并符合社会救助条件的艾滋病病毒感染者、艾滋病病人及其家属给予生活救助。

第四十七条 县级以上地方人民政府有关部门应当创造条件，扶持有劳动能力的艾滋病病毒感染者和艾滋病病人，从事力所能及的生产和工作。

第五章 保障措施

第四十八条 县级以上人民政府应当将艾滋病防治工作纳入国民经济和社会发展规

划，加强和完善艾滋病预防、检测、控制、治疗和救助服务网络的建设，建立健全艾滋病防治专业队伍。

各级人民政府应当根据艾滋病防治工作需要，将艾滋病防治经费列入本级财政预算。

第四十九条 县级以上地方人民政府按照本级政府的职责，负责艾滋病预防、控制、监督工作所需经费。

国务院卫生主管部门会同国务院其他有关部门，根据艾滋病流行趋势，确定全国与艾滋病防治相关的宣传、培训、监测、检测、流行病学调查、医疗救治、应急处置以及监督检查等项目。中央财政对在艾滋病流行严重地区和贫困地区实施的艾滋病防治重大项目给予补助。

省、自治区、直辖市人民政府根据本行政区域的艾滋病防治工作需要和艾滋病流行趋势，确定与艾滋病防治相关的项目，并保障项目的实施经费。

第五十条 县级以上人民政府应当根据艾滋病防治工作需要和艾滋病流行趋势，储备抗艾滋病病毒治疗药品、检测试剂和其他物资。

第五十一条 地方各级人民政府应当制定扶持措施，对有关组织和个人开展艾滋病防治活动提供必要的资金支持和便利条件。有关组织和个人参与艾滋病防治公益事业，依法享受税收优惠。

第六章 法律责任

第五十二条 地方各级人民政府未依照本条例规定履行组织、领导、保障艾滋病防治工作职责，或者未采取艾滋病防治和救助措施的，由上级人民政府责令改正，通报批评；造成艾滋病传播、流行或者其他严重后果的，对负有责任的主管人员依法给予行政处分；构成犯罪的，依法追究刑事责任。

第五十三条 县级以上人民政府卫生主管部门违反本条例规定，有下列情形之一的，由本级人民政府或者上级人民政府卫生主管部门责令改正，通报批评；造成艾滋病传播、流行或者其他严重后果的，对负有责任的主管人员和其他直接责任人员依法给予行政处分；构成犯罪的，依法追究刑事责任：

（一）未履行艾滋病防治宣传教育职责的；

（二）对有证据证明可能被艾滋病病毒污染的物品，未采取控制措施的；

（三）其他有关失职、渎职行为的。

出入境检验检疫机构有前款规定情形的，由其上级主管部门依照本条规定予以处罚。

第五十四条 县级以上人民政府有关部门未依照本条例规定履行宣传教育、预防控制职责的，由本级人民政府或者上级人民政府有关部门责令改正，通报批评；造成艾滋病传播、流行或者其他严重后果的，对负有责任的主管人员和其他直接责任人员依法给予行政处分；构成犯罪的，依法追究刑事责任。

第五十五条 医疗卫生机构未依照本条例规定履行职责，有下列情形之一的，由县级以上人民政府卫生主管部门责令限期改正，通报批评，给予警告；造成艾滋病传播、流行或者其他严重后果的，对负有责任的主管人员和其他直接责任人员依法给予降级、撤职、开除的处分，并可以依法吊销有关机构或者责任人员的执业许可证件；构成犯罪的，依法追究刑事责任：

（一）未履行艾滋病监测职责的；

（二）未按照规定免费提供咨询和初筛检测的；

（三）对临时应急采集的血液未进行艾滋病检测，对临床用血艾滋病检测结果未进行核查，或者将艾滋病检测阳性的血液用于临床的；

（四）未遵守标准防护原则，或者未执行操作规程和消毒管理制度，发生艾滋病医院感染或者医源性感染的；

（五）未采取有效的卫生防护措施和医疗保健措施的；

（六）推诿、拒绝治疗艾滋病病毒感染者或者艾滋病病人的其他疾病，或者对艾滋病病毒感染者、艾滋病病人未提供咨询、诊断和治疗服务的；

（七）未对艾滋病病毒感染者或者艾滋病病人进行医学随访的；

（八）未按照规定对感染艾滋病病毒的孕产妇及其婴儿提供预防艾滋病母婴传播技术指导的。

出入境检验检疫机构有前款第（一）项、第（四）项、第（五）项规定情形的，由其上级主管部门依照前款规定予以处罚。

第五十六条 医疗卫生机构违反本条例第三十九条第二款规定，公开艾滋病病毒感染者、艾滋病病人或者其家属的信息的，依照传染病防治法的规定予以处罚。

出入境检验检疫机构、计划生育技术服务机构或者其他单位、个人违反本条例第三十九条第二款规定，公开艾滋病病毒感染者、艾滋病病人或者其家属的信息的，由其上级主管部门责令改正，通报批评，给予警告，对负有责任的主管人员和其他直接责任人员依法给予处分；情节严重的，由原发证部门吊销有关机构或者责任人员的执业许可证件。

第五十七条 血站、单采血浆站违反本条例规定，有下列情形之一，构成犯罪的，依法追究刑事责任；尚不构成犯罪的，由县级以上人民政府卫生主管部门依照献血法和《血液制品管理条例》的规定予以处罚；造成艾滋病传播、流行或者其他严重后果的，对负有责任的主管人员和其他直接责任人员依法给予降级、撤职、开除的处分，并可以依法吊销血站、单采血浆站的执业许可证：

（一）对采集的人体血液、血浆未进行艾滋病检测，或者发现艾滋病检测阳性的人体血液、血浆仍然采集的；

（二）将未经艾滋病检测的人体血液、血浆，或者艾滋病检测阳性的人体血液、血浆供应给医疗机构和血液制品生产单位的。

第五十八条 违反本条例第三十六条规定采集或者使用人体组织、器官、细胞、骨髓等的，由县级人民政府卫生主管部门责令改正，通报批评，给予警告；情节严重的，责令停业整顿，有执业许可证件的，由原发证部门暂扣或者吊销其执业许可证件。

第五十九条 未经国务院卫生主管部门批准进口的人体血液、血浆、组织、器官、细胞、骨髓等，进口口岸出入境检验检疫机构应当禁止入境或者监督销毁。提供、使用未经出入境检验检疫机构检疫的进口人体血液、血浆、组织、器官、细胞、骨髓等的，由县级以上人民政府卫生主管部门没收违法物品以及违法所得，并处违法物品货值金额3倍以上5倍以下的罚款；对负有责任的主管人员和其他直接责任人员由其所在单位或者上级主管部门依法给予处分。

未经国务院药品监督管理部门批准,进口血液制品的,依照药品管理法的规定予以处罚。

第六十条 血站、单采血浆站、医疗卫生机构和血液制品生产单位违反法律、行政法规的规定,造成他人感染艾滋病病毒的,应当依法承担民事赔偿责任。

第六十一条 公共场所的经营者未查验服务人员的健康合格证明或者允许未取得健康合格证明的人员从事服务工作,省、自治区、直辖市人民政府确定的公共场所的经营者未在公共场所内放置安全套或者设置安全套发售设施的,由县级以上人民政府卫生主管部门责令限期改正,给予警告,可以并处500元以上5000元以下的罚款;逾期不改正的,责令停业整顿;情节严重的,由原发证部门依法吊销其执业许可证件。

第六十二条 艾滋病病毒感染者或者艾滋病病人故意传播艾滋病的,依法承担民事赔偿责任;构成犯罪的,依法追究刑事责任。

第七章 附则

第六十三条 本条例下列用语的含义:

艾滋病,是指人类免疫缺陷病毒(艾滋病病毒)引起的获得性免疫缺陷综合征。

对吸毒成瘾者的药物维持治疗,是指在批准开办戒毒治疗业务的医疗卫生机构中,选用合适的药物,对吸毒成瘾者进行维持治疗,以减轻对毒品的依赖,减少注射吸毒引起艾滋病病毒的感染和扩散,减少毒品成瘾引起的疾病、死亡和引发的犯罪。

标准防护原则,是指医务人员将所有病人的血液、其他体液以及被血液、其他体液污染的物品均视为具有传染性的病原物质,医务人员在接触这些物质时,必须采取防护措施。

有易感染艾滋病病毒危险行为的人群,是指有卖淫、嫖娼、多性伴、男性同性性行为、注射吸毒等危险行为的人群。

艾滋病监测,是指连续、系统地收集各类人群中艾滋病(或者艾滋病病毒感染)及其相关因素的分布资料,对这些资料综合分析,为有关部门制定预防控制策略和措施提供及时可靠的信息和依据,并对预防控制措施进行效果评价。

艾滋病检测,是指采用实验室方法对人体血液、其他体液、组织器官、血液衍生物等进行艾滋病病毒、艾滋病病毒抗体及相关免疫指标检测,包括监测、检验检疫、自愿咨询检测、临床诊断、血液及血液制品筛查工作中的艾滋病检测。

行为干预措施,是指能够有效减少艾滋病传播的各种措施,包括:针对经注射吸毒传播艾滋病的美沙酮维持治疗等措施;针对经性传播艾滋病的安全套推广使用措施,以及规范、方便的性病诊疗措施;针对母婴传播艾滋病的抗病毒药物预防和人工代乳品喂养等措施;早期发现感染者和有助于危险行为改变的自愿咨询检测措施;健康教育措施;提高个人规范意识以及减少危险行为的针对性同伴教育措施。

第六十四条 本条例自2006年3月1日起施行。1987年12月26日经国务院批准,1988年1月14日由卫生部、外交部、公安部、原国家教育委员会、国家旅游局、原中国民用航空局、国家外国专家局发布的《艾滋病监测管理的若干规定》同时废止。

性病防治管理办法

第一章　总则

第一条　为预防、控制性病的传播流行，保护人体健康，根据《中华人民共和国传染病防治法》（以下简称《传染病防治法》）和《艾滋病防治条例》有关规定，制定本办法。

第二条　性病是以性接触为主要传播途径的疾病。本办法所称性病包括以下几类：

（一）《传染病防治法》规定的乙类传染病中的梅毒和淋病；

（二）生殖道沙眼衣原体感染、尖锐湿疣、生殖器疱疹；

（三）卫生部根据疾病危害程度、流行情况等因素，确定需要管理的其他性病。

艾滋病防治管理工作依照《艾滋病防治条例》的有关规定执行。

第三条　性病防治坚持预防为主、防治结合的方针，遵循依法防治、科学管理、分级负责、专业指导、部门合作、社会参与的原则。

第四条　性病防治工作与艾滋病防治工作相结合，将性病防治工作纳入各级艾滋病防治工作协调机制，整合防治资源，实行性病艾滋病综合防治。

第五条　卫生部负责全国性病防治工作。根据需要制定国家性病防治规划；确定需要管理的性病目录，决定并公布需要列入乙类、丙类传染病管理的性病病种。

县级以上地方卫生行政部门负责本行政区域内性病防治工作，依照本办法和国家性病防治规划，结合当地性病流行情况和防治需求，制定并组织实施本行政区域性病防治计划。

卫生行政部门应当在同级人民政府的领导下，建立和完善性病防治管理和服务体系，将性病防治工作逐步纳入基本公共卫生服务内容；加强性病防治队伍建设，负责安排性病防治所需经费，组织开展性病防治工作。

第六条　卫生行政部门应当鼓励和支持社会组织参与性病防治工作，开展宣传教育、行为干预、心理支持和社会关怀等活动。

鼓励和支持医疗卫生、科研等相关机构开展性病防治工作研究和学术交流，参加性病防治公益活动。

第七条　医学院校、医务人员培训机构和医学考试机构，应当将性病防治政策和知识等纳入医学院校教育、住院医师培训、继续教育等各类培训以及医学考试的内容。

第八条　任何单位和个人不得歧视性病患者及其家属。性病患者就医、入学、就业、婚育等合法权益受法律保护。

第二章　机构和人员

第九条　卫生行政部门应当根据当地性病防治工作需求，指定承担性病防治任务的疾病预防控制机构，合理规划开展性病诊疗业务的医疗机构。

第十条 中国疾病预防控制中心在性病防治中的职责是：

（一）协助卫生部制定全国性病防治规划；

（二）指导全国性病防治工作，开展性病监测、疫情分析及管理、培训督导、防治效果评估等工作；

（三）组织制定和完善性病实验室检测等技术规范，开展性病实验室质量管理，定期开展性病诊断试剂临床应用质量评价。

第十一条 省级、设区的市和县级疾病预防控制机构在性病防治中的职责是：

（一）组织有关机构和专家，协助同级卫生行政部门制定本行政区域性病防治计划，开展性病的监测、流行病学调查、疫情分析及管理、培训督导等工作；

（二）组织并指导下级疾病预防控制机构和社会组织开展性病防治宣传教育、有易感染性病危险行为的人群干预工作；

（三）组织开展本行政区域性病实验室质量管理。

第十二条 医疗机构应当积极提供性病诊疗服务，方便患者就医。

医疗机构开展性病诊疗业务应当取得与性传播疾病诊疗相关的诊疗科目，确定相应科室，并应当具备以下条件：

（一）具有相应的诊疗场所，包括诊室、治疗室和检验科等；

（二）具备性病诊断治疗、消毒灭菌所必需的设备、设施及药品等；

（三）具有依法取得执业资格，并经性病诊疗培训考核合格的人员。

第十三条 开展性病诊疗业务的医疗机构职责是：

（一）根据性病诊断标准和技术规范对性病患者或者疑似病人进行诊断治疗，并按照规定报告疫情；

（二）开展性病防治知识宣传、健康教育、咨询和必要的干预；

（三）协助卫生行政部门开展性病诊疗业务培训；

（四）开展实验室检测质量控制；

（五）协助疾病预防控制机构开展性病疫情漏报调查和流行病学调查等工作。

第十四条 省级卫生行政部门应当定期组织从事性病诊断治疗和预防控制工作的专业人员进行岗位培训，并进行考核。

卫生行政部门和行业学会开展对皮肤科、妇产科、泌尿外科等相关学科医师的培训，应当包括性病防治知识和专业技术培训内容。

第十五条 医疗机构人员开展性病诊疗业务，应当依法取得执业资格，并应当定期接受性病防治知识和专业技术岗位培训。

疾病预防控制机构的人员开展性病预防控制工作，应当定期接受性病防治知识和专业技术岗位培训。

第十六条 县级以上地方卫生行政部门应当及时公布取得与性传播疾病诊疗相关科目的医疗机构信息。

开展性病诊疗业务的医疗机构发布有关医疗广告应当依法进行。

第三章　预防和控制

第十七条　疾病预防控制机构和开展性病诊疗业务的医疗机构应当根据当地性病流行特点，确定性病宣传和健康教育内容，对大众开展性病防治知识的宣传。

第十八条　各级疾病预防控制机构应当通过多种形式在有易感染性病危险行为的人群集中的场所宣传性病防治知识，倡导安全性行为，鼓励有易感染性病危险行为的人群定期到具备性病诊疗资质的医疗机构进行性病检查。

第十九条　开展性病诊疗业务的医疗机构应当为性病就诊者提供性病和生殖健康教育、咨询检测以及其他疾病的转诊服务。

第二十条　基层医疗卫生机构和开展性病防治工作的社会组织，应当在当地卫生行政部门的统一规划和疾病预防控制机构的指导下，对有易感染性病危险行为的人群开展性病、生殖健康知识宣传和行为干预，提供咨询等服务。

第二十一条　艾滋病自愿咨询检测机构和社区药物维持治疗门诊应当将梅毒免费咨询检测纳入日常服务内容；对咨询检测中发现的梅毒阳性患者，应当告知其到开展性病诊疗业务的医疗机构就诊。

第二十二条　开展妇幼保健和助产服务的医疗机构应当对孕产妇进行梅毒筛查检测、咨询、必要的诊疗或者转诊服务，预防先天梅毒的发生。

第二十三条　性病患者应当采取必要的防护措施，防止感染他人，不得以任何方式故意传播性病。

第二十四条　性病流行严重的地区，卫生行政部门可以根据当地情况，对特定人群采取普查普治的防治措施。

第四章　诊断和治疗

第二十五条　开展性病诊疗业务的医疗机构，应当实行首诊医师负责制，建立门诊日志，对就诊者逐例登记，对有可能感染性病或者具有性病可疑症状、体征的就诊者应当及时进行相关性病检查，不得以任何理由推诿。当性病患者存在严重危及健康和生命的伴随疾病，可以转诊至伴随疾病的专科诊治，并给予性病诊治支持。

不具备开展性病诊疗条件的医疗机构或者科室，在诊治、体检、筛查活动中发现疑似或者确诊的性病患者时，应当及时转诊至具备性病诊疗条件的医疗机构或者科室处置。当患者存在严重危及健康和生命的伴随疾病时，可以安排在伴随疾病的专科继续诊治，开展性病诊疗业务的医疗机构或者科室应当给予性病诊治支持。

第二十六条　医疗机构及其医务人员对就诊者进行性病相关检查时，应当遵循知情同意的原则。

第二十七条　开展性病诊疗业务的医疗机构，应当按照安全、有效、经济、方便的原则提供性病治疗服务，优先使用基本药物。

开展性病诊疗业务的医疗机构，应当公示诊疗、检验及药品、医疗器械等服务价格，按照有关规定收费。

性病治疗基本用药纳入基本药物目录并逐步提高报销比例，性病基本诊疗服务费用纳入报销范围。

　　第二十八条　开展性病诊疗业务的医务人员，应当严格按照卫生部发布的性病诊断标准及相关规范的要求，采集完整病史，进行体格检查、临床检验和诊断治疗。

　　第二十九条　开展性病诊疗业务的医务人员，应当规范书写病历，准确填报传染病报告卡报告疫情，对性病患者进行复查，提供健康教育与咨询等预防服务，并予以记录。

　　第三十条　开展性病诊疗业务的医务人员，应当告知性病患者及早通知与其有性关系者及时就医。

　　第三十一条　开展性病诊疗业务并提供孕产期保健和助产服务的医疗机构，应当按照国家推荐方案及时为感染梅毒的孕产妇提供治疗，并为其婴幼儿提供必要的预防性治疗、随访、梅毒相关检测服务等。对确诊的先天梅毒的患儿根据国家推荐治疗方案给予治疗或者转诊。

　　第三十二条　开展性病诊疗业务的医疗机构进行性病临床检验，应当制定检验标准操作和质量控制程序，按照技术规范进行检验和结果报告，参加性病实验室间质量评价，加强实验室生物安全管理。

　　第三十三条　医疗机构应当采取措施预防性病的医源性感染，加强医务人员的职业安全防护。

第五章　监测和报告

　　第三十四条　中国疾病预防控制中心制定全国性病监测方案。省级疾病预防控制机构根据全国性病监测方案和本地性病疫情，制定本行政区域的性病监测实施方案；组织开展性病监测和专题调查，了解不同人群性病发病特点和流行趋势。

　　第三十五条　开展性病诊疗业务的医疗机构是性病疫情责任报告单位，开展性病诊疗的医务人员是性病疫情责任报告人。

　　性病疫情责任报告单位应当建立健全性病疫情登记和报告制度；性病疫情责任报告人发现应当报告的性病病例时，应当按照要求及时报告疫情。

　　第三十六条　开展性病诊疗业务的医疗机构应当结合流行病学史、临床表现和实验室检验结果等做出诊断，按照规定进行疫情报告，不得隐瞒、谎报、缓报疫情。

　　艾滋病自愿咨询检测机构和社区药物维持治疗门诊应当按照要求收集和上报相关信息。

　　医疗卫生机构不得泄露性病患者涉及个人隐私的有关信息、资料。

　　第三十七条　各级卫生行政部门负责本行政区域内性病疫情报告网络建设，为网络的正常运行提供必要的保障条件。

　　第三十八条　疾病预防控制机构负责本行政区域内性病疫情信息报告的业务管理和技术指导工作，对性病疫情信息进行收集、核实、分析、报告和反馈，预测疫情趋势，对疫情信息报告质量进行检查。

第六章　监督管理

　　第三十九条　卫生部负责对全国性病防治工作进行监督管理，组织开展性病防治工作绩效考核和效果评估。

第四十条　县级以上地方卫生行政部门负责对本行政区域内性病防治工作进行监督管理，定期开展性病防治工作绩效考核与督导检查。督导检查内容包括：

（一）疾病预防控制机构性病防治工作职责落实情况；

（二）开展性病诊疗业务的医疗机构工作职责落实情况；

（三）不具备开展性病诊疗资质的医疗机构发现疑似性病患者的转诊情况；

（四）疾病预防控制机构与开展性病诊疗业务的医疗机构性病防治培训情况。

第四十一条　卫生行政部门对开展性病诊疗服务的医疗机构进行校验和评审时，应当将性病诊治情况列入校验和评审内容。

第四十二条　卫生行政部门应当受理个人或者组织对违反本办法行为的举报，并依法进行处理。

第四十三条　卫生行政部门工作人员依法进行监督检查时，应当出示证件；被检查单位应当予以配合，如实反映情况，提供必要的资料，不得拒绝、阻碍或者隐瞒。

第四十四条　疾病预防控制机构和开展性病诊疗业务的医疗机构应当加强本机构性病防治工作管理，对违反本办法规定的本机构工作人员，应当根据情节轻重，给予批评教育或者相应的纪律处分。

第七章　法律责任

第四十五条　县级以上卫生行政部门对督导检查中发现的或者接到举报查实的违反本办法的行为，应当依法及时予以纠正和处理；对工作不力、管理不规范的医疗卫生机构及其工作人员，应当予以通报批评；对负有责任的主管人员和其他直接责任人员，可以根据情节依法给予处分。

第四十六条　县级以上卫生行政部门违反本办法规定，造成性病疫情传播扩散的，按照《传染病防治法》的有关规定进行处理；构成犯罪的，依法追究刑事责任。

第四十七条　未取得《医疗机构执业许可证》擅自开展性病诊疗活动的，按照《医疗机构管理条例》的有关规定进行处理。

第四十八条　医疗机构违反本办法规定，超出诊疗科目登记范围开展性病诊疗活动的，按照《医疗机构管理条例》及其实施细则的有关规定进行处理。

医疗机构违反本办法规定，未按照有关规定报告疫情或者隐瞒、谎报、缓报传染病疫情或者泄露性病患者涉及个人隐私的有关信息、资料，按照《传染病防治法》有关规定进行处理。

第四十九条　医疗机构提供性病诊疗服务时违反诊疗规范的，由县级以上卫生行政部门责令限期改正，给予警告；逾期不改的，可以根据情节轻重处以三万元以下罚款。

第五十条　医师在性病诊疗活动中违反本办法规定，有下列情形之一的，由县级以上卫生行政部门按照《执业医师法》第三十七条的有关规定进行处理：

（一）违反性病诊疗规范，造成严重后果的；

（二）泄露患者隐私，造成严重后果的；

（三）未按照规定报告性病疫情，造成严重后果的；

（四）违反本办法其他规定，造成严重后果的。

第五十一条 护士在性病诊疗活动中违反本办法规定泄露患者隐私或者发现医嘱违反法律、法规、规章、诊疗技术规范未按照规定提出或者报告的，按照《护士条例》第三十一条的有关规定进行处理。

第五十二条 医疗机构违反有关规定发布涉及性病诊断治疗内容的医疗广告，由县级以上卫生行政部门按照国家有关法律法规的规定进行处理。

第五十三条 性病患者违反规定，导致性病传播扩散，给他人人身、财产造成损害的，应当依法承担民事赔偿责任；构成犯罪的，依法追究刑事责任。

第八章　附则

第五十四条 省、自治区、直辖市卫生行政部门可以结合本地实际情况，根据本办法的规定制定实施细则。

第五十五条 医疗机构实验室的性病检测质量控制工作按照医疗机构临床实验室有关规定进行统一管理和质控。

第五十六条 本办法下列用语的含义：

承担性病防治任务的疾病预防控制机构，指按照卫生行政部门要求，承担性病防治工作职责的各级疾病预防控制中心或者皮肤病性病防治院、所、站。

有易感染性病危险行为的人群，指有婚外性行为、多性伴、同性性行为等行为的人群。

第五十七条 本办法自2013年1月1日起施行。1991年8月12日卫生部公布的《性病防治管理办法》同时废止。

《中华人民共和国治安管理处罚法》相关条文

第四十四条　猥亵他人的，或者在公共场所故意裸露身体，情节恶劣的，处五日以上十日以下拘留；猥亵智力残疾人、精神病人、不满十四周岁的人或者有其他严重情节的，处十日以上十五日以下拘留。

第六十六条　卖淫、嫖娼的，处十日以上十五日以下拘留，可以并处五千元以下罚款；情节较轻的，处五日以下拘留或者五百元以下罚款。

在公共场所拉客招嫖的，处五日以下拘留或者五百元以下罚款。

第六十七条　引诱、容留、介绍他人卖淫的，处十日以上十五日以下拘留，可以并处五千元以下罚款；情节较轻的，处五日以下拘留或者五百元以下罚款。

第六十八条　制作、运输、复制、出售、出租淫秽的书刊、图片、影片、音像制品等淫秽物品或者利用计算机信息网络、电话以及其他通信工具传播淫秽信息的，处十日以上十五日以下拘留，可以并处三千元以下罚款；情节较轻的，处五日以下拘留或者五百元以下罚款。

第六十九条　有下列行为之一的，处十日以上十五日以下拘留，并处五百元以上一千元以下罚款：

（一）组织播放淫秽音像的；

（二）组织或者进行淫秽表演的；

（三）参与聚众淫乱活动的。

明知他人从事前款活动，为其提供条件的，依照前款的规定处罚。

第七十四条　旅馆业、饮食服务业、文化娱乐业、出租汽车业等单位的人员，在公安机关查处吸毒、赌博、卖淫、嫖娼活动时，为违法犯罪行为人通风报信的，处十日以上十五日以下拘留。

《中华人民共和国刑法》相关条文

第二十条 【正当防卫】为了使国家、公共利益、本人或者他人的人身、财产和其他权利免受正在进行的不法侵害，而采取的制止不法侵害的行为，对不法侵害人造成损害的，属于正当防卫，不负刑事责任。

正当防卫明显超过必要限度造成重大损害的，应当负刑事责任，但是应当减轻或者免除处罚。

对正在进行行凶、杀人、抢劫、强奸、绑架以及其他严重危及人身安全的暴力犯罪，采取防卫行为，造成不法侵害人伤亡的，不属于防卫过当，不负刑事责任。

第五十条 【死缓变更】判处死刑缓期执行的，在死刑缓期执行期间，如果没有故意犯罪，二年期满以后，减为无期徒刑；如果确有重大立功表现，二年期满以后，减为二十五年有期徒刑；如果故意犯罪，查证属实的，由最高人民法院核准，执行死刑。

对被判处死刑缓期执行的累犯以及因故意杀人、强奸、抢劫、绑架、放火、爆炸、投放危险物质或者有组织的暴力性犯罪被判处死刑缓期执行的犯罪分子，人民法院根据犯罪情节等情况可以同时决定对其限制减刑。

第五十六条 【剥夺政治权利的附加、独立适用】对于危害国家安全的犯罪分子应当附加剥夺政治权利；对于故意杀人、强奸、放火、爆炸、投毒、抢劫等严重破坏社会秩序的犯罪分子，可以附加剥夺政治权利。

第八十一条 【适用条件】被判处有期徒刑的犯罪分子，执行原判刑期二分之一以上，被判处无期徒刑的犯罪分子，实际执行十三年以上，如果认真遵守监规，接受教育改造，确有悔改表现，没有再犯罪的危险的，可以假释。如果有特殊情况，经最高人民法院核准，可以不受上述执行刑期的限制。

对累犯以及因故意杀人、强奸、抢劫、绑架、放火、爆炸、投放危险物质或者有组织的暴力性犯罪被判处十年以上有期徒刑、无期徒刑的犯罪分子，不得假释。

对犯罪分子决定假释时，应当考虑其假释后对所居住社区的影响。

第二百三十六条 【强奸罪】以暴力、胁迫或者其他手段强奸妇女的，处三年以上十年以下有期徒刑。

奸淫不满十四周岁的幼女的，以强奸论，从重处罚。

强奸妇女、奸淫幼女，有下列情形之一的，处十年以上有期徒刑、无期徒刑或者死刑：

（一）强奸妇女、奸淫幼女情节恶劣的；

（二）强奸妇女、奸淫幼女多人的；

（三）在公共场所当众强奸妇女的；

（四）二人以上轮奸的；

（五）致使被害人重伤、死亡或者造成其他严重后果的。

第二百三十七条 【强制猥亵、侮辱妇女罪、猥亵儿童罪】以暴力、胁迫或者其他方法强制猥亵妇女或者侮辱妇女的，处五年以下有期徒刑或者拘役。

聚众或者在公共场所当众犯前款罪的，处五年以上有期徒刑。

猥亵儿童的，依照前两款的规定从重处罚。

第二百五十八条 【重婚罪】有配偶而重婚的，或者明知他人有配偶而与之结婚的，处二年以下有期徒刑或者拘役。

第二百五十九条 【破坏军婚罪；强奸罪】明知是现役军人的配偶而与之同居或者结婚的，处三年以下有期徒刑或者拘役。

利用职权、从属关系，以胁迫手段奸淫现役军人的妻子的，依照本法第二百三十六条的规定定罪处罚。

第三百条 【组织、利用会道门、邪教组织、利用迷信破坏法律实施罪；组织、利用会道门、邪教组织、利用迷信致人死亡罪；强奸罪；诈骗罪】组织和利用会道门、邪教组织或者利用迷信破坏国家法律、行政法规实施的，处三年以上七年以下有期徒刑；情节特别严重的，处七年以上有期徒刑。

组织和利用会道门、邪教组织或者利用迷信蒙骗他人，致人死亡的，依照前款的规定处罚。

组织和利用会道门、邪教组织或者利用迷信奸淫妇女、诈骗财物的，分别依照本法第二百三十六条、第二百六十六条的规定定罪处罚。

第三百零一条 【聚众淫乱罪；引诱未成年人聚众淫乱罪】聚众进行淫乱活动的，对首要分子或者多次参加的，处五年以下有期徒刑、拘役或者管制。

引诱未成年人参加聚众淫乱活动的，依照前款的规定从重处罚。

第三百五十八条 【组织卖淫罪；强迫卖淫罪；协助组织卖淫罪】组织他人卖淫或者强迫他人卖淫的，处五年以上十年以下有期徒刑，并处罚金；有下列情形之一的，处十年以上有期徒刑或者无期徒刑，并处罚金或者没收财产：

（一）组织他人卖淫，情节严重的；

（二）强迫不满十四周岁的幼女卖淫的；

（三）强迫多人卖淫或者多次强迫他人卖淫的；

（四）强奸后迫使卖淫的；

（五）造成被强迫卖淫的人重伤、死亡或者其他严重后果的。

有前款所列情形之一，情节特别严重的，处无期徒刑或者死刑，并处没收财产。

为组织卖淫的人招募、运送人员或者有其他协助组织他人卖淫行为的，处五年以下有期徒刑，并处罚金；情节严重的，处五年以上十年以下有期徒刑，并处罚金。

第三百五十九条 【引诱、容留、介绍卖淫罪；引诱幼女卖淫罪】引诱、容留、介绍他人卖淫的，处五年以下有期徒刑、拘役或者管制，并处罚金；情节严重的，处五年以上有期徒刑，并处罚金。

引诱不满十四周岁的幼女卖淫的，处五年以上有期徒刑，并处罚金。

第三百六十条 【传播性病罪；嫖宿幼女罪】明知自己患有梅毒、淋病等严重性病卖淫、嫖娼的，处五年以下有期徒刑、拘役或者管制，并处罚金。

嫖宿不满十四周岁的幼女的，处五年以上有期徒刑，并处罚金。

第三百六十一条 【特定单位的人员组织、强迫、引诱、容留、介绍卖淫的处理规定】旅馆业、饮食服务业、文化娱乐业、出租汽车业等单位的人员,利用本单位的条件,组织、强迫、引诱、容留、介绍他人卖淫的,依照本法第三百五十八条、第三百五十九条的规定定罪处罚。

前款所列单位的主要负责人,犯前款罪的,从重处罚。

第三百六十三条 【制作、复制、出版、贩卖、传播淫秽物品牟利罪;为他人提供书号出版淫秽书刊罪】以牟利为目的,制作、复制、出版、贩卖、传播淫秽物品的,处三年以下有期徒刑、拘役或者管制,并处罚金;情节严重的,处三年以上十年以下有期徒刑,并处罚金;情节特别严重的,处十年以上有期徒刑或者无期徒刑,并处罚金或者没收财产。

为他人提供书号,出版淫秽书刊的,处三年以下有期徒刑、拘役或者管制,并处或者单处罚金;明知他人用于出版淫秽书刊而提供书号的,依照前款的规定处罚。

第三百六十四条 【传播淫秽物品罪;组织播放淫秽音像制品罪】传播淫秽的书刊、影片、音像、图片或者其他淫秽物品,情节严重的,处二年以下有期徒刑、拘役或者管制。

组织播放淫秽的电影、录像等音像制品的,处三年以下有期徒刑、拘役或者管制,并处罚金;情节严重的,处三年以上十年以下有期徒刑,并处罚金。

制作、复制淫秽的电影、录像等音像制品组织播放的,依照第二款的规定从重处罚。

向不满十八周岁的未成年人传播淫秽物品的,从重处罚。

第三百六十五条 【组织淫秽表演罪】组织进行淫秽表演的,处三年以下有期徒刑、拘役或者管制,并处罚金;情节严重的,处三年以上十年以下有期徒刑,并处罚金。

第三百六十六条 【单位犯本节规定之罪的处罚】单位犯本节第三百六十三条、第三百六十四条、第三百六十五条规定之罪的,对单位判处罚金,并对其直接负责的主管人员和其他直接责任人员,依照各该条的规定处罚。

第三百六十七条 【淫秽物品的范围】本法所称淫秽物品,是指具体描绘性行为或者露骨宣扬色情的淫秽性的书刊、影片、录像带、录音带、图片及其他淫秽物品。

有关人体生理、医学知识的科学著作不是淫秽物品。

包含有色情内容的有艺术价值的文学、艺术作品不视为淫秽物品。

*注释:中华人民共和国刑法修正案(九)相关条文

十三、将刑法第二百三十七条修改为:"以暴力、胁迫或者其他方法强制猥亵他人或者侮辱妇女的,处五年以下有期徒刑或者拘役。"

"聚众或者在公共场所当众犯前款罪的,或者有其他恶劣情节的,处五年以上有期徒刑。"

"猥亵儿童的,依照前两款的规定从重处罚。"

十五、将刑法第二百四十一条第六款修改为:"收买被拐卖的妇女、儿童,对被买儿童没有虐待行为,不阻碍对其进行解救的,可以从轻处罚;按照被买妇女的意愿,不阻碍其返回原居住地的,可以从轻、减轻或者免除处罚。"

十九、在刑法第二百六十条后增加一条,作为第二百六十条之一:"对未成年人、老年人、患病的人、残疾人等负有监护、看护职责的人虐待被监护、看护的人,情节恶劣的,处三年以下有期徒刑或者拘役。"

"单位犯前款罪的，对单位判处罚金，并对其直接负责的主管人员和其他直接责任人员，依照前款的规定处罚。"

"有第一款行为，同时构成其他犯罪的，依照处罚较重的规定定罪处罚。"

二十九、在刑法第二百八十七条后增加两条，作为第二百八十七条之一、第二百八十七条之二：

第二百八十七条之一　利用信息网络实施下列行为之一，情节严重的，处三年以下有期徒刑或者拘役，并处或者单处罚金：

（一）设立用于实施诈骗、传授犯罪方法、制作或者销售违禁物品、管制物品等违法犯罪活动的网站、通讯群组的；

（二）发布有关制作或者销售毒品、枪支、淫秽物品等违禁物品、管制物品或者其他违法犯罪信息的；

（三）为实施诈骗等违法犯罪活动发布信息的。

"单位犯前款罪的，对单位判处罚金，并对其直接负责的主管人员和其他直接责任人员，依照第一款的规定处罚。"

"有前两款行为，同时构成其他犯罪的，依照处罚较重的规定定罪处罚。"

四十二、将刑法第三百五十八条修改为："组织、强迫他人卖淫的，处五年以上十年以下有期徒刑，并处罚金；情节严重的，处十年以上有期徒刑或者无期徒刑，并处罚金或者没收财产。"

"组织、强迫未成年人卖淫的，依照前款的规定从重处罚。"

"犯前两款罪，并有杀害、伤害、强奸、绑架等犯罪行为的，依照数罪并罚的规定处罚。"

"为组织卖淫的人招募、运送人员或者有其他协助组织他人卖淫行为的，处五年以下有期徒刑，并处罚金；情节严重的，处五年以上十年以下有期徒刑，并处罚金。"

四十三、删去刑法第三百六十条第二款。

五十二、本修正案自2015年11月1日起施行。

后 记

本书的编撰出版，获得了2012年度兰州大学教材建设基金资助，兰州大学公共卫生学院对本教材的出版高度关注，并配套了部分资金，感谢学校和学院的理解、支持！兰州大学硕士研究生常锐霞、潘丽、马琼、黄奎奎、陈军义、赵乾龙、张洁、樊俏荣、罗波艳，在资料的收集、文献的查阅及文稿的校对等方面做了大量的工作。感谢大家为本书的编撰、出版付出的辛勤劳动！

本书的编写分工如下：

第一章　常锐霞　李芝兰

第二章　党瑜慧　李芝兰

第三章　党瑜慧　李芝兰

第四章　党瑜慧　李芝兰

第五章　汪燕妮　李芝兰

第六章　薛红丽　刘兰玲

第七章　薛红丽　臧　蓓

第八章　薛红丽　刘兰玲

第九章　薛红丽　李芝兰

第十章　薛红丽　臧　蓓

第十一章　汪燕妮　李芝兰

第十二章　汪燕妮　李芝兰

第十三章　党瑜慧　李芝兰

本书的编写工作，历时近4年，对教材的框架、编写提纲以及涉及的内容，经过了反复讨论、修订。2015年7—8月编者又集中对各章节逐一讨论、审定，统稿。此项工作，凝结了集体的智慧！在此，衷心地感谢大家！

　　由于编者的水平有限，不足之处敬希读者批评指正。

李芝兰　薛红丽

2015年8月